W9-BBM-185

3 4028 09337 3307

HARRIS COUNTY PUBLIC LIBRARY

Sp 613.25 Mul
Mullin, Gerard E.
La biblia de la salud
    intestinal : el programa
cientificamente probado
                    $19.95
            ocn965802396
Primera edicion.

La biblia de la salud intestinal

La biblia de la salud intestinal

El programa científicamente probado
que equilibra tu flora intestinal para
encender tu metabolismo y conservar
tu peso ideal de por vida

Dr. Gerard E. Mullin

Prólogo del doctor Jeffrey Bland

Traducción:
Ariadna Molinari Tato y Andrea Carranza

Grijalbovital

El material presente en este libro tiene fines meramente informativos y de ningún modo sustituye las recomendaciones y cuidados de su médico. Al igual que con otros regímenes de pérdida o control de peso, el programa nutricional descrito en este libro debe seguirse después de consultar a un médico para asegurarse de que sea apropiado para sus circunstancias individuales. Tenga en mente que las necesidades nutricionales varían de persona a persona, dependiendo de la edad, el sexo, el estado de salud y la dieta total. El autor y la editorial no se hacen responsables de cualquier efecto adverso que ocurra como consecuencia del uso o la aplicación de la información contenida en este libro.

La biblia de la salud intestinal
*El programa científicamente probado que equilibra
tu flora intestinal para encender tu metabolismo
y conservar tu peso ideal de por vida*

Título original: *The Gut Balance Revolution.
Boost Your Metabolism, Restore Your Inner Ecology
and Loose the Weight for Good!*

Publicado bajo acuerdo con Rodale Inc.,
Emmaus, Pennsylvania, Estados Unidos

Primera edición: octubre, 2016

D. R. © 2015, Dr. Gerard E. Mullin

D. R. © 2016, derechos de edición mundiales en lengua castellana:
Penguin Random House Grupo Editorial, S. A. de C. V.
Blvd. Miguel de Cervantes Saavedra núm. 301, 1er piso,
colonia Granada, delegación Miguel Hidalgo, C. P. 11520,
Ciudad de México

www.megustaleer.com.mx

D. R. © 2016, Ariadna Molinari Tato y Andrea Carranza, por la traducción

D. R. © 2015, Rodale Inc., por las ilustraciones de las páginas 321-331

D. R. © Karen Kuchar, por las ilustraciones de interiores

El contenido de las páginas 295 y 297-302 se reproduce de A. Bernstein, J. Bar, J. P. Ehrman, M. Goulbic
y M. F. Rotzen, "Yoga in the Management of Overweight and Obesity",
American Journal of Lifestyle Medicine (vol. 8, núm. 1) pp. 33-41,
con el permiso de SAGE Publications ©. Todos los derechos reservados.

Las siguientes recetas se reproducen gracias a la cortesía de Stone Mill Bakery:
Ensalada campesina griega (página 399), Sopa de pavo y arroz salvaje (página 437)
y Superensalada de salmón del doctor Gerry (página 440).

Penguin Random House Grupo Editorial apoya la protección del *copyright*.
El *copyright* estimula la creatividad, defiende la diversidad en el ámbito de las ideas y el conocimiento,
promueve la libre expresión y favorece una cultura viva. Gracias por comprar una edición autorizada
de este libro y por respetar las leyes del Derecho de Autor y *copyright*. Al hacerlo está respaldando a los autores
y permitiendo que PRHGE continúe publicando libros para todos los lectores.

Queda prohibido bajo las sanciones establecidas por las leyes escanear, reproducir total o parcialmente esta
obra por cualquier medio o procedimiento así como la distribución de ejemplares
mediante alquiler o préstamo público sin previa autorización.
Si necesita fotocopiar o escanear algún fragmento de esta obra diríjase a CemPro
(Centro Mexicano de Protección y Fomento de los Derechos de Autor, http://www.cempro.com.mx).

ISBN: 978-607-314-849-8

Impreso en México – *Printed in Mexico*

El papel utilizado para la impresión de este libro ha sido fabricado a partir de madera procedente
de bosques y plantaciones gestionadas con los más altos estándares ambientales, garantizando
una explotación de los recursos sostenible con el medio ambiente y beneficiosa para las personas.

Penguin
Random House
Grupo Editorial

Odiaba ir a la playa. ¡Ni hablar de los bikinis! Además, con la artritis en manos y rodillas, se me dificultaba mucho realizar cualquier actividad física. Fue hasta que conocí al doctor Gerry Mullin que aprendí sobre *La biblia de la salud intestinal*.

Bajé 18 kilos con el programa de *La biblia de la salud intestinal*, ¡y me siento 15 años más joven! Pasé de ser talla 10 a ser ¡talla 0! La pérdida de peso me hace sentir de maravilla.

Antes del programa, me agobiaban los espantosos síntomas del síndrome de intestino irritable, la fatiga, el dolor articular y la niebla mental. También tenía alergias y problemas en la piel. Todos esos síntomas han desaparecido. ¡Soy una mujer nueva!

Mucha gente me ha preguntado qué hice para verme y sentirme tan bien. No puedo creer que este programa tan sencillo sea una forma muy fácil de perder peso, comer sano y combatir los antojos de azúcar. ¡Se lo recomiendo a todo el mundo!

—Terri

Antes de *La biblia de la salud intestinal* no podía subir un tramo de escaleras sin perder el aliento. Gracias a este programa he bajado ocho kilos, ahora uso dos tallas menos, me siento genial y me veo fantástica. Ya puedo subir escaleras sin problemas, y al llegar arriba respiro con normalidad.

He probado muchos otros programas antes, y algunos me funcionaron mientras los seguía. Pero éste no sólo funciona cuando lo sigo, sino que me hace sentir muy bien después, y me inspira a continuar para cambiar mi vida, no sólo para bajar de peso, sino para conservar mi salud. Es una cosa ideológica. Ahora estoy decidida a ser saludable y hermosa al mismo tiempo, y ¡amo la vida! Le recomiendo a toda la gente que lo intente. Los resultados hablan por sí solos.

¡Muchísimas gracias, doctor Gerry! Aprecio mucho que gente como usted se tome tiempo para cuidar a otros y para ayudarnos a ser lo que Dios quiso que fuéramos desde un principio: personas sanas. He aprendido a estar sana. No significa preocuparse por ello ni estar triste. Lo importante es alegrarse de lo que estamos haciendo, que es mejorar el cuerpo, la mente y el bienestar. ¡Gracias por ayudarme a tomar el camino correcto! Ahora puedo ayudar a otros. Para demostrar que algo funciona, hay que convertirse en un ejemplo vivo de ello.

De todo corazón, mil gracias. Mi cuerpo está muy agradecido con su programa.

—Bernadette

Bajé nueve kilos con *La biblia de la salud intestinal*. No puedo poner en palabras lo bien que me siento. Ya no estoy cansada todo el tiempo, como antes. La ropa me queda mucho mejor y ya no me aprieta tanto. ¡Me siento genial!

Este programa es distinto, porque te enseña qué alimentos te ayudarán a sentirte mejor y bajar de peso.

Aún estoy en el programa, y probablemente lo estaré por el resto de mi vida. ¡Es muy fácil de seguir! Además, sé que si vuelvo a comer como antes, no me sentiré como me siento ahora.

—Stephanie

Gracias a *La biblia de la salud intestinal* bajé cuatro kilos. Ya no me enfermo ni se me inflama la panza después de comer (que es la mejor parte). La ropa me queda de nuevo. Me siento llena de energía, sana y desintoxicada. Incluso mis niveles de colesterol disminuyeron. Mi estado de ánimo mejoró, mi digestión es regular y ya no me siento fatigada. Ahora, si intento hacer trampa, mi cuerpo lo resiente, porque ha cambiado. Ya no reconoce los alimentos procesados y poco saludables. Ya no tengo antojos ni me duele la cabeza de hambre un par de horas después de almorzar. ¡Es increíble!

Es impresionante aprender a ver el lado "dañino" de la comida que acostumbras comer, y te hace preguntarte: "¿Cómo es posible que no padezca obesidad mórbida?"

—Jennifer

En un inicio, comencé el programa de *La biblia de la salud intestinal* porque tenía incontables problemas digestivos. Estaba desesperada por encontrar una solución a las constantes afecciones intestinales. Limitaban mi vida por completo. Todo el tiempo me sentía exhausta y con frecuencia me inquietaba comer ciertas cosas y no saber dónde estaba el baño más cercano. Pero todo eso cambió cuando empecé el programa de *La biblia de la salud intestinal*.

A las seis semanas los síntomas habían desaparecido casi por completo. Además, hubo otra ventaja inesperada. Mi esposo, quien llevaba años intentando bajar de peso, se sumó a mi dieta y bajó ocho kilos. Ambos empezamos a sentirnos mucho mejor al comer cosas saludables y deshacernos de los alimentos procesados.

Ahora, cuando viajo a convenciones, los almuerzos de negocios ya no son una pesadilla. Además, Scott y yo disfrutamos cenar con amigos, ir al cine y hasta ir a parrilladas.

Nuestro mundo se ha iluminado de nuevo.

—Cindy

Durante años he hecho todo tipo de dietas, desde Weight Watchers hasta Jenny Craig. Pero nada me funcionó como este programa. En ocho semanas bajé cinco kilos y me sentí mejor que nunca.

—Monique

Este libro está dedicado a la memoria de mis padres,
Frances R. Magnanti Mullin y Gerard V. Mullin Jr.

A mi familia y seres queridos por su apoyo constante

A quienes batallan a diario con el sobrepeso, a los médicos
que los cuidan, a los investigadores que buscan la cura y a
las organizaciones e individuos que promueven
la conciencia y la investigación

A los doctores Anthony Kalloo, Myron Weisfeldt
y Linda Lee, a mis colegas y amigos, administradores y
personal que apoya mi trabajo en Johns Hopkins

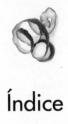

Índice

Introducción:

¡No es tu culpa!

Corría el año de 1977. Un preparatoriano de 17 años y su madre entran por primera vez al consultorio de un médico nuevo en busca de respuestas a síntomas inexplicables de dolor de garganta, pérdida de apetito, fatiga y fiebre. El reconocido médico fue recomendado por un médico adscrito de la pequeña comunidad de Wayne, Nueva Jersey. El joven médico, recién especializado en endocrinología y metabolismo, estaba inaugurando su consulta en el mejor grupo de subespecialistas de la región.

Cuando el médico entró al consultorio con su bata blanca, miró al chico de arriba abajo, le lanzó una mirada desdeñosa y luego volteó a ver a la madre del muchacho con gesto de desaprobación.

Durante los pocos minutos designados para la consulta, el doctor afirmó que estaba seguro de que el muchacho tenía mononucleosis, y ordenó que se le hicieran análisis de sangre para confirmar su diagnóstico. Al estar por salir del consultorio, la madre del chico le preguntó: "Disculpe, doctor. Mi hijo tiene dificultad para comer. ¿Nos puede recomendar algo?"

El médico, furioso, se dio media vuelta y respondió con brusquedad: "Mire, señora. Si su hijo no come una semana, no le hará daño. Con esa talla, hasta le vendrá bien". Habiendo dicho eso, salió como bólido de la habitación. La frialdad del doctor fue como una ventisca helada. El chico y su madre se quedaron paralizados un instante por culpa de las hirientes palabras del médico.

El joven pesaba más de 130 kilos el día que visitó a ese médico, y la vergüenza que sintió por su sobrepeso fue inmensa. Si no lo has adivinado aún, ese joven en el consultorio médico era yo.

Por desgracia, a ese doctor le interesaba más señalar culpables que ofrecer soluciones. Ahora sabemos que ese tipo de estigmatización y humillación hacia la gente con sobrepeso es contraproducente y puede incluso provocar mayor aumento de peso.[1] De hecho, la culpa, la vergüenza y la falta de apoyo fomentan directamente la epidemia de obesidad.[2] Sin embargo, después de todos esos años, me doy cuenta de que ese médico me hizo un favor. Me dio un ejemplo de lo que aspiraba a *no* ser. Los doctores son sanadores que están obligados por el juramento hipocrático a proporcionar cuidados empáticos a quienes los necesitan,[3] y ese hombre traicionó el espíritu de dicho juramento con su actitud.

Aunque mi primer encuentro con ese doctor me desilusionó y me hirió, volví a una segunda consulta para que me diera de alta y me permitiera regresar a la escuela después del ataque de mononucleosis. La enfermedad me había afectado más de lo habitual, y en unas cuantas semanas me había hecho perder cinco kilos de peso. Al entrar al consultorio, el doctor comentó: "Me da gusto que la enfermedad te haya sentado bien", y sonrió.

Al observar mi expediente, comentó que el equipo de futbol americano de mi preparatoria ocupaba el primer lugar a nivel estatal, y me preguntó qué estaba estudiando en la preparatoria DePaul. "Quiero ser doctor", contesté. Ahí fue cuando lanzó el golpe definitivo. Se carcajeó, volteó a verme y, de nuevo, señaló: "No lo lograrás si te ves así". Fue el final de nuestra relación.

A pesar de la hostilidad del doctor, me transmitió un mensaje importante y aleccionador: "Médico, cúrate a ti mismo". Si quería ser doctor, tendría que empezar por mirar mi propio cuerpo y cuidarlo. En ese entonces, la obesidad no era tan predominante, y la mayoría de los médicos eran delgados. Por lo tanto, que una persona con obesidad mórbida aspirara a ser médico era poco realista. Necesitaba bajar de peso si quería estudiar medicina.

Ahí fue donde empezó mi propio camino hacia la pérdida de peso.

Por qué estuve a punto de no ser doctor

Poco después de visitar a ese médico, me gradué de la preparatoria y entré a la universidad. Padecía obesidad mórbida, además de que al poco tiempo fue evidente que no estaba explotando todo mi potencial académico. El comité profesional de la universidad me recomendó encarecidamente que contemplara cambiar de carrera, como podólogo o asistente médico, pues no cumpliría con los requisitos para entrar a la escuela de medicina. Ahí fue cuando toqué fondo. El sueño de toda mi vida había sido ser médico, y todo parecía indicar que no lo lograría.

Esa Navidad pasé tiempo en casa de mi hermano Tim. En la tele estaban pasando *Rocky*, la película. Fue entonces cuando tuve una revelación. Lo único que necesitaba era descifrar qué pasos necesitaba seguir para lograr mi objetivo, tal como lo había hecho Rocky.

Me imaginé siendo un médico comprensivo que ayudaría a otros a perder peso, pero sabía que debía empezar por encontrar mi propio camino hacia la salud. Encontré la inspiración y el eje de mi atención. Pasé horas en la biblioteca investigando programas de dietas y los efectos que tienen los distintos alimentos en el metabolismo humano. Probé varias de esas "dietas", y fracasé en muchas ocasiones, pero estaba comprometido con mi propio éxito. Sabía que si investigaba con suficiente ahínco, encontraría la solución a mi problema de peso.

En la caja de la tienda local de comestibles me topé con un libro sobre los beneficios del consumo de fibra. Lo compré y lo leí durante las vacaciones de verano. El autor explicaba por qué la fibra era importante para mantener un peso saludable, y caí en cuenta de que mi alimentación siempre había carecido de fibra. Me di cuenta de que las dietas que había intentado, como la popular "dieta de la toronja" de los años setenta, estaban condenadas al fracaso porque contenían cantidades bajas o nulas de esa sustancia fundamental.

Por lo tanto, decidí crear mi propio plan de alimentación, el cual sería rico en fibra. Uno de los alimentos básicos era el salvado de avena (para incrementar el consumo de fibra), acompañado de yogur natural bajo en grasa, endulzado con una pizca de melaza, jarabe de maple puro o miel sin refinar. También empecé a dejar de lado las carnes rojas como fuente de proteína y empecé a comer más pescados y mariscos. Además, el aceite de oliva y los frutos secos se convirtieron en mis fuentes principales de grasa.

Daba largas caminatas por el campo o me subía a la bicicleta durante los descansos entre clases para ejercitarme. En poco tiempo comencé a perder peso y a sentirme de maravilla. Mis niveles de energía se dispararon, al igual que mi claridad mental.

Después de los primeros 20 kilos comencé a correr y a levantar pesas, y a involucrarme en una serie de actividades atléticas con mis hermanos Patrick y Tim, así como con mi amigo Chris Houlthan. Era como si *Rocky* se hubiera vuelto realidad.

Para finales de 1979 llegué a pesar 80 kilos, resultado que compite sin problemas con el de una cirugía de bypass gástrico. Mi actitud y mi desempeño académico mejoraron de manera sustancial. Un año después me aceptaron en la facultad de medicina. Hoy en día soy gastroenterólogo académico y trabajo con un grupo de médicos de élite en uno de los mejores hospitales del país. No estoy seguro de que lo hubiera logrado si no hubiera bajado de peso y *perseverado*.

Pero ¿por qué logré cambiar cuando muchos otros han fracasado? ¿Por qué funcionó el plan alimenticio que diseñé por mi cuenta?

A toro pasado...

Ahora me doy cuenta de que desarrollé una forma de comer que restringía los alimentos que promueven la inflamación y provocan picos de azúcar y de insulina acumuladora de grasa en la sangre. También promovía el crecimiento de bacterias saludables en mi intestino con alimentos ricos en fibra prebiótica y yogures con cultivos vivos. Como aprenderás en este libro, ésa es quizá la razón clave por la cual me funcionó esa dieta. Hoy en día sabemos que los billones de bacterias que albergamos en nuestro tracto digestivo tienen bastante injerencia en nuestra capacidad para subir o bajar de peso, pero eso lo explicaré más a detalle en un momento.

Antes que nada, quiero compartir otro descubrimiento clave que hice en esa época.

Me di cuenta de que no era mi culpa ser tan corpulento. Había comido mucha comida chatarra, pero no tenía conciencia de que eran alimentos dañinos que promovían la inflamación, disminuían la diversidad de microbios en mi intestino y promovían la acumulación de grasas.

Si padeces sobrepeso, es probable que tampoco sea tu culpa. Nadie quiere tener sobrepeso, pero es algo que ocurre a pesar de nuestras buenas intenciones.

Vivimos en un mundo en donde la obesidad es una epidemia global, la cual no es consecuencia de que la gente sea perezosa o tonta. Hay algo más en juego. En otros tiempos tener suficiente comida era el principal problema de supervivencia. Hoy en día el problema que enfrentamos es precisamente el opuesto.

Setenta por ciento de los estadounidenses padece sobrepeso, y 36% de ellos tienen obesidad.[4] A nivel mundial hay 1 500 millones de personas con sobrepeso y 500 millones con obesidad. Hoy en día un tercio de todas las mujeres y un cuarto de todos los hombres estadounidenses están a dieta. Tan sólo en Estados Unidos, cada año se gastan más de 60 000 millones de dólares en productos para perder peso.

Los estudios estiman que hasta dos terceras partes de quienes están haciendo dietas recuperarán más peso del que perdieron una vez que abandonen el programa. Es probable que hayas visto a celebridades populares o hasta a los concursantes de *El mayor perdedor* recuperar peso meses después de haber logrado perderlo exitosamente con ayuda de una dieta. De hecho, la mayoría de los estadounidenses sólo aguantan un programa de modificación conductual de alimentación y estilo de vida entre tres y seis meses antes de dejarlo y sucumbir al rebote. Sorprendentemente, una tercera parte de quienes se someten a cirugías de bypass gástrico también recuperan el peso perdido porque no se resuelve el problema subyacente.

La obesidad tiene efectos incapacitantes en la salud y el bienestar, disminuye la esperanza de vida, socava la calidad de vida y tiene un efecto adverso en la economía. El tratamiento de la obesidad y las enfermedades relacionadas con ella cuesta miles de millones de dólares al año. Según un estimado, en 2005 Estados Unidos gastó 190 000 millones de dólares en costos para el cuidado de la salud relacionados con obesidad.[5] Si miramos hacia el futuro, los investigadores estiman que para 2030, si la tendencia hacia la obesidad sigue aumentando de forma desbocada, 50% de los estadounidenses serán obesos, y los gastos médicos relacionados únicamente con la obesidad ascenderían a 66 000 millones de dólares al año. La obesidad representa buena parte de los costos del programa social Medicare, con lo que contribuye al aumento de la deuda federal.

¿Cómo llegamos hasta aquí?

Yo culpo a la publicidad que les hace la industria alimentaria a sustancias procesadas similares a los alimentos, a las que yo denomino "ingeribles", así como a los productos de origen vegetal ricos en partículas que promueven la inflamación y las enfermedades, los cuales se comercializan como comida chatarra asequible. Confiamos en que la "industria alimentaria" vea por nuestra salud, mientras que el sector salud fracasa en su intento por promover la importancia de la buena nutrición para tener una buena salud y prevenir enfermedades. La "industria alimentaria" hace un trabajo excelente al diseñar y vender productos sabrosos y adictivos que hacen que los consumidores compren y coman continuamente más de lo que necesitan. Los grandes corporativos saben bien cómo hacer que sus productos sean atractivos, apetecibles, irresistibles y baratos, de modo que la gente siempre vuelve por más, a pesar de las consecuencias. En la actualidad, cada estadounidense consume al año 70 kilogramos de endulzantes a base de azúcar (azúcares de caña, de betabel, y endulzantes de maíz),[6] lo que representa como 22 cucharaditas diarias, lo cual en parte es culpa de la industria alimentaria. Históricamente, nos sosteníamos a base de alimentos altos en nutrientes y bajos en calorías, pero hoy en día los corporativos productores de comida distribuyen cosas bajas en nutrientes y altas en calorías. La mayoría de los norteamericanos comen de más, pero en realidad están malnutridos. Si el gobierno sigue subsidiando la producción masiva de alimentos fundamentales para la comida chatarra —como trigo, lácteos y soya—, en lugar de alimentos reales, es probable que esta tendencia siga en aumento.

No obstante, la industria alimenticia y los subsidios gubernamentales no son los únicos culpables. El comportamiento, la ideología y el estilo de vida de la generación actual es parte fundamental de la dinámica de la obesidad y las enfermedades relacionadas con el sobrepeso. Para encontrar una solución al problema, necesitamos observar el ecosistema completo de influencias biológicas, microbiológicas, sociológicas y psicológicas que derivan en el aumento de peso.

En la facultad de medicina nos enseñan en apenas pocas horas que el aumento y la pérdida de peso son un mero reflejo del consumo total de calorías, del metabolismo y *de nada más*. Pero este concepto no explica por qué hay gente incapaz de bajar de peso a pesar de comer menos. ¿Por qué tanta gente aumenta de peso y qué podemos hacer para ayudarla a bajarlo?

De eso se trata este libro.

La verdadera explicación de la epidemia de obesidad

La verdad es que se gana o se pierde peso por múltiples razones. Ahora sabemos que el control glicémico, los picos de insulina, la inflamación y hasta las hormonas que regulan el metabolismo son factores que influyen en el peso. La obesidad es un trastorno complejo que es resultado de una combinación de factores genéticos, conductuales, psicológicos y de vida que influyen en las elecciones alimenticias y en el nivel de actividad física.

Claro que el consumo excesivo de calorías puede ser parte de las razones por las cuales la gente sube de peso. Pero, para empezar, ¿por qué esa gente consume comida en exceso? Hay muchas razones. Si rastreáramos sólo una de las causas bioquímicas, encontraríamos algo así: comer en exceso es resultado de desequilibrios de sustancias bioquímicas cerebrales conocidas como neurotransmisores (como la dopamina), así como de las hormonas derivadas del intestino que regulan la saciedad y el apetito a corto plazo (como la ghrelina) y controlan el ansia de comer. Conforme consumimos exceso de calorías y nos volvemos inactivos, nuestras células adiposas siguen creciendo y creciendo, y se vuelven insensibles a la insulina. Esto deriva en diabetes, ateroesclerosis, enfermedad cardiovascular y muchas otras complicaciones.

No obstante, hay *muchas* otras formas de subir de peso. En la actualidad, la ciencia nos está demostrando que la obesidad puede ser consecuencia de múltiples desequilibrios en el organismo, desde inflamación hasta desbalance metabólico y endócrino. La cuestión de la pérdida de peso está mucho más sesgada de lo que nos hace creer la medicina moderna.

Recientes investigaciones fascinantes señalan que hay otro factor en juego que desde hace mucho yo sé que también actúa en la tragedia de la pérdida de peso: el microbioma intestinal, que es la flora que habita en nuestros intestinos. Las investigaciones demuestran que el equilibrio y la diversidad de esta microbiota determinan en última instancia el destino de tu peso corporal.

En retrospectiva, ésta es precisamente la razón por la cual pude bajar de peso que me había atormentado durante muchos años: reequilibré mi flora intestinal. En 1979 me adelanté a mi época al diseñar mi propio mapa para una pérdida de peso exitosa. Familiares y amigos que quedaron impresionados con mis resultados empezaron a pedirme consejos alimenticios. Aunque apenas estaba iniciando mi carrera profesional, ya aconsejaba a la gente sobre alimentación y pérdida de peso, y no he dejado de hacerlo. Aun entonces descubrí que mi enfoque le permitía a la gente comer más, pesar menos y sentirse más energizada. Con el paso de los años he refinado el plan con base en mi conocimiento y experiencia como médico, pero te sorprendería ver lo similar que es mi enfoque a lo que era en los años setenta.

¿Por qué? Porque resulta que la dieta que desarrollé en ese momento se enfocaba en mejorar el equilibrio y la diversidad microbianos en el intestino. Mi idea original al volverme médico fue ayudar a otros a perder peso una vez que encontrara un sistema que funcionara. Lo que no sabía era que mi misión de ayudar a la gente se volvería fructífera por pura casualidad.

Mi descubrimiento accidental ahora ha sido corroborado por dos áreas de investigación muy importantes que han revolucionado el entendimiento de por qué la gente sube de peso. Y ambas señalan que el desbalance en el tracto digestivo desempeña un papel central.

En primer lugar, se ha descubierto que la microbiota intestinal de los humanos juega un papel central en el mantenimiento de peso debido a su influencia en el metabolismo de los alimentos, la regulación del apetito, el consumo de energía, la regulación endócrina, la integridad de la barrera intestinal, la inflamación y la resistencia a la insulina. Asimismo, se ha observado que las afectaciones en la composición de la flora intestinal normal y saludable contribuyen a la obesidad.

En segundo lugar, en fechas recientes se ha vinculado el aumento de peso con inflamación sistémica crónica de baja intensidad en el intestino, la cual es resultado de la filtración al torrente sanguíneo de toxinas bacterianas provenientes del intestino a través del recubrimiento intestinal poroso. Esto, además, deriva en problemas con la resistencia a la insulina y la acumulación de grasa.

Cuando la gente aborda ambos procesos sistémicos centrales al enfocarse en reequilibrar la flora intestinal, los resultados suelen ser milagrosos. He sido testigo de cambios de 180 grados en pacientes que siguieron el mismo programa que encontrarás en este libro. He observado a muchos pacientes de mi clínica perder entre cuatro y siete kilos al mes. Ellos lograron quemar grasa para siempre, y tuvieron éxito con mi plan a pesar de que otras dietas les fallaron en el pasado. Gracias a mi programa, su pérdida de peso ha sido continua y permanente. Y milagrosamente, también muchos de sus síntomas digestivos crónicos se esfumaron.

Un caso inolvidable

Una mujer llamada Rose me vino a ver después de haber sido atendida por otros médicos por la incomodidad que le causaban la distensión y los gases. A pesar de intentarlo, Rose no encontraba alivio alguno, y a la larga le diagnosticaron síndrome de intestino irritable (SII). A pesar de que se "mataba de hambre", Rose subía de peso, y los médicos no hallaban una causa metabólica que lo explicara.

Sospeché que la distensión, los gases y la incomodidad abdominal que sentía Rose después de las comidas se debía a la rápida fermentación de los alimentos provocada por una proliferación de bacterias en su intestino delgado. Este trastorno se conoce como sobrepoblación bacteriana en el intestino delgado (SPB). Mi sospecha fue confirmada por una prueba de elevación de hidrógeno espirado en prueba de aliento con lactulosa. Introduje a Rose al programa de *La biblia de la salud intestinal* y la traté con hierbas antimicrobianas que le ayudaran a erradicar la sobrepoblación de bacterias intestinales.

Seis semanas después de su primera consulta, Rose llegó a que le diera seguimiento. Una segunda prueba de aliento con lactulosa mostró que la SPB había desaparecido, y Rose ya no padecía gases, distensión ni incomodidad abdominal. Además, se sentía orgullosa de su nueva figura, pues había perdido ocho kilos en seis semanas, a pesar de que con ninguna dieta anterior había perdido un solo gramo.

¿Por qué Rose perdió peso con este programa, mientras que otras dietas le fallaron?

La respuesta: bichos intestinales. Así es: bichos intestinales.

Más o menos en la misma época en la que traté a Rose, la ciencia especializada en el papel que desempeñan los microbios intestinales en el aumento de peso, la obesidad y la diabetes empezaba a prosperar. Las investigaciones demostraban que ratones delgados podían padecer sobrepeso si se les trasplantaban microbios intestinales de ratones obesos. Asimismo, el traslado de microbios intestinales de ratones delgados a ratones obesos mejoraba su diabetes.

En este libro te contaré exactamente por qué el equilibrio saludable de flora intestinal es la clave para superar la lucha contra el sobrepeso. Al seguir este plan, es probable que descubras que no sólo pierdes peso, sino que te sientes vibrante y lleno de energía, y muchos de tus padecimientos crónicos simplemente desaparecerán.

La dieta desempeña un papel particular en el crecimiento de microbios que favorecen la obesidad o, por el contrario, alimenta las bacterias que promueven un buen metabolismo y un cuerpo delgado. Si aramos la tierra que sustenta tu microbioma intestinal, cultivamos tu intestino con bacterias benéficas y quemadoras de grasa, fertilizamos esa flora benéfica con alimentos especiales como prebióticos, y mejoramos la biodiversidad general de tu ecosistema interno, con facilidad podrás reiniciar, reequilibrar y renovar tu salud. Te mostraré los pasos a seguir y, en el camino, te daré planes alimenticios paso a paso, listas de compras, guías para comer en restaurantes, recetas, recomendaciones de complementos alimenticios, técnicas para reducir el estrés, programas de ejercicio, entre otras cosas.

Al parecer, el microbioma intestinal es el factor misterioso que puede provocar el aumento de peso a pesar de nuestros esfuerzos por comer menos. No obstante, no hay ningún otro programa que aborde la pérdida de peso a través del reequilibrio de la flora intestinal. Después de ver tantas historias de éxito en mi clínica, sentí que era hora de compartir con el público el programa que llevo décadas desarrollando.

Si tenemos un enfoque integral y sistémico ante la salud, la sanación y el control de peso, y si aprendemos a equilibrar el ecosistema en nuestro organismo y tomamos en cuenta a las especies que habitan en nuestro interior, tendremos más esperanza de tener éxito a largo plazo en términos de pérdida de peso y salud.

Si reconfiguras tu microbioma intestinal, perderás peso, rejuvenecerás tu salud y te sentirás lleno de energía. Ésa es la finalidad de *La biblia de la salud intestinal.*

Capítulo 1

El secreto oculto de la pérdida de peso

Desyerba, planta y riega tu jardín interior

Come menos y haz más ejercicio.

Lo escuchamos en todas partes, ya sea de boca de nuestros médicos, en la televisión, en internet, en revistas, o de parte de familiares y amigos. En distintos momentos de la vida, casi todos lo hemos intentado. Pero déjame preguntarte una cosa: ¿qué tal te funcionó esa receta para perder peso?

Parecería ser una fórmula muy simple que es compatible con nuestra comprensión de los principios físicos del universo. Si entra energía, sale energía. Lo que no gastamos, lo guardamos. Es sentido común. *Debe* ser verdad.

Sin embargo, hay un pequeño problema. Esto no explica del todo por qué la gente aumenta de peso, ni nos dice cómo bajarlo.

La teoría de las calorías que entran y las que salen es obsoleta para perder peso. La ciencia moderna ha demostrado sin lugar a dudas que el peso y la salud dependen de mucho más que sólo la cantidad de calorías que consumimos. En este libro aprenderás un poco sobre estos desarrollos científicos actuales. El sentido común y la experiencia personal nos dictan que si el peso y la salud dependieran de la cantidad de calorías que consumimos a diario, podríamos comer 1 800 calorías de galletas y refresco de dieta, y mantenernos en forma y saludables. Sin embargo, todos sabemos que las cosas no funcionan así. Los alimentos que consumimos influyen más en el organismo que sólo por la cantidad de energía que proporcionan. Tienen también una amplia gama de efectos sobre diversos procesos bioquímicos y fisiológicos. Aunque es cierto que la mayoría de la gente podría darse el lujo de comer un poco menos y que reducir la ingesta total de calorías es necesaria hasta cierto punto para impulsar la pérdida de peso, la calidad de las calorías que se consumen es mucho más importante a la larga.

Esto es fundamental si se quiere quemar grasa para siempre. Cualquiera puede matarse de hambre, dejar el alma en la caminadora y bajar unos cuantos kilitos. Quizá hasta puede bajar un par de tallas y verse mejor en bikini, pero la triste historia es que la mayoría de los kilos que se pierden son de agua, y algunos cuantos de músculo quemagrasas. Si no cambias tu estilo de vida y tus hábitos alimenticios, revisas tu relación con la comida y cambias sistemáticamente la calidad general de las calorías que consumes, tu dieta está condenada a fracasar a largo plazo.

De hecho, las investigaciones demuestran que la gran mayoría de las dietas que restringen las calorías fracasan a largo plazo. Un estudio realizado por la Universidad de California en Los Ángeles halló que la gente que hace dietas basadas en la restricción calórica suele perder entre cinco y 10% del peso corporal en seis meses, pero por lo regular lo recupera por completo en los siguientes cuatro a cinco años.[1]

Este efecto de yo-yo provoca complicaciones biológicas que dificultan aún más perder peso a la larga. El cuerpo es un ecosistema complejo (de hecho, es un ecosistema *dentro* de un ecosistema, como ya veremos a continuación), y todos los sistemas biológicos complejos tienen mecanismos activos que ayudan a mantener la homeostasis. El diccionario define homeostasis como "el mantenimiento de condiciones fisiológicas internas relativamente estables (como temperatura corporal o pH sanguíneo) en animales superiores bajo condiciones ambientales fluctuantes". Es fácil imaginar por qué esto es tan importante. Si no tuvieras un mecanismo interno que se encargara de procesos fisiológicos básicos como el calor corporal, la supervivencia se volvería mucho más complicada.

¿Qué tiene que ver esto con el peso? Bueno, pues que la velocidad del metabolismo y la cantidad de grasa acumulada son reguladas de cerca por una intrincada serie de procesos homeostáticos internos. Algunos médicos le llaman a este termostato interno el "punto de regulación del peso corporal", el cual se ve influenciado por una variedad de factores como hormonas, neurotransmisores, péptidos intestinales, el microbioma intestinal, entre otros.[2,3]

Diversos estudios han demostrado que el punto de regulación del peso corporal se mantiene bastante constante y hace que el peso corporal se mantenga en un rango estable, a pesar de que haya ligeros cambios en la ingesta de energía (las calorías que entran) y el gasto de la misma (las calorías que salen). También se ha demostrado que el cuerpo es bastante eficiente para conservar su peso durante periodos de privación calórica. Esto se debe a que el punto de regulación del peso corporal se desplaza hacia abajo y le indica al cuerpo que el metabolismo debe hacerse más lento para disminuir al mínimo la pérdida de peso durante épocas de privación calórica. Esto nos da una importante ventaja para sobrevivir, pero también demuestra que las dietas bajas en calorías que se basan únicamente en la privación de energía sólo son eficaces a corto plazo mientras el nuevo punto de regulación limita la pérdida de peso. El punto de regulación del peso también quemará más calorías para intentar impedir que subas de peso cuando comas demasiado, pero este efecto también es temporal. En términos generales, es más difícil perder peso que ganarlo, experiencia con la cual muchos estamos familiarizados. El rebote de las dietas es un efecto muy común de los programas de pérdida de peso, el cual provoca que, en última instancia, termines pesando más. Se ha demostrado que el efecto yo-yo de las dietas incrementa el punto de regulación del peso corporal, lo que significa que tu cerebro le dice a tu cuerpo: "Oye, tenemos que pesar más para alcanzar este nuevo equilibrio", y le envía señales de control para ralentizar el metabolismo, de modo que aumentes de peso y ganes masa corporal, y alcances la nueva normalidad. Por lo tanto, con cada dieta hipocalórica fallida terminas pesando más que antes, y se va haciendo más y más difícil perder peso a medida que el punto de regulación aumenta con cada régimen fallido.[4]

Para lograr perder peso de forma efectiva y no recuperarlo, necesitas alterar de forma estratégica tu punto de regulación del peso corporal. Evidencias recientes sugieren que la cirugía bariátrica, en particular el bypass gástrico, puede funcionar en parte para ayudar al cuerpo a establecer un nuevo punto de regulación al alterar la fisiología que determina el peso corporal.[5] Y ése es el verdadero problema de las dietas tipo yo-yo: cada vez que tu peso rebota, el punto de regulación se vuelve más alto, de modo que el cuerpo se aclimata al nuevo punto de regulación del peso corporal y lo considera "normal". Las adaptaciones hormonales y metabólicas van haciendo que sea entonces cada vez más difícil bajar de peso.[6]

La fórmula de calorías que entran y calorías que salen no funciona para las masas porque *no puede ser funcional*. Y no puede serlo simplemente porque reducir la cantidad de comida que consumes y gastar más energía a través del ejercicio no necesariamente influye en tu punto de regulación del peso corporal. Es cierto que hay gente que puede bajar de peso al comer menos y correr 160 kilómetros a la semana, pero son la excepción. Tal vez los admiramos (o hasta los envidiamos), pero no marcan la pauta para que la mayoría de la gente perdamos peso y nos mantengamos saludables.

Por lo tanto, si comer menos y ejercitarnos más no es una forma realista ni sustentable de perder peso, ¿qué sí lo es?

Aquí es donde las cosas se ponen interesantes. Si hablamos a puertas cerradas con médicos o científicos especializados en metabolismo, éstos confesarán que no están cien por ciento seguros de *por qué* hay una epidemia de obesidad en este país, siendo que, como nación, estamos consumiendo menos calorías.

Sí, lo leíste bien. Estamos engordando más a pesar de estar consumiendo menos calorías que hace una década. Un estudio novedoso publicado en el *American Journal of Clinical Nutrition* mostró que el consumo calórico promedio diario de los estadounidenses disminuyó 74 calorías entre 2003 y 2010. A pesar de este cambio, las tasas de obesidad entre mujeres se han mantenido en un escandaloso 35%, y en el caso de los hombres siguen aumentando.[7]

Este hallazgo confundió a los autores del estudio. "Es difícil reconciliar lo que estos datos exhiben y lo que está ocurriendo con la prevalencia de la obesidad", declaró el doctor William Dietz, ex director de la división de Nutrición, Actividad Física y Obesidad de los Centros de Control y Prevención de Enfermedades de Estados Unidos, y coautor del artículo.[8] Los datos simplemente no encajan con el concepto reduccionista de calorías que entran y calorías que salen.

Sin embargo, no hay duda de que tenemos problemas. La constelación de obesidad, síndrome metabólico y diabetes tipo 2 es aparentemente el mayor desafío sanitario en el mundo industrializado, y se está expandiendo con rapidez a países menos desarrollados. Hasta hace unas cuantas décadas, la obesidad era poco común. Hoy en día la gente que padece sobrepeso u obesidad supera en número a quienes padecen desnutrición. Éste es un estado sin precedentes en la historia de la humanidad.

Asimismo, ha dado pie al surgimiento de una industria de "expertos" populares, cada uno de los cuales afirma haber encontrado "la principal razón por la cual Estados Unidos es un país gordo". Estas personas intentarán convencerte de que su método especial puede ayudar a cualquiera a bajar muchos kilos de la noche a la mañana. Muchos intentarán convencerte de tomar un complemento a base de algún alimento exótico del que nadie ha oído hablar excepto en *talk shows* de celebridades, mientras que otros te marearán con términos como desintoxicación, dietas a base de jugos y rituales extraños que atraen nuestra atención por mero sensacionalismo. Por otra parte, varios especialistas cuyas recomendaciones de salud se basan en evidencias científicas comunican el mensaje de que estabilizar la resistencia a la insulina y los niveles de azúcar en la sangre es la clave, mientras que otros se enfocarán en calmar la inflamación. Otras autoridades nos recalcan la importancia de equilibrar nuestras hormonas, y por otra parte están los profetas paleolíticos y los aficionados al veganismo, así como miles más.

Entonces, ¿quién de ellos tiene la razón? Ninguno y todos.

Hay *muchos* factores que determinan el aumento y la pérdida de peso. No hay duda alguna de que la resistencia a la insulina y el equilibrio de los niveles de azúcar en la sangre desempeñan un papel vital, y quizá incluso sean algunas de las razones centrales por las cuales muchos tenemos sobrepeso, estamos exhaustos y nos sentimos mal. Son los factores clave del síndrome metabólico y la diabetes tipo 2. También sabemos que la inflamación sistémica de baja intensidad y el aumento de peso constante, sobre todo en el abdomen, están estrechamente ligados. De hecho, el tejido adiposo que se acumula alrededor del abdomen es inflamatorio, y desencadena un ciclo de desequilibrio hormonal y mayor aumento de peso. ¿Y las hormonas tienen algo que ver? Por supuesto. La insulina, la leptina, la ghrelina, las hormonas tiroideas y otras son piezas del rompecabezas que conforma el peso corporal.

Investigaciones recientes incluso han vinculado ciertas toxinas ambientales, como los contaminantes orgánicos persistentes (COP), con el aumento de peso. Estas sustancias químicas, a las que se les suele llamar obesógenos, persisten en el medio ambiente, se bioacumulan a través de la red alimenticia y son capaces de causar efectos adversos a la salud humana y al medio ambiente. Los COP imitan a hormonas como el estrógeno que fomentan el aumento de peso, y bloquean los centros receptores de las células que desencadenan la pérdida de peso.

La genética también está involucrada, igual que la comunidad, pues la gente con buenas redes de apoyo social tiende a pesar menos y a llevar vidas más sanas y prósperas. Es cierto que las calorías influyen y que parece importar cuánto comemos, pero ése no es el panorama completo.

Pero también hay otro factor que ha pasado desapercibido en gran medida y que conecta muchas de estas piezas...

Investigaciones novedosas demuestran que este factor tiene un efecto aún más profundo en los resultados a largo plazo y en la salud en general de lo que cualquiera habría esperado. Los científicos médicos están empezando a descubrir que cuando equilibras esta área de tu salud, el peso tiende a bajar con mayor facilidad y los resultados duran más tiempo. Mi extensa experiencia como principal especialista en salud digestiva y nutriólogo médico en la Facultad de Medicina de la Universidad Johns Hopkins confirma lo que estos hallazgos científicos de punta están empezando a revelarnos. La microflora intestinal, que es el vasto ecosistema que habita en tus intestinos, es un factor crucial en el aumento de peso y el desarrollo de enfermedades, y es la clave para la pérdida de peso permanente y la buena salud.

El microbioma intestinal humano: el jardín de la vida y la clave de la salud

Como seres humanos, no vivimos aislados. Somos parte de una red social compleja de gente que depende colectivamente de los demás para casi cualquier cosa. Ya sea para obtener comida, entregar correos, obtener energía eléctrica para nuestro hogar o cualquier otra cosa que queramos o necesitemos, dependemos de decenas de miles de personas para vivir de forma óptima. La sociedad moderna industrializada ha evolucionado para desarrollar una sincronía simbiótica altamente sofisticada.

El cuerpo humano no es tan distinto. No es una isla estéril, sino una red compleja de billones de microorganismos. Estos diminutos seres nos rodean y habitan nuestras profundidades, y nuestra salud y bienestar dependen mucho de ellos.

Puede ser algo difícil de entender, puesto que nos enseñan que necesitamos eliminar los gérmenes y maximizar nuestra higiene para mejorar nuestra salud. De hecho, cuando aparece la primera señal de enfermedad aparente en la infancia, nos saturan de antibióticos, aunque la ciencia médica no tiene mucha idea ni ha investigado a fondo las consecuencias a largo plazo de estos tratamientos.

No evolucionamos en una burbuja de cristal, ni vivimos actualmente en un mundo libre de gérmenes. Pero tampoco querríamos hacerlo. En este capítulo aprenderás que estos microorganismos son cruciales para el desarrollo de un sistema inmune saludable e influyen en muchas otras funciones vitales.

En las profundidades de tus intestinos inferiores habita un ecosistema complejo de microorganismos, un auténtico jardín de la vida. Este magnífico huerto está compuesto de virus, bacterias y hongos, todos los cuales constituyen en conjunto lo que se conoce como microbioma intestinal humano. Cuando cuidamos ese jardín y alimentamos nuestra flora, nuestra salud prospera. Pero cuando alimentamos mal a estos microorganismos y los tratamos con la punta del pie, la biodiversidad de este ecosistema se desploma y nuestra salud queda en riesgo.

El movimiento moderno de "la vida verde" nos ha enseñado mucho acerca de la importancia de desarrollar prácticas que fomenten la sustentabilidad ambiental. Cada uno de nosotros participa en un ecosistema más grande, y nuestras acciones influyen en la salud de dicho ecosistema. Por lo tanto, si queremos un mundo saludable, tenemos que emprender acciones que fomenten su salud.

Pero ¿qué hay del ecosistema en miniatura que vive en tu interior? Es algo en lo que pocos de nosotros pensamos. Así como nuestras acciones repercuten en el ecosistema que nos rodea, también influyen en nuestro ecosistema interior. El equilibrio y la biodiversidad de dicho ecosistema promueven la salud, mientras que el desequilibrio y la poca diversidad generan enfermedad. Hay muchos mecanismos a través de los cuales los microbios pueden protegernos de las enfermedades o enfermarnos, ayudarnos a perder peso o a ponernos regordetes, por lo que a lo largo de este libro los iremos discutiendo. Es verdad que la lección más importante es que la solución al problema de peso, así como a muchas otras enfermedades que enfrentamos en la actualidad, puede permanecer oculta si las investigaciones siguen enfocándose en ti, el huésped. Debemos prestar la atención debida a la interfaz huésped-entorno, que es la compleja serie de relaciones que constituyen la red del microbioma intestinal humano.

El ser humano promedio es hogar de alrededor de 100 billones de estos microorganismos en cualquier momento de su vida. Aunque la mayoría se ubican en los intestinos inferiores, literalmente estás cubierto y rodeado de microbios. A pesar de tus buenas prácticas de higiene, cargas contigo miles de millones de microbios que se ocultan bajo las uñas, descansan entre los dientes, se adhieren a tu piel, recubren tus ojos y anidan en tu cabello. En una pulgada cuadrada de piel, hay más de 600 000 bacterias vivas. Lo mismo pasa en el interior del cuerpo: en el sistema respiratorio, el sistema genitourinario, las trompas de Eustaquio (los oídos), etcétera. Igual que en la película de ciencia ficción *Matrix*, el ojo humano sólo es capaz de observar una realidad alterada, por lo que no logra ver los billones de microbios que nos rodean constantemente. ¿Cómo crees que te sentirías si fueras capaz de ver todos los organismos unicelulares a tu alrededor?

La microflora del intestino por sí sola pesa entre 1 y 2.5 kilogramos. Estas células microbianas superan en cantidad a tus propias células en una proporción de 10 a 1, y el ADN microbiano supera tu ADN humano en una proporción de 100 a 1. Tómate un minuto para imaginarlo. En tu interior hay más células y ADN bacterianos que células y ADN humanos. ¿No crees que quizá esto tenga algún impacto en tu salud?

Aunque aún no hemos identificado todas las cepas que conforman la microflora intestinal, el Proyecto del Microbioma Humano, trabajo colaborativo dirigido por el doctor Jeffrey Gordon de la Facultad de Medicina de la Universidad de Washington en St. Louis, ha hecho avances sustanciales en esta materia. Con ayuda de 173 millones de dólares de financiamiento, otorgado por los Institutos Nacionales de Salud, la misión de este proyecto es caracterizar y analizar de forma exhaustiva el papel de los microorganismos intestinales en la salud.[9,10]

Hasta la fecha, han logrado aislar 1 000 especies pertenecientes a docenas de filos taxonómicos, lo que representa una variedad apabullante de microbios. Hay pocos ecosistemas en el planeta tan complejos como el que habita en tu interior. La densidad y biodiversidad de especies en el intestino grueso es casi igual a la que hay en la selva amazónica.

Esta relación con nuestro ecosistema interior es simbiótica. Somos hogar de nuestra flora y la alimentamos. A su vez, estos organismos nos ayudan de distintas maneras. Entre otras cosas:

- **Descomponen los carbohidratos complejos.** Los seres humanos carecemos de las enzimas para lograrlo. Por lo tanto, es probable que no fueras capaz de digerir bien una fruta o verdura cualquiera sin ayuda de tu microflora intestinal.
- **Producen vitaminas y nutrientes.** Entre ellos están la vitamina K, la vitamina B_{12}, la niacina, la piridoxina, entre otras. De otro modo, serías incapaz de producirlas tú solo.[11]
- **Producen ácidos grasos de cadena corta.** Dedicaremos bastantes páginas en el siguiente capítulo a explicar qué son y por qué son importantes, pero por lo pronto basta con que estés consciente de que están involucrados en la regulación de la inmunidad, la

sanación del organismo y el combate a la inflamación, y que pueden protegerte del cáncer y otras enfermedades.[12]

- **Te protegen de patógenos.** Tu microflora intestinal es la primera línea de defensa contra invasores foráneos.
- **Ayudan a entrenar el sistema inmune.** Los genes bacterianos envían señales al sistema inmune intestinal que controlan la inflamación local y sistémica, y ayudan a determinar si desarrollas alergias y enfermedades autoinmunes.[13]
- **Promueven la desintoxicación.** Cuando metabolizas los alimentos, se forman metabolitos tóxicos (incluyendo carcinógenos) en el hígado que son trasladados por la bilis al tracto digestivo para ser eliminados. La flora intestinal degrada estas sustancias bioquímicas potencialmente dañinas, de modo que se puedan eliminar sin problema.
- **Modulan el sistema nervioso.** Investigaciones emergentes han demostrado que hay un vínculo entre la microbiota intestinal, el sistema digestivo, el sistema nervioso y el cerebro que puede afectar todo, desde la regulación del apetito, hasta el estado de ánimo y el comportamiento.[14]

Por todas estas razones y muchas más, el microbioma intestinal tiene un impacto profundo en el peso, la salud y la calidad de vida. Equilibrar este ecosistema promueve la buena salud y el peso óptimo, mientras que el desequilibrio contribuye al aumento de peso y a una plétora de enfermedades, incluyendo diabetes tipo 2,[15] síndrome de intestino irritable,[16,17] enfermedad intestinal inflamatoria,[18-23] enfermedades cardiovasculares,[24] alergias,[25,26] trastornos del estado de ánimo,[27] y muchas más.

¿Cómo se desequilibra el microbioma intestinal?

Hay muchas formas.

Piensa, por ejemplo, de dónde provienen las poblaciones fundadoras de bacterias de tus intestinos, pues su origen influye en tu peso y tu salud. Cuando estás en la matriz de tu madre, tus intestinos están relativamente estériles. Los bebés adquieren su microbiota intestinal de sus madres al momento de pasar por el canal de nacimiento y a través de la leche materna.

Cuando los bebés nacen por cesárea o son alimentados con fórmula, su flora intestinal no está tan desarrollada. Muchos estudios han demostrado que los bebés que fueron amamantados parecen estar protegidos contra el desarrollo de obesidad infantil,[28] y que nacer por cesárea pone a los jóvenes en mayor riesgo de desarrollar este padecimiento.[29] En el capítulo 2 te enseñaré más sobre estos estudios y profundizaré en la importancia de la exposición temprana a la flora microbiana para explicar de qué forma nuestra cultura obsesionada con la higiene puede estarle abriendo la puerta a las enfermedades y al aumento de peso al matar nuestros microbios intestinales benéficos.

Es cierto que no tenemos control alguno sobre la forma en la que nacimos ni en si fuimos amamantados o no. Sin embargo, la buena noticia es que hay muchos otros factores que sí controlamos y que también influyen en el equilibrio del microbioma intestinal. Por ejemplo, la alimentación.

Según lo explica el doctor Stig Bengmark en su artículo "Nutrition of the Critically Ill – A 21st Century Perspective": "La alimentación es el factor que influye de forma más potente en la actividad microbiana intestinal".[30] Todos hemos oído el dicho que dice: "Eres lo que comes". El doctor Sanjay Gupta lo llevó un paso más lejos y escribió: "Si somos lo que comemos, entonces los estadounidenses son maíz y soya".[31] Su aleccionador informe demuestra cuán extendidos están en nuestros cuerpos los subproductos alimenticios que promueven las enfermedades y la inflamación. De hecho, el doctor Gupta le pidió al doctor Todd Dawson, de la Universidad de California en Berkeley, que analizara un mechón de cabello, lo cual reveló que 69% del carbón contenido en la muestra provenía del maíz de la dieta. Nuestro cuerpo es el reflejo de nuestras elecciones alimenticias, pues en última instancia toda la comida es digerida y metabolizada por nuestra flora intestinal. Por lo tanto, sería más preciso decir: "Somos lo que *ellos* comen".

Cada vez hay más evidencia que confirma que la forma en la que alimentamos nuestro microbioma es un factor determinante para la salud y el peso corporal. Tener una dieta alta en alimentos procesados y llenos de azúcar y de grasas reduce la biodiversidad general del microbioma intestinal. Estos cambios pueden pasar muy rápido, en apenas 24 horas, y la evidencia en aumento demuestra que cuando se altera la diversidad del microbioma intestinal, subimos de peso. Un artículo compilatorio publicado en *Future Microbiology* que analizaba el papel del microbioma intestinal en el aumento de peso y la obesidad, afirmaba: "Es probable que la influencia del microbioma intestinal en la obesidad implique una interacción entre microbios y alimentación".[32]

No obstante, la dieta no es el único factor que afecta la salud y bio-diversidad del microbioma. El uso innecesario de antibióticos también influye en el equilibrio del microbioma intestinal, como lo señala el doctor Martin Blaser en su nuevo libro *Missing Microbes*.[33] En la actualidad se hacen más prescripciones pediátricas de antibióticos que nunca. En Estados Unidos el niño promedio recibe un tratamiento de antibióticos al año, y para cuando cumple 18 años ya ha tomado entre 10 y 20 tratamientos con antibióticos.[34] Aunque es un hecho que son medicamentos útiles, se prescriben en exceso y tienen un impacto perjudicial a largo plazo en el microbioma intestinal humano. Ésta puede ser una de las razones por las cuales se han disparado los índices de obesidad infantil. De hecho, un informe reciente mostró que los niños que reciben antibióticos de amplio espectro antes de los dos años de edad tienen más posibilidades de desarrollar obesidad infantil.[35]

Y eso es sin siquiera tomar en cuenta los antibióticos ocultos a los que nos exponemos a diario. La carne que consumimos está cargada de niveles detectables de antibióticos, lo cual afecta de manera adversa el equilibrio de la biodiversidad microbiana en nuestro intestino.

¿Este uso excesivo de antibióticos y su impacto en nuestro microbioma intestinal es responsable de que se hayan disparado los índices de obesidad? Definitivamente no es el único factor, pero cada vez hay más evidencias que confirman que es un factor importante —y hasta ahora subestimado— que contribuye en la epidemia de obesidad en nuestro país. En el siguiente capítulo explicaré a profundidad cómo y por qué lo hace.

Hay otros factores que desequilibran el microbioma intestinal, incluyendo el estrés, la falta de actividad física y las relaciones personales. Cada una influye de forma importante en la salud y puede tener un impacto ya sea positivo o negativo en los ayudantes simbióticos que habitan en tu interior.

Entonces ¿cómo mantenemos la flora intestinal benéfica saludable y feliz? Pues convirtiéndonos en buenos jardineros microbianos.

Cómo convertirte en un buen jardinero microbiano: desyerbar y cultivar tu flora interna

Seguramente estarás pensando: "De acuerdo, algo he oído sobre esto. Sé que tengo bichos en la panza. ¿No basta con comer algo de yogur o kéfir, o tomar probióticos para mantenerlos sanos?"

Es bastante más complicado que eso. El yogur, el kéfir y los probióticos pueden ser de mucha ayuda, y cada uno de ellos es parte importante de este programa, pero no son suficientes. Así como es imposible mantener una selva sembrando unas cuantas semillas de árboles tropicales o poniendo algo de fertilizante a base de nitrógeno, un par de tazas de yogur industrial al día no le darán a tu microflora intestinal la nutrición completa que necesita para prosperar.

No olvides que hay billones de seres microscópicos viviendo en tu interior, un ecosistema tan complejo que la ciencia humana todavía no logra comprenderlo a cabalidad. Cuando comes y vives, tu microflora intestinal también come y vive. Cuando estás sano, tu ecosistema está sano. Quizá la señal más importante de un ecosistema saludable es la biodiversidad: entre más especies haya presentes, es más probable que el ecosistema en general esté sano.

Al igual que en todos los ecosistemas, las distintas especies suelen disputar el poder y la supremacía. Cuando alguna de ellas se fortalece al grado de superar a las demás y estar a punto de extinguirlas, la salud del ecosistema en general se derrumba. Imagina qué pasaría si una sola especie depredadora cazara a su presa hasta extinguirla. Esto podría provocar varios problemas obvios: el depredador, por ejemplo, se quedaría sin comida. No obstante, estos cambios en las especies pueden tener efectos que reverberan en todo el ecosistema de formas inesperadas, pues todas las especies dependen de las demás de maneras diversas.

Lo mismo pasa con tu ecosistema interno. Cuando ciertas cepas microbianas se fortalecen y superan a las demás, pueden competir con sus contrapartes y causar estragos en todo el microbioma intestinal y el cuerpo. Algunos bichos simplemente son dañinos. Salmonella, shigella y otros bichos pueden enfermarte aunque su presencia en el intestino sea mínima. Otras cepas sólo causan problemas cuando predominan. Esto puede provocar aumento de peso, desarrollo de enfermedades crónicas y otras dificultades. Como veremos en el capítulo 2, hay al menos siete caminos que llevan del desequilibrio microbiano a los problemas de peso y de salud, y día con día la ciencia sigue descubriendo más conexiones.

Por otra parte, hay billones de microbios intestinales que son comensales (microbios benéficos que suelen hallarse en los intestinos de humanos saludables), los cuales sabemos que ayudan a regular un peso adecuado y son importantes para el bienestar y la buena salud.

Entre ellos están las bifidobacterias, algunas cepas de lactobacilos, entre otros.

También influye de forma importante la cantidad y los tipos de bichos que se encuentran en todo el intestino. La mayor parte del microbioma intestinal se ubica en el intestino grueso, que es donde debe estar. Sin embargo, hay cantidades relativamente menores de bacterias en el intestino delgado y otras partes del sistema digestivo. Todo esto es normal. Sin embargo, pueden surgir problemas si el intestino delgado se puebla en exceso de bichos, lo que deriva en un padecimiento llamado sobrepoblación bacteriana en el intestino delgado (SPB), del cual discutiremos más adelante.

Todos queremos tener mucha flora comensal o bichos benéficos en el intestino grueso, pero también hay *siempre* algunas cepas de bacterias potencialmente dañinas o nocivas en el ecosistema interno. De hecho, algunas especies parecen tener efectos positivos en ciertas circunstancias, y negativos en otras. El nombre del juego no es "mata a los bichos malos", pues no podrías hacerlo aunque quisieras sin que el daño colateral fuera extenso y contraproducente (aunque es imperativo hacerlo en el caso de una infección gastrointestinal). En vez de eso, la ciencia médica nos está demostrando que las leyes biológicas básicas que rigen el ecosistema a nuestro alrededor también son aplicables al que tenemos dentro. El equilibrio general y la biodiversidad del ecosistema interior son fundamentales, por lo que el programa de *La biblia de la salud intestinal* está diseñado para ayudarte a promover la biodiversidad intestinal y recobrar el equilibrio.

Para lograrlo, he creado una dieta de tres fases y un sistema de cambios de vida basados en las mejores investigaciones científicas actuales. El programa está sustentado en mi propia experiencia personal, así como en mi experiencia profesional como médico. He tratado a cientos de pacientes (te presentaré a algunos de ellos en el camino) con los métodos contenidos en este libro, y los resultados han sido positivos. Así es como funciona:

- **Fase 1: Reiniciar.** En esta fase labrarás la tierra de tu microbioma intestinal, con lo que sentarás las bases para que florezca un jardín frondoso. Esta fase consiste en una dieta de 30 días más alta en proteína, cetogénica, con bajo índice glicémico y baja en alimentos FODMAP (no te preocupes por las siglas, ya te las explicaré más adelante). Está diseñada para mejorar tu salud digestiva, acelerar tu metabolismo, disminuir la inflamación, mejorar la sensibilidad a la insulina y los niveles de glucosa en la sangre, quemar grasa y ayudarte a perder peso y a no recuperarlo, mejorar tu estado de ánimo y sentar las bases para ponerle fin a varias enfermedades crónicas.

- **Fase 2: Reequilibrar.** Una vez que hayas labrado la tierra de tu intestino, estarás listo para cultivar las semillas y fertilizarlas, de modo que tu jardín interior florezca. En esta fase te mostraré cómo fortalecer y diversificar tu ecosistema interno al fertilizarlo con ciertos alimentos y complementos especiales que son como composta para los bichos intestinales benéficos. Éstos incluyen prebióticos, probióticos y otros alimentos que los ayudan a prosperar.

- **Fase 3: Renovar.** Una vez que termines la fase 2, tu microflora intestinal estará bien equilibrada, habrás recuperado la biodiversidad de tu ecosistema interior y perderás peso de forma natural, además de que tendrás más energía. Notarás que sentimientos como la depresión y la ansiedad se esfuman, y darás pasos agigantados para superar enfermedades crónicas. A continuación, tu trabajo será incorporar a tu vida un plan alimenticio sostenible, flexible y permanente que te permitirá no recuperar ese peso. Aquí es donde la mayoría de las dietas fracasan y la razón por la cual muchos estudios demuestran que las dietas no funcionan. Muchos programas pueden ayudarte a perder peso un rato —entre seis meses y un año—, pero luego tu punto de regulación del peso corporal ralentiza el metabolismo e induce gradualmente el aumento de peso, como ya hemos visto. No obstante, quiero que tengas las herramientas para alcanzar y mantener un peso óptimo, una buena salud y en buen equilibrio microbiano *para toda tu vida*. Esto aprenderás a hacerlo en la fase 3.

Conforme avances en el camino hacia un ecosistema personal saludable y próspero, te iré dando las herramientas y la información necesaria para que reequilibres tu microbioma intestinal, mejores tu nutrición, te ejercites de forma más efectiva en menos tiempo, vivas menos estresado y con más satisfacciones, alcances tu peso y salud óptimos, tengas mayor vitalidad, etcétera. Entre otras cosas, descubrirás:

- Superalimentos que apoyarán tu microflora intestinal, te ayudarán a perder peso de forma más efectiva y pueden protegerte de una amplia gama de enfermedades crónicas (consúmelos y verás que tu salud prospera mientras tu cintura se encoge).

- Alimentos a evitar para mantener tu microbioma intestinal equilibrado de por vida.
- Un programa alimenticio completo, con todo y deliciosos menús y recetas, que mantendrá tus bichos intestinales felices y sanos.
- Cuándo incluir y cuándo evitar los alimentos fermentados (si los comes en el momento equivocado, desequilibrarás todavía más tu microbioma intestinal).
- El efecto dañino del estrés en el microbioma intestinal y una sencilla técnica especial de relajación que puede ayudarte a nutrir la flora amigable en tu interior.
- Por qué dormir lo suficiente es fundamental si quieres que tu jardín interior florezca.
- Rutinas de ejercicio sencillas, efectivas y rápidas que puedes hacer en casa y que le darán un empujón a tu metabolismo.
- La verdad sobre los complementos para perder peso: cuáles funcionan y cuáles son una farsa (también te enseñaré qué buscar en un probiótico de alta calidad).
- Y más…

Estoy ansioso por empezar y compartirte más sobre las formas sorprendentes en las que tu microbioma intestinal influye en tu peso y tu salud. Sin embargo, antes de hacerlo, quiero abordar una pregunta esencial que quizá te estés haciendo en este instante.

¿Este programa es para mí?

Tal vez estés un poco escéptico, y quiero ser franco contigo y hacerte saber que este programa no es para todo el mundo. No hay dietas unitalla que les funcionen a todos los individuos. A pesar de lo que puedan decir muchos expertos, la humanidad ha prosperado gracias a una amplia variedad de dietas. Desde los masáis, cuya alimentación consistía principalmente en sangre y leche de yak, hasta los pimas, que comían bellotas y nopales, una cosa es clara: el *Homo sapiens* es una especie que se adapta.

A medida que aprendemos más sobre la biología humana, nos acercamos más a un modelo de medicina personalizada en donde se desarrollan intervenciones específicas para individuos particulares. Creo que, en algún momento en el futuro, seremos capaces de desarrollar recomendaciones dietéticas y de estilo de vida que estén hechas a la medida de las necesidades particulares de cada persona.

No obstante, aún falta mucho para eso, así que por ahora tendremos que tomar el conocimiento científico con el que contamos hasta el momento y aplicarlo de tal forma que tenga el mayor sentido posible para la población general. Eso es justo lo que he intentado hacer con este programa.

Es muy probable que tu microflora intestinal no tenga un equilibrio óptimo. Si has luchado por bajar de peso o por no volver a subirlo; si durante tu juventud tomaste varios tratamientos de antibióticos o has tomado al menos un tratamiento en el último año; si padeces problemas digestivos; si sufres alguna enfermedad crónica (como un tercio de los estadounidenses); si tienes alergias o asma, o si estás lidiando con depresión, ansiedad u otro trastorno del estado de ánimo, es muy probable que tu microbioma no esté en condiciones óptimas, e incluso que esté *muy* desequilibrado.

No tienes nada que perder al aprender más sobre tu microflora intestinal y poner a prueba este programa. La buena noticia es que las mismas cosas que sustentan tu ecosistema interior optimizan tu cuerpo entero. Por lo tanto, en el peor de los casos, aprenderás a comer y a vivir de una forma benéfica para tu cuerpo, que disminuya la inflamación, reequilibre las hormonas, mejore la sensibilidad a la insulina y reinstale un jardín frondoso en tu sistema digestivo. Además, en el camino aprenderás unas cuantas cosas que no sabías sobre tu salud digestiva.

Para ser francos, creo que obtendrás mucho más que eso al seguir este programa. La mayoría de los pacientes que han intentado esta dieta han perdido entre cuatro y 10 kilos en cuestión de semanas, se han sentido con más energía de la que han tenido en años y han observado que muchos síntomas crónicos se esfuman.

HISTORIAS DE ÉXITO DE *LA BIBLIA DE LA SALUD INTESTINAL*

Ted, 79 años

Ted, un hombre de 79 años originario de Irán, vino a verme acompañado de su hija. Presentaba síndrome metabólico, enfermedad cardiovascular severa con dos implantes de stents arteriales y la angioplastia subsiguiente, diabetes tipo 2 e hipertensión, así como obesidad mórbida. Llegó a mi consultorio porque había empezado a padecer distensión abdominal, exceso de gases y agotamiento. Se empezaba a preguntar si acaso la fuente de muchos de sus problemas estaba en el intestino.

Ted comía la dieta norteamericana estándar, la cual es alta en grasas inflamatorias y carbohidratos procesados, así como baja en ácidos grasos omega-3, frutas y verduras, y fibra. Me di cuenta de inmediato de que los gases, la inflamación y la distensión abdominal repentina que padecía Ted después de comer es típica de la sobrepoblación bacteriana en el intestino delgado (SPB), la cual seguramente era resultado de su forma de vida y de alimentación. La SPB se presenta cuando las bacterias intestinales se reproducen en exceso en el intestino delgado. En este caso, el conteo bacteriano en el intestino delgado es considerablemente elevado, y se desequilibra con el exceso de anaeróbicos. Esto deriva en una serie de complicaciones metabólicas sobre las que aprenderás en el siguiente capítulo.

Para confirmar mis sospechas de SPB, le hice una prueba de aliento con lactulosa, que es la prueba estándar para diagnosticar este padecimiento, en la cual los pacientes beben una solución azucarada. Las bacterias presentes en el intestino fermentan el azúcar, lo que produce gases que se difunden por el torrente sanguíneo y se exhalan en un tubo que analiza el aliento.

Los resultados de la prueba de Ted para SPB eran exorbitantes. Le receté una dieta baja en una categoría de alimentos fermentables conocida como FODMAP (oligosacáridos, disacáridos, monosacáridos y polioles fermentables), para matar de hambre al excedente de bacterias en el intestino delgado. Para combatir aún más la sobrepoblación de estos bichos, le recomendé a Ted tomar ciertas hierbas antimicrobianas durante un mes más mientras seguía con la dieta.

Después de 60 días, Ted se sentía renovado. Perdió 13 kilos y tenía más energía que en muchos años. Los gases y la distensión después de las comidas desapareció, y su síndrome metabólico mejoró.

Ted volvió a Irán después. Le recomendé que comenzara a fertilizar su flora con alimentos prebióticos y probióticos como kimchi, sopa miso, alimentos encurtidos, espárragos y yogur casero. Después de otros 30 días de fertilizar su jardín interior, bajó cuatro kilos más y todos los síntomas que tenía al llegar a mi clínica desaparecieron. Ted era un hombre nuevo.

Ted, como muchos de mis pacientes, perdió peso al tiempo que sanaba su intestino y reequilibraba su flora intestinal. Te invito a sumarte al mismo viaje que emprendió él, e ir a donde ningún otro libro de dietas ha ido antes. Nos adentraremos en las profundidades de tu sistema gastrointestinal, en donde vive una amplia variedad de especies que no le pide nada a la selva tropical más fecunda. En el camino aprenderás cómo estas bacterias promueven tu salud y cómo puedes ayudarlas. Aprenderás también a vivir en equilibrio y armonía con tu microflora intestinal, y al hacerlo perderás peso, te sentirás mejor y estarás más feliz que en mucho tiempo.

Para comenzar este viaje, miremos más de cerca las formas en las que tu microbioma intestinal influye en tu salud. Quiero que entiendas algunas de las rutas bioquímicas básicas que conectan la flora de tu intestino con el resto de tu cuerpo. Esto te ayudará a comprender cuán poderosos son los microorganismos que viven en tu interior y te dará las armas que necesitas para cuidarlos mejor, de modo que ellos te cuiden mejor también.

Capítulo 2

La disbiosis o el desequilibrio microbiano intestinal

Siete caminos hacia el aumento de peso y la enfermedad

Es extraño, pero cierto: cada vez más investigaciones sugieren que los bichos que viven en tu intestino envían señales a tu cerebro que desencadenan la liberación de hormonas que te hacen sentir lleno y satisfecho, y propician la pérdida de peso. Tu flora intestinal también influye en las rutas bioquímicas que ayudan a regular los niveles de azúcar en la sangre y la producción balanceada de insulina. Además, el microbioma intestinal le enseña al sistema inmune cómo funcionar de forma correcta y hasta le ayuda a regular cuán rápido y bien funciona el metabolismo.

Tu flora intestinal representa un ecosistema sumamente diverso, cuya composición es tan única como tu huella digital. Entre más diversa sea, más saludable serás. Tu ecosistema intestinal establece un equilibrio delicado entre varios simbiontes amigables y una cantidad limitada de patógenos potencialmente dañinos a quienes se les impide ganar terreno y desencadenar una respuesta inmune agresiva.

No obstante, hay ocasiones en las que el jardín intestinal se desbalancea, lo que provoca una sobrepoblación de patógenos o una deficiencia de bacterias benéficas. Esto se conoce como disbiosis, que es un estado de desequilibrio microbiano relacionado con el ecosistema intestinal, la piel, el oído interno y cualquier otra comunidad de microbios que habita en tu cuerpo. La bibliografía científica que vincula la disbiosis de ecosistemas humanos con serios problemas de salud es cada vez más extensa.

Sin embargo, la buena noticia es ésta: estamos empezando a entender que el microbioma intestinal tiene un impacto mucho mayor en la salud y el peso que el que los científicos creían en un inicio. La influencia parece ser tan fuerte que algunos investigadores se refieren al microbioma intestinal como un "órgano oculto" cuya salud es un fuerte indicador del peso y el bienestar a largo plazo.

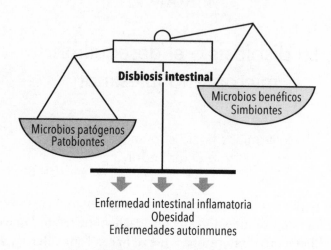

Disbiosis intestinal

Microbios benéficos
Simbiontes

Microbios patógenos
Patobiontes

Enfermedad intestinal inflamatoria
Obesidad
Enfermedades autoinmunes

DISBIOSIS INTESTINAL – CONSECUENCIAS

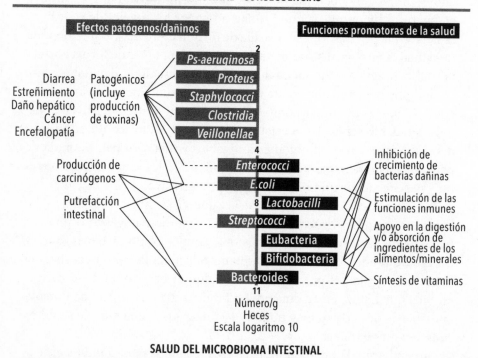

Efectos patógenos/dañinos

Funciones promotoras de la salud

Diarrea
Estreñimiento
Daño hepático
Cáncer
Encefalopatía

Patogénicos
(incluye
producción
de toxinas)

Ps-aeruqinosa
Proteus
Staphylococci
Clostridia
Veillonellae

Producción de
carcinógenos

Putrefacción
intestinal

Enterococci
E.coli
Lactobacilli
Streptococci
Eubacteria
Bifidobacteria
Bacteroides

Inhibición de
crecimiento de
bacterias dañinas

Estimulación de las
funciones inmunes

Apoyo en la digestión
y/o absorción de
ingredientes de los
alimentos/minerales

Síntesis de vitaminas

Número/g
Heces
Escala logaritmo 10

SALUD DEL MICROBIOMA INTESTINAL

En este capítulo haré un repaso de las siete formas en las que la microbiota intestinal influye en tu salud y tu peso. Emprenderemos un viaje hacia la fascinante relación entre tu cerebro y tus bichos intestinales, y observaremos de qué forma influye la flora intestinal en el metabolismo. Incluso hablaremos de cómo estos comensales (los microbios benéficos) se comunican con tus genes para intervenir en tu salud. En el camino revisaremos algunas de las investigaciones más recientes e innovadoras en los campos del bienestar gastroenterológicos y el metabolismo que demuestran cuán poderosos son estos diminutos microbios simbióticos.

El mensaje rescatable: *el tipo de flora que habita en tu intestino influye profundamente en tu peso*. Pero ¿cómo? ¿Qué hacen estos bichos en tu cuerpo para indicarle que almacene grasa o la queme?

¿PUEDE UN TRASPLANTE DE EXCREMENTO AYUDARTE A PERDER PESO?

Científicos del Centro de Ciencia Genómica y Biología de los Sistemas de la Universidad de Washington en St. Louis se hicieron una pregunta sencilla: ¿la flora intestinal influye en el aumento de peso? Para encontrar la respuesta, diseñaron un experimento interesante.[1] Tomaron dos grupos de ratones cuyos tractos digestivos habían sido esterilizados. En el primer grupo colonizaron los intestinos de los ratones con la flora fecal de un ratón obeso. En el segundo grupo colonizaron los intestinos con flora intestinal de un ratón delgado. Luego alimentaron a ambos grupos con la misma dieta durante dos semanas y, al cabo de ese tiempo, observaron que los ratones inoculados con heces que contenían bichos intestinales del ratón obeso habían subido más de peso que los ratones expuestos al microbioma intestinal del ratón delgado, a pesar de la ingesta y los niveles de actividad equivalentes.

El experimento muestra que hay tipos específicos de flora intestinal que provocan el aumento de peso, mientras que hay otros que promueven la pérdida de éste. El tipo dominante es que el determinará cuánta grasa se acumula.

Hay experimentos de trasplantes fecales más recientes y convincentes que ilustran aún más el poder que tiene la flora intestinal para determinar el peso corporal. Por ejemplo, hay un estudio que examina la flora intestinal de las mujeres embarazadas. Durante el embarazo, los microbios intestinales maternos cambian para formar una mezcla que favorezca el crecimiento fetal durante el tercer trimestre del embarazo, el cual se asocia con un crecimiento acelerado del producto y con alteraciones metabólicas en la madre, como resistencia a la insulina e inflamación. Este estudio observó que el trasplante fecal de mujeres embarazadas en el tercer trimestre a ratones libres de gérmenes provoca obesidad, mientras que los receptores de muestras de mujeres en el primer trimestre de embarazo permanecieron delgados.[2]

Otra serie de experimentos de trasplantes fecales aportan mayores revelaciones sobre el potencial terapéutico de estos trasplantes para el tratamiento de la obesidad. Una vez más, investigadores de la Universidad de Washington, bajo el mando del doctor Jeffrey Gordon, trasplantaron heces de gemelos humanos con pesos corporales discordantes en el colon de ratones libres de gérmenes. Los ratones que recibieron las heces del gemelo obeso se volvieron obesos, mientras que los ratones que recibieron la muestra del gemelo delgado se mantuvieron delgados. En la segunda parte del experimento estos ratones (los delgados y los obesos) convivieron, lo que dio como resultado el intercambio de materia fecal. Al saber cuánto influye la dieta en el microbioma intestinal, los investigadores alimentaron a los ratones que convivieron con uno de dos tipos de dietas: una alta en grasas y baja en fibra, o una baja en grasas y alta en fibra. Los ratones obesos que recibieron la dieta baja en grasas y alta en fibra perdieron peso, y la bacteria intestinal de los gemelos delgados tomó las riendas de su flora; mientras que los ratones con una dieta alta en grasas y baja en fibra se quedaron gordos. Éstos son los primeros experimentos con flora humana que demuestran que la delgadez es transferible sólo en presencia de una alimentación que promueva el crecimiento de flora saludable.[3]

Hay pruebas preliminares en humanos que usan bacterioterapia fecal (BTF), que es la transferencia de flora intestinal de un individuo a otro para establecer un microbioma intestinal saludable en el receptor. Dicho de otro modo, estos "trasplantes de excremento" se hicieron tomando las heces de un microbioma saludable e introduciéndolas en un individuo carente de dicho microbioma saludable.

La mayoría de los estudios sobre BTF hasta la fecha se han realizado para determinar si esta intervención puede ser un mecanismo efectivo para combatir la infección recurrente por *Clostridium difficile* (CDI), la cual suele observarse después del uso de antibióticos. Una vez que se trata exitosamente con antibióticos, CDI tiene un alto índice de recurrencia (mayor a 25%), puesto que dichos antimicrobianos provocan una disbiosis que se caracteriza porque se reduce la diversidad microbiana y se favorece el crecimiento de especies patógenas. CDI es una enfermedad diarreica altamente contagiosa que se está volviendo cada vez más común en hospitales y que puede ser letal. De los más de 400 casos de CDI recurrente que han sido tratados con BTF hasta la fecha, el índice de curación excede 90% entre quienes tenían una infección con potencial letal que era resistente a todos los otros protocolos médicos agresivos. Éste es un modelo potente que demuestra lo peligrosa que puede ser la disbiosis y cómo reequilibrar el ecosistema intestinal al incorporar una mezcla saludable de microbios intestinales puede tener resultados sorprendentes. Incluso hay investigaciones recientes que demuestran que tragar una cápsula de heces filtradas (píldora de excremento) también ayuda a tratar infecciones recurrentes por *C. difficile*.[4] Mientras tanto, otros científicos están buscando una solución sintética.[5]

La pregunta del millón es: ¿los trasplantes de excremento son una intervención efectiva para tratar problemas de sobrepeso? A pesar de que no son la cura para la obesidad, parecen ser capaces de hacer que el organismo se incline hacia un metabolismo delgado.

En 2010 se realizó un estudio aleatorizado doble ciego controlado sobre el uso de la BTF en 18 individuos del sexo masculino para tratar diabetes y obesidad.[6] La mitad recibió materia fecal de donadores sanos del sexo masculino; a la otra mitad se le implantaron sus propias heces. Después de seis semanas, quienes recibieron los trasplantes fecales de donadores delgados observaron una disminución sustancial de los niveles de triglicéridos en ayunas y mejorías significativas en su sensibilidad a la insulina. Aunque es un grupo de estudio pequeño, los resultados han sido replicados en un estudio de seguimiento similar realizado por los mismos investigadores, por lo que los hallazgos científicos son prometedores.

¿Significa eso que en un futuro cercano podremos entrar al consultorio médico y pedir que se nos trasplante excremento para tratar nuestra diabetes o perder peso? No es muy probable. No se ha investigado formalmente cuán seguros son los trasplantes fecales a largo plazo, y los médicos tratantes han expresado que les preocupa que la BTF "abra una caja de Pandora, después de que cuatro de siete pacientes desarrollaron una enfermedad autoinmune que no padecían con anterioridad después de la BTF".[7] Asimismo, la FDA ha limitado la práctica de BTF para pacientes con diarrea asociada a CDI que no han respondido a terapias médicas convencionales, siempre y cuando los donadores hayan sido elegidos con cuidado y los pacientes estén al tanto de que los trasplantes fecales siguen en etapa experimental.[8]

Es un área de investigación muy emocionante. La Facultad de Medicina de la Universidad Johns Hopkins y su director, el doctor Paul Rothman, han creado un grupo de interés en el microbioma dirigido por los doctores Cynthia Sears y Glenn Treisman, cuyo objetivo es establecer prioridades y colaborar en la recopilación de fuentes. Tengo la fortuna de colaborar con ese distinguido equipo de investigadores. A cargo del programa de BTF en Johns Hopkins está la doctora Linda A. Lee.* Las investigaciones sobre BTF pueden sentar las bases de intervenciones más especializadas y seguras para tratar la obesidad, el síndrome de intestino irritable, los problemas intestinales inflamatorios, el síndrome metabólico, etcétera.

---

* La doctora Lee es pionera y líder en el campo de la gastroenterología integrativa, así como directora del Centro de Medicina Integrativa y Digestiva de Johns Hopkins y directora clínica de la división de gastroenterología del Johns Hopkins Hospital.

¿Qué implicaciones tiene esto en tu salud? Y sobre todo, ¿qué puedes hacer al respecto?

Este libro te guiará para perder centímetros y kilos, y ganar salud y vitalidad al reequilibrar tu flora intestinal con un enfoque de adentro hacia afuera. No obstante, he descubierto que la gente tiene más éxito en este tipo de programas cuando saben *por qué* funcionan las intervenciones que realizan.

Por lo tanto, miremos de cerca algunas de las maneras en las que un microbioma desequilibrando sienta las bases para subir de peso. Después, en lo que resta del libro, te explicaré a detalle qué puedes hacer para reequilibrar tu microbioma. Lo que estás a punto de leer no pretende ser un repaso exhaustivo de la bibliografía científica sobre el tema. Más bien me he enfocado en descubrimientos clave que te dejarán ver cuán importante es el microbioma intestinal para el peso y la salud.

Empecemos por ver cómo llegaron los bichos a tus intestinos en un principio, y cómo esta inoculación inicial puede haber sentado las bases de tu salud a largo plazo.

Primer camino: es importante saber de dónde vienen tus bichos intestinales

En tus intestinos inferiores habita un ecosistema tan complejo como una selva tropical. Pero ¿cómo llegaron esos bichos hasta ahí? Recuerda que en el útero materno los intestinos del bebé son estériles, así que obtienes los bichos del entorno. El primer lugar en el cual la mayoría de la gente adquiere flora es al pasar por el canal de nacimiento.

La segunda mayor influencia en la microflora intestinal es la leche materna, la cual contiene bifidobacterias, que es un probiótico potente que ya examinaremos más adelante. Al parecer, la leche materna también favorece el crecimiento de biopelículas, que son capas de flora benéfica que se adhiere al tracto gastrointestinal y lo recubre para protegerlo de patógenos e infecciones.[9]

Cada vez hay más datos que sugieren que estos determinantes tempranos de la microbiota intestinal pueden tener impacto en la salud a largo plazo. Un estudio reciente ha descubierto que las cesáreas y la alimentación con fórmula láctea alteran el desarrollo de las comunidades microbianas intestinales en los menores de edad. Los investigadores evaluaron la composición de los microbios intestinales de niños de 24 meses de edad. Cuando se comparó con la de niños nacidos de forma

HISTORIAS DE ÉXITO DE *LA BIBLIA DE LA SALUD INTESTINAL*

Brenda Davis Gandy, 52 años

En su juventud, Brenda fue una niña delgada y una adolescente atlética y activa. Sin embargo, poco después de salir de la universidad, esa chica que nunca se preocupó por su peso se convirtió en comedora compulsiva por estrés y empezó a echarse kilos encima. "Por alguna razón, prefería el arroz y la pasta y el pan siempre que me sentía ansiosa", afirma. "El estrés me hacía querer comer todo lo que se me cruzara enfrente." ¿Dietas? Brenda las intentó todas. Bajaba unos cuantos kilos, pero luego dejaba el programa y recuperaba el peso en poco tiempo.

Sin embargo, para febrero de 2014 ya era talla 18 y tenía dificultades para subir escaleras sin sofocarse. "Decidí que necesitaba hacer un cambio de vida absoluto", recuerda. "No quería morir joven por problemas de salud. Quería cambiar mi estilo de vida. Aun si había situaciones estresantes sobre las que no tenía control, me di cuenta de que sí podía controlar lo que me llevaba a la boca." Fue ahí cuando intentó probar *La biblia de la salud intestinal*.

Para Brenda, el programa fue sencillo. "Me gustaba que hubiera alimentos a favorecer, alimentos limitados y alimentos que debía olvidar por completo", dice. "Antes mi dieta consistía sobre todo en carbohidratos, el pan era mi debilidad, pero ahora puedo hacer una comida entera sin una sola rebanada de pan. Mis antojos no han desaparecido por completo, pero los he apaciguado bastante. Y también he encontrado formas de lidiar mejor con el estrés." Brenda, quien es técnica quirúrgica y ayuda asistiendo a las enfermeras y doctores en los quirófanos, solía salir muy ansiosa de las largas sesiones en el quirófano, y lo primero que hacía era agarrar una barra dulce para calmarse. ¿Y ahora? "Me tomo una taza de yogur y algo de fruta", afirma. "Me hace sentir mejor que la barra de Snickers, y es mucho mejor para mi salud."

Ahora, después de bajar ocho kilos en sólo seis semanas, muchas cosas han mejorado en su vida. Pasó de ser talla 18 a ser talla 12, y se ha divertido mucho renovando su guardarropa. A pesar de que antes se resistía a hacer ejercicio, ahora practica zumba y no teme lucir su cuerpo en traje de baño. También duerme mejor, y su acidez estomacal ha desaparecido casi por completo. Lo mejor de todo es que ha adquirido una nueva forma de confianza en sí misma. "Me encanta recibir cumplidos", dice. "Me siento bien, me veo bien y se siente genial tener mejor autoestima."

vaginal, los niños nacidos por cesárea exhibían deficiencias de cierto género de bacterias llamadas *bacteroides*, las cuales ayudan a descomponer moléculas complejas en el intestino, y en algunos estudios parecen proteger contra la obesidad.[10]

Asimismo, los científicos hallaron diferencias significativas entre los microbios intestinales de niños alimentados únicamente con fórmula y niños que recibieron leche materna. Por ejemplo, los primeros exhibían mayores niveles del patógeno *Clostridium difficile*, el cual tiene el potencial de provocar episodios agresivos de diarrea.

Los investigadores también han demostrado que los niños que nacen por cesárea empiezan la vida con menos microbios saludables en el intestino, lo que deriva en mayor riesgo de desarrollar enfermedades graves,[11] que dichos desequilibrios microbianos pueden durar hasta siete años después del nacimiento,[12] y que el nacimiento por cesárea es factor de riesgo para desarrollar alergias, asma,[13] trastorno intestinal inflamatorio, celiaquía, diabetes tipo 1 y autoinmunidad.[14] Incluso predice qué bebés desarrollarán cólicos.[15] Otros estudios demuestran que los bebés que nacen por cesárea tienen mayor riesgo de desarrollar obesidad, mientras que quienes son amamantados tienen más posibilidades de ser delgados durante la infancia.[16,17]

Los índices de cesáreas se han incrementado de forma constante durante las últimas décadas. En 1965 el índice nacional de nacimientos por cesárea era de 4.5%.[18] Hoy en día cerca de 32.8% de los bebés nacen por cesárea.[19] En ese mismo periodo la obesidad infantil ha ido en aumento. Dado que correlación no implica causalidad, el hecho de que estas dos tendencias hayan ocurrido en el mismo periodo no necesariamente significa que el aumento de cesáreas derive en mayores tasas de obesidad infantil. Sin embargo, la coincidencia nos invita a preguntarnos: "¿Hay una conexión entre ambos fenómenos?"

Esto *no* significa que las cesáreas y la fórmula láctea sean el diablo. En muchos casos la cesárea es la forma más segura de dar a luz tanto para la madre como para el bebé, así como hay mujeres que tienen dificultad para amamantar. El punto es ilustrar cuán importante es la flora gastrointestinal para nuestra salud a largo plazo. Uno de los resultados de estudios como éste es que los investigadores médicos están buscando formas de proporcionarles alimentos indispensables a los bebés nacidos por cesárea y a los alimentados con fórmula para favorecer su flora intestinal.

Aunque un bebé nazca por cesárea o no sea amamantado, su microbioma intestinal puede reequilibrarse con el tiempo. Eso se debe a que, a medida que crecemos, el entorno, el estilo de vida y la alimentación siguen influyendo en qué tipo de bichos viven en nuestro interior y dónde.

En el capítulo 10 examinaremos los factores de vida como la alimentación, el ejercicio y el estrés, pero por lo pronto dediquemos un momento a observar las maneras en las que seguimos adquiriendo bichos durante la infancia y a aprender algunos de los desafíos específicos que nuestros niños enfrentan en un mundo saturado de agentes que matan su flora benéfica.

Algunos de mis mejores amigos son gérmenes: la hipótesis de la higiene

¿Recuerdas que tu abuela solía decirte que si jugabas en la tierra te llenarías de bichos? Bueno, pues tenía razón, aunque es probable que los bichos que adquirieras no fueran precisamente aquéllos a los que ella se refería.

Después del nacimiento vaginal y de la lactancia, el siguiente lugar de donde provienen tus bichos intestinales es tu entorno. Jugar en la tierra, pasar tiempo con otros niños y hasta abrazar a la mascota de la familia aporta importantes especies de flora que ayudan a poblar el ecosistema interior. Hay cada vez más evidencias que señalan que las bacterias intestinales adquiridas en el desarrollo posnatal desempeñan un papel importante al "entrenar" al sistema inmune para que funcione bien.

La prevalencia de alergias ha aumentado de 15 millones de personas en 1998 a 25.7 millones en 2010.[20] La mayor parte son niños entre cinco y 14 años. El equilibrio del microbioma intestinal puede ser una de las claves para descifrar el misterio de por qué observamos este incremento repentino de desequilibrios inmunitarios.

Las investigaciones han demostrado que los niños que crecen en ambientes rurales —en donde jugar con tierra y relacionarse con animales de granja es más común— exhiben menores índices de alergias y otras enfermedades autoinmunes.[21] ¿Por qué? Bueno, pues porque estos niños tienen una relación distinta con los bichos de su entorno.

En su fascinante libro *Farmacology*, la doctora familiar Daphne Miller investiga esta relación entre ambientes rurales —en particular pequeñas granjas familiares— y la salud. El libro es una visión hermosa de cómo la tierra genuinamente nos alimenta. Uno de los temas recurrentes de ese libro es que la biodiversidad microbiana de la tierra engendra la diversidad de nuestro microbioma intestinal e influye en nuestra salud de diversos modos. En primer lugar está el simple hecho de que la gente que vive en granjas está más expuesta a una amplia gama de microbios, provenientes de la tierra, de las heces de animales de granja, de los productos lácteos de rumiantes, etcétera. Esta exposición a un ambiente con diversidad microbiana ofrece varios beneficios a la salud.[22] La cantidad de contacto que tienen los niños con otros niños también marca la diferencia, pues eso los expone a más microbios. Científicos de la Universidad de Arizona examinaron la incidencia de asma en 1 035 niños, y la prevalencia de sibilancias frecuentes relacionadas con el número de hermanos o con la asistencia a una guardería.[23] Descubrieron que tanto tener hermanos mayores como ir a una guardería durante los primeros seis meses de vida protegía a los niños de desarrollar asma. Esto se debe a que una mayor exposición a gérmenes en los primeros meses de vida confiere una cierta protección contra el desarrollo de asma en el futuro. Dado que la gente que vive y se alimenta en granjas está expuesta a muchos más bichos, es razonable suponer que gozan de más beneficios a su salud. De hecho, un estudio reciente publicado en el *New England Journal of Medicine* mostró que niños criados en granjas tenían menor incidencia de asma que niños criados en entornos urbanos, y que la causa probable es la exposición a una gama más amplia de microorganismos.[24]

No obstante, la relación entre microbios, granjas y salud es todavía más compleja. Según explica la doctora Miller, la tierra de granjas orgánicas sustentables tiene una mayor biodiversidad de microbios que asimilan los nutrientes de la tierra. Las plantas que crecen en esta tierra tienen mayor densidad de nutrientes que sus contrapartes convencionales. Los animales o humanos que comen dichas plantas ricas en nutrientes reciben sus beneficios. Un estudio reveló que las tierras agrícolas orgánicas tienen mayor biodiversidad, y que los frutos cosechados en ese ambiente con riqueza microbiana tienen mayores niveles de antioxidantes, fenólicos y ácido ascórbico.[25] Se ha demostrado que la jardinería orgánica mejora la biodiversidad de la tierra y protege a las plantas contra patógenos dañinos de la tierra.[26] (Éste es uno de los principios centrales del movimiento a favor de la alimentación orgánica.) Por el contrario, la tierra "tratada" con antibióticos y pesticidas exhibe una diversidad microbiana reducida y una selección de microbios resistentes a antibióticos cuyos genes a la larga terminan en el microbioma intestinal de los consumidores. Los animales de granja añaden otro eslabón a la cadena. Cuando comen y digieren alimentos con alta densidad nutricional en granjas sustentables, fertilizan la tierra con abono que está cargado de una amplia gama de microbios, los cuales, a su vez, alimentan la tierra, la cual nutre las plantas que comemos, y así sigue el ciclo.

Estas conexiones entre diversidad microbiana de la tierra, el perfil nutricional de los alimentos resultantes y la diversidad microbiana en el humano son complejas, y apenas empezamos a comprenderlas.

"El impacto del microbioma intestinal en nuestra salud es muy parecido a la influencia que tiene el microbioma de la tierra en la composición nutrimental de la planta y su salud", afirma la doctora Miller. En un modelo sustentable en donde la composta de heces humanas se usa como fertilizante para plantas, nuestro microbioma fecal enriquece la diversidad microbiana de la tierra, lo que establece un ciclo simbiótico entre tierra y microbioma humano que deriva en mejores beneficios a la salud.

Este tipo de conceptos y los estudios aquí resaltados han derivado en un mayor apoyo a la teoría conocida como "hipótesis de la higiene",[27] la cual sugiere que vivir en un entorno superestéril puede sentar las bases para epidemias de alergias, asma, autoinmunidad, diabetes tipo 1 y obesidad, así como para el creciente problema de trastornos intestinales inflamatorios en niños.[28,29]

Esta teoría, que fue planteada originalmente por el doctor David P. Strachan en 1989 cuando notó una correlación inversa entre tamaño de la familia e incidencia de fiebre del heno,[30] ha ganado tracción en los círculos médicos durante las últimas dos décadas, y ha sido actualizada por el profesor Graham Rook como la teoría de los "viejos amigos".[31] La premisa es la siguiente: nuestros "viejos amigos" —los microorganismos a los que nos exponemos desde el nacimiento y que a la larga habitan en nuestro intestino— coevolucionaron con nosotros, y con el tiempo han llegado a desempeñar un papel esencial al ayudarnos a poner en marcha un funcionamiento inmunológico saludable. Nuestro sistema inmune, a través de la exposición a estos organismos benéficos, aprende a diferenciar a un aliado de un intruso, y se entrena para atacar a los verdaderos invasores. Según el doctor Rook, "el aumento en los índices de alergias y enfermedades inflamatorias parece deberse al menos en parte a una pérdida gradual del contacto con el rango de microbios con los que nuestro sistema inmune evolucionó desde la Edad de Piedra. Apenas ahora estamos observando las consecuencias, las cuales también están impulsadas sin duda por la predisposición genética y por un rango de factores propios de nuestro estilo de vida, desde las distintas dietas hasta la contaminación, el estrés y el sedentarismo".

Según la teoría de los "viejos amigos", los niños que no están expuestos a esta amplia gama de microorganismos educadores del sistema inmune desde los primeros meses de vida tienen una menor biodiversidad de comensales en los intestinos. El resultado es que el sistema inmune infradesarrollado reacciona en exceso a los invasores externos, lo que da como resultado respuestas inflamatorias que se vuelven constantes y derivan en enfermedades inflamatorias y alérgicas crónicas.

Hoy en día los niños reciben antibióticos en cantidades alarmantes. En Estados Unidos y otros países desarrollados el niño promedio recibe entre 10 y 20 tratamientos de antibióticos desde que nace hasta que cumple 18 años. Los lavamanos de los baños de nuestro país están adornados de jabones antibacteriales, y casi en cada hogar —si no es que en cada habitación— hay un bote de gel desinfectante.[32] ¿Cómo afectan todos estos agentes esterilizantes nuestro microbioma corporal y cuáles son las consecuencias que tienen en nuestra salud a largo plazo? ¿Qué ocurre cuando conscientemente acribillamos a nuestros "viejos amigos"?

Los investigadores han comenzado a buscar respuestas a esa pregunta, y lo que han hallado hasta el momento no es nada esperanzador. Se ha demostrado que hasta un tratamiento corto de cinco días con un antibiótico común como ciprofloxacino mata hasta un tercio del microbioma intestinal, lo que deriva en un desequilibrio y una reducción de la biodiversidad de la microflora intestinal. Aunque algunos de estos bichos se recuperan una vez que el paciente deja de tomar los antibióticos, los científicos han descubierto que muchas especies permanecen inactivas hasta dos años después del tratamiento.[33] Lo más preocupante es la evidencia reciente que sugiere que cada tratamiento de antibióticos puede producir alteraciones *permanentes* y desfavorables en la composición de nuestro microbioma intestinal.[34]

Por lo tanto, ¿basta con evitar la prescripción excesiva de antibióticos para revertir esta tendencia hacia las alteraciones permanentes del microbioma intestinal? Por desgracia, la respuesta es no.

La carne que consumimos está cargada de niveles detectables de antibióticos que tienen un efecto adverso en el equilibrio y diversidad de nuestra flora intestinal. La FDA estima que la industria cárnica actualmente usa unos nueve millones de kilos de antibióticos al año.

Originalmente, estos medicamentos se suministraban para disminuir las infecciones, dadas las terribles condiciones en las que se cría a los animales en las unidades de engorda confinadas, en donde los animales pasan más de 45 días en espacios diminutos sin vegetación. Sin embargo, los productores notaron algo interesante: los antibióticos no sólo parecían evitar las infecciones, sino que también engordaban al ganado. Por ese motivo, desde los años cincuenta se usan los antibióticos en *dosis no terapéuticas* muy bajas para aumentar el peso de vacas, ovejas, cerdos y pollos.[35]

¿Será entonces que los antibióticos usados para la "engorda" de nuestra carne nos están engordando también? Un estudio realizado en el Centro Médico de la Universidad de Nueva York buscó la respuesta a esta pregunta. El doctor Ilseung Cho y sus colegas administraron antibióticos que suelen usarse en ganado a ratones recién destetados en dosis similares a las utilizadas en la ganadería, y la conclusión es que dichos medicamentos pueden bien ser factores que contribuyen a la epidemia de obesidad en este país.[36]

El equipo de investigación descubrió que los antibióticos provocaban cambios significativos en la composición del microbioma intestinal, lo que derivaba en modificaciones y copias de genes clave implicados en la descomposición de carbohidratos en ácidos grasos de cadena corta. Éste es un hallazgo clave, pues los ácidos grasos de cadena corta determinan cuánta energía obtenemos de los carbohidratos. El aumento de ácidos grasos de cadena corta en el colon implicaba que se extraía mayor energía de los alimentos que consumían dichos ratones, lo que derivaba en un aumento de peso. Después de unas seis semanas, los ratones del estudio habían aumentado entre 10 y 15% de su peso corporal en comparación con el grupo control, a pesar de recibir la misma dieta. Otros cambios metabólicos importantes incluían alteraciones en la metabolización de lípidos y colesterol en el hígado. Desbalancear el delicado ecosistema del microbioma intestinal con el uso de antibióticos sin duda tiene consecuencias, como alteraciones en el metabolismo que derivan en el aumento de peso.

¿Esto significa que el abuso de antibióticos y las alteraciones resultantes del ecosistema intestinal provocan aumento de peso? Las evidencias parecen señalar en esa dirección. ¿Significa entonces que los antibióticos que se usan para engordar al ganado también están engordando a muchos de nosotros que consumimos cantidades significativas de productos de dicho ganado? Probablemente. Lo que sí es un hecho es que los antibióticos matan la microflora intestinal y eso tiene un impacto en nuestra salud.

¿Sería posible que alterar nuestro microbioma intestinal y cambiar nuestra relación con nuestros "viejos amigos" sea parte del ciclo de mala salud que provoca mayor inflamación, la cual a su vez deriva en mayor aumento de peso y peor salud dentro de una espiral que gira y gira fuera de control? Para contestar esta pregunta, necesitamos discutir el siguiente camino y mirar más de cerca la relación entre microflora intestinal, inflamación y peso.

Segundo camino: inflamación. Tu sistema está en llamas

Uno de los descubrimientos centrales de la medicina moderna es la relación entre la inflamación sistémica y una serie de enfermedades crónicas, incluyendo cardiopatías, demencia, trastornos gastrointestinales, diabetes tipo 2, aumento de peso y más. Casi todas las especialidades médicas señalan a la inflamación como uno de los principales culpables del desarrollo de enfermedades crónicas.

Ahora bien, la inflamación es importante, pero también ha ganado una mala fama no tan merecida. No es inherentemente buena ni mala. Es una cuestión de equilibrio, de yin y yang; aguda contra crónica, controlada contra fuera de control. Seguro has oído que es fundamental "enfriar" o "apagar" la respuesta inflamatoria, y para muchas personas claro que es esencial. Sin embargo, para moderar la inflamación de forma adecuada, necesitas saber qué es, cómo funciona y por qué te inflamaste tanto en un inicio. Además, como veremos, la microflora intestinal también juega un papel importante en este fenómeno.

Cuando falla el sistema de enfriamiento del sistema inmune

Nuestro sistema inmune consiste de fuerzas celulares que han evolucionado para protegernos de agentes infecciosos. Cuando se te entierra una astilla y la zona que la rodea se pone roja, se inflama y aumenta su temperatura, estás viendo a tu sistema inmune en acción. Cuando tienes fiebre y sientes que vas a arder en llamas mientras tu cuerpo combate una gripa, es señal de que tu sistema inmune está teniendo una respuesta saludable para combatir la infección.

Tu sistema inmune involucra mucha inflamación porque las reacciones inmunes e inflamatorias son básicamente lo mismo. Casi todos los aspectos relacionados con tu salud operan en un espectro que va de equilibrio óptimo a fuera de control. El peso es así: puedes tener unos cuantos kilos de más como para sentirte supermodelo en bikini, puedes tener obesidad mórbida o puedes estar en algún punto medio. Las cifras en la balanza (y en tus pruebas de laboratorio) se inclinan en una dirección o la otra, dependiendo de en qué parte del espectro te encuentres, y el intestino controla las curvas del cuerpo. Así que si quieres verte bien por fuera, necesitas empezar a repararte por dentro.

Tu sistema inmune funciona en un espectro similar. Cuando tiene un balance óptimo, el sistema inmune libera células que atacan a los invasores externos de ser necesario; de lo contrario, descansa. Cuando está desbalanceado, con frecuencia envía mensajeros celulares con la orden de "atacar", y en los peores casos, estos protectores celulares se vuelcan contra el cuerpo y empiezan a atacar tus propias células. Esto se conoce como inflamación sistémica.

Tal vez el nombre te suene familiar. Hemos hablado de cómo la incidencia de alergias, asma y otros trastornos autoinmunes (es decir, cuando el sistema inmune ataca el propio cuerpo) va en aumento. La inflamación está en el núcleo de este proceso, además de provocar aumento de peso. He aquí algunos puntos centrales que ilustran la conexión entre la inflamación sistémica desbocada y la acumulación de grasa.

- **Resistencia a la insulina.** Las citoquinas inflamatorias bloquean los receptores de insulina de las células, lo que disminuye tu sensibilidad a dicha hormona. A medida que te vuelves más resistente a la insulina, al cuerpo le cuesta más trabajo convertir las calorías que consumes en energía. En vez de eso, acumulas grasas. Por eso es que el síndrome metabólico, la diabetes tipo 2 y la obesidad son trastornos interconectados.
- **TAV.** El tejido adiposo visceral, también conocido como grasa abdominal, tiene actividad metabólica y promueve una mayor inflamación en el cuerpo. Eso significa que la grasa inflama, lo que provoca que acumules más grasa y se ponga en marcha un círculo vicioso.
- **Resistencia a la leptina.** La inflamación del hipotálamo provoca resistencia a la leptina, que es la hormona encargada de hacerte sentir satisfecho al comer. Cuando has comido suficiente, el

cuerpo lo percibe y envía esta hormona al hipotálamo para indicarte que pares. Si te vuelves resistente a la leptina, te sientes hambriento con más frecuencia y se dificulta saciar dicha hambre, por lo que comes más y aumentas de peso.

Recuerda que la flora a la que estás expuesto en tu juventud entrena a tu sistema inmune para diferenciar a los amigos de los enemigos. Si no tienes los bichos adecuados en tu intestino desde joven, se sientan las bases para un desequilibrio inmunológico, inflamación y aumento de peso. Pero ¿qué pasa si tu sistema inmune *estuviera* bien entrenado desde joven? ¿Sería posible que se desequilibrara después?

Por supuesto. Hay muchos factores alimenticios, de vida y ambientales que pueden provocar inflamación. El consumo excesivo de azúcar (los estadounidenses comen como 70 kilos por persona al año, lo cual es excesivo), el exceso o la falta de ejercicio, el estrés, la exposición a toxinas ambientales, las alergias alimenticias y otros factores pueden provocar inflamación sistémica crónica.

Ahora bien, la microflora intestinal es un factor clave pero por lo regular subestimado en este ciclo de inflamación, aumento de peso y enfermedad. En el capítulo 1 hablamos sobre las consecuencias que tiene no cuidar los bichos buenos del intestino. Bajo circunstancias normales, la flora intestinal representa una variedad enorme de especies (entre 500 y 1 000). La biodiversidad que habita en tu intestino es indicio de salud. Ésta es una ley primordial en biología: entre mayor diversidad haya en un ecosistema, más saludable estará.

Dejar repentinamente de tener una mezcla saludable de bichos disminuye la biodiversidad de nuestros amigos microbianos y reduce nuestra capacidad de adaptación. En el caso de tu microbioma intestinal, conforme la biodiversidad disminuye, la preponderancia de especies patógenas tiende a incrementar.

Esto puede ser problemático, pues ciertas cepas bacterianas producen endotoxinas que, si llegan al torrente sanguíneo, pueden ser dañinas para el ser humano. Entre las muchas endotoxinas que los microbios pueden producir, los lipopolisacáridos (LPS) —componente esencial de sus células— son de las peores, pues desencadenan una respuesta inmune potente que, si no se atiende, puede convertirse en inflamación sistémica crónica.

Al cuerpo no le gustan los LPS, así que le ordena al sistema inmune que vaya tras ellos con todas sus fuerzas. Envía citoquinas al ataque,

¿LOS BICHOS MALOS PUEDEN LLENAR DE GRASA TU HÍGADO?

La producción de endotoxinas por parte de los bichos en tus entrañas no sólo desencadena la inflamación sistémica, sino que cubre tu hígado de grasa. La esteatosis hepática no alcohólica (EHNA) es un trastorno que se caracteriza por infiltración de grasa en el hígado en personas que no consumen alcohol en exceso. Cuando hay EHNA, entre 5 y 10% del hígado se convierte en grasa, lo que altera su funcionamiento de varias maneras. Para empezar, se ve afectado el metabolismo de lípidos y glucosa, además de que cuesta más trabajo desintoxicar la sangre. Se estima que entre una de cada tres o una de cada cuatro personas padecen hígado graso, y es obvio que este padecimiento se relaciona con el sobrepeso y la obesidad, el síndrome metabólico y la diabetes.[37]

Aunque hay muchos procesos fisiológicos que promueven este trastorno, incluyendo la inflamación, la resistencia a la insulina y el daño oxidativo, evidencias recientes sugieren que las endotoxinas producidas por las bacterias intestinales también están implicadas en el desarrollo de EHNA.[38,39]

La disbiosis puede debilitar la estrecha conexión que une a las células del recubrimiento intestinal, lo que permite que toxinas bacterianas lleguen al hígado. Estas endotoxinas, a su vez, promueven el incremento de absorción y producción de ácidos grasos libres en el hígado, producen inflamación y fomentan la resistencia a la insulina. Este trío infernal daña el hígado.

La gente con EHNA también tiene mayor propensión a padecer sobrepoblación bacteriana en el intestino delgado[40] (SPB, padecimiento que discutiremos más adelante en este capítulo). Aunque parezca irónico, el órgano cuya función es desintoxicar el cuerpo puede verse sumamente afectado por toxinas bacterianas provenientes del intestino que a su vez provocan disbiosis. Se ha demostrado en animales de laboratorio que los probióticos previenen y tratan la EHNA al reequilibrar la flora intestinal y restablecer la integridad de la barrera intestinal.[41]

que son poderosos mensajeros que estimulan varios tipos de células, incluyendo macrófagos, monocitos, células dendríticas, entre otras. Así empieza el proceso inflamatorio. Y ése es el problema de tener un sistema inmune infradesarrollado con mecanismos de frenado defectuosos que permiten que la inflamación se desboque como tren descarrilado.

La inflamación intestinal afloja la adherencia de las células del recubrimiento intestinal en uniones clave, lo que provoca brechas en el recubrimiento que permiten que los LPS y otras toxinas bacterianas entren al torrente sanguíneo.[42] Algunos le llaman *síndrome de intestino permeable*. Cuando el sistema inmune percibe que estas toxinas se están filtrando al torrente sanguíneo, activa una respuesta inmune aún mayor, en un intento inútil por combatir los LPS.

La inflamación sistémica provocada por los LPS provenientes de bacterias intestinales ha sido señalada como uno de los motivos iniciales de la obesidad y la resistencia a la insulina, y es probable que este proceso sea el responsable.[43] Los niveles de plasma de LPS son más altos en personas con obesidad y diabetes tipo 2, y en personas con obesidad se observan mayores niveles de una molécula inflamatoria potente inducida por los LPS que se conoce como proteína amiloide A sérica.[44,45] Se reportan también vínculos entre niveles séricos de LPS y de insulina y triglicéridos en pacientes con diabetes tipo 2 y obesidad.[46] Asimismo, investigadores han demostrado que las infusiones subcutáneas de LDP pueden provocar aumento de peso y resistencia a la insulina en ratones.[47] También se ha observado que la administración por periodos breves de antibióticos que matan las bacterias intestinales que producen LPS en ratones obesos disminuye el peso y la grasa corporal.

¿Por qué el intestino termina siendo dominado por bichos que desencadenan esta reacción inflamatoria? Bueno, hay muchos factores implicados, pero la alimentación —en especial la cantidad y el tipo de grasas de comes— es quizá la más importante. Consumir demasiadas grasas inflamatorias induce cambios en la microbiota intestinal que deriven en endotoxemia y la inflamación consiguiente.[48] Los investigadores han demostrado que una dieta alta en grasas provoca cambios perjudiciales en la flora que desencadenan el mismo tipo de inflamación provocada por los LPS que ya te expliqué. También sabemos que cuando se controla esta inflamación, el peso disminuye de forma natural.

Las grasas no son necesariamente el diablo. Es fundamental saber qué *tipo* de grasas consumes. En el capítulo 4 te explicaré exactamente en qué tipo de grasas concentrarte y cuáles evitar para revertir y evitar la inflamación intestinal que puede provocar aumento de peso.

Los complementos alimenticios también ayudan a protegerte de este proceso. Se ha demostrado que aumentar los niveles de bifidobacterias en el intestino, ya sea con ayuda de probióticos o de prebióticos, disminuye la inflamación y mejora la tolerancia a la glucosa.[49] Se ha observado que revitalizar la población de bifidobacterias también disminuye la permeabilidad intestinal, lo que permite que menos LPS inflamatorios lleguen al torrente sanguíneo.[50] En los capítulos 4 y 11 revisaremos cómo usar los complementos para darle un empujón a tu estrategia de reducción de peso.

No obstante, antes de llegar a ese punto, necesitamos terminar de explorar cómo es que el desequilibrio del microbioma intestinal provoca aumento de peso. Así que hablemos de cómo el perfil general de tu flora puede ser el mejor indicador de las probabilidades que tienes de perder o ganar peso.

Tercer camino: tipos.
De cómo la "huella digital" bacteriana influye en el peso

¿Es posible tener un "tipo de microflora intestinal" como se tiene un tipo de sangre? Investigaciones recientes sugieren que la gente tiene combinaciones microbianas en el intestino que son tan propias como sus huellas digitales. Además, estamos empezando a aprender que el tipo de bacterias que dominan en el intestino —la huella digital bacteriana personal— puede tener un impacto sustancial en el peso y la salud.

El consenso general es que la obesidad y el aumento de peso se caracterizan por un excedente de una clase de bacterias que pertenecen al filo *firmicutes*, al cual muchos médicos empiezan a llamar "bichos formadores de grasa". Aunque hay algunas variaciones en los hallazgos, la mayoría de los estudios muestran que una preponderancia de bacterias del filo *bacteroidetes* se correlaciona con la delgadez.[51]

Los científicos de la Facultad de Medicina de la Universidad de Washington llevan la batuta en este campo de investigación. Para empezar a determinar si la huella digital de la flora intestinal puede tener un impacto en el peso corporal, analizaron la microbiota intestinal de ratones modificados genéticamente (en los cuales se inactivaron los genes que controlan la producción de leptina, la hormona que regula el apetito). Quizá recuerdes que la leptina regula la saciedad, la sensación de estar lleno. Los ratones sin esos genes tienen hambre constantemente, por lo que comen todo el tiempo y engordan. Cuando los científicos observaron el microbioma intestinal de dichos ratones obesos, descubrieron que tenían más bacterias del filo firmicutes y menos del filo bacteroidetes.[52] Sus contrapartes delgadas exhibían una huella digital microbiana exactamente inversa.

Inspirados por estos hallazgos, dichos científicos realizaron una investigación de seguimiento en humanos que exhibió patrones microbianos similares. En uno de estos estudios, 12 participantes obesos recibieron al azar una dieta con restricción de carbohidratos o con restricción de grasas. Ambos grupos perdieron peso y ambos exhibieron una disminución de firmicutes y un aumento de bacteroidetes.[53]

Para confirmar sus descubrimientos, estos investigadores, en su búsqueda de patrones entre grupos microbianos y delgadez u obesidad, compararon las comunidades microbianas fecales de pares de gemelas adultas y sus madres. Las gemelas obesas exhibían una diversidad bacteriana reducida, menos bacteroidetes y más firmicutes, tal como se esperaba. Al igual que en los resultados hallados en ratones, las gemelas delgadas exhibían el patrón contrario: mayor biodiversidad, más bacteroidetes y menos firmicutes.

¿Por qué las firmicutes se asocian con el sobrepeso y la obesidad? Todo parece indicar que estos bichos intervienen en la metabolización de lípidos y carbohidratos. Es posible que sean *demasiado* efectivos al momento de extraer energía de los alimentos que comes, lo cual podría explicar por qué una huella digital bacteriana alta en firmicutes se asocia con el aumento de peso,[54] tema que discutiremos a profundidad al llegar al quinto camino.

También hay estudios que demuestran que la carga de firmicutes en personas obesas disminuye tras la pérdida de peso, incluso después de una cirugía de bypass gástrico.[55] La mejoría en el equilibrio microbiano intestinal parece ocurrir poco después de la cirugía de bypass gástrico y puede contribuir a mejorar rápidamente la sensibilidad a la insulina después del procedimiento y previo a cambios sustanciales en el peso corporal. De hecho, algunos investigadores empiezan a sugerir que los resultados que tiene esta cirugía en términos de pérdida de peso pueden derivarse en parte del cambio en la microflora intestinal.[56,57]

Debemos tener en cuenta que lo que te acabo de explicar sobre las bacteroidetes y las firmicutes se observa de forma más consistente en ratones que en humanos, y que puede haber otros organismos que influyen en la obesidad. Por ejemplo, se percibe que las bacterias que producen metano, como *Methanobacter smithll*,[58] incrementan el riesgo de obesidad al acelerar la descomposición de los alimentos, fomentar la producción de ácidos grasos y promover la formación de grasa, lo que a su vez, con el paso del tiempo, deriva en obesidad.[59] Por el contrario, otras bacterias, como *A. muciniphilia*, *H. pylori* y *Christensenellaceae* minuta,[60] parecen tener un efecto protector y promover la delgadez. En última instancia, la combinación entre genética y alimentación determina qué bacterias son más predominantes en el intestino. En términos generales, una comunidad diversa, sólida y balanceada de microorganismos intestinales es clave para la buena salud y el metabolismo acelerado.

Una vez más, observamos la potente influencia que tienen los bichos intestinales en la capacidad para acelerar el metabolismo y promover la delgadez. Es posible que te estés preguntando: "¿Cómo puedo obtener una huella digital bacteriana quemagrasas que me ayude a bajar de peso?" La respuesta nos lleva al cuarto camino y a la alimentación.

Cuarto camino: alimentación.
Eres lo que comes

Seguro has oído este dicho: "Eres lo que comes". Sin embargo, cuando comemos no sólo nos estamos alimentando a nosotros mismos, sino a todo un ecosistema. Lo que les das de comer a tus bichos intestinales define en gran medida qué especies predominan en determinado momento. Como ya sabes, el equilibrio de la flora intestinal tiene un impacto tremendo en la salud y el peso. Lo que les das de comer a tus bichos intestinales —cómo fertilizas tu jardín interno— puede ser la clave para determinar si eres capaz de perder peso.

Se ha demostrado en repetidas ocasiones que la dieta estadounidense estándar (SAD, por sus siglas en inglés) —la cual es alta en grasas inflamatorias y carbohidratos procesados, y baja en fibra— tiene un impacto negativo en la flora intestinal de múltiples maneras.

En primer lugar, tanto animales como humanos experimentamos cambios poco saludables en nuestros perfiles bacterianos y metabólicos cuando llevamos una dieta alta en grasas y azúcares, y baja en fibra. La SAD cambia el equilibrio relativo de los bichos intestinales para favorecer las firmicutes, que son los bichos formadores de grasa.[61] Al parecer, la balanza se puede inclinar sustancialmente hacia estos bichos formadores de grasa apenas 24 horas[62] después de consumir una comida alta en grasas. El hecho de que la microbiota intestinal se altere tan rápido es un hallazgo sorprendente, pues revela la poderosa influencia que tiene la alimentación en nuestra salud.

Si quieres tener una huella digital bacteriana que te engorde, sigue teniendo una alimentación alta en grasas y carbohidratos procesados. Sin embargo, si lo que quieres es fertilizar los bichos intestinales que te ayudarán a perder peso, entonces debes bajarle a las grasas inflamatorias, disminuir sustancialmente tu ingesta de azúcares e incrementar tu consumo de fibra. Pero debes hacerlo en un orden en particular, o quizá sin querer promuevas que los bichos equivocados crezcan en lugares erróneos del intestino. (En los siguientes capítulos te mostraré los pasos a seguir.)

Luego está el vínculo entre dieta, inflamación y microbioma intestinal que ya empezamos a comentar en este capítulo. Los alimentos que consumes tienen un impacto sustancial en cuánta inflamación sistémica experimentas. De eso ya no cabe la menor duda. Las grasas saturadas inflamatorias y los carbohidratos con alto índice glicémico atizan las llamas de la inflamación. Cuando esta conflagración se introduce en tus intestinos, como un incendio forestal interior, erosiona tanto el terreo intestinal que lo que prolifera son los bichos dañinos.

Como vimos cuando hablamos del segundo camino, estos bichos intestinales dañinos pueden producir subproductos metabólicos dañinos que incrementan aun más la inflamación, promueven la acumulación de grasas e incrementan la resistencia a la insulina. Si no se atiende, este proceso puede abrir boquetes en tu intestino, haciéndolo poroso, lo cual sólo exacerba el ciclo de inflamación, mala salud y aumento de peso.

La respuesta es engañosamente sencilla. Necesitas dejar de consumir alimentos que incendian tu sistema y empezar a comer aquellos que lo apaciguan. En el próximo capítulo te daré todos los detalles.

Por último, los alimentos que consumes influyen en tu expresión genética, y tu microflora intestinal puede ser uno de los principales medios a través de los cuales esto ocurre. Demos un paso atrás y discutamos la diferencia entre genotipo, fenotipo y la "comunicación" entre microbioma y genes.

Genotipo, fenotipo e interacción genética cruzada

Alguna vez se pensó (y mucha gente, e incluso médicos, lo sigue creyendo) que los genes eran inmutables. En cierto sentido, es verdad. A menos de que aprendamos a modificar genéticamente a los humanos, el color de nuestros ojos, la estatura, la forma del rostro y muchos otros aspectos fundamentales que determinan quiénes somos no cambiarán sin importar cuán potente sea la influencia del entorno. Asimismo, tenemos predisposiciones genéticas relativas a nuestro peso, a las enfermedades a las que somos propensos, etcétera. Estos aspectos fisiológicos "de codificación fija" se conocen como genotipo.

Sin embargo, el genotipo sólo relata parte de la historia de quién eres y en quién te convertirás. Las influencias ambientales *también* influyen en la expresión de ciertas partes del código genético. La alimentación, el ejercicio, los niveles de estrés, las toxinas y otras cosas pueden activar receptores en los genes que alteran los mensajes que le envían al cuerpo. Eso significa que lo que haces, lo que comes, cómo te ejercitas, cuánto estrés experimentas y cómo te comportas a diario te afecta de la forma más profunda posible a nivel biológico y fisiológico. Estas influencias ambientales pueden reprogramar la traducción y expresión de los genes que controlan tus sistemas corporales. La capacidad que tiene este tipo de influencias ambientales para alterar tus genes se conoce como modificación epigenética. Aunque no tenemos control sobre nuestro genotipo, sí podemos influir en la expresión de nuestros genes para intervenir en nuestra salud.

Uno de los aspectos que más influyen en la modificación epigenética es la alimentación. Lo que comes les envía mensajes a tus genes. Por ello, se está desarrollando una nueva rama de la ciencia, conocida como nutrigenómica, la cual se encarga de descifrar cómo lo que comemos modifica la expresión genética de nuestra fisiología. Y resulta que la microflora intestinal desempeña un papel importante.

Los bichos en tu intestino tienen un superpoder especial: pueden comunicarse genéticamente. Esto se conoce como "autoinducción",[63] y tu flora intestinal usa este poder para comunicarse entre sí y contigo, su huésped humano. De hecho, las bacterias pueden "intercambiar" ADN entre ellas al enviarse señales que alteran el patrón genético de sus vecinas. Un estudio fascinante que se realizó en la Universidad de Victoria, en Canadá, ofrece un ejemplo de cómo ocurre esto.[64,65] Los científicos buscaban descubrir por qué los japoneses extraen mayor valor nutrimental del nori* (el alga del sushi) que otras personas. Resulta que en el meollo del asunto está el intercambio genético entre microbios.

Zobellia galactanivorans es una bacteria que vive en varias especies de alga, incluyendo las que se usan para hacer nori. Cuando la gente come algas, inconscientemente consume los microorganismos adheridos a la

---

* Nori es el nombre japonés que se les da a varios tipos de algas comestibles. El origen del nori data de los antiguos China y Japón, alrededor del siglo VIII. Se suele usar para envolver sushi, en la sopa miso o se come solo. El nori tiene un alto contenido de minerales, fibra y muchos tipos distintos de vitaminas.

planta, los cuales se asientan en el microbioma intestinal del huésped. Una vez ahí, Z. *galactanivorans* se aproxima con cautela a sus contrapartes bacterianas y les dice: "Oigan, vean esto. Puedo digerir las algas mejor que ustedes. ¿Quieren ser como yo?" Las bacterias a su alrededor se involucran en una "transferencia genética horizontal", y roban los genes que le permiten a Z. *galactanivorans* obtener más nutrientes de la alga. Una vez que eso ocurre, estas otras bacterias son capaces de digerir el alga igual de bien que las bacterias oceánicas. Es casi como un truco de magia.

En términos generales, nuestros bichos se comunican con nuestro ADN emitiendo proteínas que influyen en los receptores del gel. Estas alteraciones de la expresión genética pueden provocar acumulación de grasa y cambiar la forma en la que procesamos el azúcar. Por lo tanto, los alimentos que comes influyen en el tipo de flora que habita en tu intestino, la cual luego le manda mensajes a tu ADN diciéndole que acumule grasa.

La clave para revertir este proceso es muy sencilla: si lo que comes afecta tu flora intestinal, lo que a su vez le envía mensajes al cuerpo para que acumule grasa o la queme, necesitas reequilibrar tu microbioma intestinal para perder peso si lo que buscas es tener un metabolismo más acelerado.

En el siguiente capítulo discutiremos cómo hacer los cambios alimenticios necesarios para volver a equilibrar el microbioma. Por ahora veamos otras formas en las que las alteraciones al ecosistema intestinal y la disminución de diversidad de la microbiota intestinal pueden hacer que subas de peso.

Quinto camino: metabolismo.
La importancia de los ácidos grasos de cadena corta

El papel de la microflora intestinal en la función metabólica ha sido reconocido por la comunidad científica. La cantidad de energía que cosechas de los alimentos que comes está determinada en gran medida por el tipo de bichos que tienes en las entrañas. Vemos qué significa esto y por qué es importante.

Comer es un proceso interesante. Conforme masticas la comida, le añades enzimas salivales, y la transformas en una sustancia llamada quimo. Cuando éste es deglutido, baja por el esófago hasta llegar al estómago, en donde se ve expuesto a ácido clorhídrico y otras enzimas que descomponen sus componentes químicos. Después, éstos son llevados al intestino delgado, en donde ocurre casi toda la absorción de nutrientes. Lo que queda llega al intestino grueso, en donde vive casi toda la microflora intestinal. Entonces tus bichos se dan un festín.

Uno de sus alimentos favoritos es la fibra. Los seres humanos no podemos digerirla sin ayuda de nuestra flora. Por eso es que cierta cantidad de ella pasa de largo por nuestro sistema digestivo, y lo que nuestros bichos no se comen sale en forma de heces. Ésa es una de las múltiples razones por las cuales la fibra es tan importante en la alimentación. Si no comes suficiente fibra, tu flora se muere de hambre, disminuye la biodiversidad y hay una disbiosis.

Mientras tu flora intestinal come la fibra, la descompone en ácidos grasos de cadena corta, los cuales son fundamentales para la salud humana. Estos ácidos grasos de cadena corta incrementan la absorción de agua en el intestino y la reproducción de células intestinales, y pueden aportar defensas contra el cáncer de colon, la enfermedad intestinal inflamatoria, etcétera.[66]

La cantidad de ácidos grasos de cadena corta que producen tus bichos intestinales es muy importante; pero, como siempre, el equilibrio es la clave. Si hay muy pocos, no obtienes sus beneficios protectores. Si hay demasiados, aumentas de peso, se desequilibra la glucosa y aumenta la producción de triglicéridos.

Como lo indica su nombre, son ácidos grasos con alta densidad de energía y calórica. Entre más ácidos grasos de cadena corta produzcas, más calorías tiene tu dieta. En personas normales, los ácidos grasos de cadena corta proporcionan entre 80 y 200 calorías al día, dependiendo de la cantidad de fibra dietética que se ingiera a diario.[67] Sin embargo, ciertas especies de microflora intestinal producen estos ácidos grasos en exceso a partir de carbohidratos, por lo que hay variación entre especies de la efectividad para fermentar la fibra para producir ácidos grasos de cadena corta. ¿Recuerdas a las firmicutes de nuestra discusión sobre huellas digitales de flora intestinal? Hoy en día la mayoría de los científicos cree que son la microflora formadora de grasa por excelencia, y el vínculo con los ácidos grasos de cadena corta explica por qué.

Un cambio de 20% más firmicutes o 20% menos bacteroidetes provoca que se extraigan más ácidos grasos de cadena corta de la fibra y se absorban para aportar mayor energía calórica. ¿Por qué las bacterias firmicutes producen más ácidos grasos de cadena corta? Porque sobre-digieren la fibra que consumes. Eso significa que queda menos sin di-gerir y que menos fibra sale de tu organismo con las heces, y que se absorben más ácidos grasos de cadena corta y se convierten en energía en el cuerpo. ¿Qué pasa con la energía adicional que no puedes usar? Se almacena en forma de grasa a través de un mecanismo complejo que ya discutiremos más adelante en este capítulo, pero es probable que ésta sea la razón por la cual los ácidos grasos de cadena corta desenca-denan una mayor producción de triglicéridos en el hígado.

Sin embargo, ésta no es la única forma en la que las firmicutes in-terfieren en tu metabolismo. Un estudio reciente[68] demuestra que esta clase de bacteria fomenta que el cuerpo también *absorba* más la grasa proveniente de la alimentación, lo que provoca un doble desastre: mayor producción de ácidos grasos de cadena corta y mayor absorción de grasa alimenticia que se ha asociado concretamente con el aumento de peso.

Estos factores por sí solos demuestran que el enfoque alimenticio de calorías que entran, calorías que salen es totalmente anticuado; no hay forma de registrar de forma precisa cuántas calorías están cosechando tus bichos intestinales por ti. También demuestra que el tipo de alimento que consumes es probablemente mucho más importante que la cantidad.

¿Esto significa que hay que comer menos fibra para que la comida no se convierta en tantos ácidos grasos de cadena corta? ¡No! Como ya aprendiste, si llevas una dieta alta en grasas y baja en fibras, tu perfil microbiano intestinal se inclinará hacia las firmicutes generadoras de grasa. Una vez que estos bichos toman el poder, no importa que comas muy poca fibra, pues siempre se digerirá en exceso y se convertirá en más grasa, toda la cual no es más que un paso más en el círculo vicioso del aumento de peso. La fibra no es tu enemiga. De hecho, es una de las mejores amigas de tu alimentación. Sólo es necesario equilibrarla con cantidades adecuadas de grasas saludables, proteína de alta calidad y carbohidratos con bajo índice glicémico para que haga bien su trabajo.

Por si las firmicutes desbocadas y los problemas que conllevan no fueran lo suficientemente preocupantes, hay estudios que muestran que el microbioma intestinal controla otro regulador importante del meta-bolismo de los lípidos llamado proteína adiposa similar a la angiopo-yetina-4 (ANGPLT4), también conocida como factor adiposo inducido por el ayuno (FIAF, por sus siglas en inglés).[69] La ANGPLT4 ayuda a re-gular la proporción de triglicéridos que se depositan en el tejido adipo-so (tu grasa). Cuando hay muy poca en el organismo, más triglicéridos se acumulan en forma de grasa. Las investigaciones sobre la ANGPLT4 están en etapas tempranas, pero se ha demostrado que el tipo de bichos que viven en el intestino parece verse influenciado por la cantidad de esta proteína en la sangre.[70,71] Éste podría ser otro mecanismo por medio del cual la flora influye en el metabolismo y en la capacidad para acumular o quemar grasa.

Se suma entonces más evidencia de que la flora intestinal tiene un impacto significativo en la capacidad para perder peso. Como verás en el capítulo 3, puedes crear un metabolismo veloz si alimentas bien tus bichos intestinales y cambias tu estilo de vida para sustentarlos.

Pero por ahora veamos dos caminos más que llevan al aumento de peso. Como verás, no sólo importa el tipo de bichos que tengamos adentro, sino dónde viven.

Sexto camino: la ubicación de los bichos intestinales. La epidemia de SPB

En circunstancias normales, la mayor parte de la microbiota intestinal vive en el intestino grueso, cerca del final del tracto digestivo, en un ambiente con poco oxígeno en donde habitan sobre todo bacterias anaeróbicas. El intestino delgado, en donde se absorbe la mayoría de los nutrientes provenientes de los alimentos, es relativamente estéril y es un ambiente más oxigenado que favorece el crecimiento de bacterias aeróbicas bajo circunstancias controladas. El crecimiento de bichos en el tracto digestivo superior está limitado por la acción supresora del ácido estomacal, las enzimas digestivas, la bilis, el movimiento oscilatorio de las ondas peristálticas, entre otros factores.[72]

No obstante, en algunos casos los bichos intestinales se trasladan del intestino grueso al delgado, o no son desechados de este último de forma apropiada. Cuando esto ocurre, esos microorganismos intestinales afectan el funcionamiento del intestino delgado. Se le conoce como sobrepoblación bacteriana en el intestino delgado (SPB) y puede ser un problema grave. La SPB se define como tener más de 100 000 organismos bacterianos por mililitro de fluido en el intestino delgado. Comparemos esta cifra con los niveles normales de la combinación de bacterias aeróbicas y anaeróbicas que suele haber en el intestino delgado, la cual suele ser de 1 000 a 10 000 organismos por mililitro de fluido, así que puedes imaginar el problema.

Los síntomas de la SPB suelen incluir gases, inflamación y flatulencia después de comidas, pero también puede incluir heces blandas, estreñimiento, distensión abdominal y dolor abdominal. También se le ha asociado con otros padecimientos como síndrome de fatiga crónica, fibromialgia, rosácea, síndrome de pierna inquieta y más. Muchos pacientes afirman que cuando su SPB se resuelve, los síntomas crónicos desaparecen y se sienten más vibrantes y llenos de energía que en años. También varios estudios han mostrado una asociación entre síndrome de intestino irritable y disbiosis intestinal,[73] incluyendo la SPB. Revisiones sistemáticas de las investigaciones hechas revelan que la mayoría de los pacientes con síndrome de intestino irritable padece también este otro trastorno.[74,75] Además, se ha reportado que los individuos con obesidad tienen mayor prevalencia de trastornos funcionales digestivos como síndrome de intestino irritable.[76] Esta conexión entre la obesidad, la SPB, el síndrome de intestino irritable y la disbiosis justifica aún más el enfoque de *La biblia de la salud intestinal* que usé con Ted, cuya historia te presenté en el capítulo 1.

Desde hace tiempo tenía la intuición de que la SPB estaba relacionada con el aumento de peso. He observado que cuando se trata a los pacientes por SPB, parecen perder peso de forma natural al tiempo que recuperan energía (el peso disminuye – la energía aumenta). La historia de Ted es un ejemplo perfecto. Cuando resolvimos su disbiosis y tratamos la SPB, perdió peso y sus niveles de energía se dispararon. Recordarás que Ted llegó a mi consultorio originalmente para recibir ayuda con su síndrome de intestino irritable, no su obesidad. Este tipo de observaciones son lo que me inspiró en parte a escribir este libro. La cuestión del aumento/pérdida de peso es mucho más complicada de lo que la gente suele creer, y mi instinto visceral me convenció de que la microbiota intestinal está involucrada en la ecuación. Mis observaciones clínicas (e instintos viscerales) están siendo finalmente confirmados por la investigación científica.

Un estudio provocador que se llevó a cabo hace poco demuestra que la SPB provoca mayor permeabilidad intestinal, problema que ya discutimos en este capítulo, lo que permite el exceso de endotoxinas bacterianas que llegan al torrente sanguíneo y que a su vez desencadena la cascada de eventos descritos en el segundo camino. Los investigadores hicieron pruebas de hidrógeno espirado (de glucosa, que es la prueba estándar para diagnosticar este padecimiento) y biopsias de hígado (para valorar el daño hepático) a 137 individuos con obesidad mórbida que habían sido referidos para someterse a cirugías bariátricas, así como a 40 individuos de control saludables. Reportaron después que la SPB es mucho más común en los participantes obesos que en los delgados. Los sujetos obesos que salían positivo para SPB también tenían problemas hepáticos más serios, lo que sugiere que el trastorno contribuye a la acumulación de grasa en el hígado.[77] Hay muchos otros estudios hechos en animales de laboratorio que demuestran cómo la SPB debilita la integridad del recubrimiento intestinal, lo que permite que las toxinas bacterianas se escapen, lleguen al hígado y lo dañen.[78]

Estos hallazgos han sido confirmados por una investigación reciente que exhibe que las pruebas de hidrógeno espirado pueden predecir de forma precisa si tienes demasiada grasa corporal y si estás o no en riesgo de aumentar de peso y desarrollar obesidad. La doctora Ruchi Mathur y sus colegas mostraron que participantes con mayores concentraciones de metano e hidrógeno en el aliento —señales inequívocas de que hay sobrepoblación en el intestino delgado de *Methanobrevibacter smithii*— tenían también mayor índice de masa corporal (IMC).[79] La doctora Mathur, directora del centro de tratamiento externo de personas con diabetes en el Centro Médico Cedars-Siani, afirma: "Es posible que cuando este tipo de bacteria toma las riendas, la gente tenga mayor propensión a aumentar de peso y acumular grasa […] La obesidad no es una enfermedad unitalla".[80] Más pruebas de que aquello de que las calorías que entran equivalen a las que se gastan dista mucho de ser el panorama completo.

¿Esto significa que si tienes sobrepeso, es un hecho que padeces SPB? No necesariamente. Sin embargo, si has probado varias dietas pero la grasa se aferra a tu cuerpo y padeces los típicos síntomas de la SPB, es posible que haya bichos en un lugar incorrecto de tu sistema digestivo.

Los antibióticos que matan estos bichos son en la actualidad el estándar para el tratamiento de este trastorno, pero pueden ser problemáticos. Para empezar, no matan selectivamente la flora intestinal anaeróbica que se asentó en el lugar equivocado de tu intestino delgado. Simplemente hacen estragos en todo el microbioma intestinal, como el resto de los antibióticos. Hay daños colaterales extensos que pueden durar años. En mi experiencia y la de muchos de mis colegas, la SPB tiende a reaparecer al poco tiempo si las causas de raíz (como una mala alimentación, mala función motriz del intestino y anormalidades estructurales del tracto gastrointestinal) no se tratan, lo cual conlleva tratamientos recurrentes con antibióticos. Parece un laberinto sin salida.

Por fortuna, se ha descubierto que la dieta desempeña un papel prominente en el tratamiento de este padecimiento. Casos menos graves de SPB suelen mejorar si se "mata de hambre" a la sobrepoblación de microbios en el intestino delgado con un cambio de alimentación. En casos leves a moderados, he podido combinar preparaciones herbales diseñadas para suprimir el crecimiento de estos bichos con dieta para eliminar la SPB.[81] En casos persistentes, los antibióticos pueden ser la única opción. Si es tu caso, sigue siendo idóneo mirar de cerca las causas subyacentes que promueven este padecimiento y mejorar tu dieta y estilo de vida para reducir el riesgo de que vuelva a presentarse la SPB. Por lo tanto, *La biblia de la salud intestinal* definitivamente es para ti.

Ahora prestemos atención al último camino que lleva del desequilibrio microbiano al aumento de peso y la enfermedad: cómo se comunican los bichos con tu cerebro y el resto de tu cuerpo.

Séptimo camino: comunicación. Cómo habla tu intestino con tu cerebro

Desde hace mucho se sabe que el intestino se comunica con el cerebro. De hecho, la conexión es tan profunda que inspiró al doctor Michael Gershon a denominar el tracto digestivo humano como el "segundo cerebro".[82] Tus entrañas le dicen a tu cerebro cuando ya comiste suficiente y cuándo enviarle mensajes al páncreas para que libere insulina. Todo esto tiene un gran impacto en tu estado de ánimo y muchas otras cosas.

Una de las áreas de investigación que está expandiéndose con más rapidez es la que gira en torno a la comunicación entre intestino, cerebro y microbioma. Ahora sabemos que las hormonas y los neurotransmisores que están en tus intestinos no hablan solos con tu cerebro, sino que la flora intestinal también conversa con tu cabeza.

Hay una serie de rutas bioquímicas que van del intestino al cerebro, muchas de las cuales se ven intervenidas por la flora. Sin embargo, enfoquémonos en la más importante: el eje hipotalámico-hipofisiario-adrenal (HHA). Tratándose de la comunicación intestino-cerebro, la HHA es la supercarretera de la información.

El eje HHA: la carretera de la información

El eje hipotalámico-hipofisiario-adrenal es una serie de interacciones complejas entre el hipotálamo, en el cerebro; la glándula pituitaria, que controla varias hormonas en el cuerpo, y el sistema suprarrenal, el cual controla la reacción al estrés. Es la principal carretera de información del sistema neuroendócrino, además de ser responsable de una amplia variedad de procesos fisiológicos que incluyen el estrés, la digestión, la función inmune, el almacenamiento de energía, el apetito y el consumo de energía, el estado de ánimo y la sexualidad.

Los bichos intestinales pueden intervenir en el desarrollo de tu eje HHA. Se ha demostrado que una microbiota sana en la infancia es fundamental para el desarrollo adecuado del eje HHA en ratas.[83] Si esto también ocurre en humanos, sabremos que la microbiota tiene una influencia mucho mayor en la salud de lo que creíamos. El desarrollo inadecuado o la falta de regulación del eje HHA puede derivar en una respuesta de estrés exagerada, función cardiaca alterada, afectaciones en neurotransmisores y hormonas cerebrales, y mayor ingesta calórica. Ésta puede ser una de las razones por las cuales los trastornos del estado de ánimo, como la depresión, la ansiedad y hasta el autismo, se han vinculado con la disbiosis, y por qué administrar probióticos ayuda a mejorar estos padecimientos.[84,85]

El sistema digestivo usa el eje HHA para comunicarse con tu cerebro a través de las células enteroendócrinas. Estas células son reguladas por la microbiota intestinal, por lo que influyen en ellas de formas importantes.[86] Para empezar, intervienen en la secreción de hormonas incretinas, incluyendo péptidos similares al glucagón tipos 1 y 2 (GLP-1 y GLP-2, por sus siglas en inglés). Una serie de estudios ha demostrado que hay un estrecho vínculo entre los microbios intestinales y los niveles de GLP-1 y GLP-2.[87]

Ambas hormonas son importantes porque estimulan la liberación de insulina en el páncreas, ralentizan el vaciamiento gástrico, promueven la saciedad, fomentan la sensibilidad a la insulina y disminuyen la permeabilidad intestinal, todo lo cual combate la obesidad.[88,89] Por ejemplo, si hay demasiado GLP-1 en la sangre, el páncreas liberará más insulina que, con el tiempo, puede provocar resistencia a la insulina y aumento de peso. Sin embargo, si no tienes suficiente GLP-1, tu estómago se vaciará más rápido, liberará más azúcar en la sangre y provocará resistencia a la insulina y aumento de peso.

GLP-1 y GLP-2 también disminuyen el apetito. Si careces de ellos, te sentirás más hambriento y comerás más. La forma en la que tu sistema digestivo se comunica con tu HHA es crítica. Cuando dicha comunicación se ve entorpecida, es mucho más probable que acumules grasa.

Como de costumbre, la clave está en el equilibrio. ¿Cómo se obtiene un equilibrio hormonal óptimo? A través de la alimentación, si se comen muchos carbohidratos no digeribles, en particular oligofructosa, presente en frutas y verduras como plátano, cebolla, tupinambo, espárrago, puerro, entre otras. Esta clase de fibra es muy importante porque a los bichos intestinales les *fascina* comer estos carbohidratos ricos en fibra y fermentables, y cuando los obtienen envían mensajes "de alegría" que impulsan al cuerpo a producir estas sustancias químicas en cantidades adecuadas. Por eso se ha observado que este tipo de fibra ayuda a la gente a perder peso, disminuir el hambre, moderar la ingesta calórica y equilibrar la insulina y la glucosa en la sangre.[90] Sin embargo, como ya mencioné en este capítulo, abordaremos de forma sistemática el plan para reequilibrar tu microflora intestinal y perder peso a través de la recomendación de grupos alimenticios en fases discretas.

Más adelante...

Lo que nos demuestran estos hallazgos científicos es que el cuerpo humano es un ecosistema, y los ecosistemas son entidades complejas que requieren atención y cuidados para mantenerse saludables. La mayoría de las fórmulas unidimensionales para perder peso que se encuentran en el mercado hoy en día no toman esto en cuenta. Nos han hecho creer que la cantidad de calorías que consumimos es el factor decisivo en la pérdida de peso. Espero que este capítulo haya ilustrado que esta simple idea es falsa.

Entonces ¿cuál es la solución? Puedes modificar tu alimentación de tal forma que ayudes a tus bichos intestinales a decirle a tu cuerpo que queme grasa. Puedes desyerbar, sembrar y alimentar tu jardín interior, y ayudarte a tener un huerto frondoso en tu interior. Sólo necesitas saber qué alimentos comer, cuáles evitar y cómo diseñar tus comidas para ajustarte a cada fase del programa, de modo que diseñes tu propio metabolismo veloz. En los siguientes capítulos te enseñaré cómo lograrlo.

Capítulo 3

Generalidades del programa de *La biblia de la salud intestinal*

Estás a punto de embarcarte en un viaje que te llevará a las profundidades de la selva amazónica que habita en tu intestino. En este viaje tendrás algunas aventuras inesperadas y enfrentarás hechos extraños y aparentemente ilógicos; por ejemplo, que puedes comer más (en vez de menos) y aun así perder peso, y que puedes quemar grasa y reequilibrar tu microbioma intestinal si sólo te relajas.

También conocerás una serie de criaturas peculiares que te hacen acumular grasa y otras que te ayudan a quemarla. Te presentaré bichos como las bifidobacterias[1] y las bacterias ácido lácticas.[2] Algunas de estas criaturas serán tus aliadas en el viaje de la pérdida de peso, mientras que otras se convertirán en tus enemigas.

Durante el viaje ocurrirán algunas cosas muy profundas. Vas a revolucionar tu entendimiento de la pérdida de peso, la salud y la naturaleza del cuerpo humano. Restablecerás tu metabolismo para disfrutar de una vida de buena salud y vitalidad, y establecerás una nueva relación con el ecosistema complejo que habita en tu interior.

Bienvenido a *La biblia de la salud intestinal*.

Habiendo llegado a este punto, espero haberte convencido de que la razón por la cual acumulas grasa o la quemas es mucho más compleja que aquel viejo mito de las calorías que entran y las que salen, el cual nos han recetado durante décadas. Como ya describí en el capítulo 1, la pérdida de peso implica otras cosas que sólo comer menos y ejercitarse más. Los factores que influyen en el aumento o la pérdida de peso tienen gran alcance e incluyen la predisposición genética, las influencias fenotípicas (como la dieta, el estilo de vida y el estrés), el equilibrio entre azúcar e insulina en la sangre, la regulación hormonal, la inflamación, la metabolización de la energía, entre otras.

Y como ya aprendiste, el microbioma intestinal —tu jardín interior, la selva tropical en la que estamos por adentrarnos— desempeña un papel esencial en la historia de la pérdida de peso y la salud que ha sido ignorado por mucho tiempo.

Hasta ahora.

Como verás, a pesar de todas las complejidades científicas de por qué la gente sube de peso, hay un enfoque sumamente simple que puedes adoptar para liberarte de los kilos y reequilibrar tu salud. Lo único que necesitas hacer es comer y vivir de forma que hagas felices a tus bichos intestinales, y convertirte así en un buen jardinero intestinal.

Si te concentras en reequilibrar tu microbioma intestinal y en concebir el desafío de la pérdida de peso como una cuestión de ecosistema comunal, podrás mirar más allá de la seudociencia y de los ridículos infomerciales de medianoche que te aseguran "pérdida de peso automática", y concentrarte en combatir la causa central de la epidemia de sobrepeso y obesidad que nos abruma.

Comer de una forma que sustente tu microbioma intestinal implica también comer de tal forma que evites los principales causantes del aumento de peso indeseado. Cuando alimentas a tu flora con lo que le encanta, cuando fertilizas la tierra de tu jardín interior y luego siembras bichos benéficos en tu intestino, no sólo reequilibras tu microbioma intestinal y optimizas los caminos mencionados en el capítulo 2, sino que también:

- Reequilibras los niveles de insulina y glucosa en la sangre, lo que en muchos casos disminuye o revierte la resistencia a la insulina.
- Aplacas la inflamación sistémica crónica, que es una de las principales causas de todas las enfermedades crónicas.
- Restableces los niveles óptimos de hormonas reguladoras del apetito, como la leptina y la ghrelina.
- Reviertes los daños que le ha hecho una dieta alta en azúcares a tu organismo.
- Aceleras tu metabolismo para evitar la acumulación de grasa a largo plazo.

Todo esto ocurre de manera automática cuando empiezas a comer y a vivir de tal forma que favorezcas tu flora intestinal benéfica. Recuerda que los microbios comensales prosperan con las mismas cosas que tú, y viceversa. Comer de forma saludable para tus bichos implica comer de forma saludable para ti mismo.

¿PUEDEN LOS BICHOS INTESTINALES REGULAR EL HAMBRE?

La leptina y la ghrelina son las dos principales hormonas reguladoras del apetito en el cuerpo. La leptina, que se produce en las células adiposas, envía señales de saciedad al cerebro. Su contraparte, la ghrelina, la cual se produce sobre todo en el estómago, envía señales de hambre al cerebro. Cuando alguna de las dos se desbalancea, o cuando las células se vuelven resistentes a sus mensajes (como ocurre en el caso de la resistencia a la leptina), tu apetito (y tus intentos por perder peso) puede salirse de control.

Sin embargo, también los bichos intestinales intervienen en el apetito. Por ejemplo, *H. pylori* suprime la ghrelina.[3] Si hay más ghrelina en la sangre, te sentirás hambriento con más frecuencia.

El doctor Barry Marshall, ganador del premio Nobel, ha demostrado que *H. pylori* está vinculado con la acidez, el reflujo gástrico y las úlceras, y desarrolló un tratamiento antibiótico para tratar dicho trastorno que aniquila al *H. pylori*. Pero ¿y si esto desequilibra el microbioma intestinal? ¿Será posible que tratar a pacientes con antibióticos que eliminan el *H. pylori* los haga sentir más hambrientos y provoque que aumenten de peso?

Es posible. Un estudio ha demostrado que 92 veteranos que recibieron antibióticos como tratamiento para *H. pylori* aumentaron de peso de manera significativa en comparación con sus contrapartes que no recibieron tratamiento. Eso se debe a que el *H. pylori* fue aniquilado y los niveles de ghrelina (la hormona reguladora del apetito) se multiplicaron por seis. Es un cambio radical. Y la expectativa fisiológica es que el aumento de apetito provoque a su vez un aumento de peso considerable.

Se ha observado que *H. pylori* ha desaparecido casi por completo en los niños debido a los múltiples tratamientos con antibióticos, y sólo 6% de los niños parecen tener esta cepa de flora en sus intestinos. ¿Será posible que el incremento en los índices de obesidad esté vinculado a la reducción de *H. pylori* provocada por estos tratamientos? ¿Será posible que *H. pylori* actúe a veces como comensal (microbio benéfico) disfrazado, y otras veces como patógeno? Es demasiado pronto para afirmar que *H. pylori* es una especie de "Dr. Jekyll y Mr. Hyde" de los microbios, pero algunos científicos sugieren que tratar infecciones de *H. pylori* con antibióticos puede abrir una caja de Pandora.[4]

Por eso, desde este instante, te invito a concebirte no sólo como un individuo. En vez de eso, piensa en ti como un ecosistema completo. El tracto digestivo es el núcleo interno del ecosistema de tu cuerpo, y estas comunidades microbianas tienen una influencia poderosa en tu maquinaria quemagrasas —que es tu metabolismo—, así como en tu salud y bienestar en general. Tu trabajo es mantener tu ecosistema microbiano balanceado y fuerte para tener una salud óptima.

Y aquí te enseñaré cómo lograrlo.

Desyerbar, sembrar y alimentar tu jardín interior: ver la pérdida de peso en función del ecosistema propio

La biblia de la salud intestinal es un programa de tres fases diseñado para disminuir la disbiosis, repoblar tu microbioma intestinal con flora benéfica y fertilizar tu jardín interior para que esté sano por el resto de tu vida.

Ésta no es una engañosa dieta veloz que provoca rebote, tiene malos resultados a largo plazo y eleva el punto de regulación del peso corporal de forma dañina, como ya discutimos en el capítulo 1. Es más bien un programa con fundamento científico que ha sido diseñado para ayudarte a restablecer un metabolismo saludable y a vigorizarte al fortalecer tu ecosistema interno.

Para ello, tendrás que poner en marcha las tres R:

- **Reinicia** tu jardín interno. Es hora de renovarte y "arar la tierra" para sentar las bases de un jardín intestinal saludable, al tiempo que fortaleces la capacidad quemagrasas de tu metabolismo.
- **Reequilibra** tu flora. Después de desyerbar tu jardín interior, es momento de reequilibrar tu microbioma intestinal al sembrar bacterias benéficas y fertilizarlas con los alimentos adecuados.
- **Renueva** tu salud para siempre. Ésta es la parte duradera del cambio de vida, en donde integras los hábitos saludables que has aprendido de forma manejable y que se ajuste a tus necesidades personales.

Si sigues las tres R, quemarás grasa, reequilibrarás tu microbioma intestinal, te sentirás lleno de energía y más feliz que en mucho tiempo.

Es un programa sencillo, aunque eso no significa que siempre será fácil. Así es como funciona:

Primera parte: Reiniciar. Desyerba tu jardín interior y acelera tu metabolismo

Los primeros 30 días del programa te ayudarán a restablecer una relación saludable con la comida. Para la mayoría de las personas, esto provocará de forma natural una disminución acelerada de peso. Es posible que pierdas entre cuatro y siete kilogramos (¡o más!) durante el primer mes, lo cual lograrás a través de ligeras modificaciones alimenticias y de estilo de vida que matarán de hambre a los bichos dañinos del intestino, disminuirán la inflamación sistémica y devolverán el equilibrio a tus niveles de azúcar en la sangre.

La clave de esta fase es una dieta cetogénica, baja en carbohidratos, moderada en grasas y más alta en proteínas, la cual disminuye específicamente una clase de alimentos ricos en carbohidratos fermentables conocidos como FODMAP.

FODMAP es el acrónimo de oligosacáridos, disacáridos, monosacáridos y polioles fermentables. Sé que suena complicado, pero no te preocupes; no necesitarás recordar los términos exactos. El nombre se refiere a una clase de carbohidratos que contienen azúcares de cadena corta que los bichos intestinales pueden fermentar con facilidad, lo cual promueve su reproducción y provoca una serie de síntomas gástricos como gas, dolor, distensión, entre otros.

Si limitas estos alimentos y disminuyes de forma considerable tu ingesta de carbohidratos amiláceos (es decir, con almidón) y altamente procesados, eliminarás de tu alimentación las principales fuentes dietéticas que fomentan el desequilibrio de las comunidades microbianas en el tracto digestivo.

Disminuir estos carbohidratos y concentrarte en alimentos con menor carga glicémica tiene los beneficios adicionales de equilibrar tus niveles de azúcar en la sangre, revertir la resistencia a la insulina y la acumulación de grasa, y disminuir la inflamación sistémica generalizada (proceso que se fortalece en esta fase al eliminar también las grasas inflamatorias de la dieta).

En vez de comer alimentos azucarados e inflamatorios que fomentan el desequilibrio del microbioma intestinal, nos concentraremos en consumir superalimentos quemagrasas (como moras azules, té verde y chiles) que acelerarán tu metabolismo al tiempo que sustentan la comunidad de bacterias intestinales benéficas. De hecho, te daré la lista de mis 10 superalimentos predilectos para que los incluyas en tu dieta, los cuales también están contenidos en los planes alimenticios y recetas deliciosas y nutritivas que encontrarás en el capítulo 11.

Cuando termine la fase 1, habrás:

• Bajado hasta siete kilos (o más).
• Sentado las bases para reequilibrar tu microbioma intestinal.

- Mejorado el equilibrio de tus niveles de azúcar en la sangre y disminuido la inflamación sistémica.
- Disminuido los síntomas digestivos.[5,6]
- Incrementado tus niveles de energía.
- Mejorado tu estado de ánimo y tu cognición.

Es posible que notes que salvo algunas excepciones, como la disminución de alimentos FODMAP, esta fase de reinicio se asemeja a varios planes alimenticios exitosos bajos en carbohidratos que han demostrado ser efectivos,[7-14] al menos a corto plazo. Es intencional. Mi intención con este programa es sacar ventaja de los mejores hallazgos científicos en materia de pérdida de peso.

Por desgracia, hay otros programas de pérdida de peso que no son buenos a largo plazo[15] porque es difícil apegarse a ellos, y porque también matan algunos de los bichos benéficos que sustentan nuestra salud (como las bifidobacterias) y son fundamentales para un metabolismo veloz.[16,17] Por eso, con este sistema, quiero llevar las cosas aún más lejos. Quiero darte todas las herramientas necesarias para reequilibrar tu metabolismo, quemar grasa y restablecer un microbioma intestinal sano. Para ello, te enseñaré a sembrar y fertilizar tu jardín interior, y lograr la armonía ecológica interna de por vida. De esa manera, este programa será la última y la mejor dieta que puedas encontrar.

De eso se tratará la fase 2.

Fase 2: Reequilibrar. Siembra y fertiliza tu jardín interno para restablecer la armonía ecológica

Después de 30 días de reiniciar tu microbioma intestinal y acelerar tu metabolismo, será hora de cambiar de rumbo hacia el reequilibrio de tu flora intestinal por medio de la fertilización de los ayudantes benéficos que sustentan tu salud.

En la fase 2 aumentarás tu ingesta de carbohidratos. La idea será enfocarte en carbohidratos integrales que estén llenos de fibra y alimentos prebióticos fibrosos y saludables que alimenten la flora benéfica quemagrasas, en lugar de los carbohidratos chatarra que te metieron en problemas en un inicio. Esto lo haremos reintroduciendo a tu alimentación algunos carbohidratos fibrosos y complejos clave, como frutas y verduras altas en fibra insoluble que el tracto digestivo no puede descomponer pero que son ideales para los bichos quemagrasas. ¡Qué quemazón! Añadiremos también varios alimentos fermentados que tienen bacterias saludables que tu microbioma intestinal necesita para prosperar.

Las dietas bajas en carbohidratos tienen su lugar, en especial cuando empiezas la fase de reinicio de este programa. Muchas dietas populares —e investigaciones científicas— han demostrado que disminuir la ingesta general de carbohidratos es fundamental para reequilibrar los niveles de azúcar en la sangre, disminuir la inflamación, perder peso y mejorar la salud en general. Y yo estoy de su lado en eso.

Sin embargo, seguir estos programas por mucho tiempo no suele funcionar. A la larga, las dietas bajas en carbohidratos tienen un alto "índice de reincidencia", lo que significa que la gente tiende a abandonar el barco y a recuperar todo lo perdido, y hasta más.

Una de las razones por las cuales es posible que estas dietas no funcionen a largo plazo es que tienden a matar ciertas especies de bacterias intestinales benéficas. Por ejemplo, estudios recientes han demostrado que una dieta libre de gluten puede provocar la disminución de especies clave de microbios intestinales benéficos, como lactobacilos y bifidobacterias.[18,19] Las dietas que restringen el aporte energético a largo plazo, las cuales son la base de la mayoría de los programas de disminución de peso, también se asocian con una disminución de bifidobacterias.[20] ¿Por qué es importante saberlo?

¿Recuerdas las bifidobacterias del capítulo 2? Son esos bichitos que al parecer ayudan a acelerar el metabolismo.[21] Se ha reportado que los niños que mantienen un peso normal exhiben mayores cantidades de bifidobacterias en sus heces que los que se vuelven obesos.[22] Los estudios han vinculado los niveles bajos de bifidobacterias con la obesidad en adultos.[23,24] Y no es sólo el abdomen el que padece cuando estas especies de flora benéfica son aniquiladas. Las bifidobacterias, que son uno de los principales probióticos presentes en alimentos como la leche materna, tienen un amplio rango de efectos en la salud. Se han vinculado los niveles bajos de bifidobacterias en el tracto digestivo de niños con un mayor riesgo de alergias, asma, trastornos autoinmunes y, ¡adivinaste!, obesidad.[25] Ésta puede ser una de las razones por las cuales amamantar a los bebés con leche materna, la cual está llena de prebióticos y hasta bifidobacterias, previene el desarrollo posterior de obesidad infantil.[26,27]

A tu metabolismo no le agrada privarse de carbohidratos a largo plazo. A tu jardín interno tampoco. Y a tu cintura, menos. Los resultados de las dietas bajas en carbohidratos son, por desgracia, muy predecibles. La gente abandona el barco, recupera el peso perdido y, con frecuencia, empaca más kilos que antes. Como ya sabes, entre más dietas yo-yo hagas, más se eleva tu punto de regulación del peso corporal y más peso ganarás. Es el espantoso efecto rebote.

Con este programa, el enfoque será distinto. Rejuveneceremos tu jardín interior y te haremos perder peso de forma permanente. Todo se reduce a comer pensando en el ecosistema, como ya mencioné.

La fase 1 está diseñada para "reiniciar" tu metabolismo, como si le diéramos clic al botón de *reset* de tu metabolismo. Eliminarás alimentos altos en azúcares, los cuales promueven la inflamación y sustentan un ecosistema intestinal desequilibrado y poco saludable. Esas comunidades bacterianas dañinas interactúan para frenar tu metabolismo, acumular grasa y aferrarse al peso corporal. En la fase 1 la maquinaria quemagrasas se pone en marcha al eliminar los carbohidratos refinados que te metieron en problemas, al mismo tiempo que promueve una mezcla más saludable de comunidades microbianas que favorecen un metabolismo veloz. En cierto sentido, estarás arando la tierra de tu jardín y preparándola para sembrar vida nueva. En la fase 2 fertilizarás tu jardín interior con alimentos saludables que fomentarán el crecimiento de flora comensal que restablece la salud del ecosistema intestinal y promueve la rapidez del metabolismo. En esta fase te pediré que incrementes la ingesta de alimentos fermentados, como chucrut, kimchi, yogur, kéfir y miso. Estos alimentos ayudarán a sembrar bichos buenos en tu intestino que reequilibrarán el microbioma intestinal. Luego alimentaremos a esos bichos con prebióticos, que es una especie de carbohidratos particulares con alto contenido en fibra y muy llenadores, como salvado de avena, alcachofa, tupinambo y otros más que les encantarán a tus microbios intestinales benéficos.

De este modo, durante la fase 2 aumentarás tu ingesta de carbohidratos de alta calidad y fibra. Esto no sólo sentará las bases para reequilibrar el microbioma intestinal, el cual te ayudará a presionar el acelerador de tu metabolismo, sino que también calmará tu apetito y te ayudará a evitar el tipo de adaptaciones hormonales y metabólicas que pueden generar problemas.

Durante la fase 2 puedes esperar perder de forma constante entre dos y ocho kilos de peso sobrante al mes. Quiero que te quedes en ella hasta que alcances tu objetivo de pérdida de peso. Descubrirás que es un plan saludable de alimentación a largo plazo, y que no se te dificultará quedarte en él todo el tiempo que quieras.

En la fase de reequilibrio, puedes esperar que:

- Aumenten tus niveles de energía mientras tu cuerpo y tu mente se acostumbran a esta nueva forma de comer y vivir.
- Se renueve tu sentido del bienestar.
- Si un médico te hace análisis de sangre, descubrirá que se ha reducido la inflamación y que tus niveles de insulina y azúcar en la sangre se siguen equilibrando.

Tal vez quieras que esta fase se convierta en tu forma de vida y de alimentación permanente. Si así lo decides, por mí está bien, aunque también puedes elegir reincorporar unos cuantos alimentos más y hasta permitirte uno que otro pecadillo de cuando en cuando (¡yo sí lo hago!). Si ése es el caso, bienvenido a la última fase del programa.

Fase 3: Renovar. Mantén a tu flora (y a ti mismo) saludable de por vida

Una vez que alcances tu peso deseado, te sentirás renovado, tu microbioma intestinal estará equilibrado y habrás sentado las bases para mantener tu salud y tu peso a largo plazo.

Cuando llegues a este punto tendrás la flexibilidad metabólica para incorporar más alimentos a tu dieta y hasta para salirte del programa de vez en vez. He aquí la clave a recordar: el veneno depende de la dosis. Siempre que tu microbioma intestinal esté sano, tu metabolismo esté balanceado y te enfoques en consumir alimentos reales, comer pequeñas cantidades de comida gratificante —hasta un poco de pasta o postre cada cierto tiempo— no te hará subir de peso. El cuerpo humano está diseñado para comer gran variedad de alimentos, por lo que es resistente a pequeñas dosis cuando está funcionando de manera óptima.

Descubrirás que hay ciertos alimentos que tienen mayor influencia en tu peso y salud que otros. Todos somos distintos, cada metabolismo es distinto, y cada microbioma intestinal es distinto. No olvides que la flora intestinal es tan única como las huellas digitales. Nadie tiene la misma mezcla de bichos que tú. Por eso no debe sorprendernos que cada quien responda de forma diferente a su alimentación y estilo de vida.

Por eso diseñé esta fase, la cual te dará la flexibilidad necesaria para crear tu propio plan alimenticio ideal y personalizado que puedas seguir de por vida. Te enseñaré a identificar los alimentos que te nutren a ti y a tu microbioma, y a eliminar los alimentos que no. Esto te dará la llave secreta para abrir la puerta de la salud permanente y el peso óptimo.

Creé esta parte del programa pensando en la gente real, la que tiene una vida atareada y compleja, como tú. Podrás ver que otro problema que tengo con los programas de dietas tradicionales es que establecen estándares imposibles y se vuelven sentenciosos si no cumples con ellos. Por ejemplo, he conocido unas cuantas personas especiales que eliminan todas las azúcares procesadas de por vida. Sin duda es buena idea reducir su consumo, pero ¿en serio *nunca* volverás a comer una cucharada de helado ni galletas recién hechas en casa? Lo dudo mucho. Incluso si pudieras, ¿querrías hacerlo? No tiene caso estar sano y delgado si no puedes divertirte, así que ¡relájate y disfruta la vida! ¿Para qué imponerte metas imposibles? No tiene ningún sentido.

Además, a menos de que tengas problemas de salud muy específicos, no es indispensable que te apegues a un programa alimenticio rígido por el resto de tu vida para mantener un peso saludable.

Por eso, durante la fase de renovación, te tomarás unas vacaciones (¡las mereces!) para descansar de tu dieta al séptimo día (si quieres). Después de alcanzar tu peso deseado, siempre y cuando consumas alimentos reales y saludables la mayor parte del tiempo, limites la ingesta de azúcares y sustancias procesadas, y sigas pendiente de cuáles alimentos no nutren tu cuerpo ni tu microbioma intestinal, podrás mantener tu peso de por vida sin mucho esfuerzo.

Durante la fase de renovación te enseñaré cómo lograrlo. También te explicaré qué hacer cuando el programa se termina (en realidad nunca "se acaba"; la idea es que sigas comiendo saludable de por vida).

Más adelante...

Bueno, esto cubre las bases. Ahora es momento de arremangarnos y comenzar, como lo haría cualquier buen jardinero, a arar la tierra y preparar el jardín interior para todas las cosas buenas que están por venir. En el siguiente capítulo descubrirás cómo mitigar la disbiosis que está desbalanceando tu ecosistema interno al mejorar la biodiversidad de las comunidades microbianas que habitan en tu intestino.

También explicaremos cómo limitar los alimentos que pueden estar causando estragos en el balance microbiano intestinal y provocando un amplio rango de síntomas incómodos (como distensión y flatulencias). Te enseñaré a remplazar estos alimentos con alternativas saludables, llenadoras y antiinflamatorias que mejorarán tu salud de adentro hacia afuera.

Por último, te compartiré mi lista de los 10 mejores superalimentos para la fase 1. Si no crees que la comida pueda usarse como medicina, tengo la sospecha de que cambiarás de opinión cuando leas acerca de estas superestrellas nutrimentales.

Todo eso te espera en la fase 1. ¿Estás listo para sumergirte en ella?

Capítulo 4

Fase 1: Reiniciar

Desyerba tu jardín interior y dale un empujón a tu metabolismo

Imagina un trozo de terreno cubierto de maleza. La tierra parece barro seco y endurecido. Las únicas plantas que crecen son especies invasivas de maleza, las cuales son correosas y resistentes, pero difícilmente son las plantas que querrías en un jardín bello y saludable.

Ahora, supongamos que quieres sembrar un jardín en ese trozo de terreno descuidado. ¿Qué es lo primero que debes hacer? Quitar la maleza y preparar la tierra, ¿cierto?

Pues bien, estos pasos son muy parecidos cuando se trata de preparar la "tierra" de tu intestino para el ecosistema saludable de microbiota intestinal que deseas plantar en él. Lo deseable es incrementar la biodiversidad general de este ecosistema interno y fomentar la presencia de una serie de comunidades microbianas sólidas que trabajen en conjunto de forma simbiótica para cuidar tu salud y ayudarte a tener un peso óptimo.

La fase 1 está diseñada precisamente para esto. Durante los primeros 30 días del programa te enfocarás en desyerbar tu jardín interior y en arar la tierra de tu intestino. Esto lo lograrás si:

- Reinicias tu ecosistema intestinal.
- Restableces buenos patrones alimenticios.
- Revolucionas tu metabolismo.

Así es como funciona.

Reiniciar tu ecosistema intestinal: arar la tierra de tu jardín interior

En las profundidades de tu intestino bajo habita un ecosistema complejo de microorganismos que constituyen un jardín de la vida. Este magnífico huerto está compuesto por billones de organismos sumamente diversos que han evolucionado para lograr una simbiosis sofisticada y sincrónica. Cuando nos ocupamos de nuestro jardín y alimentamos su flora, nuestra salud prospera. Sin embargo, si en vez de eso alimentamos mal a los bichos benéficos y los tratamos con la punta del pie, la diversidad de microbios intestinales disminuye y nuestra salud queda en riesgo. Así como un corredor de bolsa te recomienda mantener una cartera financiera diversa, mi objetivo es enseñarte a biodiversificar tu microbioma intestinal para mejorar tu salud y promover un metabolismo veloz. Al igual que en nuestras propias comunidades, la falta de diversidad provoca estancamiento y decadencia. Todos necesitamos una comunidad diversa y balanceada de microbios cuyas funciones se complementen entre sí y produzcan una sinfonía de buena salud. Cada vez hay más información que defiende la importancia de la biodiversidad para la salud, y que sostiene que su pérdida provoca varios trastornos inflamatorios, incluyendo asma, alergias, enfermedades intestinales inflamatorias, diabetes tipo 1, trastornos hepáticos, obesidad, entre otros.[1,2] A lo largo del capítulo entraré en detalles de por qué ocurre esto, cuando te explique por qué los alimentos inflamatorios en particular tienden a provocar aumento de peso y síntomas digestivos. Para revertir la disbiosis (que es el desequilibrio de comunidades microbianas que discutimos en el capítulo 2) necesitas restringir el consumo de alimentos muy inflamatorios. Esto permitirá reequilibrar el ecosistema intestinal, calmar la inflamación sistémica y balancear los niveles de insulina y azúcar en la sangre, entre otras cosas.

Recuerda que el tipo de microbiota predominante en tu intestino está influenciada por lo que comes. De hecho, en un estudio reciente publicado en la revista *Nutrition* sus autores afirman que "la dieta es el factor con mayor influencia en las comunidades microbianas intestinales en humanos saludables".[3] La dieta occidental es una maestra de la manipulación de la microbiota intestinal, así como enemiga natural de la flora benéfica.[4] "Alrededor de 75% de la comida de la dieta occidental tiene beneficios limitados o nulos para la microbiota del intestino bajo", afirma el doctor Stig Bengmark, profesor visitante emérito de la división de cirugía y ciencia intervencionista de University College London. "Casi toda la comida que la caracteriza, conformada en especial por carbohidratos refinados, se absorbe en la parte superior del tracto digestivo, y lo que llega finalmente al intestino grueso tiene valor limitado, pues contiene pocas cantidades de minerales, vitaminas y otros nutrientes necesarios para alimentar la microbiota."[5] El consumo de altas cantidades de grasas y azúcares inflamatorias tiene un impacto adverso y casi inmediato en el perfil de las comunidades microbianas intestinales.[6] Se ha demostrado que la dieta occidental promueve la disbiosis y afecta la función de barrera del intestino, con lo que permite que se filtren toxinas bacterianas al sistema circulatorio y se desate una inflamación sistémica.[7] Se ha demostrado que las dietas occidentales también disminuyen la diversidad microbiana, cosa que comparten varias enfermedades inflamatorias crónicas, como la obesidad, el síndrome metabólico, la enfermedad de Crohn, esteatosis hepática no alcohólica, entre otras.[8-10] Las dietas ricas en ácidos grasos poliinsaturados omega-6 —los cuales promueven la inflamación—, hallados en carnes rojas de animales criados convencionalmente y alimentados con maíz (que ya veremos que son especialmente altas en la dieta occidental), se vinculan con disbiosis intestinal e inflamación sistémica.[11] Asimismo, el aceite de cártamo, alto en grasas omega-6 proinflamatorias, disminuye la población de bacteroidetes, cambio microbiano que se asocia con obesidad en muchos estudios.[12] Un estudio crucial demostró que el consumo de ácidos grasos omega-3 —como aceite de pescado— en conjunto con las grasas proinflamatorias altas en omega-6 *previene* la disbiosis y el aumento de peso inducido por la dieta.[13] Estos datos (y muchos más) sustentan uno de mis argumentos centrales: toma la dieta occidental y tírala a la basura.

La buena noticia: si cambias tu dieta, cambiarás todo el terreno de tu ecosistema interno, lo cual es un paso crucial hacia la pérdida de peso y la salud espectacular.

Este enfoque tiene sólo una desventaja: "daños colaterales". Todavía no hay forma de señalar y eliminar únicamente las cepas de bichos intestinales que contribuyen al aumento de peso y a los problemas de salud. A pesar de las investigaciones que se han hecho en animales y humanos, la ciencia no ha logrado aún identificar por completo a los organismos específicos que provocan aumento de peso *consistente*. Sí, hay tendencias y patrones, y la disbiosis sin duda alguna es uno de los factores fundamentales que promueven el aumento de peso, pero como comunidad científica carecemos de la capacidad para seleccionar un filo o especie de organismo simbiótico exclusivo y atacarlo por medio de intervenciones antimicrobianas. Hay esfuerzos intensivos por seguir cartografiando el microbioma intestinal humano, pero por ahora carecemos de la capacidad de identificar qué microorganismos son responsables de la desregulación metabólica en cada individuo. Por ejemplo, el ecosistema de microbios intestinales de un individuo puede exhibir predominancia de cierta bacteria del filo firmicute, el cual se asocia con obesidad en ratones y en humanos, según algunos estudios. No obstante, las especies particulares de microbios intestinales y sus metabolitos (que son las sustancias químicas que producen) que contribuyen al aumento de peso pueden diferir de persona a persona. Aunque existe la tecnología para identificar metabolitos bacterianos —campo de estudio que se conoce como metabolómica—, aún no es lo suficientemente sofisticada como para identificar o dirigir cierto tratamiento que sólo elimine "la comunidad de bichos malos" que provocan aumento de peso.

La realidad es que algo de flora saludable morirá durante la fase 1. No hay forma de evitarlo. Tu flora está compuesta de una matriz de comunidades de organismos comensales "benéficos" y de patógenos en potencia, todos los cuales viven de lo que comes. Las investigaciones nos han demostrado que los bichos formadores de grasa tienden a prosperar cuando comes grasas inflamatorias y alimentos cargados de azúcar. Por eso en esta fase limitaremos esos alimentos. No obstante, cuando te enfrentas a un ecosistema tan complejo como tu microbioma intestinal, este tipo de cambios puede tener efectos amplios en varias poblaciones microbianas de dicho ecosistema. Como ya discutimos en el capítulo 1, el ecosistema intestinal incluye hongos y virus (que superan a las bacterias en proporción de 10 a uno), cuya contribución a la salud, por no decir a la obesidad, es desconocida. Los patrones alimenticios afectan la microbiota intestinal tanto a nivel funcional como ecológico, lo que significa que las comunidades cambian, su actividad en el cuerpo humano cambia, y las sustancias bioquímicas que producen también cambian. Recuerda, por ejemplo, que las dietas libres de gluten pueden disminuir las poblaciones de bifidobacterias —una cepa de bacteria benéfica— en tu intestino. Aun así, en la fase 1 llevarás una alimentación libre de gluten. ¿Por qué te recomendaría que durante 30 días llevaras una dieta que podría poner en riesgo parte de la flora intestinal benéfica de tu tracto digestivo? Bueno, hay varias razones.

En primer lugar, para limitar el suministro alimenticio de los microbios que gustan de los alimentos azucarados que favorecen la inflamación, lo cual ayuda a combatir la disbiosis. Entre menos disbiosis, más cepas de flora intestinal benéfica en el intestino pueden reclamar su lugar en el microbioma y hacer su labor de promover un metabolismo veloz con mayor facilidad y eficiencia.

En la fase 2 del plan alimenticio de *La biblia de la salud intestinal* te mostraré cómo ampliar estas poblaciones de flora benéfica después de haber arado la tierra. Claro que esto es sólo un ejemplo. Muchas otras cepas de bichos dañinos dependen de alimentos que también limitaremos en esta fase, por lo que observarás una mejoría, diversificación y reequilibrio generalizado de tu microbioma intestinal.

En segundo lugar, es importante disminuir la carga glicémica de los alimentos que consumes para revolucionar el metabolismo durante la fase 1. Esto tiene una amplia gama de efectos metabólicos, algunos de los cuales ya discutimos y otros de los cuales examinaremos a detalle en este capítulo.

Por ejemplo, si llevas la típica dieta occidental o la dieta estadounidense estándar, disminuir radicalmente tu ingesta de azúcar es un paso fundamental para alcanzar tu peso óptimo y tener salud de por vida. La mayoría de los estadounidenses comen lo que algunos médicos denominan "dosis farmacológicas" de azúcar, las cuales causan estragos en el cuerpo al desencadenar una cascada de efectos bioquímicos negativos que derivan en inflamación sistémica, desequilibrio en los niveles de azúcar en la sangre, resistencia a la insulina, síndrome metabólico y, en última instancia, diabetes tipo 2 y otras enfermedades crónicas. La fase 1 te ayudará a empezar a enfrentar este tipo de problemas.

Por último, cuando se trata de reequilibrar y diversificar el microbioma intestinal, sólo hay tres posibilidades.

1. **Cambiar tu forma de comer y vivir.** Ésta es la mejor estrategia conocida para reequilibrar tu microbioma intestinal, y empieza con arar la tierra de tu intestino para hacer "borrón y cuenta nueva" y poder plantar flora saludable. Éste será nuestro objetivo durante esta fase del programa.

2. **Agregar montones de complementos y alimentos prebióticos y probióticos, y esperar que inclinen la balanza a favor de los microbios benéficos.** Los probióticos son excelentes para algunos individuos, pero no para todos. Una vez que la tierra de tu intestino esté lista para ellos, pueden ser una contribución excelente a este tipo de programa. Sin embargo, comer un montón de alimentos probióticos o tomar muchos complementos no funciona igual de bien que arar la tierra y sentar las bases para la "siembra" de microorganismos benéficos.

3. **Prescribir antibióticos que maten las bacterias.** Existen medicamentos que lo hacen, pero es como la opción nuclear a los

problemas de salud del microbioma intestinal. Sólo son necesarios (o siquiera deseables) cuando no hay otras opciones disponibles, y tienen consecuencias que se deben considerar con detenimiento cuando se eligen como alternativa. Estos medicamentos aniquilan cantidades masivas de bacterias, y no se detienen a distinguir entre aliadas y enemigas. Los antibióticos de cualquier tipo (sobre todo los más poderosos) tienen consecuencias negativas a largo plazo en la salud del microbioma, y plantean inquietudes por la posibilidad de que causen obesidad, como vimos en el capítulo 2. En el caso de algunos trastornos de salud, los antibióticos son indispensables, pero siempre es conveniente probar primero otras intervenciones menos invasivas.

En lo personal, prefiero la primera opción en la mayoría de los casos. Es verdad que habrá *cierto* daño colateral, y que en el camino morirán algunos microbios buenos para la salud. Sin embargo, recuerda que estamos preparando la tierra para la flora benéfica de tu jardín. Cuando aras un terreno para prepararlo para la siembra, algunas plantas buenas quedarán enterradas en el camino, pero hay que aceptar este sacrificio con miras al bien mayor, que será el jardín que estás creando. Lo mismo pasa con el jardín interior.

Para preparar el terreno de tu intestino, nos *olvidaremos* de ciertos alimentos por completo y comeremos algunos otros en *menor* proporción porque provocan malestar gastrointestinal y en ocasiones fomentan la disbiosis si tu ecosistema interior está desequilibrado. Por otro lado, *favoreceremos* los alimentos integrales y saludables que prefieren tanto los bichos benéficos de tu intestino como tu organismo entero.

Ahora, ahondemos en lo que está permitido en la fase 1, lo que hay que reducir y lo que debes eliminar por completo. Es más fácil empezar por el final y hablar de aquello de lo que te olvidarás durante los próximos 30 días.

Fulmina alimentos que promueven la disbiosis, la inflamación, el desequilibrio de los niveles de azúcar en la sangre y la resistencia a la insulina

Durante la fase 1 omitiremos una serie de alimentos que provocan alteraciones y desequilibrios en la ecología intestinal, descontrolan los

LAS TRES "F" QUE AYUDAN AL FLORECIMIENTO DE UNA FLORA FELIZ

La mayoría de las dietas tienen un enfoque unidimensional hacia la comida, e insisten en que "comas esto y no aquello". Sin embargo, una alimentación humana saludable puede contener un espectro amplio de alimentos, y las culturas de todo el mundo han prosperado comiendo todo tipo de cosas, desde bellotas, mezquite y pescado (como los pimas), hasta leche de cabra y sangre (como los masáis), de modo que no hay fórmula mágica que dicte cómo debemos comer todos los seres humanos.

Sin embargo, *hay* unos cuantos "alimentos" a los que las culturas humanas tradicionales no tenían acceso, lo que significa que nosotros tampoco deberíamos comerlos. Se trata de las sustancias azucaradas, almidonadas y procesadas que parecen alimentos, dominan buena parte de la dieta occidental y ocupan casi todo el espacio de tu supermercado local. Así que nos olvidaremos de ellos en este programa, como verás a continuación.

Dejando de lado las sustancias dizque alimenticias obvias que desequilibran nuestro metabolismo (como Coca-Cola y galletas Oreo), hay ciertos lineamientos que te ayudarán a ti y a tu flora intestinal a florecer bajo diversas circunstancias. No son consejos tajantes del tipo "come esto y deja aquello", sino un buen parámetro sobre cómo comer para perder peso y estar sano. Por eso en este programa he decidido favorecer el enfoque alimenticio de las "tres F":

- **Favorecer.** Son los alimentos integrales y saludables que sustentarán tu jardín interior. Constituirán la mayoría de la dieta en determinadas fases.
- **Fragmentar.** Hay ciertos alimentos cuya ingesta simplemente puedes reducir, pero que no es necesario eliminar por completo. En cada fase señalaré los alimentos que debes limitar, mas no necesariamente excluir.
- **Fulminar.** Hay alimentos que querrás omitir por completo, al menos hasta que llegues a la fase 3 y te permitas un pecadillo ocasional. Incluso en esos casos, es preferible alejarse de ciertas cosas a las que llamamos "alimentos" que en realidad no lo son. De hecho, es posible que descubras que ya no quieres consumir estos productos, ni siquiera en los días en los que te permitas desviarte del programa.

Es importante señalar que las tres F cambian de fase a fase. Presta atención especial a las tablas de las páginas 342-367, en donde se detalla cada una, sobre todo si decides armar tus propios menús durante el programa.

Los menús de *La biblia de la salud intestinal* han sido diseñados según estos principios, de modo que puedes seguir el plan de comidas adecuado tal como fue diseñado para apegarte con facilidad al programa. En el capítulo 11 hablaremos de estos planes de comidas, las listas de alimentos y cómo usarlos. Por lo pronto, te adelantaré que he creado muchas recetas *exquisitas* sin faltar a los lineamientos nutrimentales que aquí preciso. Y creo que te encantarán.

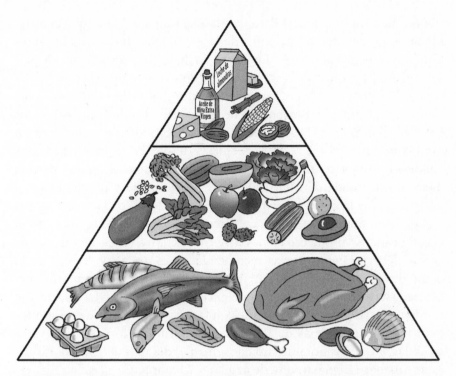

Pirámide alimenticia de la fase 1 de *La biblia de la salud intestinal*. Esta pirámide prioriza los alimentos a comer durante la fase 1, que es la fase de reinicio. Los alimentos limitados están en la cima de la pirámide (por ejemplo, alimentos con gluten y aceites). Las frutas y verduras con un contenido relativamente bajo de FODMAP (hortalizas de hoja verde, calabacines, pepino, moras) ocupan el piso intermedio de la pirámide. Los alimentos con alto contenido de proteínas –como aves, huevo y pescado– deben ser consumidos en abundancia, por lo que figuran en la base de la pirámide.

niveles de azúcar en la sangre, desencadenan respuestas inflamatorias en todo el cuerpo y causan estragos generalizados en el metabolismo, la cintura y la salud. Eliminar estos alimentos es el primer y más importante paso para arar la tierra de tu intestino y reiniciar tu metabolismo.

Encontrarás la lista completa de alimentos a eliminar en la columna Fulminar del plan alimenticio de la fase 1 que comienza en la página 344. Por ahora, observemos algunos de estos alimentos para resaltar de qué forma afectan tu salud.

Azúcar

El estadounidense promedio come 70 kilos de azúcares (endulzantes calóricos) al año. En el año 2000 los estadounidenses consumieron 30 kilos de azúcar de betabel y de caña, y 40 kilos de endulzantes de maíz.[14,15]

¡Es un montón de azúcar! Para que te des una idea de lo que eso significa, toma en cuenta que antes de la Revolución Industrial los seres humanos consumían alrededor de 20 cucharaditas de azúcar por persona al año, y en tiempos paleolíticos se consumían apenas dos cucharaditas.[16,17] Informes de la Organización Mundial de la Salud (OMS) y los Centros de Control y Prevención de Enfermedades de Estados Unidos (CDC) revelan que en la actualidad los estadounidenses consumen en promedio entre 15 y 20% de las calorías diarias en forma de azúcares añadidas, lo que representa entre 300 y 400 calorías diarias de una dieta recomendada de 2 000 calorías.[18,19] Esto es muy problemático si pensamos que la OMS recomienda que no más de 5% de las calorías que ingerimos al día provengan de azúcares añadidas.[20] Esto significa que el estadounidense promedio come entre tres y cuatro veces más azúcar de la que debería. Estas nuevas recomendaciones de la OMS vienen de la mano de investigaciones que atribuyen el incremento de la mortalidad asociada a cardiopatías al consumo excesivo de azúcar.[21] La Asociación Cardiaca Estadounidense coincide con la OMS, y recomienda que las mujeres no consuman más de 100 calorías diarias en forma de azúcares añadidas, y que los hombres no consuman al día más de 150 calorías de estas mismas (1 cucharadita de azúcar: 17 calorías).[22]

Investigadores de la División de Prevención de Cardiopatías y Apoplejías de los CDC examinaron la base de datos de la Encuesta Nacional de Salud y Nutrición, la cual contiene información de unos 11 733 individuos que, entre 1988 y 2010, consumieron 25% de las calorías totales en forma de azúcares.[23] Descubrieron que este consumo excesivo de azúcar *triplicó* el riesgo de los participantes de morir a consecuencia de una cardiopatía, en comparación con quienes consumían menos de 10% de las calorías totales en forma de azúcares.[24] Observaciones previas han vinculado la alta ingesta de azúcares con diabetes tipo 2, obesidad, hígado graso, apoplejías y otros padecimientos delicados.[25] Los investigadores de este estudio aseveran: "Nuestros hallazgos indican que la mayoría de los adultos norteamericanos consume más azúcar añadida del recomendado para una dieta saludable".

¿No te suena a "eufemismo"?

¿A qué les llamamos azúcares añadidas? Basta con que te des una vuelta por los pasillos intermedios de tu supermercado local y observes las etiquetas de los alimentos procesados; están saturados de azúcares añadidas. La siguiente lista* contiene varios ejemplos. Toma en cuenta

* Fuente: choosemyplate.gov/weight-management-calories/calories/added-sugars.html.

que estos azúcares y jarabes se les *añaden* a los alimentos y bebidas durante el procesamiento industrial. Esto no incluye azúcares naturales como las presentes en la leche y las frutas.

- Azúcar
- Azúcar blanca granulada
- Azúcar glas
- Azúcar invertido
- Azúcar mascabado
- Azúcar sin refinar
- Dextrosa
- Dextrosa anhidra
- Fructosa
- Jarabe de maíz
- Jarabe de maíz alto en fructosa
- Jarabe de malta
- Jarabe de maple
- Jarabe para panqueque
- Lactosa
- Maltosa
- Melaza
- Miel
- Néctares (como néctar de durazno o néctar de pera)
- Sacarosa
- Sólidos de jarabe de maíz

Es una lista considerablemente larga, y ni siquiera alcanza a cubrir todas las formas posibles de azúcar que encontrarás en el supermercado. No debería sorprendernos entonces que algunos médicos afirmen que consumimos dosis farmacológicas de azúcar en cantidades que alteran nuestra bioquímica corporal. Pero ¿de qué forma nos afectan?

1. **Desequilibran nuestros niveles de azúcar en la sangre.** Cuando consumimos dosis inmensas de azúcar, nuestros niveles de glucosa en la sangre se elevan. La glucosa estable en la sangre es señal de buena salud, así que ésta es razón suficiente para limitar la ingesta de azúcar.
2. **Provoca resistencia a la insulina.** Como respuesta a toda esta azúcar, el páncreas libera cantidades sustanciales de insulina para transportar el azúcar a nuestras células, en donde puede ser metabolizada y convertirse en energía, o almacenarse como grasa. Cuando el influjo de azúcar excede las necesidades metabólicas, el azúcar restante se almacena como grasa en tus nalgas, caderas, muslos, abdomen y todas esas otras partes donde no quieres tenerla. Conforme las células adiposas crecen, se vuelven resistentes a los efectos de la insulina durante largos periodos de tiempo. En consecuencia, el cuerpo requiere más insulina para mantener niveles apropiados de azúcar en la sangre y aportarles energía a las

células. Éste es un componente clave del síndrome metabólico, que a la larga puede derivar en diabetes tipo 2.

3. **Inflama el cuerpo.** El azúcar, en cantidades significativas, es inflamatoria, y la inflamación sistémica se vincula íntimamente con las enfermedades crónicas y la acumulación de grasa.

4. **Promueve la glicosilación.** Cuando la glucosa en la sangre se mantiene elevada por largos periodos de tiempo, la glucosa excedente se adhiere de forma irreversible a las proteínas del cuerpo, las cuales se aglutinan y forman productos finales de glicosilación avanzada (PGA). Estas moléculas pueden producir neuropatías y otros problemas de salud.

5. **Altera el equilibrio microbiano en el intestino.** A los microbios dañinos, como clostridium, enterococos y otras especies que habitan en el intestino, *les encanta* el azúcar.[26] Además, las grasas inflamatorias, que son altas en la dieta occidental, son cómplices del azúcar y provocan todavía más alteraciones en el equilibrio microbiano intestinal.[27] Cuando consumes estos alimentos en exceso, las bacterias dañinas prosperan, lo cual puede provocar disbiosis intestinal y todos los problemas que ésta conlleva.

Por desgracia, las malas noticias sobre el azúcar no terminan aquí. Otro estudio reciente descubrió que comer grandes cantidades de fructosa no tarda en provocar endotoxemia derivada del intestino y daño hepático, aun si no hay aumento de peso.[28] Esto es muy interesante para esta discusión por diversos motivos. Para entender por qué, necesitas conocer algunos detalles sobre la fructosa.

La fructosa es un tipo de azúcar que solía hallarse sobre todo en la fruta. Es un monosacárido —un azúcar simple—, y algunas personas son intolerantes a ella, incluso cuando proviene de la fruta, como veremos cuando discutamos el grupo de alimentos FODMAP, que son altamente fermentables.* Sin embargo, para la mayoría de las personas la fruta es una forma segura de consumir esta azúcar. La fruta no tiene la culpa. De hecho, hay muchos estudios que demuestran que una dieta rica en frutas y plantas previene muchas enfermedades crónicas y tipos

---

* Por este motivo, limitaremos los tipos de fruta en la fase 1. No es porque no sean saludables, sino porque son altas en FODMAP, lo que las bacterias intestinales fermentan en exceso y provoca síntomas digestivos incómodos y hasta desequilibrios en la composición y biodiversidad del microbioma intestinal. En la sección de FODMAP de la página 104 encontrarás todos los detalles al respecto.

de cáncer. La fruta entera también tiene mucha fibra, la cual hace más lenta la liberación de monosacáridos al torrente sanguíneo y evita la expulsión masiva de insulina desencadenada por otras formas de azúcar añadida. En la actualidad observamos epidemias de esteatosis hepática no alcohólica y obesidad en todo el mundo, y la principal causa es el consumo excesivo de azúcares refinadas (no de fruta).[29] Por lo tanto, ¿quién es el villano en esta tragedia del azúcar, el aumento de peso y las consecuencias prolongadas que conlleva esto último? Sale a escena el dragón: el jarabe de maíz alto en fructosa (JMAF).

JMAF: No puede ser peor que el azúcar de mesa, ¿o sí?

Durante décadas ha habido una controversia encarnizada en torno al jarabe de maíz alto en fructosa.* Por un lado está la Asociación Nacional de Productores de Maíz, la cual afirma que el JMAF no es peor que el azúcar de mesa. En el extremo opuesto están los médicos y científicos a quienes les inquieta que esta superazúcar pueda tener un impacto más negativo en la salud humana que el azúcar de mesa.

Cada vez hay más evidencias que confirman que tenemos buenas razones para preocuparnos por el JMAF. El consumo de fructosa se ha incrementado en las últimas décadas, sobre todo debido a un mayor consumo de bebidas endulzadas y alimentos procesados con fructosa añadida.[30] De hecho, de 1980 a 2000 el consumo de azúcar de caña se estabilizó, mientras que el consumo de endulzantes a base de maíz aumentó más de 50% en el mismo periodo.[31,32] La ingesta de JMAF se ha asociado con patologías como esteatosis hepática no alcohólica.[33,34] De hecho, un estudio reciente ha demostrado que individuos con esteatosis hepática no alcohólica a quienes se les dieron dietas bajas en fructosa y en JMAF exhibieron mejorías en la función hepática, mejor equilibrio en la bioquímica hepática y mejores marcadores cardiometabólicos.[35]

Un metaanálisis de 3 102 artículos vinculó la ingesta de JMAF con características del síndrome metabólico: niveles altos de azúcar en reposo, hipertensión arterial y perfiles de lípidos cardiovasculares anormales.[36]

* El jarabe de maíz por sí solo puede usarse para mejorar la apariencia de los alimentos, pero por lo regular se combina con azúcar refinada de mesa porque no es muy dulce, dado que está compuesto mayoritariamente de glucosa. Añadirle fructosa "libre" al jarabe de maíz le da un sabor increíblemente dulce, por lo que deja de ser indispensable agregarle azúcar de mesa.

Estos y otros estudios sobre el impacto de la fructosa en la salud hepática son una pequeña parte del corpus cada vez mayor de investigaciones que sugiere que el JMAF, como el azúcar de mesa, es dañino para la salud y las medidas del abdomen. Pero ¿por qué?

Como su nombre sugiere, el JMAF es un jarabe de maíz modificado a nivel químico para que sea especialmente alto en fructosa *libre* y monosacáridos de glucosa, los cuales se absorben con facilidad y pasan de inmediato al torrente sanguíneo. La fructosa libre es la que le da al JMAF su sabor superdulce y les permite a los químicos en alimentos usar cantidades mucho menores del mismo que de azúcar para alcanzar el mismo grado de dulzura. Es una forma económica de hacer la comida industrializada más dulce y de aumentar las ganancias, por no mencionar las tallas de cintura y los niveles de azúcar en la sangre de los consumidores.

Es esta intensa dulzura por una fracción del costo lo que ha permitido que el JMAF se convierta en un aditivo popular en los productos procesados dizque alimenticios en todo el mundo. Desde 1975 se ha abierto paso hacia todo tipo de productos, desde refrescos, pan, cereales de desayuno, frijoles enlatados, condimentos y "yogur", hasta algunos encurtidos comerciales, lo que potencialmente disminuye el efecto probiótico benéfico de estos últimos (no olvides que algunos patógenos intestinales se alimentan de azúcar). El resultado: la mayoría de los estadounidenses están llevando una dieta alta en fructosa. ¿Será ésta una de las razones por las cuales nuestros abdómenes han crecido sin control desde los años setenta a pesar de que nuestra ingesta calórica promedio ha disminuido?

Aunque hay un debate permanente y muchos señalamientos de culpabilidad entre el azúcar de mesa y el JMAF, la verdad es que ambos son capaces de provocar una tormenta metabólica de inflamación y obesidad cuando se consumen en exceso. Estudios que analizan ambas sustancias a la par muestran que ambas son nocivas para el cuerpo y su consumo debe ser limitado.[37] Las bebidas endulzadas con azúcar son problemáticas dado que son la fuente de muchos de nuestros males y representan una gran proporción de las calorías que consumen los jóvenes en la actualidad; en consecuencia, entre más jóvenes las consumen, más problemas de salud desarrollan.[38] Un estudio reportó que cerca de 94% de los niños entre tres y cinco años consumen productos de leche endulzados, 88% consumen bebidas a base de frutas, 63% consumen refrescos y 56% consumen bebidas deportivas y tés endulzados.[39]

¿QUÉ HAY DE LOS REFRESCOS DE DIETA?

Lo primero que suelen preguntarme los pacientes cuando les comparto mi postura hacia el azúcar es: "¿Qué hay de los refrescos de dieta y los endulzantes artificiales? Está bien consumirlos, ¿verdad?" En pocas palabras, ¡no!

Cada vez hay más evidencias en contra de los endulzantes artificiales en general y de los refrescos de dieta en particular. Por ejemplo, un estudio reciente de la Johns Hopkins Bloomberg School of Public Health ha demostrado que la gente con sobrepeso que consume refrescos de dieta tiende a consumir *más* calorías totales (cerca de 194 calorías adicionales al día).[40] Esta investigación confirmó lo observado por científicos del Departamento de Ciencias Nutricionales de la Universidad de Toronto, quienes estudiaron a 3 682 participantes con sobrepeso en un estudio reciente publicado en la revista *Obesity*.[41]

¿Cómo es esto posible? Bueno, la gente que cambia sus bebidas por refrescos de dieta parece comer más para compensar el déficit calórico, como si su punto de regulación del peso corporal aumentara. ¿Por qué? Una posible razón es que los refrescos de dieta pueden desencadenar el aumento de apetito. Parece que la carbonatación y el aspartame unen fuerzas y desencadenan poderosas señales desde los centros de recompensa del cerebro. Este aumento de actividad en las regiones de recompensa puede desencadenar reacciones de mayor apetito, como ya discutimos que ocurre con el azúcar.[42] Investigaciones realizadas en Salerno, Italia, muestran que la presencia de carbonatación por sí sola disminuye el procesamiento neuronal de la percepción de dulzura, lo cual incita al consumo de más azúcar.[43] La carbonatación y sus efectos adversos en los reflejos hormonales digestivos, junto con las señales del gusto en el cerebro y el intestino que se activan con el aspartame, pueden ser responsables del aumento en el consumo de calorías asociado con los refrescos de dieta.

Por si fuera poco, el aspartame, otros endulzantes y los refrescos de dieta han sido motivo de suspicacia desde su creación, incluyendo la posibilidad de que sean carcinógenos.[44] Un estudio con implicaciones profundas que se publicó hace poco en la revista *Nature* ligó el uso de edulcorantes artificiales sin calorías, como sacarina, sacarosa y aspartame, con el desarrollo de diabetes, que es precisamente el trastorno que pretendían combatir. Por lo tanto, su uso como sustancia para "controlar el peso" ahora se examina con detenimiento e inquietud. Curiosamente, estos científicos vincularon la principal causa por la cual estos edulcorantes desequilibran los niveles de azúcar en la sangre con alteraciones en el microbioma intestinal. Incluso pudieron provocarles intolerancia a la glucosa a ratones libres de gérmenes y saludables a través de trasplantes fecales, y luego les normalizaron los niveles de azúcar en la sangre por medio de antibióticos.[45] De hecho, hay evidencias que sugieren que el aspartame altera la estabilidad del microbioma intestinal, lo cual sería una razón más para tener cuidado en su consumo.[46]

> La glucosa, por otra parte, reduce el hambre posprandial y aumenta las señales de saciedad al inducir hormonas intestinales que te hacen sentir satisfecho y disminuir la producción de ghrelina, la hormona que estimula el apetito.[47] Mi sugerencia: aléjate de los edulcorantes artificiales. No son buenos para ti y no los encontrarás en ninguna parte de este programa.

Recuerda que la dosis determina el daño del veneno. Tratándose de cualquier veneno, entre menor sea la dosis, ¡mejor!

¿Cómo influye toda esta azúcar en el microbioma intestinal y la salud gástrica? La respuesta no es agradable. En el capítulo 2 hablamos de la endotoxemia, que es el proceso por medio del cual las toxinas bacterianas provenientes del intestino se abren paso hacia el torrente sanguíneo. Algunos bichos intestinales producen lipopolisacáridos (LPS), componente fundamental de sus paredes celulares que no es muy saludable para nosotros. Como verás, el sistema inmune es sumamente sensible a los LPS. No sabemos bien por qué, pero lo que sí sabemos es que, cuando percibe su presencia, desencadena una reacción inflamatoria masiva.

El consumo excesivo de fructosa en primates se ha ligado con endotoxemia derivada del intestino. Los LPS liberados por bichos intestinales durante este proceso se absorben a la larga en el hígado, con lo que lastiman los tejidos hepáticos y provocan acumulación de grasa,[48] la cual puede ser el vínculo causal entre consumo de JMAF y esteatosis hepática no alcohólica. Es el mismo mecanismo que discutimos en el capítulo 2, en donde aprendimos que cuando a animales de laboratorio se les alimenta con la dieta occidental, éstos presentan endotoxemia derivada del intestino, diabetes tipo 2 y enfermedades metabólicas inflamatorias.[49]

Ya sea que culpemos al JMAF o al azúcar de mesa, la realidad es que *ambas* sustancias se consumen en exceso en forma de carbohidratos refinados y comida chatarra, lo que ha provocado en parte la epidemia actual de diabetes y obesidad. Se ha demostrado que el JMAF y el azúcar de mesa desencadenan hiperinsulinismo, mayor acumulación de grasa, exceso de grasa abdominal, obesidad y enfermedades relacionadas con la obesidad. Tanto el JMAF como el azúcar de mesa aumentan el apetito, mientras que la glucosa libre lo disminuye.[50] Estas azúcares también influyen en los centros de recompensa y placer del cerebro a provocar la liberación de dopamina, lo que sugiere que pueden ser adictivas.[51,52]

Qué buen negocio para la industria de la comida rápida. Nos retacan de refrescos extragrandes, cargados de azúcar de mesa o de JMAF. Eso nos hace sentir más hambrientos, por lo que consumimos más comida chatarra alta en grasas y llena de JMAF, y sin saberlo nos hacemos adictos. Todo esto demuestra que la interrelación entre lo que comes, los desequilibrios en el microbioma intestinal provocados por tu dieta y la inflamación sistémica resultante (la cual provoca aumento de peso) son una serie compleja de pedazos de un rompecabezas confuso que debe resolverse para perder peso y enfrentar la epidemia de obesidad en nuestra sociedad.

Si te interesa aprender más sobre el consumo excesivo de azúcar, te recomiendo leer *Fat Chance*, del doctor Robert Lustig, uno de los principales expertos en los problemas provocados por la fructosa, y *Salt Sugar Fat*, de Michael Moss, periodista que ha expuesto por qué la industria alimentaria vierte cantidades obscenas de azúcar, sal y grasa a casi todo comestible que produce. En resumen: consumimos demasiada azúcar, y necesitamos romper con ese hábito para reiniciar nuestro microbioma intestinal, acelerar nuestro metabolismo, perder peso y volvernos saludables. No encontrarás mucha azúcar en este programa, y sobre todo en la fase 1 su consumo estará muy limitado.

Carbohidratos con almidón

El azúcar no es el único demonio alimenticio en nuestra vida. En segundo lugar lo sigue de cerca su primo segundo: los carbohidratos amiláceos refinados. Esto incluye panes, pasteles, pasta, cereales y galletas hechos de harinas refinadas sin fibra ni nutrientes; papas blancas (¿no te vienen a la mente unas papas a la francesa?); arroz blanco, y casi cualquier otro alimento procesado que encuentres en los pasillos intermedios del supermercado. Estos alimentos son azúcar disfrazada. Tu cuerpo apenas si reconoce la diferencia, pues se convierten casi de inmediato en azúcar cuando los consumes y desencadenan las mismas reacciones bioquímicas y microbianas.

Es por esto que, en especial en la fase 1, te pido que mantengas tu ingesta total de carbohidratos por los suelos: no más de 50 gramos al día. Sin embargo, no será necesario *contar* los carbohidratos ni las calorías (como se acostumbra en otros programas de pérdida de peso); no será necesario siempre y cuando sigas las tablas de alimentos y los planes de comida del capítulo 11. Lo que sí es indispensable es que estés consciente de por qué te pido que hagas este cambio.

Entre 50 y 60% de la dieta estadounidense estándar consiste de carbohidratos. Y no estoy hablando de los que provienen de las verduras, amigo. Me refiero a papas fritas y refrescos, a carbohidratos con almidón y azúcares. Se ha demostrado que las dietas bajas en carbohidratos ayudan a reequilibrar las hormonas (en particular la insulina), disminuyen la inflamación y matan de hambre los bichos disbióticos del intestino; todo esto es muy bueno cuando se trata de deshacerse del peso sobrante no deseado. Por el lado negativo, las dietas bajas en carbohidratos tradicionales también "matan de hambre" de forma no selectiva a los microbios intestinales benéficos, incluyendo las bifidobacterias quemagrasas. Esto provoca el daño colateral del que ya hablamos aquí. Como verás, *La biblia de la salud intestinal* mantiene bajo el conteo de carbohidratos durante la fase 1, al tiempo que incrementa la biodiversidad del microbioma intestinal y reduce al mínimo el daño colateral a los bichos benéficos.[53]

Otros planes bajos en carbohidratos llevan tu organismo a un estado conocido como cetosis, en el cual tu cuerpo empieza a usar cetonas (o cuerpos cetónicos) como principal fuente de combustible. Lo menciono porque a algunas personas les preocupa que entrar en estado de cetosis sea peligroso, pero es justo lo contrario. Las investigaciones han demostrado que las dietas cetogénicas son un método muy eficaz de impulsar la pérdida de peso y es segura para individuos sanos si se realiza entre seis y 12 meses (y quizá hasta más, pero no es segura para personas con problemas renales preexistentes).[54] Los mecanismos que desencadenan la disminución de peso en las dietas cetogénicas siguen siendo debatidos por los científicos, pero pueden incluir los siguientes:[55,56]

- La hipótesis original del doctor Robert Atkins sugería que la pérdida de peso era inducida al perder energía a través de la excreción de cuerpos cetónicos, los cuales suprimen el apetito. Investigaciones científicas más recientes apoyan el principio de que la proteína aumenta la saciedad y disminuye el apetito, lo que implica que en general se come menos.[57,58]
- Entre más proteína comas, la producción de energía se concentra en la oxidación de proteínas, la cual es ineficiente. Es "más costoso" para el cuerpo quemar proteínas que azúcares o grasas para obtener energía. Esto implica que se queman más calorías mientras se metabolizan los alimentos.

- Las dietas cetogénicas parecen tener impacto en la leptina y la ghrelina, que son las hormonas que controlan el apetito.[59]
- La producción de grasa (lipogénesis) disminuye, mientras que se incrementa la quema de grasas (lipólisis) y mejora la eficiencia general de la maquinaria quemagrasas del cuerpo.[60]
- Para obtener la glucosa que necesita, el cuerpo activa la gluconeogénesis (lo que significa que crea glucosa a partir de las proteínas que consumes). Esto tiene un "costo metabólico" mayor que comer azúcar o carbohidratos directos, lo que implica que el cuerpo quema más calorías (incluso en reposo) al entrar en cetosis.[61,62]

Asimismo, las dietas bajas en carbohidratos pueden mejorar la resistencia a la insulina y los niveles de glucosa en la sangre, disminuir la hemoglobina A1c y mejorar la absorción de glucosa en individuos con sobrepeso o que padecen diabetes tipo 2.

Incluso hay evidencias que sugieren que las dietas cetogénicas pueden disminuir la cantidad de partículas pequeñas de LDL (uno de los tipos más peligrosos de colesterol), bajar los triglicéridos y aumentar el HDL (el colesterol "bueno"), todo lo cual es maravilloso para la salud cardiovascular.[63]

Aunque algunas personas experimentan un periodo inicial de fatiga y aletargamiento (que suele durar entre unos cuantos días y una semana), en última instancia estas dietas ayudan a mejorar el deterioro cognitivo, el estado de ánimo y los niveles de energía en personas con sobrepeso.[64,65] Además, cada vez hay más evidencias de que las dietas cetogénicas tienen valor terapéutico en el caso de trastornos convulsivos no controlados y quizá también en caso de tumores cerebrales.[66,67]

A la larga, estas dietas cetogénicas genéricas y superbajas en carbohidratos conllevan ciertos problemas, como ya discutimos en el capítulo 3. Tienden a aumentar el punto de regulación del peso corporal y a llevarte al rebote si las haces durante demasiado tiempo. No obstante, el programa de La biblia de la salud intestinal está diseñado para que no pases más de 30 días en estado cetónico. La gran mayoría de la gente no tiene problema alguno de estar en estado de cetosis durante esa cantidad de tiempo o hasta más, y las investigaciones indican claramente que entrar en cetosis durante esta cantidad de tiempo ayuda a perder peso y puede tener otros beneficios, como efectos anticancerígenos y neuroprotectores, así como mejor desempeño deportivo.[68] Además, no se ha demostrado que las dietas cetogénicas promuevan la osteoporosis ni la disfunción hepática, que es una preocupación que tiene mucha gente cuando habla de este tipo de dietas.[69]

Una única advertencia: si tienes problemas renales, la fase 1 como está descrita en este libro no es para ti. Te recomiendo buscar un médico de tu comunidad que esté familiarizado con los conceptos aquí contenidos para que te ayude a adaptar la dieta a tus necesidades.

Por lo demás, comer pocos carbohidratos durante el primer mes del programa te ayudará a reiniciar tu metabolismo y a reequilibrar tus niveles de azúcar en la sangre y tu microbioma intestinal. Es seguro y saludable, y hay muchos alimentos deliciosos que son bajos en carbohidratos (consulta las recetas al final del libro si no me crees). Así que saca el azúcar y los almidones de tu dieta, y observa cómo te sientes.

Más adelante, cuando lleguemos a la fase 2, reintegraremos de manera selectiva algunos alimentos y aumentaremos de forma estratégica y gradual tu consumo de carbohidratos. Dicho de otro modo, no tienes que quedarte en la parte baja en carbohidratos para siempre, sólo lo suficiente para que tu cuerpo se reinicie con el poder curativo de los alimentos reales.

Grasas inflamatorias

Durante mucho tiempo las grasas han sido un tema agravante en la nutrición. Por décadas se nos enseñó erróneamente que las grasas eran el mal encarnado, y que las dietas bajas en grasas eran el santo grial de la pérdida de peso y el bienestar. Con el paso del tiempo, esta postura "baja en grasas" ha sido examinada con detenimiento, y los mitos en torno a la grasa que la mayoría creíamos han sido disipados por las investigaciones científicas. Por ejemplo, una prueba clínica aleatorizada reciente observó que una dieta moderada en grasas era parte efectiva de un plan de pérdida de peso y se asociaba con reducción de factores de riesgo relacionados con lípidos y niveles de insulina en ayunas.[70] En un metaanálisis publicado en 2010, un grupo de científicos revisó datos provenientes de 21 estudios que incluyeron a cerca de 348 000 participantes y llegó a la conclusión de que "no hay evidencia significativa para concluir que las grasas saturadas alimenticias se asocien con mayor riesgo" de cardiopatías coronarias o enfermedades cardiovasculares.[71]

Ya quedó claro: los mitos sobre la grasa simplemente no se sustentan en evidencias científicas. La grasa no es inherentemente mala. De hecho, es necesaria para la supervivencia humana. Podríamos vivir sin carbohidratos; no seríamos felices, pero estaríamos vivos. Sin embargo, una dieta sin grasas nos mataría. Las necesitamos para mantener la salud de nuestras membranas celulares y para tener un buen sistema nervioso. De hecho, el cerebro es 65% grasa. Las complicaciones de la deficiencia de ácidos grasos son legión.[72] ¿Por qué alguien se privaría de algo tan esencial?

La respuesta más sencilla es que no deberíamos hacerlo. Pero eso no significa que debamos salir al mundo y devorar grasas sin control. La verdad sobre las grasas es bastante complicada, y los científicos no las conocemos aún tanto como quisiéramos pensar. ¿Cuál es la ingesta óptima de grasas para el cuerpo humano? ¿Cuáles son los límites superiores que podemos conseguir sin dejar de estar sanos? ¿A qué *tipos* de grasa debemos darles prioridad? ¿Cuáles debemos evitar? Aquí es donde las aguas se enturbian. No obstante, hay unas cuantas cosas sobre las cuales sí tenemos algo de certeza.

La grasa viene básicamente en dos presentaciones: inflamatoria y antiinflamatoria. Es probable que hayas oído bastante ya sobre los omega-3, omega-6, omega-9, etcétera. Estas distinciones son lo suficientemente importantes como para que las exploremos un poco. Los números representan el átomo de carbono en el cual se forma el doble lazo. Los ácidos grasos omega-3, como el ácido alfa-linolénico (ALA), el ácido eicosapentaenoico (EPA) y el ácido docosahexaenoico (DHA), son fundamentales para la salud humana. Los omega-6 son, en su mayoría (aunque no todos), grasas inflamatorias, las cuales abundan en exceso en la dieta occidental, como ya veremos más adelante. Los omega-9 son antiinflamatorios por naturaleza, pero son poco comunes. Se encuentran en alimentos como el aguacate, el calamar, las aceitunas y los aceites de semilla de girasol, almendra, entre otros.

Algunos cuantos alimentos contienen sólo un tipo de grasa: el pescado, alto en omega-3, es un buen ejemplo de esto. En otros casos, la historia es más retorcida. Algunos omega-6, como los que se encuentran en el aceite de borraja, el aceite de semilla de grosella y el aceite de onagra, son grasas antiinflamatorias saludables.[73] Otros, como el aceite de maíz, son grasas inflamatorias poco saludables. ¿Deberías evitar *todos* los alimentos que contengan omega-6? No necesariamente. Lo que deseas es encontrar un buen equilibrio entre grasas inflamatorias y grasas antiinflamatorias. No puedes seguir consumiendo alimentos y eliminar *todas* las grasas inflamatorias; simplemente es imposible. Lo importante es la proporción entre ambas, y esta proporción está muy desequilibrada en la dieta occidental moderna.

La proporción ideal entre grasas inflamatorias y antiinflamatorias es un equilibrio perfecto uno a uno. En la actualidad llevamos dietas con una proporción que va de 20:1 a 50:1, a favor de las grasas inflamatorias.[74] Imagino que ya sabes por qué eso es un problema.

¿De dónde salieron todas estas grasas inflamatorias? Del aceite hidrogenado, del aceite de soya, del aceite de semilla de algodón, del aceite de maíz, del aceite "vegetal" (que es una combinación de los anteriores) y de otras grasas inflamatorias que han sido vertidas sobre los alimentos procesados que consumimos. Estas grasas de mala calidad activan la inflamación sistémica y te hacen acumular grasa y preparar tu organismo para todas las enfermedades crónicas que te puedas imaginar. Recuerda los múltiples experimentos hechos en humanos y en ratones que revisamos en el capítulo 2 y que mostraban que una dieta occidental alta en grasas inflamatorias inclinaba la balanza del microbioma intestinal hacia una menor diversidad y una mala salud del ecosistema. En este programa limitaremos de forma sustancial estas grasas inflamatorias, y por una buena razón. Son malas para tu ecología interna y tu salud en general.

Al final del día, la *cantidad* de grasa que consumimos no es lo que nos mete en problemas (me incluyo, pues no olvides que yo llegué a pesar casi 140 kilos cuando era adolescente), sino que son los alimentos inflamatorios con alto índice glicémico los que causan estragos en la química sanguínea y el microbioma intestinal.

Come menos FODMAP

Es probable que el tipo de alimentos sobre los que más discutamos en la fase 1 sean los FODMAP. Por si lo has olvidado, FODMAP es el acrónimo de oligosacáridos, disacáridos, monosacáridos y polioles fermentables. Disminuir tu ingesta de estos alimentos es fundamental para el éxito de este programa.

Sacárido es un sinónimo de azúcar, por lo que los oligosacáridos, disacáridos y monosacáridos son formas distintas de azúcar. Son carbohidratos de cadena corta; los monosacáridos tienen una molécula de azúcar, los disacáridos tienen dos, y así sucesivamente. Los polioles son alcoholes de azúcar; es decir, una molécula de azúcar con una molécula

¿QUÉ HAY DE LAS GRASAS DE ORIGEN ANIMAL?

Las investigaciones en torno a las grasas animales van a paso de tortuga. Por un lado, se ha demostrado que las dietas altas en carne roja de crianza convencional contribuyen al aumento de peso y al desarrollo de enfermedades cardiovasculares y algunos cánceres. Ahora sabemos que eso se debe probablemente a los altos niveles de grasas inflamatorias que contienen estas carnes, además de que la carne roja de crianza convencional contiene antibióticos en cantidades suficientes como para alterar el microbioma intestinal y contribuir a la obesidad. Estudios realizados en ratones demuestran que cuando se les dan antibióticos en cantidades equivalentes a las que encontramos en la carne de consumo humano, los ratones engordan. ¿Podría ser ésta una de las razones por las cuales enfrentamos una epidemia de obesidad? Necesitamos que se sigan haciendo investigaciones al respecto.

Por otro lado, los animales de pastoreo alimentados con pasto y criados en espacios abiertos han ido entrando con fuerza al mercado, y hay evidencias que sugieren que su carne tiene niveles mayores de grasas antiinflamatorias saludables en comparación con sus contrapartes de crianza convencional. Por desgracia, no se han hecho investigaciones para demostrar si el cambio de carne convencional a carne de pastoreo tiene un impacto a largo plazo en el peso, el microbioma intestinal o la salud.

Con base en las evidencias existentes, he decidido mantener el consumo de carne roja al mínimo en este programa, y me he concentrado en fuentes de proteína magra que sabemos que sustentan el peso óptimo y la salud, incluyendo mariscos, carne blanca de pollo (sin piel) y proteínas de origen vegetal (como tofu).

Si vas a comer carne roja, que sea de animales de pastoreo, pues es probable que tenga mayores niveles de grasas saludables, además de que se les suele criar sin antibióticos.

de alcohol adherida a ella. Los alcoholes de azúcar se encuentran de forma natural en algunos alimentos, pero el lugar donde suelen aparecer con más frecuencia es en ciertos edulcorantes artificiales como el xilitol, el manitol y el sorbitol.

Estos alimentos son altamente fermentables, y no se absorben bien en el intestino delgado; esto significa que pasan del estómago al intestino grueso y llegan al delgado casi sin haber sido digeridos ni absorbidos. El grado al cual se digieren depende de cada persona. Por ejemplo, hay quienes no producen suficiente lactasa, que es la enzima necesaria para descomponer la lactosa (un disacárido) de los productos lácteos. Otras personas tienen dificultad para transportar la fructosa (un oligosacárido), lo que provoca mala absorción de la misma y un festín para los bichos intestinales. Los fructanos y los galacto-oligosacáridos son polímeros de azúcares (de fructosa y galactosa, respectivamente) que requieren enzimas bacterianas para ser digeridos, por lo que suelen procesarse en el intestino grueso, siempre y cuando no padezcas una sobrepoblación bacteriana en el intestino delgado (o SPB, de la cual hablaremos más adelante). Dado que estos alimentos altamente fermentables llegan no digeridos o parcialmente digeridos al intestino grueso, pueden causar diversos problemas.

Para empezar, la microbiota intestinal *adora* comer FODMAP; son como comida rápida para la flora. Se atascan de ellos, los fermentan y producen gases como hidrógeno, dióxido de carbono y metano. El gas por sí solo es bastante molesto, pero el consumo de FODMAP puede derivar en problemas más graves. Tu cuerpo intenta diluir de forma natural las dosis pequeñas y concentradas de moléculas de carbohidrato sin digerir al acarrear agua al tracto digestivo. Esto puede provocar síntomas bastante incómodos, incluyendo gas, distensión, dolor, diarrea, entre otros.

¿Y LA FIBRA?

No hay duda alguna: la fibra es uno de los alimentos más importantes que necesitamos para mantener nuestra salud y peso óptimos. Nos hace sentirnos satisfechos, y es un alimento excelente para la flora, pues ayuda a la formación de heces y "limpia" los intestinos. La mayoría de las organizaciones de la salud recomiendan consumir al menos entre 25 y 35 gramos de fibra al día. Por desgracia, los norteamericanos no le llegamos ni a los talones a esa cifra; la ingesta promedio es de apenas 15 gramos al día, y sólo 5% de la población consume la dosis diaria recomendada.[75]

No obstante, te recomiendo que limites tu ingesta de fibra durante la fase 1. Ya la incrementaremos en la fase 2, y la combinaremos con alimentos prebióticos (los alimentos que alimentan de manera selectiva la flora benéfica) para diversificar tu jardín interior una vez que hayas arado la tierra y ésta esté lista para recibir las semillas de un microbioma intestinal saludable.

Las cosas se complican si padeces un trastorno llamado sobrepoblación bacteriana en el intestino delgado (SPB), la cual se presenta cuando las comunidades microbianas del intestino delgado se reproducen sin control y albergan una mezcla de bichos intestinales similar a la que habita en el colon. Esto puede ocurrir por varias razones, como cuando la válvula que separa el colon del intestino delgado no cierra adecuadamente,[76] o si los bichos intestinales no están saliendo del intestino delgado por falta de movimiento del órgano, falta de ácido gástrico o de enzimas pancreáticas, o muchas otras razones.

Te imaginarás por qué esto causa problemas. Cuando tienes SPB y comes muchos FODMAP, los microbios intestinales que están ahora en tu intestino delgado se regocijan con estos carbohidratos y provocan más molestias gástricas en forma de gas e inflamación.

En mi experiencia —¿recuerdas el caso de Ted que relaté en el capítulo 1?—, hay una íntima relación entre disbiosis intestinal (que incluye SPB, pero no se limita a ella), problemas de peso, síntomas gástricos y padecimientos crónicos como síndrome de intestino irritable (SII). También he notado que la obesidad parece predisponer a la gente con estos trastornos a peores prognosis.[77] He tratado a muchos pacientes con SPB por medio de una revolucionaria dieta baja en FODMAP, la cual mejora sus síntomas.[78] En pacientes con SPB que también tienen sobrepeso u obesidad, la pérdida de peso ha sido una consecuencia positiva de esta dieta. Mi experiencia personal va de la mano con las investigaciones existentes al respecto.

La ciencia ha demostrado que hay un vínculo entre SPB y obesidad.[79-82] Un estudio reciente descubrió que 41% de los pacientes obesos padecían SPB.[83] Un estudio previo, de 2008, reveló que la prevalencia de SPB es mayor en pacientes obesos que en la población normal, y concluye que "en pacientes con obesidad mórbida, la prevalencia de sobrepoblación bacteriana es mayor que en sujetos saludables, y se asocia con esteatosis hepática severa".[84-86] De hecho, durante ya una década se ha aceptado que los síntomas gástricos como gas, distensión y flatulencia son más prevalentes e intensos en personas con sobrepeso.[87-89]

Otro estudio encontró una asociación positiva entre índice de masa corporal (IMC), dolor abdominal y diarrea.[90] Y se ha demostrado que factores que influyen directamente en el microbioma intestinal (como la alimentación, la actividad física y el peso corporal) influyen también en la propensión a padecer síntomas digestivos. Estas observaciones fueron corroboradas más tarde en un estudio realizado en niños, en donde el ejercicio, la dieta y la pérdida de peso ayudaron a revertir síntomas de SII entre quienes tenían sobrepeso.[91] En conjunto, estos reportes confirman una mayor prevalencia y gravedad de los síntomas funcionales digestivos en individuos con sobrepeso. Además, vinculan la mayor prevalencia de SPB observada en individuos con sobrepeso con anormalidades en el tránsito dentro del intestino delgado. Curiosamente, se ha descubierto que el tránsito intestinal se acelera en personas con sobrepeso, lo que significa que los carbohidratos llegan más rápido al torrente sanguíneo y le dan poco tiempo al cuerpo para enviar señales de saciedad del intestino al cerebro que indican que se debe dejar de comer. Esto ha inspirado al doctor Anthony Kalloo de Johns Hopkins a aplicar inyecciones intragástricas de Botox a personas con sobrepeso para frenar al estómago apresurado.[92]

También hay estudios que ilustran la complejidad de la relación entre la SPB y la diabetes tipo 2. No olvides que los desequilibrios del microbioma intestinal pueden contribuir al desarrollo de diabetes tipo 2, y viceversa. Por ejemplo, la neuropatía diabética puede tener un impacto negativo en los nervios del intestino delgado que controlan el tiempo de tránsito de todo el intestino, que es el tiempo que le toma a la comida pasar por todo el tracto digestivo (también conocido como "ritmo gástrico" u "oleada de depuración", lo cual discutiremos a detalle en el capítulo 10).[93]

¿Eso significa que si tienes sobrepeso es seguro que tengas SPB o un trastorno motor del intestino? No necesariamente. Sin embargo, si sufres de flatulencias y distensión después de comer —sobre todo si son alimentos con mucho almidón o azúcar—, no es difícil que padezcas este trastorno. Aun si no sufres estas molestias, si tienes sobrepeso es probable que tu microbioma intestinal esté desequilibrado.

En cualquier caso, disminuir tu ingesta de FODMAP ayuda a calmar los síntomas.[94] Si limitas estos carbohidratos de cadena corta altamente fermentables que a tus bichos intestinales les fascinan, limitarás de forma sustancial el suministro de comida de estos bichos desubicados y disminuirás la infestación en el intestino delgado, lo que dejará tu jardín interior recién arado y listo para ser sembrado y fertilizado en la fase 2.

Es importante comprender que no todos los FODMAP son inherentemente dañinos para nosotros. De hecho, algunos de ellos —como los espárragos y las alcachofas— son superalimentos en el contexto adecuado, pues alimentan de forma selectiva las bacterias benéficas que activan nuestro metabolismo. Sin embargo, si padeces sobrepeso o SPB —o las dos cosas—, necesitas *disminuir* de inicio la ingesta de estos alimentos durante un periodo breve, con lo cual mejorarán tus síntomas digestivos.

Para que este programa sea efectivo, necesitas *disminuir*, mas no *eliminar*, los FODMAP. Se ha demostrado que comer siempre una cantidad limitada de FODMAP benéficos para el microbioma intestinal mejora la biodiversidad del mismo.[95] La cantidad de FODMAP que puedes consumir sin perder tu salud depende de ti, y con el tiempo podrás experimentar con las cantidades de estos alimentos que tu cuerpo maneja bien. Para la fase 1 recomiendo una dieta baja en FODMAP, pues este plan se ajustará a la mayoría de la población. Consulta el plan alimenticio de la página 342, en donde encontrarás los lineamientos específicos sobre qué dejar fuera de la dieta durante esta parte del programa. O para facilitarte las cosas, basta con que sigas paso a paso mi delicioso plan de comidas diario diseñado para equilibrar tu intestino. Éste está pensado para optimizar tu ingesta de FODMAP.

Si te interesa conocer más sobre la SPB, consulta mi libro *The Inside Tract*. Si quieres saber más sobre los FODMAP, te recomiendo mucho *The Complete Low-FODMAP Diet* de los doctores Sue Shepherd y Peter Gibson. Ambos son autoridades mundiales en la ciencia de los FODMAP, y su libro es un tesoro de información acerca de estos carbohidratos truculentos.

A continuación detallaré dos FODMAP particulares que dejaremos fuera de la fase 1: el gluten y los lácteos.

Gluten

Técnicamente, el gluten no es un FODMAP. Es una proteína que se encuentra en muchos cereales altos en FODMAP, como el trigo, el centeno y la cebada, que son un tipo especial de oligosacáridos conocidos como fructanos. Los fructanos son cadenas de moléculas de fructosa con una molécula de glucosa al final. Como ya mencioné al comienzo de este capítulo, el cuerpo humano es incapaz de digerir estas moléculas. Sólo la flora intestinal puede ayudarte a comerlas, pues son una rica fuente de alimento para los bichos intestinales. Cuando tienes un microbioma intestinal desequilibrado o tus bichos intestinales están situados donde no deben (por ejemplo, en el intestino delgado), comer estos alimentos en exceso puede exacerbar los problemas, así que limitaremos su consumo durante la fase 1.

Aunque no leas noticias de salud ni estés al último grito de la moda en ciencia nutrimental, es probable que hayas notado el incremento de productos sin gluten en tu supermercado. Estamos inundados por mensajes antigluten, y para algunas personas su consumo *sí* representa un problema. Pero la verdad sobre el gluten es más complicada de lo que nos hacen creer los medios.

He visto desfilar por mi clínica a muchos pacientes que tienen reacciones adversas al gluten. Como especialista en el sistema gastrointestinal, estoy muy consciente de los problemas que provoca el gluten en el tracto interno, sobre todo el intestino delgado, en el caso de personas que tienen una reacción autoinmune (celiaquía) o cierta intolerancia a la sustancia. A alrededor de tres millones de estadounidenses se les ha diagnosticado celiaquía, aunque algunas investigaciones sugieren que puede ser todavía más común. El doctor Peter Green, experto en esta enfermedad, la ha denominado "la epidemia oculta". Los datos sobre la intolerancia al gluten son más difíciles de recopilar, pues incluye una serie de síntomas que las personas no siempre relacionan con su alimentación. Basta decir que millones de personas tienen problemas con el gluten. Me complace observar que hay una conciencia cada vez mayor acerca de estos problemas, pues les da a las personas que sufren estos problemas la reafirmación que tanto necesitan.

Dicho lo anterior, es importante señalar que el gluten no es la única causa de enfermedades crónicas y aumento de peso. No toda la gente es intolerante a él. Y *no hay datos* que demuestren que dejar de consumir trigo o gluten en general por periodos prolongados ayude a bajar de peso. Dejar las galletas, el pan y la pasta sí se asocia con la disminución de peso, pero dejar el gluten no tanto. Finalmente, en el mercado hay mucha comida chatarra "libre de gluten" que es poco saludable (como galletas, pan y pasta, etcétera, hechos con cereales refinados). Y una dieta sin gluten de larga duración representa desafíos para mantener una ingesta adecuada de niacina, ácido fólico, calcio, zinc y fibra.[96] Además, hay evidencias que sugieren que eliminar el gluten de la dieta si no eres intolerante a él podría tener efectos adversos en el microbioma intestinal, sobre todo en cuanto a tus niveles de bifidobacterias, las cuales promueven un metabolismo veloz y saludable.[97,98]

Por último, recuerda que al final del día, las galletas, los pasteles, el pan y la pasta sin gluten no dejan de ser galletas, pan y pasta. Comerlos en exceso no es saludable, no le hace ningún favor a tu microbioma intestinal y no sustituye los alimentos integrales y curativos que necesitas para alcanzar tu peso ideal y prosperar.

Lácteos

Los productos a base de leche son altos en calcio y la mayoría están enriquecidos con vitamina D, dos cofactores fundamentales para una buena estructura ósea. También parecen apoyar la pérdida de peso, pues una serie de estudios muestran una asociación entre calcio, vitamina D e ingesta de lácteos, y mantenimiento de un peso saludable.[99-102]

Los productos lácteos fermentados son altos en la flora benéfica que necesitamos para reequilibrar nuestro microbioma intestinal. Como verás en la fase 2, te alentaré a añadir varios lácteos ricos en probióticos que te ayudarán a diversificar la mezcla de flora benéfica en tu microbioma intestinal. Alimentos como el yogur y el kéfir son centrales para esta parte del programa. Si toleras bien los lácteos, pueden ser algunos de los alimentos más curativos y benéficos de tu dieta.

Sin embargo, en la fase 1 eliminaremos los lácteos porque son altos en FODMAP, y el azúcar que contienen puede ser rápidamente fermentado por los bichos intestinales, lo que provoca gas, cólicos y hasta fertilización de los bichos dañinos. En la fase 2 reintroduciremos los lácteos, sobre todo en forma probiótica muy terapéutica que te ayude a revertir la disbiosis y a perder peso.

Algunas personas son intolerantes a los lácteos, los cuales contienen varios componentes a los que la gente puede ser sensible. Los sospechosos comunes son la lactosa —que es un FODMAP— y la caseína. La lactosa es el único disacárido en la dieta que causa problemas gástricos, y el motivo se resume en cuánta lactasa (la enzima que digiere la lactosa) producimos. Si produces muy poquita lactasa, no eres capaz de digerir la lactosa de forma adecuada y entras dentro de la categoría de "intolerancia a la lactosa". No obstante, éste es un término muy unidimensional, pues hay gran variedad en los niveles de expresión de lactasa y en los grados de intolerancia. Recuerda que el veneno depende de la dosis. Alguien con deficiencias para producir lactasa puede tolerar dosis bajas de productos con lactosa como queso cheddar, pero se enferma al consumir leche entera o helado.

La caseína es una proteína de los productos lácteos que en algunas personas produce síntomas de forma similar al gluten. El nivel de tolerancia varía de persona a persona, así que descubrir qué les sienta bien a ti y a tu cuerpo es la clave para un plan alimenticio saludable para el resto de tu vida.

Al igual que con el gluten, las reacciones a los lácteos son individuales. Y como ya dije, en muchos casos el veneno depende de la dosis. Para otros, los lácteos pueden no representar ningún problema. Todo depende de tu organismo. Un último comentario: si eres intolerante a los lácteos, no te preocupes. En la fase 2 encontrarás muchos alimentos no lácteos que son ricos en probióticos.

CALCIO E INTOLERANCIA A LA LACTOSA

Los lácteos son la presentación más biodisponible de calcio en nuestra dieta. Entonces, ¿cómo se puede obtener suficiente calcio si se es intolerante a la lactosa? Puede ser difícil, pero hay varias fuentes no lácteas a considerar.

Las hortalizas de hoja verde, como el kale, la acelga y otras hojas verdes están cargadas de calcio. Lo mismo pasa con el betabel, las almendras, los frijoles, el trigo sarraceno (o alforfón), los higos, los kiwis, el miso, las papas, el cacao, la soya, el ajonjolí y el tahini. Sin embargo, necesitas consumirlos en mayores cantidades para obtener el calcio suficiente según las dosis diarias recomendadas por la USDA y el Instituto de Medicina.[103] Y los alimentos altos en fibra —sobre todo aquellos altos en fitatos alimenticios y fósforo— pueden bloquear la absorción de calcio (es importante recordarlo si estás intentando obtener suficiente calcio de fuentes no lácteas).

Tomemos, por ejemplo, la espinaca, una de las verduras más ricas en calcio. Una taza de espinaca cocida tiene como 245 mg de calcio,[104] pero no todo se absorbe, pues la espinaca (como otras de las verduras ya mencionadas) contiene ácido oxálico, el cual se une al calcio alimenticio e impide que sea absorbido en el intestino. Necesitarías comer entre cinco y seis tazas de espinaca para obtener la dosis diaria recomendada de calcio. Y más o menos lo mismo ocurre con las otras hortalizas de hoja verde.

Por lo tanto, si eres intolerante a la lactosa, aumenta tu consumo de estas verduras y considera la posibilidad de tomar un complemento de calcio de alta calidad. La doctora Sue Shepherd, quien descubrió el enfoque alimenticio bajo en FODMAP, recomienda a quienes sigan esa dieta durante más de 30 días tomar complementos de calcio (en la página 465 encontrarás los lineamientos específicos).

Dales prioridad a los alimentos que aceleran tu metabolismo

Hasta el momento hemos discutido los alimentos que *no* puedes comer durante esta fase del programa. En este punto te preguntarás qué *sí* puedes comer durante la fase 1. No te preocupes; hay gran cantidad de alimentos integrales, deliciosos y benéficos en los que nos concentraremos en esta primera etapa.

Hablar de estos alimentos integrales y curativos es mi parte favorita del plan. A pesar de que este estilo de alimentación puede parecer muy disciplinado, *no* está basado en la privación, sino en honrar tu papel como cuidador del ecosistema que habita en tu interior y como jardinero que lo alimenta con aquello que lo ayudará a sanar. Una vez que sane, tú sanarás, y como ganancia perderás peso en el camino. Así que recompénsate con el regalo de la buena salud dándole prioridad a estos alimentos de la fase 1.

Proteína reductora de apetito

¿Estás buscando un alimento delicioso que disminuya tu apetito y de forma natural fortalezca la maquinaria quemagrasas de tu cuerpo sin aumentar tus niveles de azúcar ni de insulina en la sangre? La proteína es justo ese alimento. Siempre y cuando te adhieras a fuentes libres de grasas inflamatorias, está entre los alimentos más saludables que puedes consumir. Éstas son algunas razones.

La proteína magra de alta calidad (como salmón o bacalao silvestres, o tilapia de granja local; aves sin piel; huevo; animales de cacería, y fuentes de proteína saludable de origen vegetal, como frutos secos y tofu) es sumamente saciadora y disminuye de forma natural el deseo de comer. Las investigaciones han demostrado una y otra vez que la gente que aumenta su ingesta de proteína disminuye su consumo calórico general gracias a la sensación de saciedad que induce la proteína.[105-108] La proteína es, por mucho, el macronutriente más saciador,[109] lo que la hace un perfecto punto de partida para mejorar tu dieta y prepararte para un programa de pérdida de peso como éste.

Estudios realizados en la Universidad de Maastricht demostraron que aumentar la proteína dietética promovía la pérdida de peso al incrementar el gasto de energía e inducir saciedad.[110-112] Ésta es quizá una razón por la cual las dietas bajas en carbohidratos y altas en proteína funcionan tan bien, sobre todo en la fase de inducción, pues te hacen sentir satisfecho más tiempo y te ayudan a quemar calorías. He aquí una descripción más clara de cómo funcionan.

Comer proteína afecta las hormonas relacionadas con la saciedad y los péptidos intestinales, incluyendo la ghrelina, el péptido similar al glucagón tipo 1, la insulina, la colecistoquinina y el péptido YY.[113] También aumenta la termogénesis, que es la cantidad de calorías que quemas sólo al digerir la comida. Requiere *mucha* energía descomponer y oxidar las proteínas, e incluso más convertirlas en azúcar por medio de un proceso conocido como gluconeogénesis. Por lo tanto, comer proteína incrementa tu índice metabólico general en reposo. Quemas más calorías incluso aunque estés sentado, pues tu cuerpo gasta más energía descomponiendo la proteína que consumes.

Los científicos de Maastricht lo demostraron en este estudio revolucionario, en el cual 113 personas consumieron una dieta muy baja en energía durante el periodo de inducción de cuatro semanas, y perdieron entre 5 y 10% del peso corporal excedente. Luego se les dio seguimiento durante seis meses después de la dieta para ver si lograban mantener el peso perdido. Se les dividió en grupos aleatorios que recibían una dieta estándar o una dieta con 30 gramos adicionales de proteína al día.

Ambos grupos perdieron una cantidad similar de peso durante el periodo bajo en energía de la fase de inducción del programa. Sin embargo, el grupo que comió más proteína durante la fase de mantenimiento (posterior a la fase de inducción) preservó más la pérdida de peso y evitó el aumento de centímetros de cintura por más tiempo en comparación con el grupo sin mayor proteína. Los investigadores llegaron a la conclusión de que estos resultados se explicaban por el aumento de saciedad, la mejoría en la termogénesis, un mayor índice metabólico durante el sueño (la velocidad a la que quemas calorías mientras duermes) y una mejor oxidación de grasas.[114] Hallazgos similares se han encontrado múltiples veces en otras investigaciones científicas que replican este experimento.[115-117]

En conclusión: el meollo de la pérdida de peso está en el mantenimiento. Eso es lo que distingue a este programa. Muchas dietas te permiten bajar unos cuantos kilos por un rato, pero tan pronto dejas la dieta, es más probable que los recuperes y que eleves aún más tu punto de regulación del peso corporal. Incrementar la ingesta de proteína parece no tener este efecto rebote, lo cual es un hecho impresionante.

El tipo de proteína que consumas puede tener distintos efectos en el apetito, la saciedad y el metabolismo. Hay dos clases que parecen superar por mucho a las demás en términos de su capacidad para reducir el apetito: el pescado y la proteína de suero de leche.[118] El pescado parece tener este efecto al incrementar los niveles de triptófano en la sangre, que es un aminoácido precursor y molécula de señalización de la serotonina (el neurotransmisor "de la felicidad y la llenadera"), el cual está implicado en la saciedad.[119] Y al parecer la proteína de suero de leche no sólo influye en las hormonas del apetito, sino que también produce respuestas superiores a la insulina y provoca menor aumento de glucosa en la sangre que otras formas de proteína.[120] Los lácteos y el huevo también pueden ser altamente saciantes.[121,122]

Tomemos en cuenta un metaanálisis reciente que compara dietas altas en proteína y bajas en carbohidratos, como la dieta Atkins, con dietas altas en carbohidratos y bajas en proteína, como el plan del doctor Ornish.[123] La pérdida de peso fue significativamente mayor con las dietas altas en proteína en estudios que duraron hasta seis meses, aunque las diferencias *no fueron* significativas en estudios con duración de 12 meses. Hay muchas razones por las cuales estos efectos no son duraderos: cumplimiento, mecanismos compensatorios, efectos en el microbioma intestinal, etcétera. Esto sustenta aún más los preceptos fundamentales sobre los que se cimenta *La biblia de la salud intestinal*: una breve dieta cetogénica, seguida de un cambio gradual hacia un estilo alimenticio más mediterráneo. El razonamiento es claro: las dietas cetogénicas ayudan a inducir la pérdida de peso a corto plazo. A largo plazo, son difíciles de seguir y pueden tener algunos efectos negativos en el microbioma intestinal, dependiendo de qué carbohidratos estén permitidos. Por lo tanto, cambiar gradualmente de una dieta muy baja en carbohidratos a un estilo alimenticio más mediterráneo (fase 3) parece ser la clave de la pérdida de peso sostenible a largo plazo, como discutiremos en el capítulo 8.

¿Dónde queda la res?

Dadas todas estas virtudes de las proteínas, quizá te preguntes por qué en los planes de comidas no hay carne roja. Por desgracia, hay muchas evidencias de que la carne roja (al menos la de animales llenos de hormonas y antibióticos, y alimentados con maíz y soya transgénica, que se suele encontrar en los supermercados) y los productos cárnicos procesados (como las salchichas) se asocian con el aumento de peso. Diversos estudios han asociado el incremento en el consumo de carne roja con obesidad, y su reducción con mejorías en términos de adiposidad, peso corporal, marcadores de síndrome metabólico y marcadores inflamatorios.[124-129] Estos alimentos contienen muchas grasas inflamatorias (los animales de crianza convencional tienen niveles mucho mayores de ácidos grasos omega-6) y antibióticos. La dosis de estos últimos presente en las carnes parece provocar aumento de peso en ratones, y posiblemente en humanos también.[130]

La conexión intestino-corazón

La carne roja y los productos cárnicos procesados también se asocian con cáncer de colon, el cual se ha vinculado cada vez más con la disbiosis intestinal como factor de riesgo.[131] Asimismo, recientemente se ha reportado que los perfiles de subproductos metabólicos de las bacterias intestinales ayudan a identificar a quienes tienen neoplasias colorrectales.[132] Evidencias recientes también demuestran que las alteraciones del equilibrio del microbioma intestinal causadas por dietas altas en proteína de origen animal pueden ser el vínculo oculto entre la carne roja y las cardiopatías.[133-135] ¿Cómo puede afectar el desequilibrio microbiano en el tracto digestivo a la salud del corazón? Para descifrarlo, el doctor Stanley Hazen, de la Clínica Cleveland, adoptó una perspectiva novedosa. Compró una parrilla George Foreman y empezó a asar filetes que les regalaba a estudiantes hambrientos. Luego midió los niveles de N-óxido de trimetilamina (OTMA) en la sangre de estos estudiantes. Los niveles elevados de este componente se correlacionan con un riesgo mayor de ateroesclerosis y episodios cardiovasculares. Con base en investigaciones previas que había hecho en esta área, el doctor Hazen supuso que los estudiantes tenían mayores niveles de OTMA porque comían carne. ¿Por qué los consumidores de carne roja tienen niveles elevados de OTMA? Pareciera que quienes comen carne roja con regularidad se vuelven muy eficientes para convertir la L-carnitina de la carne en OTMA. Pero ¿cómo supo que este cambio metabólico tenía algo que ver con el equilibrio microbiano en el intestino?

Para saberlo a ciencia cierta, tomó un grupo de los voluntarios originales y les pidió que tomaran un antibiótico de amplio espectro durante dos semanas, y luego repitió la prueba. Durante el seguimiento, la cantidad de OTMA de quienes tomaron el antibiótico disminuyó mucho. Su conclusión, corroborada por estudios de seguimiento, fue la siguiente: comer mucha carne roja deriva en una *proliferación de bichos intestinales*, los cuales producen sustancias químicas que incrementan el riesgo de cardiopatías.

Por el lado positivo, quienes llevan una dieta vegana estricta o no han consumido carne roja por al menos un año no producen OTMA, quizá porque su dieta rica en probióticos desvía favorablemente el microbioma intestinal de la producción de OTMA y disminuye una de sus fuentes: la L-carnitina. Otra posibilidad es que los consumidores de carne roja tienden a consumir otros alimentos poco saludables (es

PROTEÍNA: ¿CUÁNTA ES DEMASIADA?

La biblia de la salud intestinal es una dieta cetogénica alta en proteínas *de corta duración* (fase 1), combinada con medidas para resolver la disbiosis (fase 2) y para mantener el peso óptimo, el equilibrio microbiano y la buena salud de por vida (fase 3).

¿Te sientes tentado a pasar seis meses o más con una dieta alta en proteína? Piénsalo bien, pues puede tener consecuencias. Investigaciones revolucionarias reportaron en la revista *Cell Metabolism* un vínculo entre la ingesta de proteína y el envejecimiento y la mortalidad en 6 381 estadounidenses durante un periodo de 18 años en Estados Unidos e Italia.[136] Quienes tenían entre 50 y 65 años, y declaraban ingerir más proteína, observaban su riesgo de mortalidad prematura multiplicarse por 1.5 (análogo al riesgo que representa el tabaquismo como factor de riesgo independiente), así como un incremento cuadruplicado de riesgo de muerte por cáncer en los siguientes 18 años. Entre aquellos cuya fuente de proteína era sobre todo de índole vegetal, incluyendo frutos secos y legumbres, el riesgo de muerte por cáncer o por otras causas se anulaba. Estos datos, junto con otras evidencias que se han ido sumando, sustentan mi recomendación de que limites las carnes rojas cargadas de antibióticos y hormonas, pues tienen muchas asociaciones relacionadas con cáncer.

Se realizaron estudios en ratones en conjunto con los recién mencionados para correlacionar los hallazgos en humanos con mecanismos que involucraban el receptor de hormona de crecimiento (GHR)/factor de crecimiento de tipo insulínico 1 (IGF-1) implicado en la reparación y proliferación celulares, el cual también tiene el potencial de favorecer la progresión de células tumorales, la obesidad y el envejecimiento. El estudio reveló que las dietas altas en proteínas dadas a los ratones promovieron la progresión de cáncer de mama y melanoma a través de la señalización GHR/IGF-1. En humanos, quienes tenían mayores niveles de GHR/IGF-1 tenían también mayor riesgo de desarrollar cáncer y de morir por cualquier causa en el grupo con alimentación alta en proteína. Estas investigaciones ofrecen advertencias claras para quienes consideran que la solución para perder peso y no recuperarlo es una dieta alta en proteínas de larga duración.

Algunos médicos han expresado sus inquietudes acerca del efecto teóricamente dañino que pueden tener las dietas altas en proteína en el calcio y la salud ósea. Según la hipótesis de las cenizas solubles en ácido, comer carne (sobre todo roja) produce un ambiente ácido en la sangre, el cual desequilibra el pH y provoca que el cuerpo "robe" minerales de los huesos para contrarrestar la acidez de la carne y equilibrar el pH de la sangre. Aunque en teoría es posible, aún no hay evidencias que lo sustenten. De hecho, paradójicamente los datos existentes demuestran que la proteína dietética incrementa la masa mineral ósea y disminuye la incidencia de fractura por osteoporosis gracias a que aporta calcio.[137-139] Así que esto no es algo que me preocupe, sobre todo con una dieta cetogénica de apenas 30 días.

Sin embargo, una inquietud legítima es que el consumo elevado de aminoácidos que contienen azufre puede provocar pérdida de masa nefronal, lo que indica fallo renal. Por eso la gente con insuficiencia o fallo renal no debe seguir esta dieta sin antes consultar a su médico para adaptar este programa a sus necesidades personales.

decir, comida chatarra) como parte de la dieta occidental que causa disbiosis, con lo que proporcionan a sus bichos intestinales la fuente del OTMA, y tienden a consumir menos alimentos que mejoran la biodiversidad microbiana y son prebióticos por naturaleza (como los frutos secos, las frutas, las verduras).

La idea de que la dieta occidental puede alterar de forma rápida y adversa el microbioma intestinal ha sido reproducida y publicada en *Nature* y *Science*, dos de las revistas científicas más reconocidas y respetables.[140,141] El tipo de bichos que prolifera varía de estudio a estudio, pero el punto central es simple: el camino al corazón de alguien pasa por el microbioma intestinal.[142] Comer chatarra es como apuñalar a alguien en el corazón.

Las investigaciones son contundentes: comer demasiada carne roja de crianza convencional que está llena de antibióticos y es alta en grasas saturadas omega-6 que promueven la inflamación desequilibra el microbioma intestinal. Por estas y otras razones más he decidido eliminar la carne roja de crianza convencional de la fase 1. No tienes que desterrar la carne roja para siempre, pues en la fase 2 introduciremos carnes rojas magras de pastoreo. Por ahora centra tu atención en las fuentes saludables de proteína, como huevo, pescado, suero de leche y aves criadas sin antibióticos ni hormonas.

Grasas antiinflamatorias

El dogma de la alimentación baja en grasas característico de los años ochenta y noventa está empezando a ser cuestionado. Reducir la ingesta total de grasa no es tan importante como equilibrar los tipos de grasas que consumes. *La biblia de la salud intestinal* no es una dieta baja en grasas, sino una dieta *baja en grasas inflamatorias*. Hay una gran diferencia.

En vez de los aceites inflamatorios que consumen la mayoría de las personas con sobrepeso y obesidad, nos concentraremos en alternativas antiinflamatorias que combaten las enfermedades crónicas y te ayudan a perder peso. Las dos grasas más importantes en las que nos enfocaremos en este programa son:

1. **Aceite de oliva extravirgen.** Es difícil resaltar en exceso las virtudes del aceite de oliva extravirgen. Un estudio español de 2010 encontró que los efectos protectores y otros beneficios de la dieta mediterránea pueden deberse en gran medida al aceite de oliva.[143,144] Los investigadores observaron a individuos con tendencia genética a la inflamación y a cardiopatías, y los sometió a ninguna intervención alimenticia o a una dieta mediterránea con altas cantidades de aceite de oliva extravirgen o frutos secos. Después de tres años, quienes siguieron la dieta mediterránea con aceite de oliva extravirgen exhibieron la mayor reducción de peso corporal. ¿Qué tiene el aceite de oliva extravirgen que lo hace tan maravilloso? Uno de sus ingredientes activos es el oleocantal, el cual se ha observado que tiene efectos antiinflamatorios similares a los medicamentos antiinflamatorios no esteroideos, como el ibuprofeno.[145] Ésta es una razón por la cual el aceite de oliva extravirgen es un ingrediente central de *La biblia de la salud intestinal*. También hay datos sólidos que defienden la dieta mediterránea y hasta la dieta del Mar Báltico por sus beneficios para la salud y el mantenimiento del peso. En el capítulo 8 encontrarás detalles al respecto.

2. **Aceite de canola.** Esta grasa insaturada tiene mayores niveles de omega-3 y de omega-6 saludables que cualquier otro aceite de uso común en la dieta occidental. Los estudios demuestran que el ácido aminolevulínico que contiene este aceite puede disminuir la tensión arterial, equilibrar el colesterol y combatir la inflamación.[146] El aceite de canola no sólo reduce los riesgos cardiovasculares (lípidos en la sangre, marcadores inflamatorios), sino que también mejora la sensibilidad a la insulina.[147] Su única desventaja: la mayor parte del aceite de canola que se consigue en el mercado está modificado genéticamente, lo cual yo recomiendo evitar. En cualquier caso, sólo debe usarse para cocinar a altas temperaturas, lo cual no harás mucho en la fase 1.

Éstas y otras grasas permitidas en este programa te ayudarán a combatir la inflamación que mantiene desbalanceado tu microbioma, te hace acumular kilos y te lleva de la mano por el camino de las enfermedades crónicas. Estas grasas curativas son parte central de este programa, así que te pido que *no* hagas una versión "baja en grasas" de esta dieta. La cantidad de grasa total que consumas estará siempre dentro de los límites saludables y ayudará a enfriar tu cuerpo, al tiempo que derrite los kilos de más. Ésta es una razón por la cual las dietas bajas en grasas *no* triunfan en el largo plazo, pues estás privando a tu cuerpo de grasas antiinflamatorias muy esenciales que se necesitan para combatir la inflamación y prevenir enfermedades. Sí, el enfoque de calorías que entran/calorías que salen puede hacer que parezca atractivo bajarle a las calorías de grasa de la dieta, pero a la larga es contraproducente.

Carbohidratos curativos

Los carbohidratos están entre los alimentos más saludables del planeta. Pero no hablo de las galletas, los pasteles, el arroz, la papa y demás. Me refiero a las frutas y verduras de bajo índice glicémico que están cargadas de fitonutrientes saludables que sanan el cuerpo y nutren el microbioma intestinal. Quizá no haya forma más sencilla de mejorar la salud en general que incrementar la cantidad de frutas y verduras que comes a diario. Hay evidencias sólidas que demuestran que aumentar tu ingesta de verduras disminuye el riesgo de infartos, embolias, etcétera. Por ejemplo, el Estudio de Salud del Personal de Enfermería basado en Harvard —uno de los estudios de nutrición más amplios y prolongados que se hayan llevado a cabo— demostró que quienes comían más de ocho porciones diarias de verduras tenían 30% menos probabilidades de sufrir un infarto o un derrame cerebral.[148] Nadie nunca ha engordado ni enfermado por comer demasiado kale o frambuesas. De hecho, éstos son superalimentos altamente terapéuticos que figuran en todo el programa.

El argumento de que las "frutas y verduras son los alimentos más saludables del planeta" tiene una sola desventaja: algunas frutas y verduras son altas en FODMAP. Recuerda que eso no significa que no sean sanas, sino que son altamente fermentables y promueven el crecimiento de las poblaciones bacterianas; algunas son específicas para ayudar a la flora benéfica (las llamaremos prebióticos), lo cual discutiremos en el capítulo 6. Basta por ahora con afirmar que necesitamos reducir al mínimo los alimentos FODMAP durante un breve periodo mientras el jardín interno recupera su equilibrio.

En esta fase del programa nos enfocaremos en aumentar las verduras y algunas frutas, pero sólo si son bajas en FODMAP. Siempre y cuando no las cocines empanizadas, con crema ni fritas, están permitidas en el programa. Sobre todo les daremos prioridad a las frutas y verduras bajas en FODMAP que nutran tu cuerpo al mismo tiempo que le den a tu microbioma intestinal la oportunidad de *reiniciarse*. Si quieres saber más sobre qué frutas y verduras serán prioritarias en el programa y cuáles habrá que comer menos, consulta la tabla de comida de la fase 1 en la página 342.

Unos cuantos consejos dietéticos adicionales para la fase 1

Quiero darte unos cuantos consejos más antes de que comiences a arar la tierra de tu microbioma intestinal y a perder peso.

Sopas

Soy fanático de las sopas, y no sólo porque me recuerden mi infancia. Hay evidencias científicas de que favorecen la pérdida de peso al aumentar la saciedad.[149] Para entender por qué, te explicaré un concepto conocido como densidad de energía.

La densidad de energía de los alimentos se define como la cantidad de energía por unidad de peso del alimento. Añadirles agua a los alimentos influye en su densidad de energía, pues agrega peso sin calorías. La sopa tiene mucha agua pero muy pocas calorías (incluso si es una crema), de modo que es baja según la escala de densidad de energía. Esto es importante, porque se ha demostrado que los alimentos con baja densidad de energía disminuyen el peso, el IMC y el consumo calórico general. Los científicos creen que por eso comer sopa o ensalada antes de una comida tiende a reducir la ingesta de alimentos en general. La sopa o ensalada con baja densidad de energía te sacia sin sumar demasiadas calorías, por lo que consumes menos alimentos en el transcurso de la comida, sobre todo cuando la sopa está hecha con un puré de verduras.

En un estudio, los autores agregaron puré de verdura de forma encubierta a varias sopas, y luego compararon la ingesta de energía de quienes recibieron la sopa con puré con la del grupo control que tomó la misma sopa, pero sin puré. El grupo de la sopa con puré de verduras comió naturalmente alrededor de 202 calorías diarias menos que sus pares que comieron la sopa sin puré. Ésta es una buena noticia para quienes quieren perder peso.

La sopa es reconfortante, llenadora y nutritiva, y te mantendrá satisfecho por horas. Por eso encontrarás varias recetas increíbles de sopa en los planes de comida del capítulo 11. Te invito a que te deleites con estos platillos nutritivos, reconfortantes, curativos y promotores de la pérdida de peso.

Agua

El humano promedio está conformado entre 60 y 75% de agua. Cada una de las células de tu cuerpo depende del agua para vivir y estar sana; sin embargo, muchos de nosotros no la bebemos en cantidades suficientes. Asegúrate de estar hidratado bebiendo al menos dos litros de agua al día. Las bebidas carbonatadas no deberían remplazarla, pues pueden incitar al consumo de más comida. Así que evita el agua carbonatada y acostúmbrate a tomar agua simple del filtro.

Hay evidencias de que un mayor consumo de agua ayuda cuando se está intentando perder peso. Investigadores de la Escuela de Salud Pública de Berlín analizaron sistemáticamente la bibliografía mundial al respecto y encontraron que 11 estudios cumplían con sus criterios de revisión.[150] Los dietistas que consumían más de un litro de agua al día perdían más peso que quienes bebían menos. Y quienes bebían dos tazas de agua antes de cada comida perdían hasta 1.5 kilos más que quienes no lo hacían. Los mecanismos por medio de los cuales el consumo de agua mejora la capacidad de perder peso todavía no han sido identificados.

La Asociación de Escuelas de Nutrición de Estados Unidos reportó en 2010 que entre 30 y 40% de las calorías diarias se consumen en forma de bebidas, y 144 de esas calorías suelen provenir de bebidas carbonatadas con alto índice glicémico y de jugos de frutas industrializados.[151-152] Un refresco normal contiene como 140 calorías de azúcar añadida, que es como 7% de los requerimientos diarios de energía totales, con base en una dieta de 2000 calorías. El análisis de los estudios concluiría que el agua simple no representaba más de 35% del consumo diario de bebidas en Estados Unidos. Cambiar agua sin calorías por bebidas azucaradas altas en calorías es una excelente forma de impulsar la acumulación de kilos de más.

Refrigerios

Desarrollar una relación saludable con la comida implica comer sólo cuando tienes hambre. A veces eso significa hacer una comida completa; otras veces significa tomar un refrigerio. Debes afinar tus indicadores de hambre e intentar hacerles caso para guiar tu alimentación. He incorporado refrigerios a los planes de comida, pero para que quede más claro cómo y cuándo comerlos, te daré algunos lineamientos:

1. **Haz tres comidas al día y dos refrigerios.** Éste es un buen referente, mas no una regla absoluta. La clave es impedir que tu apetito y tus niveles de azúcar en la sangre suban y bajen como montaña rusa. La mayoría podemos lograrlo si nos apegamos a tres comidas completas y uno o dos refrigerios entre comidas.

2. **No picotees.** Tomar un refrigerio y picotear son cosas distintas. Está bien tomar un pequeño refrigerio entre comidas para estabilizar tus niveles de azúcar en la sangre y disminuir tu apetito. Sin embargo, comer cantidades pequeñas de comida todo el día *no está bien*. Esto no hace más que mantener tus niveles de azúcar y de insulina en la sangre elevados a lo largo del día, lo que tiene efectos hormonales y metabólicos negativos. Así que toma un refrigerio, mas no picotees.

3. **Opta por un puñado de frutos secos y frutas bajas en FODMAP.** Para preparar el refrigerio más sencillo y más nutritivo para el microbioma intestinal, consulta las tablas de alimentos de la fase 1 en las páginas 342-349. Selecciona tus frutos secos bajos en FODMAP favoritos (los míos son las nueces de Castilla). Toma una porción de tu fruta baja en FODMAP favorita (la mía son las moras azules). ¡Disfruta tu refrigerio!

Alcohol

Esta pregunta la escucho a diario en mi consultorio: ¿Puedo consumir alcohol? ¿Aunque sea una copita de vino tinto? Sin duda alguna, el alcohol puede ser una de las alegrías de la vida, y hay datos que demuestran claramente que el vino tinto en particular puede ayudarnos a vivir más y mejor.[153-155] Sin embargo, si te pasas aunque sea por poco experimentarás todo tipo de consecuencias negativas, incluyendo desequilibrios en el microbioma intestinal.[156] Así que evita el alcohol por 30 días en la fase 1. Ya lo reincorporaremos en la fase 2.

Café

Más de 60% de los estadounidenses beben café, en especial para obtener un impulso mañanero o para superar la modorra de la tarde. Sin embargo, ¿tiene algún beneficio a la salud? *Sí*. Tiene tantos beneficios que en la actualidad se le considera un superalimento. De hecho, yo lo incluyo dentro de los superalimentos de la fase 3, en donde discuto los hallazgos científicos más recientes sobre sus beneficios para la salud.

Ésta es una buena noticia, pues la mayoría no queremos renunciar a nuestra taza de café por la mañana. Sin embargo, la verdadera historia del grano de café no acaba aquí. Aunque hay evidencias que confirman que el café es saludable, consumirlo en cantidades excesivas puede provocar problemas significativos, incluyendo reflujo y otros malestares gástricos, insomnio, ansiedad, arritmias e hipertensión.

Por lo tanto, si conservas el café como parte de tu dieta, bébelo con moderación; es decir, no más de una o dos tazas al día. Evita la crema y el azúcar, y opta mejor por una pizca de canela, cacao o nuez moscada, los cuales tienen efectos antiinflamatorios y quemagrasas. Si quieres tu café descafeinado, que sea orgánico. El procesamiento orgánico del café evita la exposición a solventes organoquímicos con potencial dañino.[157]

Un último comentario sobre el café: si dependes de él para aguantar el día, quizá quieras replantearte este punto. En muchos casos, el café se usa para compensar la falta de sueño. Como veremos en la sección de estilo de vida del capítulo 10, la falta de sueño suele asociarse con el aumento de peso, la obesidad y otros problemas de salud, y puede ser una de sus causas. No deberíamos necesitar estimulantes para sobrevivir el día, y de hecho descubrirás que no te hacen falta una vez que reequilibres tu microbioma.

En este capítulo hay mucho qué digerir (el juego de palabras es intencional). Pero hay una forma de facilitarte las cosas: apégate a los planes de comida y recetas de *La biblia de la salud intestinal* que encontrarás en el capítulo 11. Estas comidas siguen lineamientos nutrimentales rigurosos, son fáciles de preparar (la mayoría toma alrededor de 15 minutos) y son tan deliciosas que hasta puedes compartirlas con tus amigos amantes de la buena comida. Perder peso y estar sano nunca había sido tan exquisito.

Qué esperar durante la fase 1

La fase 1 está diseñada para ayudarte a arar la tierra de tu microbioma intestinal y a propulsar tu metabolismo. Sigue estos pasos para perder peso y sentirte más sano. No será un cambio de la noche a la mañana, pero ocurrirá con el tiempo. Esta fase iniciará el proceso de reequilibrar tu microbioma intestinal, disminuir la inflamación sistémica, ayudar a reequilibrar el azúcar en la sangre, aniquilar los síntomas crónicos que has tenido durante años, renovar tu vigor y sentar las bases para una salud duradera y vibrante.

Los primeros días pueden ser difíciles. Es normal. Algunas personas experimentan síntomas de abstinencia, incluyendo irritabilidad, mal humor, fatiga, dolores de cabeza, entre otros. Es probable que esto se deba más bien a que habías estado comiendo demasiados carbohidratos y bebiendo demasiado café, y por eso tu jardín interior es más bien una fosa séptica. Si éste es el caso, ganarás muchas cosas si te apegas al plan. En la mayoría de los casos, los síntomas empiezan a desaparecer después de unos cuantos días, y a partir de ahí los niveles de energía aumentan, los síntomas disminuyen y tu peso se irá reduciendo.

Nadie puede garantizarte cuánto peso perderás en los primeros 30 días de cualquier dieta, pues las reacciones individuales varían. Pero puedo decirte con confianza que muchas de las personas que siguen el programa de *La biblia de la salud intestinal* pierden hasta siete kilos en el primer mes. Otras pierden más, otras menos. Todos somos diferentes. La individualidad bioquímica y la medicina personalizada será, en mi opinión, el eje rector de la medicina en el siglo XXI. La meta no es perder mucho peso lo más rápido posible. Los programas que prometen eso tienden a fracasar en el largo plazo. Es mucho más importante lograr una disminución lenta y sostenida, en donde la pérdida de peso, el aumento de energía y la disminución de síntomas sean constantes.

Así que no te obsesiones demasiado con las cifras. Yo soy defensor de subirse a la báscula con frecuencia, pero no hay que obsesionarse con eso. Enfócate mejor en cómo te queda la ropa, cómo se siente tu vientre y cuán enérgico te sientes. Presta atención a los síntomas que se van esfumando y al desempeño general de tu cuerpo y tu mente. Éstas son las señales reales de que tu microbioma intestinal está sanando. La pérdida de peso ocurrirá por sí sola.

Más adelante...

Eso cubre las bases alimenticias de los primeros 30 días del programa. Sin embargo, antes de pasar a la fase 2, quiero llevar esto un paso más lejos y hablarte sobre algunos superalimentos que superpotenciarán tu éxito en la fase 1. De eso se trata el siguiente capítulo.

Capítulo 5

Dale un empujón a tu metabolismo con los 10 mejores superalimentos del doctor Gerry para la fase 1

"Que la medicina sea tu alimento, y tu alimento sea tu medicina." Estas palabras de Hipócrates, padre de la medicina moderna, siguen estando tan vigentes como cuando las enunció por primera vez hace 20 siglos. De hecho, hay cada vez más evidencias que demuestran que ciertos "superalimentos" promueven la pérdida de peso y la salud óptima, mientras que otros alimentos (como el azúcar y los carbohidratos procesados) son venenos metabólicos que entorpecen la pérdida de peso y contribuyen al desarrollo de enfermedades crónicas. Aunque no hay una definición estándar de superalimento, la mayoría de los expertos concuerda en que constituyen alimentos especiales y muy ricos en nutrientes, con propiedades para combatir enfermedades, que además son muy buenos para la salud y el bienestar en general.

Con este programa no sólo quiero que pierdas peso. Lo que deseo para ti es mucho más grande que eso. Quiero que tengas una salud óptima, que reequilibres tu microbioma intestinal, que te vuelvas resiliente y que te protejas de la epidemia de enfermedades crónicas que nos rodea en la actualidad. Por eso en cada fase del programa te pido que te concentres en integrar a tu dieta algunos superalimentos clave que acelerarán tu metabolismo, te ayudarán a sanar desde adentro y nutrirán tu ecosistema interior. En cada una de las tres fases de *La biblia de la salud intestinal* resaltaré mis 10 superalimentos favoritos, y otorgaré también algunas menciones honoríficas. Estos alimentos estarán incluidos en los planes de comida del capítulo 11. En el capítulo 4 te di una pirámide alimenticia para ayudarte a visualizar las preferencias y prioridades alimenticias en tu dieta. Esto lo haré en cada fase, pero por ahora recuerda que si les das prioridad a estos superalimentos, tu microbioma intestinal (y tu salud) te lo agradecerán.

1. Huevo

Ningún alimento tiene una mala reputación tan injustificada como el huevo. El miedo a este alimento evolucionó en los años ochenta, cuando a los médicos empezó a preocuparles que el colesterol contenido en el huevo pudiera incrementar los niveles de colesterol total en el cuerpo. En realidad esta idea nunca estuvo cimentada en principios científicos, sino que se convirtió en un mito que se perpetuó durante décadas.

El efecto que tiene el colesterol dietético en el colesterol en la sangre nunca ha sido claro. De hecho, el colesterol presente en los huevos es distinto al que se encuentra en el cuerpo humano, así que es muy posible que el consumo de huevo no tenga efecto alguno en tus niveles de colesterol en la sangre. Y aun si lo tuviera, ahora sabemos que la historia detrás del colesterol es bastante más compleja de lo que creíamos, pues el aumento del colesterol total no es un factor de riesgo de cardiopatías tan importante como el aumento de las lipoproteínas de baja densidad (LDL) y de una subclase de éstas llamada LDL patrón B (partículas pequeñas de colesterol LDL). Estas lipoproteínas contienen cantidades relativamente altas de colesterol y se asocian con un mayor riesgo de ateroesclerosis y cardiopatías coronarias.

De hecho, los huevos son superproteínas. Contienen los nueve aminoácidos esenciales que el cuerpo necesita para prosperar. Se ha demostrado varias veces que quienes desayunan huevo se sienten satisfechos por más tiempo, disminuyen su consumo calórico diario total y pierden peso. Un estudio publicado en el *Journal of the American College of Nutrition* reportó que las mujeres con sobrepeso que comían huevo en lugar de pan para desayunar experimentaban una sensación de saciedad mayor y menos apetito, por lo que consumían menos calorías a lo largo del día y hasta durante las siguientes 36 horas.[1]

Dos interesantes estudios realizados en la Universidad de St. Louis revelaron que desayunar huevo es mucho mejor que tomar un desayuno a base de pan con calorías y densidad de energía equivalentes. El primer estudio, publicado en 2005, comparó desayunar un huevo (18.3 gramos de proteína) con un desayuno a base de pan (13.5 gramos de proteína). El desayuno con huevo aumentaba la sensación de saciedad y disminuía la ingesta de energía en el almuerzo, además de que no había rebote de ingesta de energía durante las siguientes 24 horas.[2] En el segundo estudio, publicado en 2008, los científicos dividieron a los participantes obesos en dos grupos, uno con un desayuno isocalórico que consistía en dos huevos, y otro con un desayuno a base de pan, el cual consumían al menos cinco días a la semana durante ocho semanas. El grupo que desayunó huevo exhibió una reducción 61% mayor de índice de masa corporal, que es una pérdida de peso 65% mayor a la del otro grupo, una reducción 34% mayor de talla de cintura y una reducción 16% mayor de grasa corporal.[3]

Un estudio de 2010 que observó los resultados de químicas sanguíneas de los individuos que participaron en él, confirmó estos hallazgos en un diseño cruzado aleatorio en el que los sujetos servían como sus propios controles. Estos resultados fueron impresionantes. Los participantes consumían menos calorías después de desayunar huevo en comparación con cuando desayunaban pan, resultado que se mantenía durante las siguientes 24 horas. Los consumidores de pan se sentían menos satisfechos y más hambrientos tres horas después del desayuno, en comparación con los consumidores de huevo. También exhibían mayores niveles de glucosa en la sangre, ghrelina (hormona estimuladora del apetito) e insulina.[4] Estos hallazgos sugieren que desayunar huevo estabiliza la glucosa y la insulina, suprime el apetito (debido a la respuesta de la ghrelina) y disminuye la ingesta de energía.

¿Crees que saltarte el desayuno es la solución? ¡Piénsalo mejor! Un estudio publicado en el *American Journal of Clinical Nutrition* observó este fenómeno para ver si saltarse el desayuno se asociaba con alteraciones en el apetito, la motivación alimenticia y las recompensas, y el consumo de refrigerios en chicas con sobrepeso. Un estudio cruzado aleatorio de seis días se realizó con 20 mujeres jóvenes con sobrepeso y una edad promedio de 19.1 años. Como primer alimento, consumían un desayuno alto en proteína, un desayuno con cantidades normales de proteína o no desayunaban. Al séptimo día se les hicieron análisis bioquímicos y cuestionarios a las participantes. El desayuno alto en proteína se asoció con supresión del apetito, menor producción de ghrelina y aumento del péptido YY (el cual disminuye el apetito), e incluso con un menor consumo de refrigerios por la tarde.[5] El desayuno con cantidades normales de proteína, aunque se asociaba con mejores índices de saciedad que la ausencia de desayuno, no alteró las hormonas del apetito como lo hizo el desayuno alto en proteína. En conclusión: los huevos son un superdesayuno cargado de proteínas y nutrientes. El pan de caja no es más que carbohidratos procesados y proteínas carentes de nutrientes que se transforman rápidamente en azúcar y disparan los niveles de insulina, lo que fomenta la acumulación de grasa.

Los estudios muestran de forma constante que tomar un desayuno alto en proteínas disminuye el apetito durante el resto del día. La mejor apuesta es comer más calorías mientras estás físicamente activo, así que el desayuno a base de huevo parece ser la combinación perfecta.[6]

¿Los huevos desempeñan algún papel en el menú del almuerzo? Por supuesto que sí. Los huevos son una fuente de proteína maravillosa que puede formar parte de cualquier comida o refrigerio, como verás en los planes de comida de las tres fases. Un estudio de 2011 analizó el resultado de comer tres distintos almuerzos: un omelet, una papa al horno y un sándwich de pollo. Se descubrió que el omelet saciaba mucho más que la papa o el sándwich, y la ingesta de energía en la cena no variaba significativamente entre las tres, lo cual significa que no había un aumento en el consumo de calorías de la cena después de experimentar saciedad en el almuerzo.

Sin embargo, los beneficios del huevo no se limitan a la pérdida de peso. También favorecen el buen funcionamiento cardiovascular y la salud cerebral, además de proteger al hígado gracias a su alto contenido de colina y fosfatidilcolina. Comer huevo también es bueno para la vista, pues tienen altos niveles de dos nutrientes excelentes para los ojos: zeaxantina y luteína. Por lo tanto, ábrele la puerta de tu estómago al huevo y déjalo ocupar el lugar que le corresponde en tu dieta.

2. Semillas de chía

¿Buscas un alimento de origen vegetal que esté cargado de grasas antiinflamatorias, proteína de alta calidad y fibra que te ayude a sentirte satisfecho por más tiempo? ¿Quieres algo lleno de antioxidantes que te proteja de cardiopatías y diabetes tipo 2, que reduzca los niveles de lípidos en la sangre y que incluso ayude a reducir la inflamación provocada por la artritis?[7,8]

No busques más: la humilde chía viene a tu rescate. La chía se ha utilizado como alimento medicinal en Centro y Sudamérica, así como en muchas culturas para prevenir la diabetes, la obesidad y las cardiopatías. Muchos estudios sustentan estos usos tradicionales.[9-11] La chía es rica en ácidos grasos omega-3 y omega-6 antiinflamatorios, flavonoides y ácidos fenólicos que aportan múltiples beneficios a la salud. El aceite de chía es especialmente alto en ácidos grasos poliinsaturados (omega-3), los cuales explican su potente capacidad para reducir el colesterol.[12] Una cucharada de este poderoso alimento de origen vegetal contiene 2 500 miligramos de ácidos grasos omega-3, 4.5 gramos de fibra, tres gramos de proteína y un montón de fitonutrientes. Increíble, ¿no crees? Y es una de las pocas semillas con bajo contenido de FODMAP, de modo que es ideal para la fase 1. Pero no deja de tener niveles relativamente altos de fibra soluble, por lo que también es ideal para las fases 2 y 3. Usa chía molida en tus batidos matutinos para incrementar tu ingesta de grasas saludables, y espolvoréala sobre ensaladas para darle un toque crujiente a tu almuerzo. La chía es una gema libre de gluten que se ha usado como superalimento para aumentar los beneficios de barras para el desayuno, yogures, cereales, aderezos de ensaladas y otros productos de la industria alimentaria.

3. Canela

Esta exquisita especia libre de calorías trae consigo una serie de beneficios pertinentes para el control de peso y las complicaciones que conlleva el sobrepeso.[13] Un estudio del USDA demostró que apenas ¼ de cucharadita de canela al día reduce los niveles de azúcar en la sangre, el colesterol, los triglicéridos y las partículas de LDL en personas con diabetes tipo 2.[14,15] También es una sustancia quemadora de grasas que impulsa el metabolismo y que se ha demostrado que ayuda al cuerpo a bloquear la absorción de glucosa y a mejorar la acción de la insulina para liberar la sangre de azúcar.

La canela es una de las especias antioxidantes más poderosas, así como un agente antiinflamatorio que contrarresta los efectos de la obesidad. Se ha demostrado que hace más lento el vaciado gástrico, lo que estabiliza los niveles de azúcar en la sangre al reducir la velocidad del tránsito al intestino delgado, su principal lugar de absorción. Recuerda que la gente con sobrepeso u obesidad suele tener mecanismos de saciedad deficientes y presentar un vaciado gástrico más acelerado, por lo que tiende a recibir descargas de azúcar en el torrente sanguíneo que a su vez inducen la liberación intensiva de insulina en el páncreas, lo que facilita la acumulación de grasa. Por lo tanto, la canela es un gran regalo para estas personas. Las investigaciones también demuestran que la canela disminuye la velocidad de vaciado gástrico y estabiliza la glucosa en sangre postprandial en sujetos sanos.[16] Agregar seis gramos de canela al budín de arroz retrasó de forma significativa el vaciado gástrico y redujo los niveles de azúcar después de la comida, una razón por la cual la canela es una excelente adición a la dieta de individuos con sobrepeso.[17-19]

La canela también es un poderoso agente antimicrobiano que combate diversos patógenos intestinales, lo que la hace una de las mejores especies existentes y superalimento de la fase 1.[20] Así que añádele canela a tu taza diaria de café o espolvoréasela a las frutas bajas en FODMAP permitidas en la fase 1 para obtener un refrigerio delicioso o un postre suculento.

4. Moras

Las moras son mi tentempié dulce favorito para la fase 1. Son alimentos poderosos, ricos en polifenoles que combaten enfermedades, como antocianinas, flavan-3-oles, procianidinas, flavonoides, elagitaninos e hidroxicinamatos.[21] Estos componentes aportan diversos beneficios protectores al corazón, incluyendo una mejor función endotelial, disminución de lípidos en la sangre, disminución de la rigidez arterial y menor tensión arterial.[22] Estos efectos son muy notorios en arándanos, fresas y moras azules. Los productos fermentados de mora azul, como el vino, son altamente antiinflamatorios (podrás disfrutarlo en cantidades limitadas en la fase 2).

También se ha observado que el jugo de mora azul ayuda a prevenir la obesidad en ratones debido a las antocianinas ya mencionadas.[23,24] También tienen un índice glicémico bajo, son muy antiinflamatorias y hasta combaten el cáncer.[25,26]

Las moras azules también te pueden ayudar a bajar de peso. Un estudio realizado en ratas obesas descubrió que el extracto de cáscara de mora azul reducía el aumento de peso corporal e inhibía la acumulación de grasa en esos animales.[27] Esto no tuvo nada que ver con la disminución en la ingesta de comida, sino que ocurrió al subrregular genes que influyen en la acumulación de grasa, factores que incluían un regulador transcripcional clave de las células adiposas (es decir, una molécula indicadora de la producción de grasa) llamado receptor activado por proliferación de peroxisoma.[28] Esto significa que unas cuantas moras azules pueden enviarles mensajes a tus células y a tus genes que digan: "Dejemos de producir tanta grasa".

Las moras azules también inhiben el crecimiento de las células adiposas y su diferenciación.[29] Cuando las ratas con síndrome metabólico desarrollado por comer altas cantidades de fructosa (¿te suena familiar?) fueron alimentadas con pulpa de mora azul, bajaron peso y sus niveles de leptina disminuyeron más que los de los grupos control.[30] Estos efectos están también sustentados por estudios que demuestran que los fenoles de la mora azul tienen efectos antidiabéticos y mejoran la sensibilidad a la insulina en personas obesas, no diabéticas y resistentes a la insulina.[31,32] Se ha descrito que los extractos de arándano también tienen un efecto antidiabético similar.[33]

Otra ventaja de las moras es su capacidad para modificar favorablemente el equilibrio del microbioma intestinal, puesto que inhiben de forma selectiva el crecimiento de algunos patógenos feroces como salmonella, estafilococos y listeria.[34] Las cáscaras de mora azul tienen un efecto probiótico particular, y su fermentación por parte de nuestra flora benéfica será de esencial importancia para las fases 2 y 3 de este programa. De hecho, las moras azules son un superalimento en todas las fases. Son bajas en FODMAP y tienen un impacto glicémico bajo, pero no dejan de ser sumamente antiinflamatorias, lo que las hace perfectas para la fase 1. Sus efectos antimicrobioanos y poder prebiótico las hace excelentes para la fase 2. Y su capacidad para sensibilizar a las células frente a la insulina mientras inhibe el crecimiento de las células adiposas es justo lo que queremos en la fase 3.

Las frambuesas son otro ejemplo de alimento vegetal bajo en FODMAP que es alto en fibra y fitonutrientes, al tiempo que tiene un exquisito sabor. Una taza de frambuesas contiene la increíble cantidad de ocho gramos de fibra, que es una dosis que a tus bichos benéficos les encantará. Además, están cargadas de vitaminas y nutrientes como calcio, magnesio, fósforo, potasio y vitamina C.

Las antocianinas que les dan a las moras su hermoso color son inhibidores de la enzima COX-2, lo que significa que son antiinflamatorios potentes que se ha demostrado que combaten la inflamación sistémica, disminuyen los niveles de proteína C reactiva (uno de los principales marcadores de inflamación). Sus efectos antiinflamatorios son tan fuertes que una sustancia bioquímica presente en las frambuesas que se conoce como ácido elágico tuvo la capacidad de proteger a los animales de colitis inducida por agentes químicos (un trastorno intestinal inflamatorio).[35] Las frambuesas también disminuyen el azúcar en la sangre y la reacción insulínica cuando se consumen otros almidones.[36] Esto te da una ventaja en el combate contra las cardiopatías, la diabetes tipo 2 y el aumento de peso. Prueba moras con canela espolvoreada y un poco de semilla de chía triturada si quieres un excelente superpostre, o como parte del Batido proteínico de mora azul de la página 394.

5. Té verde

Después del agua, el té es la bebida más consumida en el mundo. Se produce a base de hojas de la planta *Camellia sinensis*, y suele clasificarse por el grado de fermentación. El té negro (fermentado) suele consumirse más en países occidentales. El té oolong (parcialmente fermentado) se consume sobre todo en el sur de China y Taiwán. Y el té verde (no fermentado) se consume principalmente en Asia. Todos los tipos de té son ricos en flavonoides, pero el té verde contiene más catequinas, mientras que el té negro contiene sobre todo sustancias llamadas teaflavinas y tearubiginas.[37] Los polifenoles del té verde, como la epigalocatequina galato (EGCG) y la epicatequina galato (ECG), que son responsables de sus efectos benéficos (incluyendo su potencial antioxidante y su capacidad antimutagénica), se convierten en tearubiginas durante el proceso de fermentación que produce el té negro.

Muchos estudios vinculan el té verde con mayor pérdida de peso, así como con múltiples beneficios a la salud que vale la pena mencionar.[38] El té verde —junto con el cacao, que es otro superalimento, y el café, otra de las nuevas celebridades alimenticias— tiene propiedades protectoras para el corazón, como prevenir apoplejías. Los flavonoides y polifenoles del té verde mejoran la función endotelial y reducen el colesterol LDL total, así como el riesgo de apoplejía.[39,40] El extracto de té verde disminuye la tensión arterial, los biomarcadores inflamatorios y el estrés oxidativo; estabiliza los niveles de azúcar en la sangre, y mejora los parámetros asociados con resistencia a la insulina en pacientes obesos e hipertensos.[41,42]

Si se trata de perder peso y quemar grasas, el té verde tiene una serie de beneficios que lo convierten, junto con el té negro y el café, en una superbebida atractiva para acelerar el metabolismo. La cafeína del té verde mejora el gasto de energía y la oxidación de grasas al activar el sistema nervioso simpático, mientras los polifenoles contrarrestan la reducción del reflejo del índice metabólico en reposo que suele acompañar la pérdida de peso.[43]

Dos metaanálisis evaluaron 49 estudios para observar los efectos del té verde y sus extractos en la regulación del peso corporal. En general, se descubrió que el té verde cafeinado promueve la pérdida de peso sin rebote.[44,45] Un tercer metaanálisis que evaluó 15 estudios realizados en 1 243 pacientes confirmó que el té verde cafeinado se asocia con mayor disminución de peso, menor circunferencia de la cintura y menor índice de masa corporal (IMC).[46]

¿Cuánto té verde hay que tomar para disfrutar de estos beneficios? Mi recomendación: aspira a entre dos y tres tazas de té verde cafeinado al día.

El té verde también parece tener un efecto prebiótico, pues ayuda a fomentar el crecimiento de flora benéfica quemagrasas. El polvo de té verde, en combinación con una sola cepa de *Lactobacillus plantarum*, promovió el crecimiento de los lactobacilos en el intestino y atenuó la inflamación inducida por una dieta alta en grasas.[47] Las catequinas del té verde también limitan la absorción de grasas y afectan la producción de ácidos grasos de cadena corta, que son subproducto de la fermentación que mejora la salud del tracto digestivo de múltiples formas y están implicados en la regulación de las hormonas de la saciedad, el gasto de energía y la oxidación de los ácidos grasos.[48-50] En un estudio clínico con 14 voluntarios saludables, se mostró que beber 1.3 tazas de té verde aumentaba la saciedad.[51]

Ahora bien, eso no significa que puedes comerte una hamburguesa con papas y beber una taza de té verde para neutralizar los efectos de tu "cajita (in)feliz". Sin embargo, sí te invito a usar superbebidas como el té verde, el té negro y hasta el café como bebidas terapéuticas para quemar grasas a lo loco. Tienen un maravilloso efecto termogénico, lo que acelera la maquinaria quemagrasas de tu organismo.

6. Jengibre

Zingiber officinale, mejor conocido como jengibre común, es una especia importante que aporta gran variedad de beneficios a la salud. Esta especia picante se ha utilizado en las medicinas ayurvédica y tradicional china desde sus inicios. Se le suele conocer como "remedio universal", pues lo que los antiguos practicantes de medicina sabían por instinto sobre el jengibre hoy está siendo confirmado por la ciencia.

Las evidencias sugieren que el consumo de jengibre tiene efectos antiinflamatorios, antihipertensivos, sensibilizadores a la glucosa y estimulantes en el tracto gastrointestinal.[52] Los rizomas se han usado durante siglos para el tratamiento de la artritis, el reumatismo, los desgarres, los dolores musculares, la inflamación de garganta, los cólicos, los dolores de muela, la gingivitis, el asma, las apoplejías y la diabetes.[53] Los efectos antiinflamatorios y antioxidantes del jengibre son muy potentes, tanto como los de los medicamentos antiinflamatorios no esteroideos.[54,55] La actividad antioxidante de los extractos de jengibre dura incluso después de media hora de ebullición a 94° C, lo que indica que sus componentes son resistentes a la desnaturalización térmica. Eso significa que puedes cocinar el jengibre y aun así recibir sus beneficios.[56]

El efecto antiinflamatorio del jengibre como agente de primera línea en el tratamiento de artritis reumatoide se sugirió en un modelo con ratones con artritis reumatoide. En este estudio, se halló que una mezcla de rizomas de jengibre y cúrcuma tiene mejor efecto terapéutico que la indometacina para combatir la gravedad de la artritis y sus complicaciones.[57]

Posiblemente te des cuenta de por qué esto es tan importante: la inflamación promueve el aumento de peso y es un actor central en casi todas las enfermedades crónicas. Por lo tanto, enfriar las enzimas y sustancias bioquímicas que promueven la inflamación es la principal prioridad para alcanzar un peso y una salud óptimos.

¡El jengibre también puede ayudar a bajar de peso! La composición estructural de los gingeroles es similar a la composición molecular de la capsaicina (véase "Pimienta cayena" en la página 140), lo que sugiere que pueden tener efectos similares a ésta cuando se trata de perder peso. Cuando se inyectan gingeroles en las patas de animales, hay una mayor termogénesis,[58] quizá porque los gingeroles, como la capsaicina, activan el sistema nervioso simpático (el instinto de lucha o huida), el cual, a su vez, aumenta la termogénesis y la oxidación de grasas.[59] Un estudio descubrió que darles a hombres pimienta de guinea, que es una especie de la familia del jengibre, activa el tejido adiposo marrón y aumenta la energía de todo el cuerpo.[60] Esto es crítico, pues el tejido adiposo marrón es una de dos especies de grasa (la otra es el tejido adiposo blanco) que es activa metabólicamente. Mientras el tejido adiposo blanco fomenta la inflamación y la resistencia a la insulina, el tejido adiposo marrón mejora la termogénesis y la pérdida de peso al propulsar el metabolismo. Por lo tanto, el hecho de que el jengibre active el tejido adiposo marrón es una gran ventaja.

Un estudio intrigante del Instituto de Nutrición Humana de la Universidad de Columbia valoró los efectos de una bebida caliente de jengibre en el gasto de energía, las sensaciones de apetito y saciedad, y los factores de riesgo metabólicos en 10 hombres con sobrepeso en un estudio aleatorio cruzado controlado por placebo.[61] Los resultados fueron impresionantes, pues los investigadores reportaron que el jengibre incrementó de forma significativa el efecto térmico de los alimentos (el proceso de producción de calor y su liberación en el cuerpo, que es una forma de gasto de energía), redujo el apetito, disminuyó la ingesta de comida esperada y aumentó la sensación de saciedad. Sin embargo, se requieren más estudios que confirmen estos hallazgos.[62]

Un estudio reciente evaluó cambios en la composición corporal, la tensión arterial, el perfil de lípidos y la testosterona en 49 profesores, empleados y estudiantes universitarios que participaron en una intervención dietética hipocalórica de tres semanas (las mujeres comían entre 1 200 y 1 400 calorías al día, mientras que los hombres ingerían entre 1 600 y 1 800).[63] El programa consistía de una bebida verde mezcla de superalimentos. En la segunda semana del estudio se agregó un complemento "purificador" con nutrientes antiinflamatorios.* En la semana tres fue remplazado por complementos prebióticos y probióticos. El grupo perdió en promedio cuatro kilos y hasta 6.5 kg —más de lo esperado con una dieta hipocalórica por sí sola—, la cual es una razón más para olvidarnos del discurso anticuado de las calorías que entran y las que salen. Además, el colesterol total, el colesterol LDL y la tensión arterial disminuyeron, como también se redujeron las tallas de cintura y cadera. En términos generales, los 13 hombres del estudio también experimentaron una mayor producción de testosterona. El estudio planteó algunas interrogantes sobre la posible conexión entre pérdida de peso acelerada, mejorías en el colesterol sérico, mejorías en los niveles de hormonas masculinas y cómo todo esto se relaciona con la naturaleza antiinflamatoria y restauradora del microbioma intestinal que tiene el programa.

Otro estudio interesante comparó la eficacia del jengibre y del orlistat en el manejo de peso en ratas albinas de sexo masculino.[64] El orlistat es un medicamento aprobado por la FDA que se usa para promover la pérdida de peso en individuos obesos al interferir con las actividades de la lipasa (enzima que digiere la grasa) que se produce en la lengua,

---

* El complemento "purificador" contenía magnesio, semilla de chía, linaza, limón, camu camu, uña de gato, arcilla de bentonita, cúrcuma, palo de arco (lapacho), chancapiedra andina, stevia, arcilla de zeolita, olmo americano, ajo, jengibre, hierbabuena, aloe, bioflavonoides cítricos y ácido fúlvico.

el estómago y el páncreas. Inhibir la lipasa provoca que la grasa se excrete del cuerpo, en lugar de que se absorba y almacene, lo que genera pérdida de peso, pero también heces apestosas y otras posibles complicaciones. En el estudio, se demostró que el jengibre tiene mayor capacidad para disminuir el peso corporal que el orlistat sin necesidad de inhibir la lipasa. También se reportó que los complementos de jengibre aumentan significativamente el colesterol HDL que es bueno para el corazón. De hecho, el jengibre incrementó más los niveles de este colesterol saludable que el orlistat. El jengibre aportó todos los beneficios del orlistat sin sus efectos secundarios.

El jengibre tiene muchos otros efectos gastroprotectores que vale la pena mencionar, pues mucha gente con sobrepeso tiende a padecer molestias digestivas (véase el capítulo 4). Estudios científicos han validado que el jengibre puede usarse como remedio casero para mejorar muchos malestares digestivos, incluyendo el estreñimiento, la dispepsia, los eructos, la distensión, la incomodidad epigástrica, la indigestión y la náusea. También se ha demostrado que es efectivo para prevenir úlceras gástricas inducidas por medicamentos antiinflamatorios no esteroideos.

En mi consulta como gastroenterólogo, he descubierto que el jengibre es una herramienta maravillosa para controlar un estómago alterado y otros malestares digestivos. Si padeces estos síntomas, intenta añadir un poco de jengibre a tu sofrito de verduras. O infusiónalo en una taza de agua caliente para disfrutar un rico té de jengibre. Aliviará tu estómago mientras te ayuda a quemar grasas.

7. Aguacate

El aguacate es uno de los pocos alimentos que contiene altas cantidades de grasas saludables antiinflamatorias, una cantidad decente de proteína, muchos fitonutrientes curativos y una cantidad increíble de fibra (11 a 17 gramos por aguacate). ¡Todo en un conveniente empaque que te hace sentir lleno por más tiempo que la mayoría de los alimentos!

El aceite de aguacate es especialmente alto en ácidos grasos monoinsaturados (MUFA, por sus siglas en inglés) y muy bajo en grasas saturadas. Este superalimento es especialmente rico en un omega-9 llamado ácido oleico, un MUFA que se ha demostrado que aplaca el hambre. Asimismo, las dietas altas en MUFA ayudan a prevenir la acumulación de grasa abdominal y las complicaciones de la diabetes.[65] Estudios clínicos concluyen que el consumo de aguacate ayuda a la salud cardiovascular de múltiples formas, sobre todo por sus efectos benéficos en los lípidos séricos. Los aguacates también encajan en un patrón dietético pensado para la salud del corazón, como el plan alimenticio de los Enfoques Dietéticos para Detener la Hipertensión y la dieta mediterránea, tal como se enfatiza en la fase 3. Un estudio cruzado doble ciego demostró que apenas medio aguacate al día puede disminuir el hambre e incrementar los niveles generales de satisfacción. Los científicos les pidieron a adultos con sobrepeso que añadieran aproximadamente medio aguacate Hass a su almuerzo,[66] lo que se encontró que mejora significativamente la satisfacción postprandial y disminuye el deseo de comer por hasta cinco horas. Los aguacates también tienen un efecto benéfico en los niveles de colesterol en la sangre, quizá debido a sus altos niveles de beta-sitosterol, una sustancia que bloquea la absorción de colesterol. Además, se ha demostrado que ayudan a la salud visual porque tienen altos niveles de leutina y zeaxantina, y su alto contenido antioxidante retrasa también el envejecimiento de la piel.[67,68]

Quizá la principal razón por la cual la gente no considera que el aguacate es un alimento para perder peso es su contenido calórico. Esta idea se basa en la teoría de las calorías que entran y las que salen, la cual ya sabemos que es obsoleta. Cuando la gente come aguacate, tienden a consumir *menos* calorías a lo largo del día porque se sienten más satisfechos, lo cual es una ganancia en términos generales. No les temas a las calorías de los aguacates, pues te ayudarán a ahorrarte calorías a la larga. Prepárate un guacamole o corta un aguacate por la mitad y aderézalo con sal, pimienta y jugo de limón para obtener un refrigerio perfecto para la salud de tu flora intestinal.

8. Quinoa

La quinoa es un cereal integral poco valorado (y desconocido por muchos). Curiosamente, ha estado en circulación desde tiempos prehispánicos, y los incas lo llamaban "la madre de los granos", nombre que tiene bien merecido dado su perfil nutrimental. Contiene una buena dosis de fibra (cinco gramos por porción) y un bajo impacto glicémico. La quinoa es también alta en magnesio, el cual es un regulador clave de energía que promueve el buen control de los niveles de azúcar en la sangre. También es rica en potasio y hierro, así como en otros nutrientes clave implicados en la producción de energía, como la riboflavina y el manganeso.

La quinoa sin gluten es uno de los pocos cereales integrales bajos en FODMAP, razón por la cual la incluyo en esta fase. Asimismo, es alta en proteína, que es otra razón por la cual la encuentras aquí. Otra ventaja: es llenadora. Un estudio de la Universidad de Milán demostró que la quinoa tiene un efecto saciante mayor a cualquier otro cereal libre de gluten.[69]

Sin embargo, debes tener dos precauciones: en primer lugar, la quinoa está recubierta de saponina, una sustancia química de sabor amargo potencialmente tóxica.[70] Por lo tanto, lávala bien antes de cocerla, pues el lavado no reduce sus beneficios nutrimentales.[71] En segundo lugar, ten en cuenta que este superalimento es alto en oxalatos, lo cual puede ser problemático para quienes tienden a formar cálculos renales de oxalato.

A lo largo de este programa he intentado enfocarme en alimentos "normales" que se pueden encontrar en cualquier supermercado. La quinoa se desvía un poco de este objetivo, pero cada vez es más fácil conseguirla. Intenta incorporarla a tu dieta para remplazar otros cereales durante esta fase. A menos de que los cálculos renales representen un problema para ti, recomiendo que incluyas este cereal delicioso y llenador en tus planes de comida de la fase 1 y en tu vida en general.

9. Pimienta cayena

La pimienta cayena es miembro del género vegetal *Capsicum*, junto con los chiles y los pimientos. Esta pimienta picante le da sabor a las comidas gracias a una serie de compuestos conocidos como capsaicinoides. El compuesto responsable del sabor picante se conoce como capsaicina. La cantidad de capsaicina de cada chile se correlaciona directamente con su picor; entre más capsaicina, más picante es un chile. Esto también significa que es más saludable.

La capsaicina aporta muchos otros beneficios gracias a su capacidad antiinflamatoria y antioxidante. Muchos estudios documentan sus beneficios cardiovasculares; puede reducir los niveles de triglicéridos y colesterol, disminuir la acumulación de placa arterial y mejorar la capacidad del organismo de deshacer pequeños coágulos.[72,73] Sin embargo, dos estudios demuestran que altas dosis en cápsula pueden provocar infarto al miocardio.[74,75] Para qué tomar complementos de capsaicina si puedes disfrutarla en su forma natural. Como siempre digo, el veneno depende de la dosis.

Aunque muchas personas creen que los chiles provocan úlceras estomacales, la capsaicina en realidad ayuda a prevenirlas. También inhibe una molécula conocida como sustancia P, la cual modula el dolor en las terminaciones nerviosas.[76,77] Hay estudios que demuestran que la aplicación tópica de bálsamo de capsaicina alivia el dolor en caso de neuropatía diabética, neuralgia posherpética y dolor neuropático.[78] A pesar de su uso popular como medicamento tópico para la artritis, la información recopilada respecto de su eficacia es contradictoria.[79] También hay estudios que reportan que la capsaicina tiene propiedades anticancerígenas.[80]

Desde hace mucho se asocia el consumo de chile con la pérdida de peso, y la ciencia demuestra que comerlo en cantidades moderadas puede ayudar a quemar unos cuantos kilos no deseados.[81] La capsaicina acelera el metabolismo quemagrasas como pocas especias lo hacen, en parte porque activa el sistema de respuesta hormonal al estrés. Cuando se activa el sistema nervioso simpático (también conocido como respuesta de lucha o huida), se liberan en el torrente sanguíneo hormonas llamadas catecolaminas, como la epinefrina y la norepinefrina. Este proceso aumenta la termogénesis, en la cual la grasa se oxida de forma más eficiente. Esto significa que tu grasa puede convertirse en combustible para tu hoguera metabólica apenas unos 20 minutos después de comer pimienta cayena u otro chile picante.[82] Basta con que comas un poco y, 20 minutos después, estarás quemando grasas como atleta. Este efecto termogénico no es propio de la capsaicina. Como recordarás, discutimos la termogénesis y la quema de grasas al hablar del té verde cafeinado. Lo mismo aplica para el jengibre, así como para algunos complementos como la naranja agria y la goma guar.[83,84] La capsaicina también parece promover la saciedad.[85] ¡Qué buena combinación para perder peso! ¡Quema más calorías de grasa mientras te sientes menos hambriento!

Un metaanálisis reciente identificó 68 estudios que evalúan el papel potencial de la capsaicina en el manejo del peso corporal.[86] Curiosamente, 13 de 15 ensayos reportaron un aumento postprandial del consumo de energía, siete de 11 mostraron mayor oxidación de lípidos y disminución del almacenamiento de grasa, y cinco de siete ensayos confirmaron el efecto de la capsaicina para suprimir el apetito. No obstante, la evidencia más increíble de los efectos de la capsaicina en la pérdida de peso es que se reportó un aumento de gasto de energía de al menos 50 calorías diarias cuando se usaba pimienta cayena para sazonar alimentos, lo que representa entre dos y tres kilos de peso perdido al año si le añadimos una pizca de picante a nuestras comidas diarias.

10. Proteína de suero de leche

¿Alguna vez has visto la proteína de suero de leche en una lista de superalimentos? Es probable que no. Este alimento ha sido muy subestimado, lo cual es una lástima. Si existe una superproteína, es ésta.

La proteína de suero de leche es una proteína libre de lactosa que se deriva de la leche, la cual suele ser bien procesada por quienes padecen intolerancia a la lactosa. También es libre de caseína, el otro componente de los lácteos al que mucha gente es sensible. (Los productos lácteos suelen estar conformados de 80% caseína y 20% suero de leche.) Esto hace que el suero de leche sea una forma segura de proteína para la mayoría de la gente que no tolera los lácteos. Sin embargo, si eres uno de los pocos desafortunados que es intolerante al suero de leche (o simplemente no te gusta), puedes probar un sustituto, como proteína de arroz, de hemp o de guisante.

En comparación con otros alimentos, la proteína de suero de leche contiene la concentración más alta de aminoácidos de cadena ramificada, sobre todo leucina, la cual preserva el músculo quemagrasa para promover un metabolismo veloz.[87,88] Se ha observado que administrar una mezcla de aminoácidos o de leucina por sí sola suprime la ingesta de alimentos hasta por 24 horas.[89] Estudios realizados en personas de la tercera edad demuestran que usar el suero de leche como complemento alimenticio se asocia con menor adiposidad (acumulación de grasa) y con mayor preservación de masa muscular magra.[90,91]

El suero de leche es una proteína de alta calidad que promueve la sensación de saciedad después de los alimentos y desalienta el consumo excesivo de comida. El debate está en que si es más llenadora que otras fuentes de proteína, pues hay estudios a favor y otros en contra de su superioridad.[92-95]

La proteína de suero de leche también hace las veces de regulador del sistema inmune, pues es rico en sustancias químicas antiinflamatorias llamadas glicomacropéptidos y beta-glucanos. Por eso las fórmulas enriquecidas con suero de leche mejoran los síntomas de la enfermedad de Crohn en niños.[96-98] Cuando se le administra a pacientes adultos que padecen Crohn, el suero de leche mejora el funcionamiento de la barrera intestinal, lo cual se evidencia en una reducción de la permeabilidad en el intestino delgado.[99] Como ya vimos en el capítulo 2, muchas personas con sobrepeso padecen desequilibrios del microbioma intestinal asociados con defectos en el funcionamiento de la barrera intestinal que se asemejan a la enfermedad de Crohn. Cuando estos defectos son muy graves, se "filtran" toxinas de bacterias entéricas a la circulación sanguínea, lo que promueve una respuesta inflamatoria sistémica, resistencia a la insulina y acumulación de grasa.[100] La proteína de suero de leche sana el recubrimiento intestinal y aplaca la inflamación, con lo cual ayuda a revertir el problema.

Todo esto plantea una discusión mucho más amplia sobre los lácteos y su papel en el manejo de peso. En el siguiente capítulo discutiré por qué el yogur y el kéfir te ayudan a mantenerte delgado al sembrar flora quemagrasas en tu microbioma intestinal. La proteína de suero de leche también puede fermentarse para convertirse en un probiótico que repueble el microbioma intestinal. Curiosamente, se ha desarrollado un probiótico novedoso basado en una oblea deshidratada que se consumía de forma tradicional en el desierto mexicano. Para prepararla se usa suero de leche de cabra dulce y se fermenta con *Bifidobacterium infantis* o *Lactobacillus acidophilus*.[101]

No hay duda al respecto: el suero de leche es un superalimento que se puede usar como complemento alto en proteína que aporta gran variedad de beneficios a la salud y promueve la esbeltez.

Más adelante...

Después de 30 días en la fase 1, será hora de reincorporar algunos de los alimentos que eliminamos, sembrar en tu intestino los bichos buenos que necesitas para tener una salud próspera y fertilizar tu jardín interior para que florezca de nuevo. Esto lo haremos en la fase 2. Esa parte del programa está diseñada para reintegrar alimentos altos en prebióticos y probióticos. Dichos alimentos especiales reinocularán tu intestino con bacterias sanas y diversificarán aún más tu microbioma. Hay evidencias científicas que vinculan los probióticos y prebióticos con un peso y una salud óptimos a largo plazo. En el siguiente capítulo revisaremos esas investigaciones, y te explicaré cómo añadir exactamente esos alimentos a tu dieta para equilibrar por completo tu ecosistema interno.

Capítulo 6

Fase 2: Reequilibrar

Vuelve a plantar y fertilizar tu jardín interior

Cierra los ojos un instante. Imagina un campo frondoso y verde poblado de una variedad infinita de hermosas flores silvestres de todos los colores imaginables. Las flores se agitan suavemente con la brisa hasta el horizonte. Mientras visualizas esta escena, te conectas con una calma interna profunda y una sensación de paz intensa te recorre. Te sientes relajado, completo y saludable.

Este campo es tu jardín interior, la visión ideal del ecosistema que habita en las profundidades de tu intestino. El pasto y las flores que viven ahí son la flora que plantamos en tu intestino durante esta fase del programa. Una vez que preparamos la tierra en la fase 1, es hora de restablecer un microbioma intestinal próspero que te ayude a alcanzar tu peso ideal y una salud óptima. Lo haremos sembrando y fertilizando tu ecosistema interno durante esta fase del programa. Para ello, hay dos pasos simples pero sumamente importantes:

1. **Vuelve a plantar tu jardín interior.** Durante esta fase incorporaremos alimentos fermentados como yogur, kéfir, chucrut, kimchi y otros que son ricos en microbiota saludable, como bifidobacterias. Se ha demostrado que estos probióticos promueven un equilibrio saludable del microbioma intestinal y la pérdida de peso.
2. **Fertiliza la flora benéfica.** Tu flora intestinal benéfica necesita tener que comer para que tu microbioma intestinal prospere. Por eso en la fase 2 quiero que agregues a tu dieta una especie de carbohidratos complejos que son ricos en fibra y muy llenadores a los que llamaremos prebióticos. Estos alimentos son como fertilizante para las bacterias benéficas de tu jardín interior y te ayudarán a restablecer la armonía de tu ecosistema interno.

Recultivar tu intestino con bacterias benéficas y fertilizarlas con prebióticos tiene un amplio rango de efectos bioquímicos y metabólicos que
te ayudarán a desarrollar el metabolismo veloz que deseas. Los hallazgos científicos demuestran cada vez más que reequilibrar tu microbioma
intestinal con el enfoque que usaremos en esta fase sustenta la pérdida
de peso prolongada.

Recomiendo que te quedes en la fase 2 hasta que alcances tu peso
deseado. Al seguir el plan, puedes esperar perder entre dos y cuatro
kilos de peso corporal excedente por mes durante la fase 2. Además,
la inflamación seguirá desapareciendo de todo el cuerpo, los niveles de
azúcar e insulina en la sangre se estabilizarán aún más y experimentarás energía concentrada que te durará todo el día.

De acuerdo, ¡empecemos!

Recultivar tu jardín interior

Tu primera tarea: juntar las semillas que florecerán en el ecosistema
verde, frondoso y diverso en tu interior, las cuales necesitas para alcanzar tu peso deseado y tener una salud óptima. Lo haremos integrando
a tu dieta múltiples alimentos ricos en probióticos.

Los probióticos son microorganismos vivos que, cuando se consumen en cantidades adecuadas, aportan beneficios a la salud del huésped.
Cada vez más evidencias señalan la importancia de los probióticos para
alterar favorablemente el equilibrio microbiano al aumentar las poblaciones de bacterias que promueven la salud, como lactobacilos, bifidobacterias y otras. Esto es fundamental, pues la microbiota influye en
diversos sistemas biológicos que regulan la disponibilidad de nutrientes, el almacenaje de energía, el apetito, la masa adiposa, la inflamación
y la sensibilidad a la insulina, todo lo cual repercute de forma importante en el peso y la salud.

Las investigaciones en esta área se han multiplicado exponencial-
mente en los últimos años. Más de 10 000 publicaciones han examina-
do los potenciales beneficios a la salud que tienen los probióticos. La
gran mayoría de ellos fue publicada después de 2008, así que estamos
en plena era renacentista del microbioma intestinal: hay suficiente información que sugiere que debes integrar alimentos ricos en probióticos como componentes esenciales de la fase 2 si quieres lograr una
pérdida de peso prolongada y tener una salud duradera.

Esto lo haremos diversificando las especies de tu microbioma intestinal, en lugar de concentrarnos en especies particulares o filos de bacterias. En contraste con las creencias populares y la publicidad engañosa, no hay una sola cepa de bacteria, hongo o levadura que funcione como varita mágica para reequilibrar por completo nuestro jardín interior e inclinarnos de forma permanente hacia un metabolismo acelerado. Hay pocas especies favorables que parecen mejorar la salud en general, pero la información al respecto es variada, y los beneficios suelen ser propios de cada cepa.

Por ejemplo, se han realizado al menos 200 estudios en humanos y animales sobre el uso de distintas especies de lactobacilos para la pérdida de peso.[1] Esta especie es parte del filo firmicutes, que son los bichos formadores de grasa que fueron señalados como principales culpables en los primeros estudios que vincularon el equilibrio del microbioma intestinal con la obesidad. Sin embargo, parece que la realidad es un poco más compleja de lo que sugirieron esos primeros estudios.

En un metaanálisis reciente sobre las investigaciones acerca de lactobacilos, los investigadores encontraron que distintas cepas de lactobacilos parecen tener efectos distintos en la regulación del peso y la salud en general. Por ejemplo, en 13 estudios que incluyeron 3 307 sujetos (897 de los cuales eran humanos), los científicos hallaron que *Lactobacilus acidophilus* parece provocar *aumento* de peso.

¿TODOS LOS PROBIÓTICOS AYUDAN A PERDER PESO?

- **Mito:** Todos los probióticos promueven la pérdida de peso.
- **Realidad:** Algunos probióticos funcionan mejor que otros. Presta atención a cepas únicas de lactobacilos que ayudan a regular el peso. *Lactobacilus gasseri* (LG2055), *L. plantarum* y *L. paracasei* promueven la pérdida de peso.

Por otra parte, otro estudio bien diseñado demostró que el consumo de leche fermentada que contenía *Lactobacilus gasseri* (LG2055) se asoció con una pérdida de peso significativa, reducción de la talla de cintura y cadera, disminución de la grasa visceral subcutánea y abdominal, y mejoría de los marcadores metabólicos en comparación con el consumo de leche fermentada sin bacterias adicionales.[2] La leche fermentada trae muchos beneficios a la salud y ayuda a inclinar el equilibrio del jardín interior para promover un metabolismo veloz.

Estudios sobre *Lactobacilus plantarum* y *L. paracasei* demuestran que estas cepas pueden encoger las células adiposas y disminuir la grasa corporal total.[3,4] Investigaciones adicionales han mostrado que diversas cepas de lactobacilos reducen la masa adiposa, disminuyen el riesgo de diabetes tipo 2 y ayudan a mitigar la resistencia a la insulina.[5,6] Y estos estudios *sólo* representan los trabajos de investigación sobre una especie de probióticos.

Cientos de otros estudios han exhibido que modular el microbioma intestinal con ayuda de probióticos tiene varios efectos sobre la salud, entre ellos:[7]

- Mejorar los patrones de lípidos en la sangre.
- Disminuir el riesgo de hipertensión.
- Mejorar la salud intestinal y reducir el riesgo de trastornos intestinales inflamatorios.
- Respaldar al sistema inmune.
- Disminuir el riesgo de alergias y sus síntomas.
- Sintetizar y mejorar la biodisponibilidad de nutrientes.

Aunque hay cierta relación entre cepas específicas de bacterias y resultados positivos —como el vínculo entre *L. gasseri* y la pérdida de peso—, el mensaje importante es que la comunidad de bacterias y su interacción entre sí es lo que influye en la salud. La diversidad es la clave para la salud del ecosistema interno, así que ésa será nuestra meta en la fase 2. Los estudios al respecto realizados en animales sustentan aún más la idea de que reequilibrar el microbioma intestinal por medio del uso de alimentos ricos en probióticos puede ser de mucha utilidad en el viaje hacia el peso óptimo. Estos estudios han demostrado que el simple hecho de administrar probióticos sin ningún otro cambio alimenticio deriva en pérdida de peso, reducción del tejido adiposo, disminución de la glucosa en la sangre, aumento de sensibilidad a la insulina y la leptina, etcétera.[8,9] Ésta ha sido mi experiencia clínica también. Observemos el caso de Josefina, cuyo sobrepeso obstinado no cedió hasta que probó con los probióticos.

Hablaremos más adelante sobre las maneras específicas en las que los probióticos tienden a promover estos cambios, cuando explique en qué alimentos enfocarse en esta fase. Pero primero te presentaré otra clase de alimentos que integraremos en la fase 2: los prebióticos, el fertilizante de tu jardín interior.

HISTORIAS DE ÉXITO DE *LA BIBLIA DE LA SALUD INTESTINAL*

Josefina

Josefina es una cuidadora de más de 40 años que de pronto empezó a subir de peso de forma descontrolada. Cuando llegó a pesar 145 kilos, apenas si podía realizar su trabajo y hacerse cargo de su familia. Desarrolló diabetes tipo 2 y se fatigaba y perdía el aliento siempre que realizaba algún esfuerzo físico.

Estaba desesperada, así que se realizó la cirugía de bypass gástrico. Aunque se recuperó bien y se veía y sentía mucho mejor, sólo perdió 30 kilos, que representaban 41% del peso corporal sobrante; pero ella sabía que debía haber perdido mucho más. (Datos extraídos de siete estudios con 1 627 pacientes que se sometieron a esta cirugía exhiben que la media de pérdida de peso en el primer año es de 67.3%.)[10] Josefina estaba decepcionada de que sus resultados estuvieran tan por debajo del promedio.

Ahí fue cuando empezó a pedir ayuda. Le hice unas cuantas preguntas que me hicieron creer que estaba padeciendo una complicación común del bypass gástrico, que es sobrepoblación bacteriana en el intestino delgado, o SPB. Recordarás que en el capítulo 4 vimos que la SPB es una consecuencia común de la obesidad, razón por la cual recomiendo una dieta baja en FODMAP para atenuar los síntomas y ayudar a modificar el terreno microbiano del intestino durante la fase 1. El caso de Josefina era un poco distinto. La anatomía alterada de su cirugía dio como resultado lo que los médicos llaman "síndrome de asa ciega", en donde una parte del intestino desvía los materiales digeridos del tracto digestivo y los envía hacia un tubo de una sola dirección. Esta parte del intestino no tiene flujo y se estanca, y provoca como resultado SPB.

Esto me recordó un estudio innovador en el que a pacientes con obesidad mórbida que se sometían a una cirugía de bypass gástrico se les diagnosticaba posteriormente SPB con ayuda de una prueba de aliento.[11] Investigadores de la Facultad de Medicina de la Universidad de Stanford exploraron si los probióticos podían acelerar la pérdida de peso en quienes desarrollaban SPB como consecuencia de una cirugía de bypass gástrico. A 42 sujetos al azar se les asignó que recibieran al día o 2 400 millones de colonias de una especie de lactobacilo no revelado o un placebo. El complemento de lactobacilos provocó una pérdida 10% mayor de peso corporal excedente a los tres meses, y la tendencia continuó hasta los seis meses del tratamiento. También se observó una reducción significativa de la SPB. Le compartí los resultados de este estudio a Josefina y le recomendé que tomara un probiótico con mezcla de lactobacilos y bifidobacterias. En un mes bajó cuatro kilos más sin cambiar su dieta ni su nivel de actividad física, y notó que sus síntomas gastrointestinales disminuían de forma notable.

¡ELIGE EL POLLO ADECUADO!

¿Recuerdas que las aves criadas de forma convencional reciben antibióticos que promueven su crecimiento al afectar su microbioma intestinal? Un estudio realizado en pollos criados de forma convencional comparó el aumento de peso en aves que recibían antibióticos, probióticos o ningún aditivo.[12] Cada uno de esos tres grupos se subdividió en tres subgrupos más, dependiendo de su fuente de grasa alimenticia era aceite de soya (proinflamatoria), ácidos grasos libres (mezcla de grasas pro y anti-inflamatorias) o alimento convencional.

Los resultados son convincentes: los animales que recibieron antibióticos ganaron más peso que los que recibían probióticos o alimento convencional. De hecho, los probióticos provocaron que las aves perdieran peso. Además, el tipo de grasa utilizada en la alimentación también marcó una diferencia. El grupo que recibió aceite de soya proinflamatorio ganó más peso, en comparación con quienes recibieron ácidos grasos libres o alimento convencional. Las aves que ganaron *más* peso fueron aquellas que recibieron *tanto* antibióticos como aceite de soya, lo que demuestra la interacción sinérgica entre ambas sustancias. Por eso recomiendo consumir aves criadas sin antibióticos y alimentadas con pasto, en lugar de ganado alimentado con soya y maíz.

Hora de fertilizar tu flora intestinal benéfica

Cuando plantas un jardín, no basta con lanzar unas cuantas semillitas y rezar para que broten. Hay que atender el jardín y agregar fertilizante cuando sea necesario para que las plantas crezcan sanas y fuertes. Lo mismo ocurre con tu jardín interior: debes cuidarlo y darle el alimento que necesita para convertirlo en un ecosistema saludable y diverso.

Uno de los tipos de alimentos favoritos de tus bichos intestinales son los prebióticos. Los prebióticos son alimentos que el metabolismo humano no puede digerir, pero que los bichos benéficos adoran. Son una clase de fibra soluble que ayuda al microbioma intestinal a prosperar. Muchos de ellos están en la lista de FODMAP que redujimos durante la fase 1 para ayudar a revertir cualquier disbiosis intestinal que puedas haber estado padeciendo. Ahora que hemos mitigado dicha disbiosis al arar la tierra de tu microbioma intestinal, es buena idea reincorporar algunos de estos alimentos, mejorar tu ingesta de fibra y darles a tus bichos la comida que necesitan para ser felices.

Al igual que los probióticos, los alimentos cargados de prebióticos se correlacionan con la pérdida de peso y una mejor salud. En una serie de estudios realizados en Bélgica, los investigadores demostraron que darle a la gente entre cinco y 20 gramos de prebióticos al día altera el equilibrio microbiano en el intestino y deriva en una disminución de los niveles de azúcar en la sangre, mayor saciedad, menos hambre y menos masa adiposa en el cuerpo.[13]

Otro estudio doble ciego controlado por placebo le dio a un grupo oligofructosa (un prebiótico de la familia de los FODMAP), y al otro le dio un placebo con cantidad equivalente de calorías. El grupo que recibió el prebiótico perdió un kilo de peso corporal en 12 semanas sin hacer ningún otro cambio en su alimentación.[14] La mayoría de este peso fue masa adiposa proveniente del torso. (¿Tú también pensaste en esa grasa del abdomen que no logras erradicar? ¡Pues así se hace!) El grupo que tomó el placebo *subió de peso*.* Ambos grupos obtuvieron la misma cantidad de calorías añadidas a su dieta, pero *el tipo de calorías* —los prebióticos— marcó la diferencia.

¿Quieres más evidencias? En un estudio revolucionario, los investigadores le dieron a un grupo de enfermos de diabetes tipo 2 sólo ocho gramos de inulina prebiótica a diario durante cuatro semanas, sin hacer ningún otro cambio en su alimentación. El grupo que recibió la inulina observó una "disminución estadísticamente significativa de glucosa en sangre", un hallazgo impresionante que revela lo efectiva que puede ser la comida como medicina. De hecho, la información que surge día con día sugiere que los prebióticos deberían considerarse parte del tratamiento del síndrome metabólico.[15]

¿Por qué los prebióticos tienen un impacto tan potente en el peso y la salud? Una de las muchas razones es que influyen en la producción de hormonas peptídicas (pequeñas proteínas) en el intestino que se denominan péptidos similares al glucagón tipos 1 y 2 (GLP-1 y GLP-2), los cuales se cree que desempeñan un papel importante en el apetito, la saciedad, la movilidad intestinal, el funcionamiento de la insulina y muchas otras funciones corporales. Examinaremos las minucias de los GLP-1 y GLP-2 más adelante en este capítulo, pero en pocas palabras, cuando alimentas bien tu microbioma intestinal, los prebióticos hacen

---

* El placebo contenía maltodextrina, la cual proviene de almidón de cereal tratado, sobre todo almidón de maíz o de arroz. También puede derivar de trigo o de papa. Aunque no es un azúcar, no deja de tener un índice glicémico de 130 (el del azúcar de mesa es apenas de 65). Este "endulzante" amiláceo y con alto índice glicémico contenido en el placebo provocó aumento de peso, a pesar de que añade más energía calórica que el prebiótico.

que tu intestino produzca las hormonas peptídicas que favorecen la salud en general, lo cual es una gran virtud de los prebióticos.

La mejor noticia de todas es que consumir prebióticos y probióticos al mismo tiempo, que es lo que haremos en este programa, puede tener beneficios aún mayores. Hay estudios que demuestran que combinar prebióticos con probióticos (también conocido como simbióticos) produce un perfil metabólico favorable de ácidos grasos de cadena corta, así como los otros beneficios a la salud ya mencionados.[16] Estas grasas antiinflamatorias ayudan al intestino a absorber agua, promueven la multiplicación de células sanas del recubrimiento intestinal en el colon y aportan defensas contra el cáncer de colon y el trastorno intestinal inflamatorio. Éste es un hallazgo importante, aunque no sorprendente. Si siembras en tu microbioma intestinal microbios que promuevan la salud —es decir, flora benéfica—, al mismo tiempo que les das sus alimentos favoritos para que prosperen, obtendrás una amplia gama de beneficios, además de perder peso. El poder de este panorama alimenticio enfocado en el ecosistema no deja de sorprenderme. Yo lo descubrí hace mil años, cuando era adolescente y no existían estas investigaciones, y *me ayudó a perder más de 50 kilos y a no recuperarlos jamás.*

Entonces ¿cómo se obtienen estos beneficios? Basta con que te enfoques en los alimentos adecuados para la fase 2 y que te olvides de los alimentos que no promueven el metabolismo veloz que te mereces. He aquí cómo lograrlo.

¿QUÉ HAY DE LOS COMPLEMENTOS PREBIÓTICOS Y PROBIÓTICOS?

Es probable que estés más familiarizado con los prebióticos y probióticos en forma de complementos alimenticios y no de alimentos. Estos complementos pueden ser un excelente respaldo para el programa de cambio de alimentación y de estilo de vida, como verás más adelante. Pueden ayudarte a reequilibrar tu microbioma intestinal y a perder peso de forma más rápida y efectiva. Sin embargo, no son indispensables para completar el programa. Son un paso opcional que puedes decidir tomar o no.

Es importante que sepas en qué debes fijarte al elegir estos productos. Por ejemplo, busca mezclas de distintas cepas de probióticos y presta atención al número de unidades formadoras de colonias (UFC), pues también es importante. También lo es seleccionar productos libres de aditivos, ligantes y otros agentes tóxicos.

Fulmina los alimentos que desequilibran tu ecosistema interior

Durante la fase 1 te esmeraste por eliminar de tu dieta la comida chatarra que desequilibra tu microbioma intestinal y tu metabolismo. Nos deshicimos del azúcar (en todas sus formas subversivas), los carbohidratos amiláceos (pan, pasta, papas, etcétera) y las grasas inflamatorias poco saludables (aceites de soya, de maíz, vegetal, entre otros). Aprendiste por qué estas sustancias te hacen daño y te informaste a través de estudios que demuestran que el consumo excesivo de estos productos se correlaciona con el aumento de peso y la mala salud.

En la fase 2 quiero que sigas absteniéndote de estos alimentos en sus presentaciones dañinas para que alcances tus metas de salud y de pérdida de peso. Por lo tanto, sigue evitando los siguientes productos:

- **Endulzantes.** Como verás en la siguiente sección de alimentos que puedes reincorporar a tu dieta, durante esta fase del programa podrás consumir cantidades limitadas de ciertos endulzantes. Sin embargo, quiero que sigas evitando los más problemáticos:
  - Jarabe de maíz alto en fructosa.
  - Agave, pues es alto en FODMAP.
  - Edulcorantes artificiales, incluyendo alcoholes de azúcar: manitol, xilitol y sorbitol, los cuales también son altos en FODMAP. Algunos yogures —los cuales son esenciales en esta fase— que se anuncian como "100% naturales" tienen permiso de la FDA para incluir edulcorantes artificiales, así que asegúrate de leer bien sus etiquetas.
  - Miel refinada, la cual está entre los endulzantes más traicioneros de todos los tiempos. Es alta en fructosa (un FODMAP), y se usa en exceso. Aléjate de la miel refinada, aunque la miel sin refinar sea otra historia. De hecho, hay estudios confiables que demuestran que consumir a diario una cucharadita o menos de miel sin refinar tiene efectos positivos en la salud del microbioma intestinal, lo que le merece una mención honorífica en la lista de superalimentos de la fase 2. No te excedas, pero si buscas algo dulce para tu café o tu batido de proteína de suero de leche, un poco de miel sin refinar es justo lo que necesitas.

- **Bebidas dulces.** Esto incluye refrescos, jugos de frutas (que provocan picos de azúcar y de insulina en la sangre, además de tener índices glicémicos altos), aguas vitaminadas (repletas de azúcares añadidas) y otras bebidas similares.
- **Harinas refinadas y papa (y productos derivados de éstas).** Evita la pasta, el pan, las galletas, los pasteles, etcétera, pues tienen altos índices glicémicos y provocan picos de azúcar e insulina en la sangre.
- **Aceites inflamatorios.** Aunque mis restricciones al respecto son menores que en la fase 1, es importante que sigas evitando el aceite de maíz, la manteca, el aceite hidrogenado, el aceite de palma, el aceite de cártamo y otros.
- **Gluten.** La cebada, el trigo, el centeno y otros cereales contienen gluten y son altos en FODMAP. Mucha gente es intolerante a ellos, por lo que puedes remplazarlos por otros cereales integrales mejores que fortalecerán tu microbioma intestinal (como la quinoa). Por ahora apártate de alimentos altos en gluten. La avena también es buena opción, pues tiene un alto contenido prebiótico y beneficia el microbioma intestinal, de modo que sus beneficios superan la potencial contaminación cruzada con gluten, lo cual es resultado de que se procese en los mismos molinos que cereales enriquecidos con gluten.

Dependiendo de cuánto peso tengas que perder, quizá necesites eliminar estos alimentos de tu dieta unas cuantas semanas, meses o hasta más. Después de completar tu aventura hacia la pérdida de peso y llegar a tu peso meta, cuando empieces el mantenimiento y entres a la fase 3 podrás permitirte un pecadillo ocasional, una que otra papa frita o a la francesa, y no tendrá consecuencias adversas considerables. En el capítulo 8 encontrarás más detalles al respecto.

Sin embargo, a excepción del pecadillo ocasional, la mayoría de estos productos no tienen cabida en la alimentación humana, por lo que recomiendo que los limites de forma permanente. La ubicuidad de estos alimentos es una de las principales causas de la epidemia de sobrepeso y obesidad. Si quieres guiar tu vida por los lineamientos de *La biblia de la salud intestinal* y tomar una postura firme contra el ambiente dietético dañino en el que vivimos, te pediré que te apartes de estos productos durante esta fase. Al igual que en la fase 1, encontrarás qué evitar específicamente en las tablas de alimentos de la fase 2 que se encuentran en las páginas 350-358.

Incorpora algunos de tus alimentos favoritos

La fase 2 no se trata de disciplinarte y privarte. En ésta habrá mucha más flexibilidad que en la fase anterior. Las restricciones impuestas a los FODMAP se relajarán, por lo que podrás consumir un poco de carne roja o de cerdo magra, y algunos cereales selectos ricos en prebióticos que tendrán increíbles efectos fertilizadores en tu flora benéfica. Incluso se permite un vaso de cerveza ocasional, una copa de vino de cuando en cuando, un trozo de chocolate amargo y unos cuantos endulzantes selectos.

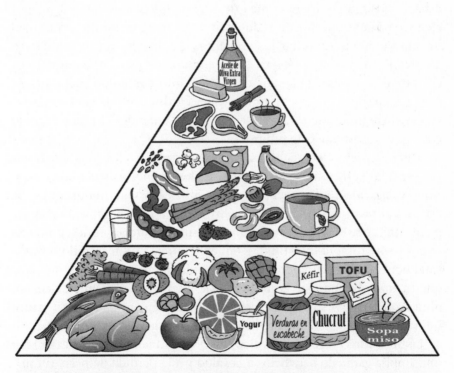

Pirámide alimenticia de la fase 2 de *La biblia de la salud intestinal*: Esta imagen prioriza los alimentos de la fase 2, que es la fase de reequilibrio. Los alimentos limitados se encuentran en la cima de la pirámide (por ejemplo, carnes rojas magras, mantequilla, café, aceite de oliva extravirgen). Frutos secos, semillas, leguminosas, té verde y cereales integrales sin gluten aparecen en medio de la pirámide. Frutas, verduras, pescado, aves, sopas de ave o verduras, animales de cacería y alimentos fermentados (como verduras en escabeche, chucrut, kéfir, sopa miso, yogur y kimchi) están en la base de la pirámide.

Diseñé específicamente esta parte del programa de tal forma que puedas apegarte a ella por periodos prolongados sin sentirte privado de lo que te gusta. Esto te permitirá perder tanto peso como desees con la flexibilidad alimenticia que te permita lograr tus objetivos de pérdida de peso sin desviarte del camino. Veamos de cerca algunos de estos deliciosos alimentos que puedes consumir con moderación en la fase 2.

FODMAP: el veneno depende de la dosis

Durante la fase 2 reintegraremos varios de los FODMAP que eliminamos en la fase 1 (aunque no todos). Dejaremos fuera a los principales villanos, como los endulzantes altos en fructosa, las frutas con alto contenido de FODMAP (mangos, peras, entre otros), el gluten (como trigo, centeno y cebada), y algunas fuentes más de FODMAP (alcoholes de azúcar, por ejemplo). Esto te permitirá reducir tu consumo general de FODMAP y al mismo tiempo aprovechar los alimentos que benefician tu salud pero que técnicamente son FODMAP. Unos cuantos de estos alimentos ricos en FODMAP —en particular los que tienen alto contenido prebiótico— son cruciales para la fase 2, por lo que es indispensable conocer la relación entre prebióticos, fibra y FODMAP para entender el razonamiento en el que se sostiene este programa.

Muchos prebióticos califican como FODMAP. De ellos, los fructanos (en especial la inulina) y los oligosacáridos (como los fructooligosacáridos y los galactooligosacáridos) son quizá los más importantes. Se trata de alimentos altos en fibra, sobre todo en fibra soluble, la cual no puede digerirse en el intestino humano, sino que debe ser descompuesta por la microbiota intestinal. La buena noticia es que a tu flora intestinal benéfica le fascina comer este tipo de fibra. Por lo tanto, una vez que tu microbioma esté equilibrado de nuevo, los alimentos ricos en fibra (como éstos) son una excelente fuente de comida para tu jardín interno, o una especie de fertilizante que lo ayude a florecer.

La fibra y los efectos prebióticos de estos alimentos aportan también una amplia gama de beneficios a la salud y a la pérdida de peso. En primer lugar, la fibra insoluble es muy llenadora. Dado que se disuelve en agua y se convierte en una especie de gel en el intestino, te da la sensación de saciedad y reduce el apetito en general.[17]

No obstante, los beneficios de la fibra insoluble se observan mejor cuando los analizamos en términos de qué hacen en nuestro jardín interior y cómo esto influye en nuestra salud y nuestro peso. Estas fibras se fermentan con facilidad, por lo que a tus bichos benéficos les encanta deleitarse con ellas. Las investigaciones han demostrado que incorporar prebióticos a la alimentación reduce el crecimiento de especies comensales como bifidobacterias, lactobacilos, entre otras. De hecho, para ser un prebiótico, es indispensable que la fibra estimule el crecimiento de bifidobacterias, que es lo que se conoce como "efecto prebiótico".

Por ejemplo, un estudio demostró que incrementar fructanos tipo inulina incrementaba los niveles de bifidobacterias y lactobacilos en apenas unos cuantos días. Estas mejorías en el equilibrio microbiano intestinal desaparecían en apenas una semana si se eliminaba la inulina prebiótica de la dieta.[18,19]

Los científicos también han demostrado que prebióticos como la oligofructosa pueden alterar hasta 102 tipos de bichos intestinales en ratones obesos con diabetes tipo 2. Estas alteraciones se asociaron con disminución de la masa adiposa, incremento del músculo magro, mejorías en la metabolización de la glucosa y los lípidos, disminución de la inflamación sistémica, entre otras cosas.[20] Hay un abismo entre ratones y hombres, pero estos hallazgos son impresionantes y sin duda ilustran que la forma en la que comemos influye en nuestro ecosistema interior, lo cual, a su vez, repercute en nuestra salud.

De hecho, se ha demostrado en repetidas ocasiones que los prebióticos alteran el terreno del microbioma intestinal y derivan en menor inflamación, mejorías en el funcionamiento de la barrera intestinal y mayor sensibilidad a la insulina en modelos tanto animales como humanos.[21,22] ¿Por qué pasa esto?

Hay varios mecanismos en juego, pero los péptidos intestinales son actores importantes que conectan las piezas del rompecabezas. Discutimos dos de estos péptidos intestinales en el capítulo 2: los péptidos similares a glucagón tipos 1 y 2 (GLP-1 y GLP-2). Un corpus cada vez mayor de investigaciones muestra que la liberación de ambos péptidos intestinales (junto con otros más, como el péptido YY y la ghrelina) está muy influenciada por la microbiota intestinal. Creemos que tiene que ver con la forma en la que las bacterias intestinales "se comunican" con el cerebro.

El número de investigaciones sobre la comunicación bidireccional entre intestino y cerebro va en aumento. Sus resultados indican que los microbios intestinales no sólo están implicados en la regulación del metabolismo, sino que también desencadenan comportamientos que en última instancia influyen en nuestras elecciones alimenticias.[23,24]

Finalmente, cuando alimentas a tu ecosistema interior con prebióticos como inulina, oligosacáridos, entre otros, esto parece inclinar la balanza del microbioma intestinal hacia el lado positivo, lo que deriva en mayor liberación de péptidos como GLP-1 y GLP-2 que intervienen en los niveles de insulina, la sensación de saciedad, etcétera.

Todo esto está bien documentado por la ciencia. Por ejemplo, en un estudio reciente realizado en Bélgica, los científicos tomaron un grupo de voluntarios saludables y les dieron a diario 16 gramos de fructanos tipo inulina durante dos semanas. Los niveles de GLP-1 y GLP-2 se incrementaron, los voluntarios mencionaron sentirse más satisfechos, por lo que comían menos, y sus niveles de glucosa postprandial (después de comer) disminuyeron. Pero uno de los aspectos más impresionantes de este estudio tiene que ver con la expresión genética.* De hecho, estos alimentos *reprogramaron* los cuerpos de los voluntarios que participaron en el estudio para disminuir el tamaño de sus células adiposas.[25]

Volvamos al estudio belga: ¿será posible que los prebióticos incrementaran los niveles de bacterias saludables que, a su vez, "conversaban" con el ADN de los voluntarios y le decían: "Oye, ¿te importaría disminuir el tamaño de las células adiposas de este tipo?" Se requieren más investigaciones para descifrar las minucias de esta relación, pero es una posibilidad marcada. (En el capítulo 2 encontrarás un resumen del intercambio de genes bacteriano.)

En resumen: necesitamos los prebióticos para tener una salud óptima y alcanzar nuestro peso deseado. En la fase anterior te pedí que disminuyeras de forma sustancial tu ingesta de FODMAP y de fibra soluble. La idea era mitigar la disbiosis y disminuir síntomas digestivos como gas y distensión para mejorar tu calidad de vida mientras preparabas y equilibrabas el terreno microbiano. Después de haber arado la tierra en la fase 1, es hora de volver a sembrar tu microbioma intestinal con alimentos sanos que reequilibren tu ecosistema interno y abran paso a un metabolismo veloz. Al enriquecer la biodiversidad de las especies microbianas de tu intestino, esta nueva red saludable de simbiotes (¡arriba los microbios!) te aportará un amplio rango de beneficios

---

* Al ser fermentados por las bacterias intestinales benéficas, los fructanos tipo inulina se descomponen en ácidos grasos de cadena corta, los cuales activan células por medio de los receptores acoplados a la proteína G (GPR, por sus siglas en inglés), tales como GPR_{41} y GPR_{43}. El estudio belga demostró que la gente que come esta dieta rica en prebióticos inducía la expresión de un gen llamado GPR_{43}, el cual influye en determinar qué tan grandes son las células adiposas.

bioquímicos y metabólicos que promueven la pérdida de peso permanente y una mejor salud.

Recuerda que, tratándose de FODMAP, el veneno depende de la dosis. Algunas personas los toleran más que otras, así que pon atención a lo que te dice tu cuerpo y ajusta el programa a tus necesidades. Sin embargo, los siguientes lineamientos para reintegrar los FODMAP a tu dieta te serán de ayuda.

- **Favorece las verduras y leguminosas altas en prebióticos.** Hablaremos de ellas a detalle más adelante. Entre ellas están lentejas, chícharos, espárragos, alcachofas, tupinambo, entre otras.
- **Come unos cuantos cereales integrales y frutos secos.** Encontrarás la explicación detallada más adelante, pero en general es porque los frutos secos —altos en ácidos grasos omega-3, así como en prebióticos— son uno de los tentempiés más saludables que existen, y porque hay suficientes evidencias que demuestran que elegir cereales integrales sin gluten (con moderación) fomenta la salud del microbioma intestinal y ayuda a perder peso.
- **Fulmina los dulces, frutas, alcoholes de azúcar y cereales glutinosos con alto contenido de FODMAP.** Esto reducirá tu ingesta total de FODMAP y eliminará de tu dieta los alimentos que provocan picos de azúcar e insulina en la sangre y que generan síntomas gástricos incómodos.

Los cereales integrales y la buena salud

Los cereales integrales tienen todo un historial de inclusión en los programas de salud y han sido alimentos emblemáticos de muchas culturas tradicionales durante milenios. Sin embargo, como describe el doctor William Davis en su exitoso libro *Adicto al pan*, la fuente, la digestibilidad y el contenido de gluten del trigo ha cambiado radicalmente en los últimos años, lo que ha provocado una crisis de sobrecarga de gluten e intolerancia al mismo, con consecuencias negativas en la salud pública.[26]

Adicto al pan es parte de una revolución cultural que nos explica cómo sumar salud si restamos el trigo de nuestra dieta; es una especie de enfoque matemático. Por su parte, el exitoso libro *La dieta paleolítica* de Loren Cordain ahonda en la historia de los cazadores-recolectores paleolíticos que no tenían acceso a los cereales que consumimos hoy en día y explica cómo podemos mejorar nuestra salud si volvemos en el tiempo y adoptamos la dieta antiinflamatoria y alta en fibra que consumían los ancestros de la humanidad.

Estas dietas bajas en cereales son muy populares. *Adicto al pan* estuvo en la lista de los más vendidos del *New York Times* durante 133 semanas después de su publicación. Por su parte, otro éxito de ventas del *New York Times*, *Cerebro de pan*, del doctor David Perlmutter, resume de forma convincente las investigaciones acerca de cómo los cereales con gluten pueden activar una cascada de eventos intestinales que derivan en gran variedad de afectaciones neuroconductuales y procesos neurodegenerativos.[27] Otro investigador más, el doctor Alessio Fasano, ha publicado estudios en donde demuestra que el gluten es capaz de romper las defensas de la barrera intestinal para iniciar una reacción en cadena de eventos inflamatorios en espiral que posiblemente derivan en afecciones autoinmunes.[28]

No obstante, hay muchos detractores de estos autores que dicen que el trigo y otros cereales que contienen gluten son seguros para el consumo humano. ¿Cuál es entonces la verdad?

Las inquietudes de los defensores de la alimentación baja en carbohidratos no son pan comido.

Recientemente estuve en un programa de radio en Baltimore discutiendo dietas altas en proteínas, pérdida de peso y salud.[29] Muchos de los radioescuchas que llamaron estaban contentos con el éxito que habían obtenido al limitar los cereales y los carbohidratos, al menos en el corto plazo. Esto me pareció sensato, pues las investigaciones demuestran que las dietas cetogénicas bajas en carbohidratos funcionan a corto plazo, como ya discutimos en el capítulo 4. Por eso diseñé la fase 1 pensando en ellas.

Coincido en que contamos cada vez más con información convincente de que hay gran cantidad de personas que son intolerantes al trigo, y es claro que en su caso el gluten desencadena una serie de síntomas digestivos.[30] En la literatura gastroenterológica, cuando se ingiere trigo en forma de cápsula, provoca síntomas en personas con síndrome de intestino irritable (SII), y cuando se restringe su consumo los síntomas disminuyen.[31] Además, los cereales glutinosos son ricos en FODMAP y provocan síntomas en quienes padecen SPB.

Vivimos en una era en donde la moda es vivir sin gluten, y la ciencia intenta entender por qué tanta gente se beneficia de esta restricción.

Sin embargo, buena parte del dogma de la vida libre de gluten —y los productos que ha creado este nuevo mercado— ha sido mal comprendido. Finalmente, las galletas y los pasteles libres de gluten no son saludables ni merecen formar parte de tu dieta, como tampoco lo merecen sus contrapartes con gluten.

Por estos motivos, elegí eliminar los cereales con gluten de la fase 1. Un programa muy bajo en carbohidratos con cereales limitados durante los primeros 30 días ayuda a contrarrestar la sobrepoblación bacteriana, mejorar los síntomas intestinales y equilibrar el terreno microbiano. Por desgracia, suele haber daños colaterales, pues las evidencias muestran que las dietas libres de gluten pueden reducir las colonias de especies importantes de microbios como bifidobacterias, las cuales desempeñan un papel crucial en la función inmune del intestino y la regulación del peso corporal.[32] Sin embargo, como ya mencioné, Halmos y sus colaboradores reportaron que una dieta baja en FODMAP mejora la biodiversidad del microbioma.[33] Por lo tanto, bajarle a la chatarra y mantener algunos FODMAP prebióticos limitará el posible daño que pueda padecer la flora intestinal durante la fase 1.

Ahora, en la fase 2, restableceremos comunidades más saludables de microbios intestinales y las nutriremos con alimentos prebióticos que les ayuden a prosperar. Una vez que lo logremos, será posible incorporar una cantidad modesta de cereales libres de gluten a la dieta sin que tenga repercusiones graves. De hecho, esos alimentos fibrosos pueden ser bastante llenadores y aportar dosis considerables de prebióticos (oligosacáridos). En los planes de comida encontrarás cereales enteros no glutinosos que cumplen este propósito. Como verás en las tablas de comida de la fase 2, el amaranto, el arroz integral, la quinoa, el trigo sarraceno (también conocido por los japoneses como soba, y que en realidad no es una especie de trigo), las palomitas de maíz, el salvado de avena y el teff* son buenas opciones en esta fase.

¿Significa eso que deberás devorar tazón tras tazón de arroz integral o salvado de avena? Para nada. Consumir demasiados cereales integrales libres de gluten puede ser problemático, pues también incrementan los niveles de glucosa en la sangre. Sin embargo, en mi experiencia, el arroz integral, la quinoa y los otros cereales sin gluten que incluyo en esta fase no son el tipo de alimento que la gente suele consumir compulsivamente.

---

* Ten cuidado al ordenar teff en un restaurante, pues muchos lugares (como restaurantes de comida etiope) no elaboran su propio teff, y muchos distribuidores lo mezclan con trigo.

Como verás cuando lleguemos a la fase 3, buena parte de la información científica más confiable demuestra que las dietas que promueven la salud a largo plazo y la pérdida de peso incluyen cereales integrales ricos en fibra. Así que no contradigas a la ciencia e incluye una cantidad limitada de cereales integrales saludables en las fases 2 y 3 de este programa.

Poco ruido y muchas nueces

Además de las verduras, es difícil pensar en un grupo alimenticio más loado por sus beneficios a la salud que los frutos secos. Estos diminutos frutos provenientes de árboles y envueltos en cáscara ofrecen gran variedad de beneficios, entre ellos varios que promueven la salud del microbioma intestinal.

Los frutos secos son famosos por sus altos niveles de grasas saludables, en especial omega-3. Estas grasas pueden ser una de las razones por las cuales la gente que come nueces observa mejorías notables en su salud. Por ejemplo, un análisis de dos estudios de salud masivos —el Estudio de la Salud del Personal de Enfermería y el Estudio de Seguimiento de Profesionales de la Salud— compiló información de más de 118 000 participantes y descubrió que la frecuencia de consumo de frutos secos se correlacionaba de forma inversa con todas las causas de mortandad.[34]

Algunos frutos secos tienen un claro potencial medicinal cuando se les incorpora a la dieta. Por ejemplo, un estudio realizado en la India mostró recientemente que en personas con síndrome metabólico que añadían una porción diaria de pistaches se reducía la grasa corporal, mejoraban los niveles de colesterol total, disminuían los marcadores de inflamación y hasta parecía percibirse un efecto positivo en hormonas almacenadoras de grasa como la adiponectina.[35] Todo esto gracias a un pequeño fruto seco. Es increíble, ¿no?

Y ésos no son los únicos beneficios que aportan a la salud. Un estudio revolucionario reciente demostró que las almendras y las cáscaras de almendra tienen un potente efecto prebiótico. Se dividió a 48 voluntarios en dos grupos.[36] A uno de ellos se le dio 56 gramos de almendras (como 40 piezas) al día. Al otro se le administraron ocho gramos de un complemento de fructooligosacáridos comercial como control. El grupo que consumió las nueces exhibió un aumento significativo de bifidobacterias y lactobacilos, así como la reducción de otras especies potencialmente dañinas, como *Clostridium perfringens*. Por lo tanto, unas cuantas nueces al día parecen ayudar a reequilibrar el ecosistema interior.[37]

Los frutos secos aportan una serie de beneficios que promueven la reducción de peso. En el capítulo 9 ahondaré en la discusión sobre los beneficios que aportan los frutos secos a la salud y a la pérdida de peso, cuando te presente los superalimentos de la fase 3.[38] Mientras tanto, basta con que incluyas distintas nueces durante la fase 2. Sólo hay una advertencia: no hay que abusar de ellas, pues todo en exceso es malo. En la fase 1 las dejé fuera porque tienen una carga relativamente alta de carbohidratos, pero a partir de la fase 2 es importante incluirlas, aunque ten cuidado de no excederte porque puedes entorpecer tu pérdida de peso, ya que son alimentos con alta densidad calórica. Con uno o dos puñados al día es más que suficiente.

¿Y la carne dónde quedó?

Puede ser sano incorporar a tu dieta un poco de res de pastoreo alimentada con pasto, bisonte, animal de caza o cordero, o incluso algo de cerdo de pastoreo. Sin embargo, presta atención a los complementos de la oración anterior y compáralos con la carne que solemos consumir habitualmente. Eso te dejará ver por qué te pedí que la eliminaras durante la fase 1 y por qué te sugiero encarecidamente que limites su consumo durante el resto del programa.

En el mundo occidental comemos demasiada carne. Aunque hayas crecido acostumbrado a comer filetes de 700 gramos o hamburguesas de un cuarto de kilo, es hora de dejar atrás esas costumbres. Cuando hablo de incorporar "un poco" de carne, me refiero a no más de dos o tres porciones (del tamaño de la palma de tu mano) a la semana. Comer más carne de la recomendada se ha asociado con frecuencia a aumento de peso, afecciones cardiovasculares y otros problemas de salud. También hay evidencias recientes que demuestran que los desequilibrios del microbioma intestinal pueden ser causados por dietas altas en proteína animal.[39]

Confórmate con un par de porciones pequeñas a la semana y estarás bien. Sugiero *encarecidamente* que elijas carne de animales de vida libre y alimentados con pasto. Es más costosa, pero eso te motivará a comerla con menor frecuencia. Los animales de crianza convencional que viven en condiciones de hacinamiento tienen menores niveles de grasas omega-3 saludables y están infestados de antibióticos que tienen serios efectos dañinos en el microbioma intestinal y que se ha descubierto recientemente que parecen provocar aumento de peso.[40]

Brindemos por tu microbioma

Quiero alzar mi copa por tu microbioma intestinal, y en la fase 2 podrás acompañarme con una copa de vino o de cerveza. Estas bebidas, las cuales literalmente nos han acompañado desde los inicios de la historia humana (entre los primeros documentos escritos hay recetas de cerveza), son adiciones perfectamente saludables para la fase 2. Siempre y cuando no excedas el consumo de una copa de cerveza o de vino al día, estas bebidas fermentadas pueden incluso ser benéficas para tu salud y ayudarte a perder peso.

Al parecer, la gente que consume cantidades pequeñas a moderadas de alcohol tiene cintura más delgada que quienes no beben en lo absoluto.[41] También se ha observado que quienes beben con moderación tienden a aumentar menos de peso con el paso del tiempo y tienen menos grasa, específicamente en la zona del abdomen.[42,43]

El vino tinto, en particular, es uno de esos alimentos que ataca la grasa abdominal. Creemos que tiene que ver con los índices relativamente altos de resveratrol (un antioxidante) que contiene, el cual modula el almacenaje de grasa y puede influir directamente en las células adiposas mismas.[44] Un estudio publicado en el *Journal of Clinical Nutrition* concluyó que el resveratrol disminuye la cantidad de células adiposas que produce el cuerpo. Eso significa que podría ser una excelente arma en la batalla contra la pancita.

Algunos estudios indican que acompañar una comida grasosa con una copa de vino tinto previene el aumento de lípidos en la sangre porque los polifenoles del vino bloquean la absorción de lípidos, mejoran los marcadores metabólicos cardiovasculares, disminuyen los lípidos en la sangre y previenen la activación de procesos inflamatorios.[45] Estos mismos polifenoles también parecen tener efectos prebióticos, lo que significa que un consumo moderado de vino tinto puede promover la diversidad del microbioma intestinal.*

---

* Una copa de vino tinto contiene sólo 1 mg de resveratrol, y sus beneficios a la salud también pueden derivarse de su capacidad prebiótica para promover la diversidad microbiana.

Claro está que esto no significa que está bien tomarte la botella completa de una sentada ni echarte varias cervezas con tus amigos en una tarde. La ingesta de alcohol elevada (tres o más copas al día o más de ocho en una semana) se ha asociado directamente con aumento de peso y problemas de salud. El alcoholismo crónico afecta la comunidad de bacterias saludables en el intestino e inclina la balanza hacia la disbiosis, lo cual altera el funcionamiento de la barrera intestinal y puede derivar en endotoxemia y toda la sarta de consecuencias dañinas que ésta conlleva.[46,47] Por el lado positivo, el consumo moderado de vino tinto —una copa al día— previene la endotoxemia y promueve el crecimiento de bifidobacterias, otra razón por la cual lo incluyo a partir de la fase 2.[48] Como siempre, recuerda que el veneno depende de la dosis.

Siempre y cuando te apegues a estos lineamientos, es recomendable que disfrutes una copa de estos néctares que nos han acompañado desde tiempos inmemoriales. Una última advertencia: olvídate de los licores fuertes, pues su consumo se asocia con acumulación de grasa abdominal.[49]

Favorece alimentos que diversifiquen tu microbioma intestinal: probióticos y prebióticos

La biodiversidad es la clave de cualquier ecosistema saludable. Por eso, durante esta fase, le daremos prioridad a alimentos que mejoren la biodiversidad de tu jardín interior, reequilibren tu microbioma intestinal y fomenten el crecimiento de comunidades bacterianas que favorezcan tu salud.

Los alimentos que contienen probióticos cultivarán en tu jardín interior la flora benéfica que te ayudará a prosperar. Los prebióticos, como ya vimos, son los fertilizantes que ayudan a las semillas a florecer y las convierten en ricas comunidades microbianas intestinales que te nutren y te permiten estar sano.

En las páginas siguientes discutiré los prebióticos a mayor profundidad, y me enfocaré en particular en las verduras ricas en prebióticos. Éstos son alimentos que querrás priorizar como fertilizantes de tus bichos intestinales benéficos.

Pero primero hablemos un poco sobre esos bichos intestinales y cómo puedes diversificarlos con ayuda de alimentos fermentados, que es la fuente número uno de probióticos.

¿Qué es la fermentación y por qué importa?

Desde el punto de vista culinario, la fermentación es el acto de transformar y preservar alimentos a través de bacterias, hongos y enzimas. Los seres humanos llevan mucho tiempo fermentando alimentos. Trozos de cerámica de hace más de 9 000 años contienen residuos de alcohol, lo que sugiere que la tradición de fermentar alimentos es más antigua que el gobierno, la palabra escrita y quizá incluso hasta la civilización misma.

Casi todas las culturas del mundo tienen una tradición de fermentación de alimentos, y es fácil entender por qué. Antes de que existiera la refrigeración, la fermentación era una de las formas de conservar los alimentos. Claro está que los seres humanos no inventamos ese proceso, sino que se lo robamos a la naturaleza. Desde el punto de vista biológico, cualquier proceso por medio del cual los nutrientes se convierten en energía cuando hay ausencia de oxígeno (metabolización anaeróbica) se considera fermentación. El resultado de este proceso es una combinación de gases (como las burbujas de la cerveza), ácidos (como el ácido láctico) y alcohol (todas las bebidas alcohólicas son producto de la fermentación).

La fermentación ocurre en nuestro interior todo el tiempo. De hecho, es lo que hace nuestra flora interna. Los bichos que habitan dentro de nosotros toman las azúcares, carbohidratos y fibras solubles que consumes, fermentan estas sustancias y las conviertee en otras sustancias químicas, desde ácidos grasos de cadena corta hasta vitamina K, entre otras. Cuando fermentamos alimentos, estamos "digiriéndolos previamente" de alguna manera al cambiar su composición química antes de que entren a nuestro cuerpo. También estamos creando un ambiente en el que los probióticos —que son la flora benéfica para nuestra salud— puedan prosperar.

Es interesante tomar en cuenta que antes de que existiera la microbiología como disciplina las culturas del mundo habían estado "cultivando" bacterias de forma activa al fermentar alimentos. (De hecho, la palabra *cultura*, además de referirse a creencias, costumbres, artes, etcétera, proviene de la misma raíz etimológica del acto de cultivar intencionalmente materiales vivos como bacterias, como un cultivo con el cual se inocula el yogur.) Los seres humanos llevamos milenios practicando esta ciencia rudimentaria al fomentar activamente el crecimiento de cepas específicas de bacterias en los alimentos. Aunque es un método primordialmente de conservación, al ponerlo en práctica las sociedades han cosechado los beneficios de los probióticos sin saber con exactitud de qué bacterias se trata o cómo influyen en nuestra salud.

Es difícil exagerar la cantidad de beneficios que los alimentos fermentados le aportan a la salud. Se ha demostrado que regulan la inmunidad, mejoran la función digestiva y disminuyen la inflamación. Evidencias recientes también sugieren que ayudan a perder peso y mejoran el metabolismo de múltiples formas. Como irás viendo, aumentar tu ingesta de alimentos fermentados reduce el riesgo de desarrollar enfermedades crónicas, incluyendo afecciones cardiovasculares, diabetes tipo 2, ciertos tipos de cáncer, Alzheimer, entre otras. Incluso pueden influir en padecimientos como la artritis y las alergias. Ahora sabemos que estos efectos se deben en gran parte a que los alimentos ricos en probióticos fomentan el crecimiento de especies microbianas benéficas en el intestino.

Los efectos que tienen los lactobacilos y las bifidobacterias en la salud —dos de las cepas más comunes de comensales que se encuentran en alimentos fermentados como el yogur, el chucrut, entre otros— están bien documentados. En la actualidad está más que reconocido que estas especies benéficas de bacterias modulan procesos como la resistencia a la insulina y la inflamación que fomentan el aumento de peso.

Por ejemplo, en un estudio, los investigadores reunieron a 45 personas con intolerancia a la glucosa, le administraron a la mitad 10 000 millones de unidades formadoras de colonias (UFC) de lactobacilos, y a la otra mitad le dieron un placebo durante cuatro semanas. Quienes recibieron los lactobacilos exhibieron menor resistencia a la insulina e inflamación.[50,51]

En personas con obesidad, se ha observado que administrar una única dosis de lactobacilos disminuye la masa adiposa, así como el riesgo de diabetes tipo 2. Esto se ilustró en un estudio publicado en el *Journal of Pediatric Gastroenterology and Nutrition*.[52] En ese estudio se asignaron 12 000 millones de UFC de *Lactobacillus rhamnosus* a niños obesos durante ocho semanas. Los investigadores observaron que los probióticos aminoraban la progresión de la obesidad y la diabetes.

Todavía se sigue investigando exactamente cómo esos bichos benéficos logran tener estos efectos en nuestra salud. No obstante, algunos de los mecanismos que ya se conocen son:

- **Reducción de glucosa e insulina en la sangre, y aumento de sensibilidad a la insulina.** Estos efectos se han observado en estudio tras estudio. Unos de los principales actores involucrados son los péptidos intestinales GLP-1 y GLP-2.[53] Otros factores pueden incluir alteración de la saciedad (lo que significa que quienes consumen probióticos tal vez comen menores cantidades), la influencia de los probióticos en la inflamación, etcétera.

- **Interacción de la flora intestinal con el sistema inmune y la modulación de la inflamación.** Sabemos que los microbios intestinales "entrenan" al sistema inmune y tienen una influencia considerable en la inflamación sistémica. Para más información al respecto, consulta la discusión detallada del capítulo 2.

- **Disminución de niveles de leptina y mayor sensibilidad a la leptina.** Los probióticos parecen influir en hormonas del apetito como la leptina y la ghrelina; por lo tanto, cuando tu microbioma intestinal está equilibrado, tiendes a sentirte lleno y a comer menos.[54]

- **Alteración de la actividad en los centros cerebrales que regulan el apetito (hipotálamo).** Tu flora intestinal "se comunica" con el sistema nervioso central al persuadir a tus intestinos a que liberen hormonas que luego viajan a tu cerebro con péptidos como GLP-1 y GLP-2, péptido YY, entre otros, y envían mensajes de saciedad y satisfacción. El uso de prebióticos para el tratamiento de trastornos neuropsiquiátricos como una forma de promover la salud mental a través del eje intestino-cerebro es en la actualidad motivo de múltiples investigaciones.[55]

- **Producción de ácidos grasos de cadena corta.** Ciertas cepas de bichos parecen producir más ácidos grasos de cadena corta que otras. Estas grasas importantes reducen la inflamación sistémica, ayudan a sanar y reparar el intestino, y tienen otros importantes efectos en la salud.

- **Absorción de lípidos.** ¿Recuerdas que en el capítulo 2 comentamos que la cantidad de energía que cosechas de los alimentos y cómo se almacena la grasa en tu cuerpo están determinados en parte por tu microbioma intestinal? Cuando tu ecosistema interno está equilibrado, la absorción y acumulación de grasa se maneja con mayor efectividad.

- **Influencias genéticas que determinan el tamaño de los adipocitos.** Como ya aprendimos, al parecer ciertas comunidades microbianas del intestino "hablan" con tus genes y les dicen de qué tamaño deben ser tus células adiposas.

- **Mayor producción de ácido linoleico conjugado (ALC).** Este mecanismo es un tanto controversial. El ALC es una grasa saludable que se encuentra en los mamíferos. Ciertas cepas de microbios (por ejemplo, *Lactobacilus plantarum*) producen más ALC. Hay evidencia sustancial que vincula la producción de este ácido graso con la disminución de peso generalizada en modelos animales.[56] A la fecha, las investigaciones realizadas con humanos han arrojado resultados mixtos. Pero aun así puede que sea un mecanismo por medio del cual los microbios intestinales influyen en el aumento de peso y la acumulación de grasa.

Éstas son sólo algunas de las formas a través de las cuales los probióticos intervienen en tu capacidad de perder peso. Puede haber muchas otras conexiones, algunas de las cuales están siendo descubiertas por la ciencia. El punto es que los probióticos tienen una influencia profunda en el peso y la salud, y puedes obtener más de estas bacterias benéficas si consumes alimentos fermentados.

Cuando incorporas más alimentos fermentados a tu dieta, no necesitas prestarle demasiada atención a qué especies específicas de bacterias estás ingiriendo. Hay un amplio rango de probióticos en los alimentos fermentados, y concentrarte en uno solo de ellos no es indispensable. Recuerda que la clave está en el equilibrio y la biodiversidad. Basta con que incluyas más alimentos fermentados en tu dieta para garantizar ambos aspectos.

Aprender a fermentar tus propios alimentos puede ser divertido, pues te conecta con tradiciones ancestrales al tiempo que te permite entender mejor las relaciones ecológicas entre tu organismo, tu flora y el mundo que te rodea. Por eso incluí recetas en el capítulo 11 que te enseñarán a fermentar tus propios alimentos. Aprenderás a hacer yogur, kéfir, chucrut, kimchi y más.

Puedes comprar sustitutos de éstos en el mercado si no tienes tiempo para fermentar tus propios alimentos, pero te pediré que sigas mis recomendaciones para elegir los alimentos adecuados. Los "encurtidos" que se consiguen en las tiendas no necesariamente están "encurtidos" en sentido estricto. Así que asegúrate de leer con detenimiento las siguientes secciones si no puedes cultivar tus propios fermentos.

Aunque no puedas tener lotes de alimentos fermentados todo el tiempo, te recomiendo mucho que intentes hacerlos desde cero. Cultivar probióticos en tu hogar para tu propio consumo y para ayudar a tu flora personal formará un vínculo más sólido y significativo entre tus bichos benéficos y tú. Es un ejemplo increíble de los ecosistemas en funcionamiento, y saca a relucir nuestras relaciones multifacéticas y llenas de matices con los diversos ecosistemas dentro de nosotros y a nuestro alrededor. Tengo la creencia de que observar dichas relaciones te impulsará aún más a mantener tu ecosistema interno balanceado por el resto de tu vida.

Mientras tanto, he aquí algunas notas importantes a tener en cuenta cuando elijas alimentos fermentados comerciales. Los hay en dos variedades: verduras fermentadas y productos lácteos fermentados.

Verduras fermentadas

Las verduras encurtidas de forma tradicional están entre los alimentos más saludables del mundo. Están llenas de fibra y de fitonutrientes, y como han sido "digeridas previamente", sus nutrientes están más biodisponibles.[57] Además, están cargadas de probióticos.

Sin embargo, el *escabechado* ya no significa lo mismo que antes. Los escabeches tradicionales se preparaban de forma muy sencilla: bastaba con tomar verduras como col, betabel o pepino; rallarlas, picarlas o dejarlas enteras; añadir sal o salmuera (sal con agua); agregar algo de sazonador (eneldo, ajo, jengibre, cayena o cualquier otra especia de tu elección); taparlas y dejarlas reposar en su propia salmuera entre una y tres semanas (o en el caso del kimchi o las pastas de miso, hasta meses o años). Las bacterias de tus manos y de las verduras mismas prosperan en el ambiente anaeróbico creado por la salmuera, se multiplican como locas y en el proceso transforman las verduras crudas en encurtidos. Esto se conoce como fermentación con ácido láctico, y está entre las formas de escabechado más sencillas y antiguas del planeta. El chucrut, uno de los lactofermentos más sencillos, ha existido desde hace más de 2000 años, por ejemplo.

No obstante, en nuestra cultura bacilofógica, la palabra *escabeche* se asocia casi siempre con verduras ahogadas en mezclas de azúcar, agua y vinagre que se calientan a altas temperaturas para aniquilar cualquier rastro de bacteria. El resultado es un producto soso que es inferior en casi todos los sentidos a un escabeche tradicional.

Si no preparas tus propias verduras en escabeche, busca versiones en el supermercado o tienda de productos artesanales que hayan sido fermentadas recientemente y que contengan cultivos vivos. Es probable que estos productos estén en las secciones refrigeradas de las tiendas. Evita las versiones enlatadas que llevan meses en los estantes y desde hace mucho perdieron sus probióticos vivos. Hay muchas verduras escabechadas de las cuales elegir. Por ejemplo:

- Chucrut
- Pepinillos
- Betabel en escabeche
- Elote dulce en escabeche
- Rábanos en escabeche
- Kimchi (que es además un superalimento que encontrarás en el capítulo 7)
- Natto
- Miso
- Tempeh

Estos alimentos le agregan sabores novedosos y deliciosos a casi cualquier comida. Se pueden disfrutar con un omelet por las mañanas, como sustituto de ensalada en las tardes o como acompañamiento para la cena. En el capítulo 11 encontrarás recetas para prepararlos y más ideas de cómo usar estos encurtidos en tus planes de comida.

Productos lácteos fermentados

Éstos son más populares que las verduras fermentadas. Y de los productos fermentados que se encuentran en el mercado, el yogur es el rey. A simple vista, parece genial. Finalmente, el yogur suele contener múltiples cepas de probióticos, incluyendo lactobacilos y bifidobacterias, las cuales están presentes de forma natural en la leche de animales de pastoreo como vacas, cabras y ovejas. Por lo tanto, pueden ser una fuente maravillosa de estos microbios benéficos y curativos.

Por desgracia, el yogur de tu supermercado ha padecido un destino similar al de muchos de los alimentos que alguna vez fueron sanos y deliciosos, y que fueron cooptados por la industria alimentaria moderna. En primer lugar, está *saturado* de azúcar. Es casi imposible encontrar un yogur en estos tiempos que no traiga un disco de un centímetro de grosor de jalea hundido en él. Muchas marcas incluso contienen JMAF y otros endulzantes poderosos que no son buenos ni para el microbioma intestinal ni para la salud. Muchos de los yogures supuestamente "100% naturales" traen aspartame y otros edulcorantes artificiales que se han asociado con aumento de peso y otros problemas de salud.[58] Toda el azúcar y los edulcorantes artificiales que le ponemos al yogur moderno revierten cualquier beneficio a la salud que podría haber aportado su contenido probiótico.

Otra ironía del yogur industrializado moderno es que suele estar hecho de leche que ha sido sometida a un proceso de pasteurización a altísimas temperaturas (135 °C), lo que erradica cualquier microbio presente en la leche al esterilizarla por completo. A esta leche libre de bacterias luego le inoculan cultivos de microbios como lactobacilos, de modo que pueda fermentarse y producir yogur.

A simple vista parece una locura: ¿para qué matar las bacterias si luego las volverás a agregar? Bueno, el razonamiento se remonta al proceso mismo de pasteurización. La leche, en especial aquella proveniente de vacas criadas en condiciones industriales de hacinamiento, puede contener microbios dañinos para la salud humana, como salmonela, *E. coli*, listeria, entre otros. Pasteurizar la leche, en especial a altas temperaturas, erradica estas bacterias.

Debido a estos problemas, la leche bronca de fuentes locales se ha vuelto cada vez más popular. Se ha demostrado que la leche bronca de vacas alimentadas con pasto tiene mayor contenido de ácidos grasos omega-3 (grasas antiinflamatorias) y hasta ácidos linoleicos conjugados, los cuales promueven la pérdida de peso.[59] En Johns Hopkins, un colega estudió a una comunidad de compradores de leche bronca para determinar si su consumo mitigaba síntomas digestivos provocados por la leche pasteurizada. La encuesta, llenada por 153 de los 265 miembros, mostró que más de 20% reportaba haber experimentado molestias gastrointestinales al beber leche pasteurizada, pero 99% podía consumir la leche bronca sin problema alguno.[60] Quienes comercializan leche bronca y los consumidores de esta bebida controversial (se estima que en Estados Unidos la cifra alcanza los 10 millones de personas) están bajo la mira del escrutinio público. De hecho, vender leche bronca es ilegal en la mitad del país, así que no siempre es fácil acceder a ella.

Un informe reciente de los Centros de Control y Prevención de Enfermedades de Estados Unidos (CDC) señala que el índice de enfermedades asociadas al consumo de leche bronca se cuadruplicó entre 2007 y 2012 (13 al año), en comparación con el periodo de 1993 a 2006 (tres al año). Estos brotes ocurren sobre todo en estados en donde se permite legalmente vender leche bronca y sus derivados (queso, por ejemplo).[61]

Entre los brotes de enfermedad asociados a productos lácteos que ocurrieron entre 1998 y 2001, 79% fueron culpa de los productos de leche bronca, y *la mayoría de los afectados fueron niños*, según los CDC. Por este motivo, los CDC afirman que la leche sin pasteurizar es 150 veces más propensa a provocar enfermedades de origen alimentario que los productos pasteurizados.[62]

La leche bronca conlleva riesgos. En lo personal, no soy un evangelista de la leche bronca. No obstante, el debate en torno a ella ilustra nuestra actitud cambiante hacia las bacterias que nos rodean y que habitan dentro de nosotros. Piensa en la incidencia de infecciones por *C. difficile* en los hospitales como contraparte de estas inquietudes acerca de la leche bronca. En los últimos 10 años los índices de esta forma potencialmente mortal de diarrea infecciosa se han disparado; entre 2001 y 2010 se reportaron 2.2 *millones* de casos sólo en Estados Unidos.[63] Cerca de 68% de las infecciones ocurrieron cuando el paciente estaba hospitalizado o bajo supervisión médica, y se asocia en gran medida al uso de antibióticos. Asimismo, el abuso de los antibióticos ha promovido la formación de cepas resistentes a antibióticos, conocidas como *superbacterias*. Mientras el debate encarnizado gira en torno a si debemos o no beber leche bronca, hasta hace poco nadie había levantado la voz para denunciar la brutal epidemia de *C. difficile* que se está volviendo más resistente a los tratamientos, junto con las superbacterias que amenazan nuestra salud. ¿Cuál es la causa primordial de las infecciones por *C. difficile* en Estados Unidos? Adivinaste: los antibióticos, los cuales, como ya vimos, también parecen contribuir a la epidemia de obesidad.

Por todos estos motivos, te recomiendo que prepares tu propio yogur si te es posible. Encontrarás recetas que se adapten a tus necesidades en el capítulo 11. Si decides comprar yogur comercial, elige versiones sin endulzar. También busca opciones de producción local. Y sobre todo, elige yogur de animales 100% alimentados con pasto, de ser posible.

También puedes probar opciones alternativas, como yogur de leche orgánica de cabra u oveja. Y revisa las etiquetas para asegurarte de que el producto que elijas contenga cultivos vivos (al menos un millón de unidades formadoras de colonias por cada gramo). Además, cuídate de los yogures que contengan azúcar añadida. Siempre puedes agregarle un toque dulce con jarabe de maple, si gustas.

El otro gran producto lácteo fermentado en el mercado es el queso, el cual vende mucho más que el yogur, aunque mucha gente no parece darse cuenta de que es un producto fermentado. Quizá sea porque algunos productos industrializados a los que llamamos queso no contienen bacterias vivas.

La elaboración de quesos es un arte antiguo, que data de hace 5 000 años y que se cree que surgió entre pastores nómadas que almacenaban su leche en sacos hechos de estómagos de cabras y ovejas. Las bacterias presentes de forma natural en la leche reaccionaban con el ácido láctico y el abomaso del recubrimiento estomacal, se coagulaban, fermentaban y convertían en queso. Aunque el arte de hacer queso está bastante refinado en nuestra época, los queseros siguen usando los mismos procesos básicos para hacer queso (aunque ya ninguno guarda la leche en estómagos, que yo sepa).

Este tipo de queso, el cual conocemos como artesanal, es rico en probióticos. De hecho, un trozo de queso es como un ser vivo que cambia con el tiempo, pues sus sabores se vuelven más complejos a medida que las comunidades bacterianas que contiene se van desarrollando. Los queseros son pastores de bacterias que practican una especie de ganadería microbiana. Y al igual que con las verduras fermentadas y el yogur, la elaboración (y consumo) de queso es un ejemplo prometedor de lo que ocurre cuando la cultura que nos rodea se encuentra con los cultivos en nuestro interior.

¿QUÉ HAY DE LA LECHE Y OTROS PRODUCTOS LÁCTEOS?

Fuera de los productos lácteos fermentados, el único otro lácteo permitido en la fase 2 es la mantequilla, una grasa saludable y deliciosa que puedes incorporar libremente a tu dieta en esta fase. De hecho, el ghee es una forma probiótica de la mantequilla que recomiendo ampliamente. La mejor mantequilla es la de vacas alimentadas con pasto, así que elígela si tu presupuesto te lo permite. Por lo demás, prefiero que te apartes de la leche, la crema, la mediacrema, las natillas y otros tipos de lácteos. Esto ayudará a mantener bajo tu conteo general de FODMAP y tiene el beneficio agregado de eliminar muchos alimentos a los que algunas personas son intolerantes. Para más detalles sobre qué lácteos están permitidos en la fase 2 —y cuáles hay que evitar—, revisa las tablas de alimentos de la fase 2 en las páginas 350-358.

No obstante, el "queso americano" no es uno de esos productos. De hecho, fue elaborado con la intención expresa de eliminar las comunidades microbianas del queso. En 1912 un vendedor de quesos de nombre James Lewis Kraft buscó hacer más "estable" la vida útil de los quesos y creó un producto que pudiera conservarse durante largos periodos para aumentar sus ganancias y disminuir las pérdidas provocadas por la descomposición de los quesos. En los años posteriores, emprendedores de la industria alimenticia buscaron soluciones a estos mismos problemas en sus propios sótanos, igual que Kraft.

Después de realizar experimentos, descubrió que cocer el queso a altas temperaturas mientras lo agitaba constantemente emulsificaba las grasas del queso y creaba una mezcla fácil de verter que podía empacar en latas, sellar y conservar por largo tiempo. La razón principal por la cual este "queso" no se descomponía tan rápido era precisamente porque su creador había eliminado todos los microbios que había en él al cocinarlo a altas temperaturas. Así nació el queso Kraft, el cual se convirtió en el producto emblemático del que sería después el mayor conglomerado alimenticio que ha existido jamás.[64]

Hoy en día encontramos "queso" en millones de productos procesados en todo el mundo. Queso en polvo, queso en lata, queso líquido que se puede inyectar en las orillas de las pizzas, etcétera. Yo no me atrevería a decir que estos productos son dignos del nombre queso, por lo que insisto en que no los incluyas en tu dieta.

En vez de eso, prueba con quesos artesanales. Éstos contienen cultivos vivos y cada vez son más fáciles de conseguir en los supermercados. Prueba versiones de Edam, feta, mozarela fresca, Brie, queso azul, ricotta, queso blanco, etcétera. Las opciones son casi infinitas, y estos alimentos vivos no sólo le añaden más probióticos a tu alimentación, sino que también mejoran el sabor de una amplia gama de platillos. Así que, bebe vino, come queso ¡y llegarás a viejo! Pero evita los quesos procesados típicos de la dieta estadounidense estándar.

Ciertamente, el yogur y los quesos no son los únicos productos lácteos procesados. También puedes probar el kéfir (un superalimento que discutiremos en el capítulo 7), la crema agria y otros más. Disfruta estos productos lácteos fermentados de forma ocasional como parte de la fase 2 para ayudar a reequilibrar tu ecosistema interno.

Favorece los prebióticos de frutas y verduras

Hemos repasado las evidencias científicas que demuestran por qué los prebióticos son parte tan importante de la alimentación humana. Son los fertilizantes que necesita el microbioma intestinal para prosperar, y sus beneficios han sido demostrados una y otra vez en múltiples investigaciones. Sin embargo, sigue habiendo una interrogante: ¿en qué prebiótico debemos enfocarnos?

Recuerda que puedes incluir algunos cereales integrales libres de gluten en tu dieta. La mayoría tiene efectos prebióticos, pero no abuses de ellos porque son altos en carbohidratos y pueden elevar los niveles de azúcar en la sangre, lo cual tiene una serie de efectos metabólicos negativos. Lo mismo pasa con los frutos secos, algunos de los cuales tienen cualidades prebióticas.

Por lo tanto, los prebióticos a los que quiero que les des prioridad en esta fase son a las frutas y verduras altas en fibra soluble, así como a las leguminosas, que son una fuente rica de prebióticos. Entre estas frutas y verduras están:

- **Cerezas.** Busca cerezas agrias si es posible, pues tienen menor carga glicémica, mayor actividad antiinflamatoria y mucha fibra probiótica.
- **Moras.** Éstas las empezaste a comer desde la fase 1. ¡Sigue así! Frambuesas, zarzamoras y demás no sólo contienen altos niveles de antioxidantes, sino que tienen gran cantidad de fibra soluble como pectina, la cual les fascina a tus bichos intestinales.
- **Plátano.** Los plátanos tienen gran cantidad de almidón resistente y son prebióticos, así que alimentan a las bacterias benéficas. De ser posible, opta por plátanos verdes y firmes; saben un poco distinto, pero tienen un poco más de fibra y menos azúcar.
- **Espárragos.** Este superalimento de la fase 2 está repleto de fibra saludable que enloquecerá a tus bichos intestinales. Para saber más sobre las maravillas de los espárragos, consulta el capítulo 7.
- **Tupinambo.** Aunque no es muy conocida en América del Norte, esta hortaliza de raíz tiene mucha inulina, que es el fructano que ya vimos que aporta muchos beneficios impresionantes al microbioma intestinal. Pélalo, cuécelo al vapor, tritúralo y añádele un poco de mantequilla para obtener una alternativa deliciosa y rica en probióticos que sustituya el puré de papa. Otra buena alternativa es el puré de coliflor con un poco de mantequilla, lo cual me lleva a la siguiente clase de prebióticos que debes incluir en tu dieta...
- **Verduras crucíferas.** Entre éstas están el brócoli, la acelga, el bok choy, las coles de Bruselas, las hojas de mostaza y el kale. Las

verduras crucíferas están repletas de fibra dietética prebiótica, la cual se ha demostrado que influye de forma significativa en las comunidades microbianas del intestino.[65] También contienen una amplia gama de nutrientes que promueven la salud del hígado, tienen un alto contenido de antioxidantes, entre muchas otras virtudes. Así que entrégate a la vida verde y agrega muchas de estas verduras saludables a tu dieta.

- **Leguminosas.** Es el fruto mágico. ¿Cómo es que entre más consumes estos superalimentos, más trompeteas? Es porque tus bichos intestinales se están deleitando con los galactooligosacáridos de los frijoles, fermentando la fibra y liberando gas en consecuencia. Las leguminosas de todo tipo son excelentes para el microbioma intestinal, pues aumentan la saciedad, son fáciles de preparar, están llenas de fitonutrientes y aportan muchos otros beneficios que ya abordaremos en el capítulo 7. No te avergüences de incluir estos frutos mágicos a tu alimentación, pues hay formas de prepararlos que disminuyen su efecto gaseoso. Ya lo verás más adelante.

Éstas son sólo algunas de mis opciones predilectas de alimentos de origen vegetal altos en prebióticos. Encontrarás más ideas en las tablas de alimentos de la fase 2 en las páginas 350-358, y no te olvides de probar las deliciosas recetas ricas en prebióticos del capítulo 11.

Esto es todo lo que necesitas saber para tener éxito en la fase 2. Recuerda: si quieres facilitarte la vida en este programa, apégate a los planes de comidas y prepara las exquisitas recetas que encontrarás en el capítulo 11. Tus bichos intestinales benéficos se volverán locos de contentos. Y tu paladar también te lo agradecerá.

Qué esperar durante la fase 2

Esta fase debe ser considerablemente más sencilla que la fase 1, lo cual es bueno porque eso te permitirá apegarte a ella más tiempo. Cualquier síntoma de abstinencia que hayas experimentado en la fase 1 ya debe ser cosa del pasado, y ahora reincorporarás alimentos suficientes como para que tu dieta te resulte interesante y no te sientas tentado a abandonar el barco. Diseñé la fase 2 de esta forma porque quiero que te quedes en ella hasta que alcances tu meta de pérdida de peso.

Durante la fase 2, puedes esperar una pérdida de peso constante de entre dos y cuatro kilos de peso corporal excesivo al mes, así que pasarás un buen rato en ella si tienes bastante peso que perder. Sin embargo, no debe ser un problema, pues la fase 2 es un plan alimenticio saludable al que puedes apegarte tanto tiempo como quieras. Si decidieras comer así por el resto de tu vida, obtendrías los alimentos saludables que necesitas para mantenerte sano y en equilibrio. Dado que la fase 2 fomenta el consumo de productos lácteos fermentados, no se requiere consumir complementos adicionales de calcio.

Recuerda que la fase 2 se trata de diversificar el microbioma intestinal y fertilizarlo para que prospere. De todos los alimentos que discutimos en este capítulo, presta especial atención a los prebióticos y probióticos. Ambos nutrirán tu ecosistema interno y te darán la capacidad de perder peso y mantenerte sano.

Una vez que hayas alcanzado tu meta de pérdida de peso, podrás hacer la transición a la fase 3, un estilo alimenticio más mediterráneo que te permitirá en ocasiones darte permiso de cometer un pecadillo mientras te ayuda a evitar que recuperes el peso perdido. En el capítulo 8 encontrarás los detalles sobre cómo funciona esto.

Más adelante...

Ahora que conoces bien los principios de la fase 2, es hora de echarles un vistazo a los superalimentos de esta fase. Como seguramente ya adivinaste, muchos de ellos son los prebióticos y probióticos necesarios para sembrar y fertilizar tu jardín interior. Pero aún tengo algunas sorpresas bajo la manga, incluyendo una bebida láctea fermentada cuyo nombre se puede traducir como "bienestar", una especia india ancestral que te ayudará a quemar más grasa y reducir la inflamación sistémica, y un antiguo condimento fermentado del oriente cercano. Si incluyes estos superalimentos en la fase 2, tu jardín interior florecerá como nunca antes.

Capítulo 7

Los 10 mejores superalimentos del doctor Gerry para la fase 2

Los superalimentos de la fase 2 están cargados de prebióticos y probióticos, aunque he incluido también una especia antiinflamatoria y un condimento fermentado picante para compensar. Sin duda, debes estar familiarizado con algunos de estos alimentos, pero creo que otros te sorprenderán. Inclúyelos al por mayor en tu plan alimenticio de la fase 2 y quemarás más grasa mientras disfrutas los beneficios de un microbioma intestinal biodiverso y saludable.

1. Avena

La avena es una de las superestrellas del reino cereal por su gran riqueza de nutrientes. El salvado de avena es especialmente alto en fibra, así como una buena fuente de proteína. Una porción —de apenas ¼ de taza— de salvado de avena contiene cuatro gramos de proteína y 3.6 gramos de fibra dietética.[1] Aunque el contenido de carbohidratos parece elevado (15.6 gramos por porción de ¼ de taza), el alto contenido de fibra no absorbible hace que la cantidad *neta* de carbohidratos absorbibles sea de sólo 12 gramos. Los beneficios en términos de saciedad, junto con sus efectos prebióticos, hacen de la avena un superalimento para perder peso. Una porción contiene casi la dosis recomendada diaria de manganeso, un oligoelemento implicado en la salud ósea, la regulación de los niveles de azúcar en la sangre y más, así como una buena dosis de vitamina B_1, cobre, biotina y otros nutrientes. Una de las cualidades clave de la avena integral es el sutil impacto que tiene en los niveles de azúcar y la estimulación de la insulina. Es un buen carbohidrato a incluir en el arsenal de herramientas para perder peso.

La avena es originaria de Asia, y su versión moderna es descendiente de la avena roja silvestre que solía crecer en ese continente. Ahí, la avena tenía usos medicinales. Cuando llegó a Occidente, se creía que sólo servía como alimento para animales, en particular caballos. En efecto, la avena entera no puede ser digerida por el ser humano y se usa sólo como forraje para animales.

Una vez que se pela, limpia y tuesta —lo que se conoce como avena mondada—, es una excelente fuente de nutrientes para las personas. Unos de los primeros europeos en incorporarla a su dieta fueron los escoceses, razón por la cual la avena cortada con acero (la cual recomiendo ampliamente) se conoce en ocasiones como avena escocesa. La avena cortada con acero no es más que granos de avena mondada trozada. Esta presentación conserva más salvado que la avena convencional, y el salvado es el núcleo de la acción cuando hablamos del efecto prebiótico de este superalimento.

El salvado de avena es un prebiótico poderoso. De hecho, el salvado es la parte del cereal entero del cual proviene la fibra. El salvado de avena es especial porque contiene un tipo de fibra en particular llamada beta-glucano, la cual se ha demostrado que disminuye los niveles de colesterol y el riesgo de cardiopatías.[2,3] Esta relación entre aumento de la fibra dietética y disminución de cardiopatías se ha corroborado en repetidas ocasiones. Por ejemplo, en un estudio, los investigadores dieron seguimiento a 10 000 personas durante 19 años, y descubrieron que quienes comían más fibra tenían 12% menos incidencia de enfermedades cardiacas y 11% menos de enfermedades cardiovasculares.[4] Un metaanálisis publicado en el *American Journal of Clinical Nutrition* mostró resultados aún más impresionantes: quienes consumían más fibra exhibían una incidencia 29% menor de enfermedades cardiovasculares en comparación con quienes tenían la menor ingesta de fibra.[5]

Los efectos de la avena en los niveles de azúcar en la sangre, la diabetes tipo 2 y la obesidad también han sido estudiados. La avena se digiere lentamente, por lo que mantiene la glucosa en la sangre más estable por más tiempo. La fibra también ayuda a que te sientas lleno, lo que hace que comas menos, y si desayunas avena, te sentirás más satisfecho durante el resto de la mañana. Este efecto se vincula al beta-glucano, que es una fibra soluble que absorbe agua y crea una especie de gel en los intestinos.

El salvado de avena es alto en magnesio, un mineral que interviene también en el control de azúcar en la sangre y la secreción de insulina.

Un estudio de ocho años que involucró a 41 186 mujeres mostró una fascinante relación entre la ingesta de avena, los niveles de magnesio y la incidencia de diabetes tipo 2.[6] Las mujeres que comían avena integral rica en magnesio tenían 31% menos probabilidades de desarrollar diabetes tipo 2, comparado con quienes llevaban una dieta baja en magnesio.

La avena parece mejorar la respuesta inmune,[7] puede proteger contra el cáncer de mama,[8] y ayuda a prevenir y revertir el asma infantil.[9] Algunos médicos incluso sugieren que su capacidad de promover la salud es equivalente o hasta mayor que la de frutas y verduras.

La avena es un cereal libre de gluten, aunque la avena convencional se suele cultivar y procesar en instalaciones donde se procesa trigo, de modo que hay problemas de contaminación cruzada y algunas avenas pueden contener gluten, lo cual es problemático para quienes padecen intolerancia al gluten o celiaquía. Si es tu caso, te recomiendo que sigas evitando el gluten y consumas avena orgánica, libre de gluten y cortada con acero. Si tienes una ligera intolerancia al gluten, el problema de la posible contaminación cruzada no es tan crucial; si puedes costearlas, opta por avenas orgánicas y cortadas con acero, pues éstas no estarán contaminadas.

La avena ha sido de gran utilidad en mi aventura hacia la pérdida de peso. Éste es un consejo que a mí me ayudó mucho: cocina la avena cortada con acero, agrégale un poco de yogur sin endulzar o kéfir, y un chorrito de jarabe 100% puro de maple o miel no refinada. Así obtendrás un superdesayuno potente que equilibrará tu microbioma y te ayudará a quemar grasas durante todo el día (además de proteger tu corazón, tu sistema inmune y demás).

MENCIÓN HONORÍFICA: MIEL NO REFINADA

En la fase 1 te pedí que evitaras la miel debido a su alto contenido de fructosa (38.5 gramos por cada 100 gramos de miel) y su alto impacto glucémico. Como regla general, te pido que *limites* la miel no refinada en la fase 2 también. No te excedas de una cucharadita a la vez y no la uses como sustituto de azúcar, sino como superalimento en preciadas cantidades limitadas. Sin embargo, hay cada vez más evidencias que demuestran que la miel no refinada tiene efectos positivos en la salud del microbioma intestinal.

También hay evidencias de que la miel tiene efectos antimicrobianos y combate patógenos intestinales como *E. coli* O17:H7, seudomonas, enterobacterias y otros bichos que queremos mantener a raya para tener un microbioma intestinal saludable. La miel no refinada, la cual es un prebiótico dado su alto contenido de oligosacáridos que promueven el crecimiento de bifidobacterias,[10] también limita el crecimiento de biopelículas patógenas. La miel tiene propiedades antiinflamatorias, antioxidantes, inmunorreguladoras y antitumorales.[11,12] Contiene óxido nítrico e incrementa los niveles del mismo en los tejidos, lo que mejora su capacidad de regeneración, mejora las funciones antibióticas y protege a los sistemas nervioso y cardiovascular.[13] Asimismo, tiene efectos antibióticos[14] e influye de forma positiva en:

- Alergias[15]
- Salud ósea[16]
- Quemaduras[17]
- Gripas comunes[18]

- Diabetes[19]
- Úlceras de pierna[20]
- Cuidado de la piel[21]
- Cicatrización de heridas[22]

Te preguntarás por qué dedico tanto tiempo a discutir la miel si está tan restringida en los planes alimenticios. Recuerda mi mantra: el veneno depende de la dosis. Trata la miel como un superalimento, no como sustituto de azúcar. Úsala en cantidades diminutas en el té o el café, o como endulzante para tus batidos.

Toma en cuenta que el calor elevado inactiva el propóleo (una resina cerosa), y en consecuencia anula la actividad antimicrobiana de la miel. La verdadera miel no refinada conserva estas propiedades y se puede conseguir por lo regular en mercados orgánicos o de productores locales. Elige miel no pasteurizada que sea orgánica o silvestre para obtener todos los beneficios equilibradores del microbioma intestinal que te ayudarán a quemar calorías.

También puedes probar la miel de manuka, hecha en Nueva Zelanda con néctar de flores de manuka (*Leptospermum scoparium*).

Es importante hacer un último señalamiento: **los niños no deben comer miel.** En contadas ocasiones, los productos de miel están contaminados con esporas y toxinas de *Clostridium botulinum*, las cuales son muy tóxicas para los más pequeños.

2. Espárragos

Los espárragos son el árbol de la pérdida de peso. Sus pequeños tallos, que se consideran un manjar desde hace más de 2 000 años, son brotes que, si se dejan crecer, dan lugar a un pequeño árbol. El espárrago maduro no es comestible, pero los exquisitos brotes inmaduros aportan muchísimos beneficios a la salud.

Para empezar, el espárrago tiene un alto contenido de inulina, el fructano probiótico que discutimos en el capítulo anterior. Por lo tanto, es una fuente dietética ideal de inulina para las comunidades microbianas saludables, como bifidobacterias, lactobacilos, etcétera. Sus competidores en ese campo son el tupinambo y la raíz de achicoria, aunque ambos son más difíciles de conseguir en el mercado.

Su efecto prebiótico es suficiente para recomendar los espárragos como parte de este programa,[23] pero no es su única virtud. También son ricos en saponinas, una clase de fitonutrientes que se ha demostrado varias veces que posee múltiples propiedades biológicas, como agentes antioxidantes, antihepatotóxicos, antibacteriales, antiinflamatorios, inmunorreguladores y anticancerígenos.[24-26] También ayudan a disminuir la tensión arterial, equilibrar los niveles de azúcar en la sangre y disminuir los niveles de grasa corporal. Los médicos naturistas suelen recomendar consumirlo para disminuir la inflamación de tobillos.[27]

El espárrago, un potente contenedor de antioxidantes,[28] es uno de los pocos alimentos además de las verduras crucíferas que contiene cantidades significativas de glutatión, un poderoso antioxidante que reduce la inflamación promotora de acumulación de grasa y el estrés oxidativo en todo el cuerpo. Una porción contiene la dosis diaria recomendada de vitamina K, cantidades sustanciales de folato y vitamina B1 (sustancias que desempeñan un papel central en la regulación de la homocisteína, un aminoácido capaz de incrementar el riesgo de problemas cardiovasculares cuando se encuentra en niveles elevados), vitamina C, vitamina E y muchos otros nutrientes buenos para la salud.

¿Y qué es lo mejor de los espárragos? Que son fáciles de preparar. Ásalos, hornéalos o cocínalos al vapor. Agrégales un chorrito de aceite de oliva, sal y pimienta y limón. Tus bichos intestinales benéficos y tú se deleitarán con ese festín.

3. Leguminosas

Las leguminosas y todo tipo de frijoles están entre los pocos alimentos que cuentan con el respaldo de casi todas las organizaciones de salud y bienestar del planeta. La Asociación Estadounidense de Diabetes,[29] la Asociación Estadounidense del Corazón[30] y la Asociación Estadounidense del Cáncer,[31] por nombrar sólo algunas, recomiendan consumir entre dos y tres porciones de leguminosas a la semana para reducir el riesgo de gran variedad de enfermedades crónicas, desde diabetes tipo 2, hasta afecciones cardiovasculares y cáncer.[32]

¿Qué convierte a los frijoles en superalimento? Un elemento es su combinación de fibra y proteína. Una porción aporta alrededor de 15 gramos de proteína y entre 11 gramos (frijoles rojos) y 17 gramos (frijol adzuki) de fibra por taza.[33] Este doble empuje de proteína y fibra aporta una gran variedad de beneficios a la salud.

En primer lugar, estabilizan los niveles de glucosa en la sangre. La fibra y la proteína pasan despacio por el tracto digestivo, de modo que se convierten en azúcar lentamente, que es justo lo que queremos para perder peso y ganar salud. La fibra también reduce la absorción de colesterol, y las dietas altas en fibra se asocian con una disminución tanto de colesterol como de cardiopatías.[34] La microbiota intestinal puede influir en la determinación del riesgo de afecciones cardiovasculares, por lo que las propiedades prebióticas de las fibras solubles de las leguminosas pueden protegerte de las cardiopatías al promover la proliferación de bichos intestinales benéficos.[35]

Asimismo, la fibra de los frijoles es una excelente fuente de comida para tus bacterias intestinales. Cuando tu flora benéfica consume la mezcla de fibra de las leguminosas, parecieran producir más ácido butírico, el cual usa el recubrimiento de tu colon para múltiples actividades. El ácido butírico mantiene la parte baja del tracto digestivo saludable y promueve un ambiente ideal para el florecimiento de tu ecosistema interno.

Las leguminosas también tienen alto contenido de antioxidantes importantes y componentes antiinflamatorios, razón por la cual los investigadores creen que protegen contra enfermedades crónicas.[36] Contienen también niveles elevados de saponinas, igual que los espárragos, y también poseen tres antocianinas (flavonoides): delfinidina, petunidina y malvidina; fitonutrientes con propiedades tanto antiinflamatorias como antioxidantes.[37] Sus propiedades antiinflamatorias son tan potentes que pueden incrementar los biomarcadores saludables del colon y atenuar la colitis en modelos experimentales.[38]

Este extraordinario alimento de origen vegetal incluso contiene inhibidores de la alfa-amilasa, que son sustancias químicas que disminuyen la actividad de la enzima alfa-amilasa (también conocidos como bloqueadores de almidón).[39] Esto es importante porque esa enzima está implicada en la rápida descomposición de los alimentos en azúcares simples. Al frenar su actividad, las leguminosas te dan otra ventaja más en contra de la montaña rusa de azúcar en la sangre que necesitas evitar para tener buena salud duradera y un peso óptimo. Pero ¿hay pruebas de que estas leguminosas explosivas ayudan a perder peso?

Un estudio de 2014 determinó que una dieta rica en leguminosas que fuera alta en fibra y baja en carbohidratos absorbibles mejoraba la saciedad y promovía la pérdida de peso.[40] En el estudio, 173 mujeres y hombres con obesidad fueron divididos de forma aleatoria en dos grupos: uno con dieta alta en fibra y rica en leguminosas, que aportaba 35.5 gramos de fibra diaria a mujeres y 42.5 gramos a hombres, y otro con una dieta baja en carbohidratos. Después de 16 semanas, la diferencia en peso perdido entre ambos grupos (dieta rica en leguminosas: cuatro kilos; dieta baja en carbohidratos 5.1 kilos) no fue significativa en términos estadísticos. No obstante, los niveles de lipoproteínas de baja densidad (colesterol LDL) y de colesterol total (lípidos aterógenos) fue significativamente menor en quienes llevaron la dieta rica en leguminosas que en quienes llevaron la dieta baja en carbohidratos. Otro estudio de 2011 evaluó a 32 sujetos obesos asignados al azar a una de dos dietas con equivalencia calórica y restricción de energía durante ocho semanas: una dieta libre de leguminosas o una dieta a base de leguminosas.[41] La segunda implicaba cuatro porciones semanales de lentejas, chícharos o frijoles. Esta dieta rica en legumbres se asoció con una pérdida de peso significativamente mayor que su contraparte. Además, se asoció con menores marcadores proinflamatorios y con mejorías en el perfil cardiovascular (perfil de lípidos y tensión arterial).

Estos estudios ponen en duda la postura de que se debe llevar una vida baja en carbohidratos para evitar recuperar el peso perdido. Nuestro cuerpo necesita carbohidratos benéficos y fibrosos para prosperar, y la supervivencia de nuestra flora intestinal benéfica que sustenta nuestra salud depende del consumo de fibra.

Sin embargo, las leguminosas tienen una desventaja: pueden incrementar la flatulencia. Para evitar este problema, basta con remojar las leguminosas secas durante unas cuantas horas, lo cual se ha demostrado que disminuye dos de los componentes que provocan gases: la rafinosa y la estaquiosa.[42]

Está bien consumir frijoles de lata si estás corto de tiempo. Lávalos bien antes de comerlos y asegúrate de elegir alternativas sin sal; sazónalos tú mismo. Las leguminosas que contienen sal suelen ser muy altas en sodio. En lo personal, prefiero cocinar leguminosas secas previamente remojadas, pues su sabor y textura son mejores, y hay evidencias de que conservan mayores cantidades de fitonutrientes importantes que protegen tu salud y tu cintura.

4. Kale

Junto con sus primos el brócoli, el bok choy, la col, las hojas de mostaza, las coles de Bruselas y la acelga, el kale es descendiente de una especie de col silvestre que surgió en Asia menor. Todas estas plantas se conocen como verduras crucíferas, lo cual tiene sentido si alguna vez has visto las flores amarillas en forma de cruz que producen estas plantas.

Las verduras crucíferas son una superfamilia alimenticia tan potente que hay médicos que recomiendan incluso comer hasta cuatro o cinco porciones de dos tazas a la semana. Aunque es difícil optar por una sola de estas superverduras, las investigaciones recientes sugieren que el kale merece un lugar de reconocimiento especial entre su clan. Esto se debe a que contiene 45 flavonoides distintos, que son fitonutrientes famosos por sus propiedades antiinflamatorias. Como verás, es una variedad impresionante de flavonoides en un solo alimento, y no sé de la existencia de ninguna otra verdura que contenga tantos. De los flavonoides que contiene el kale, el kaempferol y la quercetina se llevan las palmas.

Cien calorías de kale también aportan 350 miligramos de ácido alfa-linoleico, un omega-3 saludable que contribuye a las propiedades antiinflamatorias de esta planta. Y contiene también más de 1 180% de la dosis recomendada diaria de vitamina K, un nutriente clave para la regulación de los procesos inflamatorios. Es mucha potencia antiinflamatoria para una sola planta.

Las investigaciones muestran que el kale puede mitigar el riesgo de cánceres de colon, mama, vejiga, próstata y ovario, posiblemente gracias a sus altos niveles de glucosinolatos, una serie de componentes con actividad anticancerígena.[43] El kale también reduce los niveles en la sangre de colesterol, con lo que promueve la salud del corazón. Los mecanismos por medio de los cuales lo hace están bien documentados. La bilis, que se produce en el hígado con colesterol como uno de los ingredientes principales, es indispensable para digerir la grasa de los alimentos que comemos. Una vez que se produce, el hígado la libera y la almacena en la vesícula. La vesícula, a su vez, la administra conforme se necesita para ayudarte a digerir la grasa. Los nutrientes del kale se adhieren a estos ácidos biliares en el intestino, lo que les permite pasar por el sistema digestivo y salir por el colon sin adherirse a la grasa, lo que obliga al hígado a tomar más colesterol de las reservas para hacer más bilis, y con eso disminuyen los niveles generales de colesterol.

El kale disminuye el colesterol de forma tan efectiva que recientemente se le ha comparado con un medicamento reductor del colesterol conocido como colestiramina, el cual disminuye el colesterol sérico con ese mismo mecanismo. Se ha descubierto que el kale al vapor es 42% más efectivo que la colestiramina.[44]

5. Miso

El miso se prepara cociendo soya al vapor, triturándola, sazonándola con sal e inoculándola con *koji*, un cultivo a base de arroz japonés tradicional que suele contener altos niveles de un hongo llamado *Aspergilus oryzae*. Después la mezcla se deja reposar y fermentar por unos cuantos meses o hasta años. La pasta resultante es un paraíso microbiano que se puede utilizar para reequilibrar el ecosistema interno al agregarlo a sopas, ensaladas y sofritos. Al estar hecho de soya, el miso aporta muchos de los mismos beneficios a la salud que los frijoles de soya, pero agrega una inyección de probióticos al mismo tiempo, lo que da como resultado una combinación espectacular para la salud del microbioma.

Una crítica que se le ha hecho al mismo es que es alto en sal, y el exceso de sodio puede contribuir a la hipertensión y a afecciones cardiovasculares. Sin embargo, estudios japoneses recientes sugieren que no hay nada que temer. En uno de ellos, los investigadores le administraron miso a un grupo, y a un segundo grupo le administraron el equivalente en sal de mesa. Ambas alteraciones alimenticias tuvieron efectos muy distintos. La dieta alta en sal aumentó la tensión arterial. La dieta que incluía la misma cantidad de sodio en forma de miso no afectó la tensión arterial en lo absoluto. Algunas investigaciones han demostrado que el miso puede incluso tener un efecto protector para el corazón; un ensayo extenso que implicó a 40 462 participantes mostró que la ingesta de miso disminuía el riesgo de infarto cerebral, una forma grave de apoplejía.[52]

El proceso de la fermentación del miso parece mejorar aún más el perfil nutrimental de este superalimento. Por ejemplo, las isoflavonas

EL PROBLEMA DE LA SAL Y LA OBESIDAD

Casi todo el mundo sabe que el exceso de sodio es malo para la salud cardiovascular. Mantener vigilado el consumo de sodio es uno de los mayores desafíos que enfrentamos quienes solemos cenar fuera de casa por compromisos sociales o laborales, ya que los restaurantes son famosos por añadir sal para mejorar el sabor de los platillos y provocarles sed a sus comensales, con lo que también aumentan la venta de bebidas.

El exceso de sodio en los alimentos puede traducirse en problemas de salud delicados, y disminuir su consumo a las dosis recomendadas por los CDC y la Asociación Estadounidense del Corazón de 1 500 a 2 300 miligramos diarios disminuye la tensión arterial, el riesgo de apoplejía, el riesgo de afecciones cardiovasculares y la mortalidad por cardiopatía isquémica.[45,46] "Casi cualquiera se beneficia de un menor consumo de sodio", afirma Janelle Gunn, analista de salud pública de la división de prevención de cardiopatías y apoplejías de los CDC. "Noventa por ciento de los estadounidenses exceden la dosis diaria recomendada de sodio, que es de 2 300 miligramos, con lo que incrementan su riesgo de padecer hipertensión, cardiopatías y apoplejías."[47]

Si éste es un libro sobre el intestino y la pérdida de peso, ¿por qué darle tanta visibilidad al sodio? Bueno, porque lo creas o no, una ingesta elevada de sodio en adolescentes se ha vinculado con... ¡adivinaste! ¡Sobrepeso! En un estudio publicado en *Pediatrics*, la ingesta de sodio de los adolescentes era tan elevada como la de los adultos, y más del doble de la recomendada por los lineamientos de la Asociación Estadounidense del Corazón.[48] Una alta ingesta de sodio se correlaciona con adiposidad e inflamación, independientemente de la ingesta total de calorías y del consumo de bebidas endulzadas. Y algunos datos vinculan la ingesta de sodio con mayor incidencia de afecciones inflamatorias, como factor de necrosis tumoral alfa.[49,50] Las dietas altas en sal se han vinculado con inflamación de los tejidos y agravamiento de enfermedades autoinmunes. Se ha demostrado que las dietas con restricción de sodio disminuyen los marcadores inflamatorios antes de que se observen cambios en la tensión arterial.[51]

En última instancia, ¿qué significa todo esto? Que la ingesta de sodio parece estar ligada a la inflamación, la cual está estrechamente vinculada con la obesidad. Al armar un programa para reducir la inflamación y promover la pérdida de peso y la buena salud, tuve que tomar en cuenta los lineamientos alimenticios de los CDC con respecto al sodio.

de la soya han sido examinadas a detalle recientemente debido al impacto que tienen en los niveles de estrógeno y los efectos que esto tiene en la salud. El hongo principal que se utiliza para la fermentación del miso, el *Aspergilus oryzae*, parece descomponer dos de las isoflavonas más peligrosas: la daidzeína y la genisteína. El proceso de fermentación también parece producir componentes antioxidantes como ácido ferúlico, cumárico y kójico (entre otros), los cuales pueden tener actividad anticancerígena.

Tradicionalmente, el miso se usa para hacer sopa, que es quizá una de las formas más exquisitas de consumirlo. Sin embargo, esto tiene una única desventaja: al calentar la sopa, algunas de las bacterias benéficas mueren. Una forma de minimizar este riesgo es evitar hervir la sopa, lo cual recomienda la mayoría de los chefs sobre todo para conservar sus sutiles sabores. Intenta mantener la sopa por debajo de los 50° C para conservar los cultivos microbianos, aunque sé que es difícil hacerlo sin monitorear la olla con un termómetro.

Una posibilidad distinta es agregar miso fresco y sin cocinar a los aderezos de ensalada. Es una forma deliciosa de incorporar la pasta fresca de miso que le dará a tu jardín interior las semillas que requiere para florecer.

6. Yogur

Los primeros en fermentar la leche para hacer yogur fueron los nómadas balcánicos del Medio Oriente, quienes usaron esta técnica para preservar la leche de los animales que pastoreaban. El yogur se puede hacer con la leche de cualquier rumiante, incluyendo ovejas, cabras y vacas. El yogur de leche de vaca es el más popular en nuestros tiempos, pero te sugiero que pruebes también el de leche de cabra y de oveja, pues todos saben distinto y tienen diferentes texturas.

Uno de los mejores alimentos probióticos es el yogur con cultivos vivos, sobre todo el yogur casero que contiene hasta 100 veces más cultivos vivos por porción que el yogur comercial. En particular me gustan los yogures y quesos de leche de cabra, pues son especialmente altos en probióticos como *Streptococcus thermopilus*, *Bifidus*, *Lactobacilus bulgaricus* y *L. acidophilus*. Tus bichos benéficos le están diciendo a tu cerebro: "¡Sí! ¡Queremos más de esas delicias para reproducirnos!"

Se ha demostrado que el yogur que contiene cultivos vivos disminuye el colesterol total al tiempo que incrementa el colesterol HDL, que es el saludable y el que más queremos. En un estudio se observó una reducción de colesterol total y aumento de colesterol HDL en mujeres

MENCIÓN HONORÍFICA: OTROS FERMENTOS DE SOYA

Ya que hablamos de los productos de soya fermentados, traigamos a la mesa y a tu paladar algunos otros superalimentos a base de soya.

El *tempeh* es un alimento probiótico derivado de frijoles de soya fermentados. El principal probiótico del tempeh es *Rhizopus oligosporus*, el cual produce un antibiótico natural contra patógenos entéricos (es decir, patógenos que se producen dentro del cuerpo), así como fitasa, una enzima que ayuda a descomponer el ácido fítico, el cual aumenta la absorción de minerales. La pasta de soya fermentada disminuye la acumulación de grasa visceral.[53] Además, dado que el tempeh no está salado, es ideal para personas con dieta baja en sodio.

El *natto* se hace con frijoles de soya fermentados y contiene la cepa bacteriana *Bacillus subtilis*, que le da a este alimento su característica consistencia astringente. Además de ser una fuente probiótica que contiene soya, el natto contiene una enzima llamada natoquinasa, la cual disuelve coágulos de sangre peligrosos.[54] La proteína y otros nutrientes de la soya se vuelven más fáciles de digerir después de que las bacterias los han descompuesto, razón por la cual los productos fermentados de soya como el tempeh y el natto no provocan las flatulencias asociadas con las leguminosas.

La *soya* por sí sola puede tener beneficios que combatan la obesidad. Varios estudios nutrimentales en animales y humanos indican que el consumo de proteína de soya reduce el peso corporal y la masa adiposa, además de reducir el colesterol en plasma y los triglicéridos.[55] En estudios con animales obesos, la proteína de soya limita o reduce la acumulación de grasa corporal y mejora la resistencia a la insulina, que es la piedra angular de la obesidad humana.[56] En humanos obesos, la proteína de soya dietética también reduce el peso corporal y masa adiposa, al tiempo que reduce los lípidos en plasma. Un ensayo mano a mano con equivalentes calóricos de leche de soya y leche de vaca demostró que no hay diferencia en términos de beneficios para la reducción de peso.[57]

iraníes que consumieron 300 ml de yogur al día durante seis semanas.[58] Los investigadores creen que puede tener que ver con los esfingolípidos, que son grasas saludables que se presentan de forma natural en el yogur y que desempeñan un papel crucial en la señalización celular. Un estudio reciente realizado en la India también demostró que dos tazas de yogur a la semana disminuyen el riesgo de fractura de cadera.[59] Las bacterias benéficas del yogur también ayudan a metabolizar los alimentos de forma más eficiente y a producir mayores niveles de ácidos grasos de cadena corta. Y esas grasas saludables son importantes para un buen funcionamiento intestinal.

Esos beneficios sólo son la punta del iceberg. La lista crece día con día, sobre todo después de que se realizara en 2013 el primer encuentro mundial de beneficios del yogur en la salud.[60] Por ejemplo, la leche y el yogur con cultivos vivos se han vinculado con menor riesgo de desarrollar cáncer colorrectal y prevención de diarrea inducida por antibióticos,[61] mejoría de síntomas digestivos,[62] mejoría de la salud dental,[63] prevención de la osteoporosis, disminución del riesgo de infarto cardiaco y disminución de la tensión arterial.[64]

Hay estudios que también demuestran que el consumo regular de yogur puede reducir el riesgo de desarrollar diabetes tipo 2.[65] Un análisis reciente comparó diarios alimenticios elaborados en el transcurso de 11 años por 3502 personas, y descubrió que quienes consumían yogur de forma regular tenían 28% menos probabilidades de desarrollar diabetes.[66] La mayoría de los científicos coincide en que esto se vincula con dos componentes del yogur: la proteína y los probióticos. El yogur es relativamente alto en proteína, la cual se digiere lentamente y mantiene estables los niveles de azúcar en la sangre. El yogur griego es más espeso y tiene mayores niveles de proteína que promueve la saciedad. Sin embargo, es importante que sepas que si eres intolerante a la caseína, el yogur griego es casi 100% caseína, pues el suero de leche se filtra para darle mayor espesor. Aunque no encontré estudios que compararan los niveles de saciedad, parámetros metabólicos o apoyo para la pérdida de peso derivados del consumo de yogur griego o de yogur normal, recomiendo el primero a pacientes que deseen un refrigerio que aplaque su apetito. Pruébalo con moras, como frambuesas altas en fibra, y unos frutos secos. De hecho, cada vez hay más productores de yogur griego orgánico.

Los probióticos saludables del yogur parecen sustentar todavía más su capacidad para promover el equilibrio de glucosa en la sangre. Los microbios del yogur regulan el paso de comida por el tracto digestivo. Una digestión estable es fundamental para regular el azúcar en la sangre, pues previene que la comida se digiera demasiado rápido (lo cual puede provocar picos de azúcar e insulina en la sangre) o demasiado despacio (lo que provoca bajones de insulina y azúcar después de las comidas).

Los estudios sugieren que los lácteos en general fomentan la pérdida de peso, y los lácteos fermentados parecen ser especialmente útiles en este sentido, quizá porque la proteína de suero de leche de los mismos regula la saciedad. Aunque la energía que proveen el yogur y otros lácteos fermentados como el queso y la leche es similar, el yogur parece suprimir más el apetito.[67] He aquí algunas pruebas interesantes: un estudio realizado con 212 coreanas encontró que quienes consumían al menos una porción de yogur al día pesaban menos.[68] Otro estudio coreano demostró que el consumo de un yogur especialmente formulado (NY-YP901) mejoró los lípidos en la sangre y los marcadores cardiovasculares, e indujo la pérdida de peso en individuos obesos con síndrome metabólico.[69] En otro estudio más se encontró que el consumo de yogur disminuía el peso corporal y el hambre postprandial. Los investigadores hallaron que quienes consumían yogur tenían mayores niveles de péptido similar al glucagón tipo 2, el cual suprime el apetito.[70] Otros estudios mostraron que sustituir la misma cantidad de calorías de otros alimentos por yogur ayuda a conservar la masa muscular magra al mismo tiempo que promueve la pérdida de peso, disminuye la circunferencia de la cintura y reduce la acumulación de grasa.[71]

Uno de los estudios más convincentes sobre la influencia del yogur en el peso proviene de España, en donde mucha gente consume yogur como postre. Investigadores de la Universidad de Navarra evaluaron a 8 516 hombres y mujeres durante un periodo de dos años en términos de consumo de yogur y resultados. Quienes consumían más de siete porciones (125 gramos por porción) a la semana de yogur (de leche entera) exhibían menor incidencia de sobrepeso u obesidad en comparación con aquellas personas cuyo consumo era bajo (menos de dos porciones a la semana).[72] Además, este vínculo se fortalecía entre quienes consumían fruta de forma regular, lo cual es típico de la vida mediterránea que sustenta la fase 3 de este programa. Es probable que la fruta aporte un efecto prebiótico que favorece el efecto probiótico que ayuda a bajar de peso.

Estos efectos parecen no cambiar dependiendo de la edad, así que casi cualquiera puede beneficiarse del yogur. Un estudio intentó aliviar el estreñimiento en personas de la tercera edad dándoles yogur. Aunque el yogur no pareció tener el efecto esperado, sí ayudó a los participantes a perder peso de forma significativa.[73]

Me inclino hacia el yogur por sus cultivos probióticos, que son parte importante de por qué es un superalimento para la pérdida de peso porque restablece el equilibrio intestinal. Sin embargo, las bacterias saludables de este producto lácteo fermentado no son lo único que aporta beneficios a la salud, así que veamos otros componentes importantes del yogur.

El yogur está lleno de calcio y vitamina D. Hay datos que muestran que el calcio y la vitamina D pueden influir en el balance del peso. En un estudio, las mujeres involucradas quemaron más grasa y calorías cuando consumían entre 1 000 y 1 400 miligramos de calcio al día. En otro estudio de 218 mujeres posmenopáusicas con sobrepeso u obesidad y con deficiencia de vitamina D, quienes recibieron complementos de vitamina D y alcanzaron suficientes niveles de esta sustancia en suero perdieron más peso, disminuyeron su circunferencia abdominal y perdieron más grasa corporal.[74] Por lo tanto, es muy probable que la vitamina D y el calcio que aportan los productos lácteos fermentados provean mayores beneficios para la pérdida de peso.

Toma en cuenta que la leche actual dista mucho de ser perfecta porque contiene antibióticos, hormonas, pesticidas y otras sustancias externas o potenciales contaminantes. Excluimos los lácteos en la fase 1 dado su alto contenido de FODMAP y porque el perfil de ácidos grasos de la leche convencional está del lado proinflamatorio de la balanza. Entonces ¿por qué incorporar los lácteos a partir de la fase 2?

A menos de que seas intolerante a la lactosa, los productos lácteos fermentados promueven la salud del microbioma intestinal y parecen facilitar la pérdida de peso. También es interesante señalar que el yogur contiene menos lactosa que la leche. Cuando la leche es fermentada por las bacterias benéficas, éstas digieren parte de la lactosa. Incluso quienes son intolerantes a ella pueden consumir yogur en algunos casos, sobre todo si está hecho en casa. Experimenta con él, presta atención a las reacciones de tu cuerpo y observa si te funciona.

El consumo de productos lácteos y sus proteínas de leche no sólo aumenta la saciedad y disminuye la ingesta de alimentos, sino que disminuye la respuesta de la glucosa en la sangre cuando se consumen por sí solos o acompañados de otros carbohidratos.[75] Además, los ácidos grasos contenidos en estos productos, en particular el ácido linoleico conjugado, pueden ser de ayuda para bajar de peso (en el capítulo 6 encontrarás más detalles sobre este ácido graso y sus virtudes).

Recuerda que el yogur industrializado suele estar pasteurizado, y luego se le inoculan las cepas específicas de bacterias. Este proceso funciona, pero puede producir cantidades poco óptimas de probióticos "vivos". Por eso te recomiendo que prepares tu propio yogur y otros productos lácteos fermentados. Usa leche orgánica siempre que sea posible, pues suele estar libre de antibióticos y tener mayor contenido de ácidos grasos saludables. Las vacas alimentadas con pasto tienen mayores niveles de ácido linoleico conjugado y más perfiles grasos antiinflamatorios.

¿QUÉ HAY DE LOS PRODUCTOS LÁCTEOS BAJOS EN GRASAS?

¿La leche descremada o semidescremada es igual de buena que la leche entera para reducir el apetito? La respuesta a esta interrogante sigue siendo controversial en la literatura médica. Incluso los expertos en nutrición de Harvard afirman que la leche baja en grasas provoca una respuesta más rápida al azúcar en la sangre, puesto que la grasa de la leche hace más lenta la entrada del azúcar de la leche (la lactosa) al intestino delgado, en donde se absorbe.[76] Hay muchas evidencias de que los lácteos bajos en grasas o sin grasas no aportan beneficios adicionales para una vida sana por encima de los lácteos con contenido normal de grasa.[77,78]

Si estás convencido de que los lácteos bajos en grasas son saludables, tal vez creas que estoy loco por sugerir que prefieras la leche entera por encima de la leche descremada para acompañar tu té o cereal. Quizá te preguntes si la leche entera incrementa el riesgo de afecciones cardiovasculares.

Un estudio reciente pone las cosas en perspectiva. Los científicos examinaron la asociación entre el tipo de lácteo y el riesgo de infarto al miocardio. En resumen, la leche, el queso y el yogur se asociaban de forma inversa con el riesgo de afecciones cardiovasculares.[79] Un metaanálisis de más de 600 000 adultos de distintos orígenes étnicos no encontró diferencia alguna entre el consumo de lácteos con contenido regular de grasa y bajos en grasa (menos de 200 gramos al día).[80] Este metaanálisis de respuesta a la dosis indica que la ingesta de leche no se asocia con la mortalidad total, sino que puede asociarse *inversamente* con el riesgo generalizado de afección cardiovascular. Un ensayo prospectivo y observacional que se realizó en Holanda confirmó estas conclusiones retrospectivas sobre la disminución del riesgo de afecciones cardiovasculares provocada por la ingesta total de lácteos en casos en donde no hay hipertensión preexistente, y encontró que sólo quienes consumían helado y mantequilla de forma regular perdían el efecto protector. Estos investigadores también reportaron que sólo los productos lácteos fermentados se asocian con un menor riesgo de apoplejía.[81]

En la actualidad existen máquinas que hacen más sencillo preparar tu propio yogur casero. Éstas pueden ser una buena adquisición para tu cocina. En el capítulo 11 encontrarás una receta sencilla para preparar yogur.

Si eliges comprar yogur, busca marcas que contengan cultivos vivos con al menos un millón de UFC.[82] Los productos de yogur refrigerados deben contener al menos 100 millones de cultivos por gramo, mientras que los de yogur congelado deben contener al menos 10 millones de cultivos por gramo al momento de su manufactura. El yogur va de maravilla acompañado de higos frescos (no secos, pues contienen mucha azúcar), los cuales son un buen prebiótico.

7. Kéfir

La palabra *kéfir* se deriva del turco *keif*, el cual denota la sensación de bienestar que uno experimenta después de beber este producto lácteo fermentado.[83] El kéfir parece un yogur más líquido o una leche espesa, y tiene un sabor y olor ligeramente amargos. Se originó en las Montañas del Cáucaso, entre el Mar Caspio y el Mar Negro. La gente de esas zonas parecía preferir fermentar la leche de camella para hacer kéfir, pero hoy en día se prepara sobre todo con leche de vaca y de cabra.

El kéfir está entre los alimentos fermentados más sencillos de preparar. Sólo basta con conseguir búlgaros, verterlos en leche, almacenar la mezcla lejos de la luz del sol durante uno o dos días, revolverla ocasionalmente y ¡listo! Ya tienes kéfir.

Los búlgaros están entre las comunidades microbianas más fascinantes que existen. Son una colonia simbiótica de bacterias y levaduras, y representan un ecosistema en sí mismo que incluye al menos entre 10 y 20 cepas distintas de bacterias y levaduras, entre lactobacilos, *Leuconostoc*, *Acetobacter* y *Saccharomyces*.[84] Durante la fermentación, los búlgaros aumentan de tamaño y se reproducen, y se pueden quedar en la leche fermentada o ser cosechados y reutilizados.

Múltiples estudios demuestran que el kéfir aporta un amplio rango de beneficios a la salud.[85] Varios estudios han demostrado que el kéfir y sus componentes tienen actividad antimicrobiana, anticancerígena y de regulación inmune,[86] entre muchas otras.[87] Además, mejora el equilibrio microbiano en el intestino gracias a sus potentes efectos probióticos. Ésta es quizá una de las razones por las cuales se sabe que el kéfir protege contra enfermedades gastrointestinales. Por ejemplo, las cepas bacterianas de los cultivos de kéfir disminuyen la inflamación intestinal y reducen los síntomas de quienes padecen colitis.[88] También parece ayudar a digerir la lactosa en adultos que padecen intolerancia a la lactosa.[89]

Las propiedades antiinflamatorias del kéfir son impresionantes. Las investigaciones revelan que disminuye la producción de citoquinas, mitiga la degranulación de los mastocitos y disminuye la producción de IgE en personas que padecen alergias.[90] Por lo tanto, si padeces fiebre del heno, ¡a beber kéfir! Además, evidencias preliminares en modelos animales apuntan a que puede ser un agente clave en la lucha contra el cáncer gracias a sus propiedades antitumorales.[91]

Históricamente, el kéfir se ha recomendado para el tratamiento de trastornos digestivos, hipertensión, alergias[92] y cardiopatías.[93] Este superalimento puede incluso bloquear la asimilación del colesterol y disminuir sus niveles totales en sangre.[94] El kéfir tiene efectos que previenen la formación de grasa, los cuales podrían explicar en parte el beneficio de la leche fermentada en el combate a la obesidad que se observó en un ensayo clínico.[95]

El kéfir es rico en vitaminas K_2, tiamina, B_{12}, calcio y otras tantas vitaminas y minerales que le dan el papel de superestrella entre los productos lácteos fermentados.

Intenta prepararlo en casa y agregárselo a la avena cortada con acero junto con unas moras azules. Obtendrás un delicioso desayuno que tu flora intestinal te agradecerá.

8. Kimchi

El kimchi, un alimento icónico de la cultura coreana, es un probiótico poderoso y natural. Se prepara en hogares y restaurantes de ese país, y se sirve como guarnición en casi cada comida. El resultado es una variedad alucinante de kimchis en todo el mundo. Si alguna vez has ido a un restaurante coreano y te han servido docenas de platitos llenos de fermentos increíbles de todos tamaños, colores, sabores y consistencias, entonces tendrás idea de cuántos tipos distintos de kimchi le ha heredado Corea al mundo. Incluso para quienes somos fanáticos de su cocina, es increíble saber que puede haber más de las 167 variedades que se han documentado, dadas las distintas recetas regionales y familiares que existen.

Los beneficios que aporta el kimchi a la salud llenarían un libro entero.[96] Por lo tanto, aquí nos enfocaremos en el *baechu*, un chucrut coreano picante hecho de col china. Para prepararlo se usa el mismo proceso de fermentación —con ácido láctico— que para el chucrut, pero a diferencia de éste, el *baechu* suele incorporar rábano, chile rojo, jengibre, ajo y otras verduras y especias. Esta combinación aporta mayores beneficios a la salud que la suma de sus partes.

El *baechu* es rico en vitamina C, vitaminas del complejo B y minerales como sodio, calcio, potasio, entre otros. Suele tener mucha capsaicina, el componente saludable y antiinflamatorio de los chiles y pimientos que discutimos en la fase 1.

Se ha hecho bastante investigación sobre los efectos del kimchi en la pérdida de peso, y los resultados son sorprendentes. En ratas, el kimchi les hizo alcanzar un peso corporal sano y mantenerlo.[97] ¿Cómo es esto posible? Bueno, pues porque el Kimchi es un superalimento *dentro* de un superalimento. Contiene chile rojo coreano en polvo, o *kochukaru*, un termogénico que puede ser responsable en parte por las propiedades quemagrasas del kimchi.[98] ¿Recuerdas cuando discutimos las propiedades quemagrasas de los chiles en el capítulo 5? Bueno, pues la capsaicina es, sin duda, una de las razones por las cuales el kimchi tiene un alto potencial quemagrasas.

Las ratas no son las únicas que pierden peso cuando se incorpora kimchi a su alimentación. También le sirve a la gente. En un estudio realizado con mujeres obesas, un grupo realizó una hora de ejercicio a la semana, y el segundo grupo se ejercitó y tomó un complemento de kimchi (tres a seis gramos de kimchi liofilizado) al día. Quienes tomaron las cápsulas de kimchi perdieron una cantidad increíble de peso; aproximadamente nueve kilos en el transcurso de 12 semanas. Observaron mejorías significativas en su índice de masa corporal, grasa visceral y niveles de triglicéridos, en comparación con las mujeres que no recibieron el kimchi.[99]

Otra investigación exhibió que el kimchi fresco y fermentado (no liofilizado) tiene efectos todavía más potentes. En ese estudio los investigadores fomentaron el consumo regular de kimchi entre los participantes con sobrepeso y obesidad. Cuando los participantes lo hicieron, no sólo observaron disminución del peso corporal y del IMC, sino que su porcentaje de grasa corporal disminuyó, redujeron su proporción de cintura a cadera, su glucosa en la sangre se estabilizó, los niveles de insulina en ayunas bajaron y los de leptina mejoraron.[100] Estos investigadores concluyeron que agregar kimchi a la alimentación puede reducir el riesgo de síndrome metabólico, cardiopatías y diabetes tipo 2.

También hay evidencias que sugieren que el kimchi mejora los perfiles de colesterol. En un trabajo reciente, los investigadores examinaron los efectos del consumo diario de kimchi en los parámetros de lípidos de 102 hombres coreanos adultos de entre 40 y 64 años.[101] Descubrieron que comer kimchi aumenta los niveles de colesterol HDL y reduce los de LDL; la preferencia por el sabor picante se correlacionó con una disminución de la tensión sanguínea sistólica, lo que indica que la capsaicina del chile rojo tiene propiedades antihipertensivas.

Investigaciones adicionales sugieren que el kimchi puede tener propiedades anticancerígenas[102] y modular el funcionamiento del sistema inmune.[103] El kimchi actúa como antimicrobiano contra bichos dañinos como *Bacilus subtilis*, *Escherichia coli*, *Salmonela Enteriditis*, *S. paratyphi* y *S. thyphi*, *Staphylococcus aureus*, y *Shigella boyddi* y *S. sonnet*. En general, el kimchi es un superalimento único para proteger tu salud.

Puedes preparar tu propio kimchi en casa o comprarlo en el supermercado. Si decides comprarlo, elige una marca que contenga cultivos vivos. El frasco debe burbujear cuando lo abras, lo que significa que los microbios benéficos que deseas obtener están vivitos y coleando.

9. Cúrcuma

La cúrcuma, junto con las otras especias discutidas en este libro, puede servir como el mejor modelo de la postura de "alimento como medicina" para frenar el círculo vicioso de la obesidad y la inflamación. Esta especia de color amarillo brillante es mejor conocida como uno de los ingredientes centrales del curry, y en Estados Unidos es famosa por darle su color amarillo brillante a la mostaza típica de los estadios deportivos. La cúrcuma tiene una exótica fragancia floral, razón por la cual se usaba como perfume en tiempos ancestrales.

En las medicinas tradicionales de China y la India se ha utilizado para tratar todo tipo de afecciones, desde flatulencia hasta dolor en el pecho y complicaciones de la menstruación. La ciencia moderna nos demuestra que, en efecto, tiene grandes capacidades farmacológicas. De hecho, su principal agente activo, la curcumina, tiene propiedades antiinflamatorias tan potentes como las de medicamentos como la hidrocortisona y analgésicos de venta libre como el ibuprofeno.[104] Sin embargo, mientras que esos medicamentos pueden provocar úlceras y daño hepático, la cúrcuma no tiene esos efectos secundarios adversos.

Su acción antiinflamatoria hace de la cúrcuma un excelente aliado en el tratamiento de gran cantidad de enfermedades inflamatorias como osteoartritis, dispepsia no ulcerosa (incomodidad abdominal), enfermedad intestinal inflamatoria y artritis reumatoide; también puede ser útil para prevenir cáncer y cardiopatías.[105,106] Como ya discutimos en el capítulo 2, la inflamación crónica de baja intensidad puede contribuir a riesgos de salud asociados con la obesidad. Dada la enorme cantidad de información existente sobre los beneficios de la cúrcuma, nos enfocaremos en su potencial para ayudarte a mantener el peso a raya y en por qué la elegí como superalimento de *La biblia de la salud intestinal* para tener un metabolismo veloz.

Se ha demostrado que la curcumina disminuye la inflamación intestinal, mejora el funcionamiento de la barrera intestinal y disminuye la filtración de subproductos de bacterias dañinas a la circulación sistémica (endotoxemia). Además, apacigua las respuestas inmune e inflamatoria que son centrales en diversos trastornos intestinales, así como en la obesidad.[107]

De hecho, múltiples estudios realizados en animales de laboratorio sostienen que la curcumina acelera la pérdida de peso corporal, aumenta el metabolismo basal, bloquea la adipogénesis (creación de grasa), facilita la reducción de las células adiposas y disminuye los marcadores de inflamación.[108-110]

La inflamación es uno de los villanos que dirige la epidemia de sobrepeso y obesidad en el mundo moderno. Además de alterar senderos críticos implicados en la metabolización de la energía, perjudica una amplia gama de sistemas y produce múltiples complicaciones en todo el cuerpo.[111] Por su parte, las terapias para reducir la inflamación pueden ayudar a romper el círculo vicioso de aumento de peso y enfermedad crónica.

Las células adiposas no son meras espectadoras del aumento de peso. Éstas no sólo aumentan su tamaño, sino que producen y liberan moléculas proinflamatorias y formadoras de grasa conocidas como adipoquinas (citoquinas derivadas de las células adiposas) que tienen un amplio espectro de efectos dañinos en el metabolismo. También influyen en la función de la leptina y la adiponectina, hormonas que están implicadas directamente en la metabolización de la energía.

La leptina es secretada por las células adiposas, y los niveles de ésta que circulan en el cuerpo son directamente proporcionales a la cantidad de grasa corporal que tenemos. Cuando te vuelves obeso, tu cuerpo se vuelve resistente a las acciones de la leptina (lo que se conoce como resistencia a la leptina), lo cual provoca que tus células adiposas la secreten en mayor medida. Esto no sólo hace que sientas más hambre (la leptina estimula el apetito), sino que inflama más tu cuerpo. Hay estudios que demuestran que la leptina tiene efectos proinflamatorios que promueven la obesidad,[112] y también se le ha vinculado reciente-mente con afectaciones en la barrera intestinal, la cual ya se vio dañada por el desarrollo de la obesidad. En pocas palabras, acumular grasa desencadena un círculo hormonal vicioso que promueve que el cuerpo acumule todavía más grasa. No es nada agradable.

¿Qué tiene que ver todo esto con la cúrcuma? En cultivos celulares, la curcumina previene el daño que provoca la leptina en la barrera intes-tinal.[113] Los complementos de curcumina reducen los niveles de leptina, al mismo tiempo que incrementan la serotonina y el triptófano, todo lo cual mejora la saciedad y reduce el apetito.[114] La curcumina disminuye la resistencia a la insulina[115] al incrementar la adiponectina. La adipo-nectina, la cual está implicada en la sensibilidad a la insulina, disminuye las respuestas inflamatorias e influye en múltiples senderos metabóli-cos. Cuando tienes sobrepeso u obesidad, es más probable que padezcas deficiencias de adiponectina, pues la inflamación inhibe que las células adiposas la secreten. Esto contribuye a la resistencia a la insulina. El hecho de que la curcumina aumente los niveles de esta importante hor-mona en tu sangre es impresionante por sí solo. Además, la curcumina bloquea un sendero clave de la cascada inflamatoria conocido como fac-tor nuclear kappa B, o NF-κB, el cual controla la transcripción de ADN implicada en la regulación de las respuestas inmunes, la inflamación, las infecciones y otros procesos relacionados.

Sin embargo, las buenas noticias no acaban ahí. La curcumina pre-viene los efectos dañinos que tiene el azúcar en los tejidos, lo cual se conoce como glicación (el proceso a través del cual la glucosa se adhie-re a las proteínas e interrumpe los sistemas enzimáticos y/o los lípidos, y puede poner en riesgo la integridad de las membranas celulares).[116] La curcumina regula los factores clave implicados en la expresión gené-tica, la señalización, la proliferación y la diferenciación de las células adiposas, así como en la muerte celular programada de las células adi-posas (llamada apoptosis).[117,118] (Por cierto, el jengibre —un super-alimento de la fase 1— tiene efectos similares a los de la curcumina a nivel celular, razón por la cual ambas especies hermanas son excelen-tes para quemar grasas.[119])

La curcumina también es buena para la salud cardiovascular, además de que ayuda a modular la metabolización de lípidos. De hecho, actúa de forma similar a las estatinas, pero sin los riesgos que éstas conllevan. Inhibe la síntesis de lípidos y su almacenaje, y estimula la degradación de los ácidos grasos. También reduce los niveles de colesterol malo.[120]

Hay evidencias que sugieren que la ingesta de curcumina a largo plazo suprime el crecimiento de lesiones ateroescleróticas tan bien como la lovastatina en ratones alimentados con una dieta alta en colesterol.[121]

Hallazgos similares se han observado en ensayos con humanos. Un estudio publicado en el *Indian Journal of Physiology and Pharmacology* les dio a 10 voluntarios 500 miligramos de curcumina al día durante siete días. Después de apenas una semana, sus niveles de colesterol oxidado en la sangre (uno de los marcadores primarios de cardiopatías posteriores) disminuyeron 33%.[122] Mientras tanto, sus niveles de colesterol total disminuyeron 11.63%, y su HDL aumentó 29%.[123] La cúrcuma también protege el cerebro. Los estudios demuestran que potencia la inmunidad en pacientes con Alzheimer y elimina las placas amiloideas que son indicativas de esa enfermedad.[124]

Quizá la mejor parte es que es facilísimo incorporarla a la dieta. Compra un frasco de cúrcuma y experimenta. Agrégala a cereales integrales y huevos; espolvoréala sobre el pollo o el puerco antes de saltearlo. Incluso puedes mezclarla con yogur y hacer una deliciosa salsa para carnes. Esta especia no conoce fronteras en términos de aplicaciones culinarias, y sus propiedades curativas serán suficientes para asegurarle un lugar privilegiado en tu especiero.

10. Vinagre

Los primeros textos sobre el vinagre datan del 5000 a.C., cuando los sumerios de Babilonia usaron fermentos de un jugo de uva viejo como agente limpiador. Si no lo hubieran dejado envejecer tanto, se habrían deleitado con una buena copa de vino. Con el paso del tiempo, diversas figuras históricas han encontrado usos inteligentes para este subproducto de la fermentación altamente ácido.[125] El primer uso medicinal del vinagre se le adjudica a Hipócrates, el padre de la medicina moderna, quien lo usó por ahí del 420 a.C. para esterilizar heridas, y les sugería a sus pacientes que lo bebieran por sus cualidades medicinales. Tanto en la Biblia como en el Talmud hay menciones de consumo de vinagre como bebida. Durante la Peste Negra en Europa, y en los campos de batalla de la Primera Guerra Mundial, el vinagre se usó para limpiar heridas y salvar vidas. En la medicina tradicional, el vinagre se ha usado para tratar una gran variedad de afecciones, desde hidropesía hasta hiedra venenosa, desde crup hasta dolor estomacal y hasta diabetes.[126]

En un estudio reciente, publicado en *Diabetes Care*, se demostró que el vinagre mejora la sensibilidad a la insulina en individuos con resistencia a la insulina.[127] Los investigadores descubrieron que el vinagre puede tener efectos fisiológicos similares a los de la metformina, un medicamento que se les da a los diabéticos para mejorar su sensibilidad a la insulina. También hay evidencias de que el ácido acético del vinagre ralentiza el paso de los alimentos por el tracto digestivo, lo que te hace sentir satisfecho por más tiempo.

La palabra *vinagre* proviene del francés *vin aigre*, que significa "vino agrio", y es resultado de que se exponga alcohol (u otra solución de azúcares fermentables) a oxígeno, lo que permite el crecimiento de *Acetobacter*, el cual fermenta el alcohol en ácido acético. Antes se creía que no se podía hacer verdadero vinagre sin una colonia simbiótica de bacterias y levaduras similar a los búlgaros (aunque se asemeja más a la que se usa para hacer kombucha). Aunque una colonia de éstas acelera el proceso, no es indispensable. Basta con dejar el vino, la sidra, el sake o cualquier otro brebaje alcohólico en el mostrador, y con el tiempo se convertirá en vinagre. El vino produce vinagre de vino, la sidra produce vinagre de sidra, etcétera.

El vinagre, como los demás superalimentos probióticos que hemos observado, es un paraíso para las bacterias saludables. El vinagre no pasteurizado (que es el que debes buscar) contiene gran cantidad de vitaminas y minerales. De hecho, algunos vinagres pueden tener hasta 50 nutrientes esenciales, incluyendo algunos que provienen de la fruta o del vino original del cual se fermentaron.

En los años setenta el vinagre de sidra se promovía como popular agente para perder peso, sobre todo entre fisicoculturistas, aunque no hubiera estudios formales que demostraran su eficacia. Otras culturas han adoptado la práctica de usar vinagre con esta misma finalidad. Por ejemplo, las mujeres africanas han usado vinagre de sidra de manzana para perder peso durante generaciones.[128] Sin embargo, un reporte reciente de una marroquí de 15 años con erosión dental por el consumo diario de un vaso de vinagre de sidra de manzana *sin diluir* encendió las alarmas por el uso indiscriminado de este fermento.

No sólo las africanas del norte usan el vino para controlar su peso. El *kurozu*, un vinagre negro producido de arroz bruto, es un producto popular japonés para perder peso, en donde el vinagre de arroz fermentado también se usa para tratar la hiperlipidemia y hasta el cáncer.

Estas tradiciones tienen su razón de ser. Una investigación publicada en la revista *Lipids in Health and Disease* encontró que esta bebida tradicional fermentada bloquea la absorción de lípidos en el intestino al inhibir la lipasa, una enzima pancreática.[129] Estos investigadores demostraron que el kurozu encoge las células adiposas. Un estudio japonés mostró resultados similares. Se observó que ingerir entre una y dos cucharaditas de vinagre al día ayuda a reducir el peso corporal, la masa adiposa y los niveles de triglicéridos séricos en sujetos con obesidad.[130]

Un estudio reciente de la Universidad de Malmö en Suecia arroja algunas pistas de por qué el vinagre puede aumentar la saciedad y facilitar la pérdida de peso. Los médicos de dicha institución desarrollaron una investigación bien diseñada en la cual diabéticos con gastroparesis —vaciamiento lento del estómago— bebieron vinagre muy diluido (dos cucharadas en un vaso con agua) durante dos semanas, y luego lo sustituyeron por agua simple durante otras dos semanas. Los resultados mostraron que el vinagre retrasaba aún más el vaciamiento gástrico. Como ya vimos en el capítulo 4, las anormalidades de motilidad gastrointestinal se han observado en personas con obesidad.[131] Y se ha observado que los individuos obesos experimentan un vaciamiento gástrico acelerado, lo cual apresura la llegada de las azúcares de la comida al torrente sanguíneo y estimula mayor producción de insulina acumuladora de grasa. Sin embargo, sólo un ensayo clínico ha verificado esta observación.

Otro estudio que puede sustentar el uso de vinagre como medicina popular para perder peso proviene de un reporte reciente publicado en la revista *Food Chemistry*. En él, se demostró que el vinagre producido por tomates suprime la diferenciación de células adiposas y la acumulación de grasa en ratas obesas.[132]

Como nota al margen, el ácido acético del vinagre puede fomentar la pérdida de peso, más allá de su efecto probiótico.[133]

Opta por usar vinagre y aceite en ensaladas (en el capítulo 11 encontrarás deliciosas recetas de aderezos para ensalada), rocíalo sobre verduras al vapor o hasta úsalo para aderezar carnes o pescados. Puedes también aprender a hacer bebidas a base de vinagre llamadas *shrubs*, los cuales son deliciosos tónicos curativos para el intestino.

Añade muchos de estos 10 superalimentos a la fase 2 y le darás a tu microbioma intestinal el impulso adicional que necesita para ayudarte a desarrollar un metabolismo veloz, perder peso y mantenerte sano de por vida. No olvides que hemos agregado muchos de estos alimentos a las recetas de esta fase, así que te recomiendo mucho que las pruebes.

Más adelante...

Terminarás con la fase 2 cuando alcances tu meta de pérdida de peso. Tal vez eso signifique apegarte a esta parte del plan durante uno o dos meses; tal vez necesites más tiempo. Como sea, la fase 2 es un programa alimenticio saludable a largo plazo que está diseñado para ayudarte a alcanzar tu peso óptimo a través del balance en el microbioma intestinal. Los superalimentos sobre los que aprendiste en este capítulo te ayudarán a lograr justo eso.

Una vez que alcances tu meta de pérdida de peso, será hora de pasar a la fase 3. El programa nutrimental de esa fase está diseñado para ayudarte a mantener tu peso óptimo de por vida, al mismo tiempo que te da la flexibilidad necesaria para permitirte un pecadillo ocasional. El fundamento de la fase 3 son las dietas mediterránea y del Mar Báltico, las cuales son las dos dietas más estudiadas que promueven la buena salud a largo plazo y la pérdida de peso.

Capítulo 8

Fase 3: Renovar

Conserva la salud de tu cuerpo y de tu flora intestinal benéfica para siempre

¿Cuál es la mejor forma de ayudarle a un jardín a florecer? ¿Requiere vigilancia 24 horas al día? ¿Riego permanente? ¿Fertilización agresiva con sustancias artificiales? ¿Montones de herbicidas y pesticidas que aniquilen la maleza y las pestes?

¡Ninguna de las anteriores! Tratándose de jardines, la clave está en la sustentabilidad. Los sistemas ecológicos que prosperan en el mundo real a largo plazo —ya sea un microecosistema como el jardín de tu patio trasero o un ecosistema gigante como la selva amazónica— no requieren de esfuerzo masivo, intervenciones artificiales ni vigilancia constante para mantenerse. Prosperan cuando se usan las propias estrategias de la naturaleza para sustentarlos: fertilizantes naturales, biodiversidad que mantenga las pestes a raya, riego estratégico y periódico, cierto desyerbado y alimentación sensata son formas mucho más efectivas de mantener los ecosistemas.

Lo mismo pasa con el microbioma intestinal y el ecosistema general de tu organismo. Intentar apegarse a una disciplina alimenticia insostenible no te mantendrá sano y en forma, como tampoco las dosis gigantescas de antibióticos y de otros medicamentos pueden curar la epidemia de enfermedades crónicas que estamos viviendo en la actualidad. Esas prácticas son insostenibles. Necesitamos aproximarnos de manera distinta a la salud y al cuidado del peso de forma amable, realista y congruente con nuestra vida diaria.

La biblia de la salud intestinal no se trata de perder peso para lucir el bikini y luego recuperarlo en las fiestas decembrinas; se trata de perder peso de por vida y disfrutar una alimentación que sea sostenible a largo plazo. Se trata de adoptar un estilo de vida que te ayude a tener una salud óptima para siempre.

El problema de muchas dietas populares es que sólo se concentran en la pérdida de peso a corto plazo: pierde siete kilos en siete días. Sé que suena exagerado, pero ¿por qué otra razón harías una dieta si no es para bajar de peso pronto? Sin embargo, pon atención.

Hay millones de formas de bajar unos cuantos kilos en poco tiempo. Puedes restringir las calorías o los carbohidratos. Puedes ayunar. Puedes sólo beber líquidos. Puedes probar pastillas para bajar de peso. Puedes incluso probar alguna de esas extrañas dietas de moda, como la dieta de la toronja o la de sopa de col, las cuales fueron populares en los años ochenta. La dieta de la sopa de col limita la variedad de alimentos a pura verdura, fruta y sopa de col, de modo que quienes la hacen sólo pierden peso en forma de agua, tienen un rebote casi inmediato y aumentan su punto de regulación del peso corporal, como discutimos en el capítulo 1. Esto significa que el metabolismo del cuerpo se ajusta para mantener un peso corporal mayor al que tenía antes de la dieta, fenómeno de rebote que es común con las dietas extremas. La dieta de la toronja, la cual ha estado entre nosotros desde la mitad del siglo pasado, también permite comer verduras no amiláceas, enfatiza la ingesta de proteínas con pescado y otras carnes, y restringe los azúcares y carbohidratos; es una versión modificada de la dieta Atkins pero con toronja como principal carbohidrato en cada comida. La hipótesis de que la toronja quema grasa no tiene sustento científico. Es más bien el aspecto cetogénico de la dieta y la limitación calórica (800 kilocalorías diarias) lo que hace perder peso.[1] Quitando las dietas más absurdas (como la dieta del pastelillo o la dieta de cerveza y helado, que te juro que existen), puedes bajar unos cuantos kilos con diversas dietas populares. Bajar unos cuantos kilos durante un par de semanas o hasta un par de meses es posible casi para cualquiera. De hecho, supongo que ya lo has experimentado.

El problema no es perder peso, sino *mantenerlo*. De eso se trata esta fase del programa. Para cuando llegues a la fase 3, deberás haber alcanzado tu peso corporal deseable. Así que la pregunta del millón es: ¿cómo evitas recuperarlo a largo plazo?

La mayoría de las dietas no funcionan porque no pueden

La mayoría de las dietas son insostenibles. Hemos utilizado ese término a diestra y siniestra, así que aclaremos su significado. Si algo es insostenible, quiere decir que literalmente *no puede* mantenerse para siempre. No puedes ayunar para siempre. No puedes beber jugo de toronja y evitar otros alimentos enteros que alimentan tu flora intestinal benéfica, y esperar estar sano. Por el capítulo 4 sabes que las dietas muy bajas en carbohidratos (con menos de 50 gramos de carbohidratos al día) tienden a fracasar casi siempre a la larga, por lo que no se les podría considerar sostenibles. Y mantener una ingesta calórica demasiado baja de forma indefinida provocará que 1) tu cuerpo responda con mensajes bioquímicos y hormonales potentes que harán casi imposible que puedas resistirte a comer y 2) tu metabolismo se haga más lento, de modo que quemes *menos* calorías. Ninguna de esas dos opciones sirve para evitar el rebote de por vida.

Este libro tiene un enfoque distinto. Equilibra la mejor información disponible sobre qué le ayuda a la gente a perder peso y a no recuperarlo de por vida. Diseñé específicamente este sistema de tres fases para aprovechar este conocimiento científico, y te llevo de la mano a través de una secuencia de pasos que te permitan perder peso y reacondicionar tu microbioma intestinal de forma saludable y alcanzable. Como verás, este enfoque multifásico está empezando a ser puesto a prueba y ha demostrado tener éxito inicialmente.

Ahora que llegaste a la fase 3, hagamos una breve recapitulación de mi razonamiento detrás de este programa. La fase 1 era una inducción cetogénica de 30 días baja en carbohidratos, baja en FODMAP y alta en proteína que reduciría rápidamente la inflamación, equilibraría los niveles de azúcar en la sangre y araría la tierra de tu jardín interior, al mismo tiempo que facilitaría la pérdida de peso. Elegí este enfoque porque las dietas cetogénicas son una excelente forma de propulsar la pérdida de peso, y se ha demostrado que reducir los FODMAP facilita la disminución de síntomas digestivos (sobre todo sobrepoblación bacteriana en el intestino delgado, o SPB) y mejora la biodiversidad del microbioma intestinal. Por desgracia, esta dieta es difícil de mantener por mucho tiempo, pues puede reducir los conteos de bifidobacterias intestinales si la realizas por periodos extendidos. La fase 2 está desarrollada para incrementar gradualmente la ingesta de carbohidratos saludables, mientras se diversifica el microbioma intestinal al poner la atención en los alimentos pre y probióticos que contienen bacterias saludables. Este paso esencial para la pérdida de peso está sustentado por la ciencia, aunque ha sido pasado por alto en muchos libros de dietas populares hasta el momento.

Mi misión con la fase 3 es enseñarte una forma de comer que te permita ahuyentar el peso perdido de por vida. Para ello, me sumergí en la bibliografía médica y descubrí que es posible hacer una dieta así, y descubrí *toneladas* de evidencia científica que demuestra sus beneficios, incluyendo pérdida de peso y mejor salud. En este capítulo te la explicaré a detalle. Es un programa tradicional, flexible y lleno de alimentos exquisitos que promueven la buena salud. En primer lugar quisiera ahondar un poco más en el problema de cómo mantener el peso alcanzado.

Mantenimiento de peso: el meollo del asunto

Cuando empezaste *La biblia de la salud intestinal*, probablemente te interesaba más perder peso que mantener el peso perdido. Tiene sentido, pues probablemente tenías unos cuantos kilos de más. Sin embargo, para cuando empieces la fase 3, habrás alcanzado tu meta de pérdida de peso. El siguiente paso es evitar recuperarlo, y ahí es donde comienza el auténtico desafío.

¿Cómo saber si una dieta funciona? Aunque no hay una definición universalmente aceptada de lo que significa éxito en términos de mantenimiento del peso perdido, todos coincidimos en que la clave de un programa exitoso no es la disminución de peso a corto plazo. Bajar unos cuantos kilos está bien, pero el objetivo es no recuperarlos con el paso del tiempo, y hay muy poca información acerca de cuán exitosas son las dietas populares a este respecto.

Un repaso sistemático hecho por investigadores daneses observó 898 estudios sobre programas de pérdida de peso publicados entre 1931 y 1999.[2] Estos investigadores definieron a los dietistas exitosos como personas que lograban evitar recuperar todo el peso perdido o que mantenían una pérdida de peso mínima de ocho a 10 kilos durante tres años o más. Un tercio de los estudios elegidos originalmente para revisión tuvieron que ser descartados porque no daban tanto seguimiento a las personas. Al final del día, sólo 17 estudios —apenas 2% del total— estuvieron a la altura de los estándares de escrutinio de los investigadores daneses, y se incluyeron en el análisis, aunque sólo tres de ellos eran ensayos aleatorios bien diseñados. ¿Qué mostraban estos 17 estudios? De los 3 030 participantes, sólo 15% —como 450 personas— entró en la categoría de dietistas exitosos. Los indicadores de éxito fueron: quienes combinaron dieta con terapia grupal obtenían mejores resultados de mantenimiento de peso a largo plazo, con una tasa de éxito de 27%. Y a quienes las clínicas les dieron seguimiento de forma activa experimentaron una tasa de éxito (19%) más elevada que a quienes no (10%). Los cambios conductuales también parecieron tener un efecto positivo en el mantenimiento de peso. (Exploraré a detalle estos conceptos de conexión, apoyo, cambio conductual y más en el capítulo 10.)

Un grupo de científicos de la Universidad de Kentucky tomó un enfoque distinto para estudiar la eficacia a largo plazo de los programas para perder peso. En lugar de identificar las tasas de éxito o fracaso de los dietistas, completaron un metaanálisis de 29 estudios realizados en Estados Unidos, en donde los participantes fueron guiados por un programa de pérdida de peso bien estructurado durante dos años. Su objetivo era determinar la pérdida de peso promedio que una persona puede experimentar al participar en uno de esos programas.[3]

Descubrieron que tras cinco años, las personas con sobrepeso u obesidad evitan recuperar un promedio de 2.2 kilos siguiendo los protocolos estudiados. Puede no parecer mucho, pero como señalaron los autores, la gente que *no* realiza una dieta como ésta puede subir de peso. Uno de los estudios controles que se usaron demostró que la persona promedio aumenta seis kilos en el transcurso de cinco años.

¿Piensas que estos criterios de pérdida de peso a largo plazo son demasiado inflexibles? Algunos científicos estarían de acuerdo contigo. Una cantidad cada vez mayor de profesionales médicos cree que una buena definición de pérdida de peso o mantenimiento exitoso implica perder entre 5 y 10% del peso corporal a propósito y *evitar recuperarlo al menos durante un año*.[4] ¿Por qué entre 5 y 10%? Porque en el caso de personas con sobrepeso u obesidad, perder 10% del peso corporal implica reducciones significativas del riesgo de diabetes tipo 2 y afecciones cardiovasculares.[5]

Sin embargo, no es tan sencillo como suena. Por ejemplo, si pesas 75 kilos, perder 10% de tu peso corporal implica bajar 7.5 kilos. Es mucho peso. Evitar recuperarlo durante un año no es nada fácil, incluso en las mejores circunstancias. Para ello, necesitas cambiar tu punto de regulación del peso corporal, como discutimos en el capítulo 1. Tienes que reiniciar tus mecanismos de control metabólico para quedar equilibrado en 67.5 kilos y no en 75. Tu cuerpo de 67.5 kilos debe dejarte con un apetito que te haga consumir la cantidad de energía equivalente a tu índice metabólico ajustado. Cuando intentas hacerlo con la última dieta insostenible de moda, es más que imposible. Ya sabes qué es lo que pasará, pues seguro lo has experimentado. Pierdes una mezcla de músculo y agua, y quizá algo de grasa, pero tu porcentaje de grasa corporal no disminuye significativamente; de hecho, te ves más flácido. Luego te bajas del barco, porque esas dietas son imposibles de mantener. Tu apetito te hace comer más, de modo que vuelves a pesar 75 kilos. Subes y bajas como yoyo, lo que hace que se ajuste tu punto de regulación del peso corporal y aumente tu apetito como consecuencia. Bajar de peso se vuelve mucho más difícil la siguiente vez. Y así continúa el ciclo.

Puedes pensar que son pésimas noticias. En cierto sentido sí, pero no de la forma que crees. Lo que estos estudios indican es que necesitamos hacer más y mejores investigaciones en el campo de la nutrición y la pérdida de peso. El hecho de que sólo 1.8% de los 898 estudios realizados en seis décadas tuvieran la calidad suficiente para formar parte de la revisión sistemática hecha por los investigadores daneses es sintomático de una triste verdad: muchos de los estudios sobre pérdida de peso no tiene la calidad suficiente. La mayoría de los que trabajamos en este campo querríamos ver una secuencia de ensayos longitudinales controlados aleatorios que compararan distintas dietas durante periodos prolongados. Por desgracia, es más fácil decirlo que hacerlo. Estos estudios son costosos y difíciles de realizar; el índice de cumplimiento suele ser bajo, y la tasa de deserción es alta, pues la gente se cansa inevitablemente del régimen alimenticio que se le asignó.

También necesitamos expectativas realistas. El cumplimiento de los participantes ha sido un factor limitante en estudios previos. Finalmente, si la gente que ha aceptado ser parte de un estudio científico no se apega a una dieta, ¿qué tan probable es que cualquier individuo promedio lo haga? Las probabilidades son muy bajas. Para combatir la epidemia de obesidad necesitamos desarrollar programas alimenticios realistas que *de verdad* sean sostenibles, y necesitamos pensar en ofrecer apoyo a través de cambios conductuales, intervenciones sociales y cambios en el estilo de vida; en repetidas ocasiones se ha demostrado que estos factores influyen en el resultado en intentos por bajar de peso.

No sabemos cuál es la dieta perfecta para todos los seres humanos del planeta. (Lo más probable es que no haya una única dieta ideal.) No sabemos con absoluta certeza cuál de las miles de dietas funciona mejor para perder peso de forma permanente. Tampoco sabemos con exactitud cuánto perderá una persona promedio con cualquier programa de dieta. Son muchas incertidumbres, pero hay *varias* cosas que sí sabemos.

Sabemos que algunas dietas no funcionan porque *no pueden*. No pueden funcionar porque no son sostenibles. Eso ocurre porque *1)* no le dan a tu cuerpo y a tu microbioma intestinal los nutrientes que necesitan para mantener un peso y una salud óptimos, y/o 2) no permiten la suficiente flexibilidad para que sigas la dieta de forma cotidiana y disfrutes los alimentos que te gustan. Y creo que disfrutar lo que comes es fundamental para mantener una dieta saludable.

También sabemos que la epidemia de obesidad es un fenómeno relativamente reciente que coincide con el advenimiento de alimentos superprocesados y cargados de azúcar, almidones, grasas inflamatorias y sal. Es verdad que correlación no equivale a causalidad, pero en este caso la correlación es tan cercana que levanta sospechas, lo cual me lleva al siguiente punto.

Durante miles de años los seres humanos han prosperado con gran variedad de dietas, y la obesidad había sido extraña o desconocida para muchas culturas de todo el mundo. ¿Qué podemos aprender de estos estilos alimenticios tradicionales que podamos incorporar a nuestra vida moderna para mitigar nuestros problemas de peso y las enfermedades crónicas que conllevan? Resulta que hay mucho que aprender. Algunas de las dietas más documentadas con beneficios de salud y de pérdida de peso permanentes también han tenido patrones dietéticos tradicionales que han permanecido relativamente estables durante los últimos 60 años. Éstas son las dietas a las que debemos recurrir para evitar recuperar el peso perdido, disminuir nuestro riesgo de enfermedades crónicas y disfrutar los deliciosos alimentos que necesitamos para mantener el equilibrio en nuestro cuerpo y nuestro espíritu.

La herencia de la alimentación humana

Las dietas más estudiadas con beneficios permanentes a la salud y el mantenimiento de peso se conocen en ocasiones como "dietas tradicionales". Las dos en las que nos enfocaremos aquí (sobre todo porque los estudios que se han hecho sobre las mismas son excelentes) son las dietas mediterránea y del Mar Báltico, pero hay muchas otras dietas tradicionales en culturas de África, Asia, Sudamérica y el resto del mundo. Estas dietas constituyen formas legendarias y centenarias de comer que se han asociado durante mucho tiempo con una salud espectacular y un peso óptimo. La belleza de las dietas tradicionales no termina ahí. Éstas no sólo mejoran la salud, sino que representan una forma de comer que es deliciosa, disfrutable, sociable y relajada. Aportan placer a la experiencia de comer.

Una organización fascinante de nombre Oldways lleva más de dos décadas promocionando las dietas tradicionales (y la dieta mediterránea, o MedDiet, en particular) como una manera saludable de comer. En 1993 Oldways se asoció con la OMS y el Centro de Epidemiología Nutrimental de la Facultad de Salud Pública de Harvard para examinar las implicaciones de las dietas tradicionales en la salud pública (aquí examinaremos parte de la información que recopilaron). Uno de sus objetivos era desarrollar una serie de pirámides alimenticias que reflejaran los patrones alimenticios de múltiples culturas del mundo. De hecho, las pirámides alimenticias de las fases 1 y 2 están inspiradas en ellas. Para la fase 3, la inspiración de la pirámide proviene de la Pirámide de la Dieta mediterránea de Oldways. En mi versión, se ilustran los principios básicos de esta forma saludable de comer.

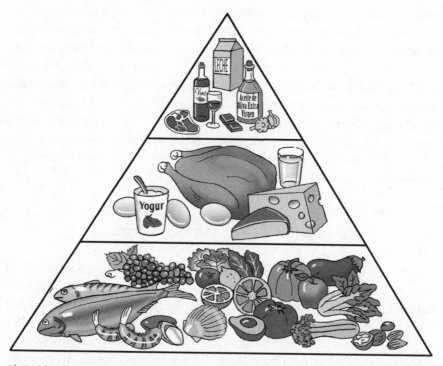

Pirámide alimenticia de la fase 3 de *La biblia de la salud intestinal*: Esta imagen prioriza los alimentos de la fase 3, que es la fase de renovación. Los alimentos limitados aparecen en la cima de la pirámide (es decir, bebidas alcohólicas –vino y cerveza–, carnes rojas magras (de preferencia de animales de cacería), café, chocolate amargo, leche y aceite de oliva extravirgen. Los quesos, el yogur, el kéfir, los huevos y las aves aparecen en el centro de la pirámide. Los frutos secos, las leguminosas, el té verde, las hierbas y especias, las frutas, las verduras, los pescados y mariscos silvestres, y las sopas de verduras están en la base de la pirámide.

La pirámide de la dieta mediterránea es una de las mejores representaciones gráficas de cómo es una dieta humana saludable, además de ser superior a la antigua pirámide nutrimental estadounidense o la nueva iniciativa ChooseMyPlate que divide los tipos de alimentos en un gráfico circular que representa un plato. En primer lugar, es mucho más sencilla. Por otro lado, organiza los alimentos en grupos significativos e ilustra una forma razonable de comer: ubicar las verduras y los cereales integrales en la base, el pescado y los mariscos a un costado, el pollo y los lácteos (en especial los fermentados) en el siguiente nivel, y dejar el espacio superior para las carnes rojas magras (de preferencia de cacería) y los dulces, que son los alimentos que se deben de consumir en menor medida.

Oldways ha dado a conocer las pirámides de las dietas tradicionales africanas, asiáticas y latinoamericanas también. Cada una de ellas es interesante, y en lo personal tengo mucho respeto por las costumbres alimenticias de cada cultura. Sin embargo, quería que todo en *La biblia de la salud intestinal* estuviera sólidamente sustentado en hallazgos científicos y aplicaciones clínicas, de modo que elegí diseñar la fase 3 con base en dos de las dietas tradicionales mejor estudiadas: la dieta mediterránea y la dieta del Mar Báltico. En lo que resta de este capítulo examinaremos los razonamientos científicos que sustentan estas dietas y las similitudes entre ellas (y otros planes alimenticios tradicionales). Luego te explicaré qué alimentos deberás olvidar para siempre, comer con moderación o priorizar por completo en la fase 3.

Miremos de cerca la dieta con mayor validación científica para tener una buena salud y mantener el peso óptimo para siempre.

La dieta mediterránea

La dieta mediterránea no es propiamente una "dieta". Más bien es un patrón alimenticio adoptado por muchas personas de zonas en donde se cultiva olivo a lo largo del Mediterráneo, incluyendo Grecia, Creta, Italia, el sur de Francia y España. Es verdad que estos patrones alimenticios han dejado de ser tan comunes durante las últimas seis décadas por culpa del advenimiento y la influencia mundial de la dieta occidental moderna altamente procesada. Asimismo, los distintos estudios se enfocan más en los patrones alimenticios de regiones geográficas específicas. Sin embargo, si observamos un panorama general de la zona, encontraremos los siguientes patrones saludables:

- Abundancia de alimentos de origen vegetal, incluyendo frutas, verduras, panes, otras formas de cereales, papas, leguminosas, frutos secos y semillas
- Fruta fresca como postre habitual
- Aceite de oliva como principal fuente de grasa
- Queso y yogur como principales productos lácteos; provienen de distintas fuentes animales, incluyendo cabras, ovejas y vacas
- Pescado en cantidades de moderadas a altas
- Aves como fuente principal de proteína de origen animal, en cantidades moderadas a pequeñas
- Consumo semanal de huevo
- Ingesta de vino baja a moderada
- Inclusión ocasional de carne roja magra (de preferencia de animales de cacería)
- Postres ocasionales
- Alimentos locales, frescos, de temporada, mínimamente procesados

Otro factor importante de la alimentación mediterránea es el contexto social y ambiental de las comidas. La dieta mediterránea se caracteriza por comidas deliciosas y preparadas con detenimiento que se comen despacio y se disfrutan con familiares y amigos, las cuales representan un respiro relajante del día laboral y proveen los vínculos sociales que nos permiten prosperar. El almuerzo suele estar seguido de una siesta, lo que da otra oportunidad para descansar, relajarse y digerir bien. Estas conexiones entre estilo de vida, alimentación, estrés y salud general de la mente, el cuerpo y el espíritu se han perdido casi por completo en el mundo actual. Ya casi no vinculamos la forma en la que comemos con la forma en la que vivimos. En mi experiencia (y los datos científicos lo confirman), esta desconexión entre cómo comemos, interactuamos y vivimos es uno de los principales factores que contribuye a la epidemia de sobrepeso y enfermedades crónicas del mundo occidental. En el capítulo 10 ahondaremos en dichas conexiones, cuando discutamos cómo llevar una vida saludable que equilibre tu microbioma intestinal.

El ejercicio también es un componente clave de la forma tradicional de comer y vivir. Antes de los años sesenta quienes habitaban en esta región se involucraban en labores agropecuarias o domésticas.[6] El ejercicio que hacían al realizar sus tareas diarias era otro factor que contribuía al saludable estilo de vida mediterráneo.

Los datos existentes demuestran que los resultados de comer y vivir así son espectaculares. De hecho, cuando Oldways y la Facultad de Salud Pública de Harvard diseñaron la Pirámide Alimenticia Mediterránea descubrieron que la gente en Creta, buena parte de Grecia y el sur de Italia que llevaba este tipo de alimentación tenía una esperanza de vida altísima, así como índices relativamente bajos de cardiopatías coronarias, ciertos cánceres y algunas otras enfermedades crónicas relacionadas con la alimentación. La dieta mediterránea se asocia también con mejorías en la salud cardiovascular. Estudios notables, como el ensayo Predimed (Prevención con dieta mediterránea) y el Estudio de Lyon sobre Dieta y Salud Cardiaca,[7-9] confirman que la dieta mediterránea aporta beneficios cardiovasculares y reduce la mortalidad por cualquier causa.

Por ejemplo, en el ensayo Predimed, un estudio controlado aleatorio con duración de cinco años que se realizó en España, los científicos les asignaron a 7 447 personas de entre 55 y 80 años —más de la mitad de los cuales eran mujeres— una de tres dietas: la dieta occidental convencional, la dieta mediterránea complementada con aceite de oliva, o la dieta mediterránea complementada con frutos secos.[10] Aunque estaba pensado para durar originalmente 10 años, los investigadores decidieron parar a la mitad del camino porque los datos se inclinaban con tanta solidez hacia la dieta mediterránea que surgieron inquietudes éticas acerca de seguirle dando la dieta occidental al grupo control. Los grupos con ambas versiones de la dieta mediterránea tenían entre 70 y 72% *menos probabilidades* de padecer un infarto o apoplejía, o de morir por cualquier otra causa, en comparación con el grupo que llevó la dieta occidental.

Un metaanálisis realizado por Cochrane Collaboration llegó a conclusiones similares. Los investigadores revisaron 11 ensayos que incluían información de 52 044 participantes, y descubrieron que quienes llevaron una dieta mediterránea exhibían disminuciones del colesterol total, el LDL y la tensión sanguínea.[11]

Aunque la dieta mediterránea aporta beneficios a la salud del corazón por muchas razones, sabemos que uno de sus componentes clave es el aceite de oliva, uno de los superalimentos de la fase 3 sobre el que aprenderás más en el siguiente capítulo. Se ha demostrado que el aceite de oliva mejora el funcionamiento endotelial vascular (las afecciones cardiovasculares suelen comenzar con un mal funcionamiento de las células que recubren los vasos sanguíneos, también conocidas como endotelio) y disminuye los lípidos en la sangre, así como el riesgo de ateroesclerosis. Además, los fitoquímicos contenidos en el aceite de oliva tienen múltiples propiedades antiinflamatorias, antioxidantes e hipolipidémicas.[12] En el siguiente capítulo encontrarás más detalles, pero por ahora basta con decir que el aceite de oliva extravirgen está entre los alimentos más saludables para el corazón.

También se ha demostrado que la dieta mediterránea mejora sustancialmente el síndrome metabólico y la diabetes tipo 2. En otro estudio realizado en España, los investigadores dividieron al azar a 3 541 personas en tres grupos: uno con dieta mediterránea complementada con aceite de oliva extravirgen, otro con dieta mediterránea complementada con frutos secos y un tercero con dieta estándar baja en grasas.[13] Quienes hicieron la dieta mediterránea no modificaron sus niveles de actividad física en lo absoluto. ¿La conclusión? Ambos grupos con dieta mediterránea exhibieron menor riesgo de desarrollar diabetes tipo 2. Otro estudio del Departamento de Ciencias Nutricionales de la Universidad de Connecticut revisó datos recientes sobre una amplia gama de dietas y su impacto en el síndrome metabólico y la gama de síntomas que incluyen obesidad central, hipertensión, glucosa elevada en ayunas y mayor inflamación, y que pone a la gente en mayor riesgo de cardiopatías, diabetes tipo 2 y otras enfermedades crónicas.[14] Concluyeron entonces que la dieta mediterránea, acompañada de ejercicio regular, tenía el mayor impacto en el síndrome metabólico, aun sin que hubiera pérdida de peso.[15,16] Claro está que el mayor efecto lo observan quienes sí pierden peso. Se ha demostrado que la dieta mediterránea mejora la esteatosis hepática no alcohólica; en un estudio reciente, quienes se apegaron a esta dieta ganaron menos grasa abdominal.[17,18]

Hay cada vez más evidencia que confirma que la dieta mediterránea tiene un impacto positivo en la salud del microbioma intestinal. Un pequeño estudio realizado con nueve hombres y mujeres obesos o con sobrepeso reveló que el uso de la dieta mediterránea durante dos semanas reducía en 14% los niveles de triglicéridos en suero, y el LDL en 12%, al mismo tiempo que aumentaba la biodiversidad y riqueza del microbioma en general.[19] No es ninguna sorpresa: la dieta mediterránea es rica en productos lácteos fermentados llenos de probióticos, y tiene muchos alimentos prebióticos y fibra que alimentan tus bichos intestinales benéficos.

Asimismo, la dieta mediterránea tiene potentes efectos antiinflamatorios y está cargada de prebióticos que enriquecen la diversidad de tu microbioma intestinal. No sorprende que las evidencias sugieran que la dieta mediterránea alivie enfermedades crónicas asociadas con la inflamación y la disbiosis intestinal. Al parecer, protege contra enfermedades asociadas con inflamación crónica, incluyendo síndrome metabólico, ateroesclerosis, cáncer, diabetes, obesidad, enfermedades pulmonares y hasta trastornos cognitivos.[20] El microbioma intestinal tiene una gran influencia en el estado de ánimo y el comportamiento; la disbiosis, por su parte, se ha vinculado con autismo, trastornos conductuales y del estado de ánimo, entre otros problemas.[21] La dieta mediterránea ha logrado disminuir la depresión en pacientes de alto riesgo con enfermedad pulmonar crónica.[22] De igual modo, el Predimed mostró que la dieta mediterránea complementada con frutos secos puede disminuir el riesgo de depresión en pacientes con diabetes tipo 2.[23] Hay evidencias preliminares que sugieren que esta dieta puede mejorar la cognición y proteger el cerebro de demencia senil, gracias a sus propiedades antiinflamatorias y su influencia para biodiversificar el microbioma intestinal.[24,25]

Sin embargo, lo más importante para los fines de este libro es que varios estudios indican que la dieta mediterránea ayuda a facilitar la pérdida y el mantenimiento del peso corporal. Por ejemplo, un grupo de investigadores canadienses evaluó a 77 mujeres, a quienes se les asignó al azar una de dos dietas (la dieta mediterránea o la estándar) durante 12 semanas, y quienes tuvieron que asistir a siete sesiones individuales con un nutriólogo. Una vez completado el estudio, se observaron reducciones pequeñas pero significativas del peso corporal y la circunferencia abdominal. Como parte del programa de la dieta mediterránea, el aumento en el consumo de legumbres, frutos secos y semillas, y la disminución de ingesta de dulces se asoció con varios cambios benéficos, incluyendo la reducción de la circunferencia abdominal.[26]

En otro estudio español participaron 31 sujetos con sobrepeso u obesidad en la Dieta Cetogénica Mediterránea, la cual incorporaba aceite de oliva extravirgen como fuente principal de grasas; cantidades moderadas de vino tinto, verduras de hoja verde y ensaladas como principales fuentes de carbohidratos, y pescado como principal fuente de proteínas.[27] ¿Qué hizo notable a este ensayo? La Dieta Cetogénica Mediterránea era un programa *sin límite* de calorías. Los participantes podían comer tanto como quisieran; sólo se les pidió que se ajustaran al programa alimenticio. ¿El resultado? Una reducción *sumamente significativa* del peso corporal, el índice de masa corporal, la tensión sanguínea, el colesterol total y la glucosa. Hubo una disminución significativa de triglicéridos y colesterol LDL, así como un aumento significativo de HDL (el colesterol bueno). Esta dieta promovió la pérdida de peso, mejoró los perfiles de lípidos, redujo la tensión arterial y disminuyó los niveles de glucosa en ayunas.

En conclusión: cuando se trata de dietas sostenibles que exhiben mejorías en la salud a la larga, pocas dietas compiten con los patrones alimenticios que durante generaciones han seguido los habitantes del Mediterráneo. Hay similitudes entre estos patrones alimenticios y las dietas de muchas culturas tradicionales. La evidencia histórica, la información científica, mi experiencia clínica y el sentido común señalan en la misma dirección: esta forma de comer, enfocada en alimentos integrales, auténticos y saludables, es como debemos hacerlo los seres humanos.

Evidencias del método de *La biblia de la salud intestinal* para perder peso

Seguir la dieta mediterránea durante la fase 3 no sólo te ayudará a cultivar una microflora intestinal rica y biodiversa, sino que también te aportará múltiples beneficios para una vida próspera y larga. Cada vez hay más evidencias que confirman la eficacia de mi método para perder peso con una dieta cetogénica (fase 1) que induce la pérdida de peso, seguida de un periodo de restablecimiento del microbioma intestinal (fase 2) y luego de una dieta mediterránea (fase 3) para el mantenimiento del peso y mayores mejorías a la salud. Esta combinación es el mejor enfoque para perder peso permanentemente al mismo tiempo que tu salud recibe múltiples beneficios.[28] Un estudio reciente de la Universidad de Padua observó resultados magníficos a largo plazo en términos de pérdida de peso y salud con una dieta similar a la que tienes en tus manos. Aunque era un ensayo pequeño (sólo 89 sujetos a quienes se les dio seguimiento durante 12 meses), los resultados fueron muy impresionantes. En el transcurso de un año el participante promedio experimentó:

- Disminución significativa de peso (un promedio de 15 kilos)
- Disminución de 10% de grasa corporal
- Disminución de la tensión arterial; la tensión sistólica disminuyó 7 puntos, y la diastólica 4 puntos

- Reducción de niveles de colesterol LDL y aumento de colesterol HDL (el colesterol bueno)
- Disminución de triglicéridos
- Disminución de glucosa en la sangre

Asimismo, se observó una tasa de cumplimiento de 90% (inaudita para cualquier otra dieta), y 88% de los participantes la mantuvo durante un año. El análisis posterior al estudio halló que quienes no lograron una pérdida de peso exitosa no se habían apegado al programa y volvieron a consumir comida chatarra con alto índice glicémico.

La magnitud del cambio y el hecho de que la gente mantuviera el peso perdido al menos durante un año después de terminado el estudio es muy impresionante. Pocos estudios han logrado este tipo de resultados en apenas 12 meses.

La ciencia está empezando a demostrar lo que yo he visto una y otra vez en mi consultorio: un enfoque multifásico a la pérdida de peso puede ser el camino al futuro. Sólo tengo una objeción contra el estudio: ¡no midieron los efectos de su programa en la salud del microbioma intestinal!

La dieta del Mar Báltico

La otra dieta tradicional que examinaremos, la dieta del Mar Báltico, también está sustentada en datos sólidos, y los científicos incluso han creado una herramienta llamada Evaluación de la Dieta del Mar Báltico que sirve para evaluar el apego a la dieta. Esta evaluación se basa en los siguientes nueve factores dietéticos:

- Alta ingesta de frutas nórdicas, como manzana, pera y moras
- Alta ingesta de verduras nórdicas, como tomate, pepino, verduras de hoja verde, tubérculos, coles, chícharos
- Leche sin grasa o baja en grasa
- Cereales nórdicos como centeno, avena y cebada
- Pescados nórdicos, como salmón y otros pescados de agua dulce
- Proporción equilibrada de grasas poliinsaturadas a grasas saturadas y grasas trans
- Baja ingesta de carnes rojas o procesadas
- Porcentaje total de grasa moderado
- Ingesta de alcohol de baja a moderada

Quizá notes que esta dieta se parece mucho a la mediterránea, excepto por el uso de lácteos bajos en grasa o libres de grasa, y un mayor énfasis en grupos específicos de frutas y verduras. No obstante, los científicos han descubierto que esta dieta, al igual que la mediterránea, tiene un impacto profundo en la salud.

Por ejemplo, en un estudio, los investigadores observaron los diarios de comida de 4 579 personas de entre 25 y 74 años de edad, y las evaluaron con base en su apego a la dieta del Mar Báltico.[29] Después de ajustar factores como edad, estatus socioeconómico, nivel educativo y otros factores de estilo de vida, encontraron que quienes se apegaban mejor a la dieta exhibían:

- Mayores niveles de adiponectina, los cuales se asocian con disminución del porcentaje de grasa corporal
- Menores niveles de marcadores inflamatorios, como interleucina 6 y proteína C reactiva

Éstos son los tipos de cambios precisos que derivan en menor peso corporal y menor riesgo de trastornos inflamatorios y relacionados con el peso, como diabetes tipo 2 y cardiopatías. Pareciera que una mayor ingesta de fruta, verduras y cereales integrales, y una disminución en la ingesta de carne, se asocian de forma evidente con la reducción de la inflamación. La ingesta moderada de alcohol también pareció ser un factor dietético primario para reducir la inflamación.[30] No obstante, es importante estar conscientes de que el alcohol puede provocar disbiosis intestinal y alterar el funcionamiento de la barrera intestinal. Por lo tanto, lo mejor es limitar el consumo moderado de alcohol a las fases 2 y 3, cuando la función intestinal se ha restablecido del todo y puedes beneficiarte de las propiedades positivas de las bebidas alcohólicas.

Un estudio finés demostró que el apego a la dieta del Mar Báltico se asocia con menores índices de obesidad abdominal.[31] Los investigadores valoraron la alimentación de 4 720 personas de entre 25 y 74 años de edad. Sus hallazgos fueron muy claros: entre más se apegaron los participantes a la dieta del Mar Báltico, era menos probable que tuvieran sobrepeso y que acumularan grasa abdominal. El efecto pareció ser más evidente en personas de los grupos más jóvenes. Los factores alimenticios que parecían tener mayor efecto eran los cereales integrales y el consumo moderado de alcohol. ¿Cómo pueden los carbohidratos promover el mantenimiento del peso? Las dietas bajas en carbohidratos

¿CUÁL ES LA VERDAD DEL ALCOHOL?

El alcohol ha sido satanizado en la sociedad, pues su consumo excesivo puede provocar comportamientos imprudentes, accidentes mortales y daños en la salud. No obstante, hay mucha información científica que sustenta que un consumo moderado de alcohol (150 ml de vino tinto al día) funciona como medicamento que mejora los perfiles de lípidos en la sangre, disminuye las probabilidades de que se formen coágulos letales, aumenta el flujo sanguíneo coronario, disminuye la tensión arterial, mejora la sensibilidad a la insulina y la inmunidad, y reduce los marcadores séricos de inflamación.[32] Pero ¿es el alcohol mismo el que aporta beneficios o es que las bebidas alcohólicas tienen alguna otra propiedad especial? Aunque el debate sigue abierto, sabemos que las bebidas alcohólicas tienen nutrientes de origen vegetal identificables (fitonutrientes) que aportan beneficios evidentes a la salud. El vino y la cerveza contienen varios nutrientes no relacionados con el alcohol, incluyendo fibra soluble que alimenta tus bichos benéficos, minerales y vitaminas, y polifenoles, todos los cuales ayudan a combatir enfermedades. El vino tinto, en particular, contiene el polifenol resveratrol, el cual mejora la función inmune, previene el cáncer y calma la inflamación para prevenir enfermedades. Asimismo, la cerveza contiene el polifenol xanthohumol, un flavonoide antiinflamatorio que regula el sistema inmune.[33] Entre más alcohol beba una persona, mayor es el riesgo de desarrollar cánceres del tracto digestivo (boca, faringe, laringe, esófago, colon-recto, hígado), pero también de mama.[34] El consumo moderado de alcohol puede aumentar el riesgo de las mujeres de desarrollar cáncer de mama (riesgo incrementado en 10% que puede relacionarse en parte con los efectos que tiene el alcohol en la metabolización del estrógeno, o incluso con una insuficiencia subclínica de folato, dado que quienes consumen alcohol tienen mayores requerimientos de folato).[35]

reducen las colonias de bifidobacterias intestinales, mientras que los cereales integrales son prebióticos y alimentan la flora intestinal benéfica. Éstas son las posibles razones por las cuales los cereales integrales bálticos ayudan a mantener el peso corporal, pues alimentan y fertilizan la tierra de tu jardín intestinal y promueven un metabolismo veloz. En cuanto al alcohol, recuerda que "el veneno depende de la dosis", pero en ciertos casos el veneno también puede ser un remedio, dependiendo de la dosis. Esta dualidad del alcohol me recuerda un proceso que me enseñó el doctor Patrick Hanaway.* Él puso sobre la mesa el

---

* El doctor Patrick Hanaway es director médico del Centro Clínico Cleveland de Medicina Funcional, una organización diseñada para promover la aplicación de prácticas integrales para prevenir y tratar enfermedades crónicas, con un énfasis en intervenciones

¿ES POSIBLE ESTRESAR EL CUERPO PARA MEJORAR LA SALUD?

Hay evidencias de que permitirse periódicamente el consumo moderado o bajo de sustancias dañinas (como alcohol) puede mejorar la salud a largo plazo. Esta idea se conoce como hormesis. Someter al cuerpo a un estrés ligero cada tanto tiempo a través del consumo de estas sustancias pone sobre advertencia a las plantas generadoras de energía intracelular —las mitocondrias— y las obliga a adaptarse, lo que las va fortaleciendo. En el capítulo 10 discutiremos cómo el entrenamiento de intervalos fomenta la división y expansión de mitocondrias quemagrasas en los músculos. Dado que las mitocondrias son las fábricas de energía del cuerpo, hacer esto puede generar más energía a la larga. Por lo tanto, los pecadillos limitados pueden ser algo positivo. Sustancias como la cúrcuma (contenida en el curry indio), incluso en dosis bajas, tienen efectos horméticos y son valiosas en cantidades pequeñas.[37] La homeopatía es otro ejemplo clásico de este concepto, pues en ella los "venenos" se suministran en dosis muy bajas para estimular una respuesta curativa.

El alcohol también parece operar bajo el principio de la hormesis.[38] Los investigadores lo explican así: una copa de vino tinto o cerveza aportan aumentos equivalentes de actividad antioxidante plasmática. Tres copas de vino tinto o cerveza proveen aumentos equivalentes de actividad oxidativa plasmática. Esto explicaría, al menos en parte, la disminución del riesgo de desarrollar cataratas o ateroesclerosis al consumir una copa al día de distintas bebidas alcohólicas, así como el aumento de riesgo si se consumen tres copas al día. La actividad oxidativa plasmática parece deberse a la metabolización del etanol, mientras que la actividad antioxidante puede deberse a la absorción de polifenoles de la bebida. La hormesis puede ser uno de los factores involucrados en esta dicotomía de efectos del alcohol, como algo estilo Dr. Jekyll y Mr. Hyde.

término *hormesis*, el cual significa que bajas dosis de estrés pueden provocar una respuesta adaptativa positiva en el cuerpo, pero mayores dosis pueden ser dañinas.

El punto no es determinar si la dieta del Mar Báltico es mejor que la mediterránea o al revés. Como ya discutimos en este libro, los seres humanos han prosperado durante milenios gracias a una amplia gama de dietas. De hecho, las herramientas de valoración como la Evaluación de la Dieta del Mar Báltico[36] se han desarrollado porque se sabe que

alimenticias y de estilo de vida. Patrick, el doctor Thomas Sult, la doctora Elizabeth Lipski y yo enseñamos el módulo de salud gastrointestinal en simposios de medicina funcional. Conoce más sobre este enfoque en www.functionalmedicine.org (en inglés).

estas dietas no siempre tienen el mismo éxito en distintas culturas. Se desconoce aún por qué ocurre esto, pero es probable que influyan las predisposiciones genéticas, el estilo de vida y otros factores culturales que hacen que apegarse a estas dietas importadas sea más difícil.

Al analizar estos datos, es más fácil alcanzar un consenso sobre cómo puede ser una dieta saludable permanente para la gente en general.

¿Existe una dieta ideal para los seres humanos?

Probablemente no hay una dieta unitalla que sea perfecta para todos los seres humanos del planeta. Sin embargo, al revisar los datos existentes y comparar los estilos alimenticios tradicionales *podemos* alcanzar un consenso sobre qué factores dietéticos influyen en la pérdida de peso y la buena salud. He identificado 10 principios que deben ser las bases de un programa alimenticio saludable a largo plazo, y he diseñado la fase 3 en torno a dichos principios. Una vez que los conozcas, estarás en camino a crear un plan alimenticio saludable, permanente y sostenible que te permita mantener tu peso óptimo. (Si deseas saber más, consulta mi artículo "Search for the Optimal Diet", el cual publiqué hace unos años en *Nutrition in Clinical Practice*.[39] Participé como editor invitado de ese número de la revista, el cual giraba en torno al santo grial de las dietas, mi análisis incontrovertible y las conclusiones sobre qué funciona y qué se debe evitar.)

1. La cetosis nutricional funciona en el corto plazo, pero no para siempre

La ciencia deja bien en claro que las dietas muy bajas en carbohidratos y altas en proteínas que inducen cetosis nutricional funcionan como breve inducción a la reducción de peso. Pero estas dietas son difíciles de sostener a largo plazo, además de que pueden tener efectos adversos en el microbioma intestinal si se prolongan demasiado.

En vez de eso, un enfoque bifásico (o trifásico, como el de este libro) parece funcionar mejor. Al hacer la transición de una dieta cetogénica de corta duración a una dieta mediterránea/báltica de larga duración, puedes perder peso y evitar recuperarlo con mucha más eficacia, al mismo tiempo que tu salud mejora en muchos sentidos. Y si comienzas a recaer y a recuperar peso, siempre puedes volver a hacer la dieta cetogénica de 30 días y volver a recorrer las fases 1, 2 y 3.

2. Las dietas altas en azúcar y carbohidratos procesados no sirven

Uno de los problemas del dogma de la alimentación baja en grasas que ha dominado en nuestra cultura desde los años ochenta es que en la mayoría de los casos la grasa es remplazada por carbohidratos. Aunque no soy defensor de las dietas bajas en carbohidratos de larga duración, es un hecho que los carbohidratos —en especial los carbohidratos procesados y las azúcares refinadas y procesadas— son los principales criminales de la alimentación occidental moderna. Las grasas inflamatorias van pisándoles los talones en segundo lugar.

Aunque mi interpretación de los hechos sugiere que incluir algunos cereales integrales con baja carga glicémica puede formar parte de una alimentación saludable de larga duración, quiero dejar muy en claro que *no estoy fomentando* que abuses de estos alimentos, ni condono el consumo excesivo de carbohidratos en general.

En vez de eso, como observo en mi consultorio y como sugieren las investigaciones científicas, los cereales integrales pueden ser parte de un plan alimenticio saludable de larga duración. Los cereales integrales saludables son parte central tanto de la dieta del Mar Báltico como de la dieta mediterránea, y se encuentran también en otras dietas saludables del mundo. Recuerda que, tratándose de cereales integrales, es importante controlar las porciones, pues el veneno o el remedio dependen de la dosis. Sin embargo, la mayoría de la gente no suele atascarse de cereales integrales, así que es muy probable que te beneficies al agregar a tu dieta alimentos como salvado de avena, quinoa y otros cereales integrales. Éstos aumentan la saciedad, son un exquisito alimento para tus bichos intestinales y, con moderación, representan una excelente añadidura a un plan de nutrición sensato.

Como discutiremos más adelante en este capítulo, incluso puedes "desviarte del plan" y permitirte un pecadillo ocasional o una rebanada de pizza cada tanto tiempo, una vez que tu microbioma intestinal y tu metabolismo estén rehabilitados y hayas alcanzado tu peso corporal óptimo. Te daré todos los detalles para darte un "descanso" del programa y permitirte el deleite (mas no un atracón) de tus alimentos favoritos de vez en vez.

En resumen: comer carbohidratos procesados puede ser el comienzo de una espiral descendente. Son adictivos, y comerlos en exceso reduce la biodiversidad del microbioma intestinal, provoca desequilibrios en los niveles de azúcar e insulina en la sangre, atiza la hoguera de la inflamación y te encamina a subir de peso y a perder tu salud. No me agrada decir que algún alimento es malo, pero de los muchos alimentos de la dieta occidental, los carbohidratos procesados están entre los más peligrosos y dañinos. Cuídate de ellos.

3. Los prebióticos y probióticos desempeñan un papel importante

Alimentos como el yogur con cultivos vivos y el queso de cabra se consideran componentes centrales de la dieta mediterránea. Y no es sorprendente. Estos potentes probióticos son una excelente forma de reequilibrar el microbioma intestinal y evitar recuperar el peso perdido, y fuentes confiables sugieren que los productos de leche fermentada pueden reducir el riesgo de gran cantidad de enfermedades crónicas. Los fermentos de origen vegetal no son tan prominentes en la cocina mediterránea como en otras culturas (en la coreana y la japonesa, por ejemplo), pero también existen. La *giardiniera* es un encurtido tradicional italiano que contiene zanahoria, coliflor, pimiento y otras verduras. Asimismo, los pepinos encurtidos se consumen tanto en Grecia como en Italia. Aunque los alimentos ricos en probióticos no figuren de forma prominente en la dieta del Mar Báltico, muchas culturas nórdicas han consumido tradicionalmente alimentos fermentados, como el *surströmming*, un arenque báltico fermentado que es común en la cocina del norte de Suecia.

Además, ambas dietas son ricas en verduras y cereales integrales que tienen un efecto prebiótico en el microbioma intestinal. Combinar alimentos ricos en probióticos con verduras prebióticas es el doble empuje que necesitas para mantener el equilibrio de tu ecosistema interno para siempre. Y ambos patrones alimenticios tradicionales incluyen este tipo de alimentos.

4. Concéntrate en consumir alimentos integrales

Una de las constantes más obvias y profundas entre las dietas tradicionales, como la dieta mediterránea y la del Mar Báltico es el énfasis en alimentos auténticos, integrales y curativos, y el rechazo a los alimentos chatarra procesados que dominan en la dieta occidental moderna. Éste puede ser el elemento diferenciador clave, más que cualquier otro de los aspectos saludables de las dietas tradicionales.

La ciencia ha demostrado en repetidas ocasiones la importancia de los alimentos integrales. Por ejemplo, un estudio clínico que involucró a 120 887 individuos sin obesidad ni enfermedades crónicas, les dio seguimiento durante más de 20 años para determinar qué factores dietéticos se asociaban con el mantenimiento y el aumento de peso.[40] Los hallazgos, publicados en el *New England Journal of Medicine*, mostraron que el yogur era el alimento más asociado con el mantenimiento de un peso saludable.[41] El consumo de verduras, cereales integrales, frutas y frutos secos —puros superalimentos que nutren la flora intestinal quemagrasas— se asocia con el mantenimiento de un peso saludable, en orden ascendente de magnitud. Por el contrario, el consumo de frituras, papas, bebidas endulzadas, carnes rojas no procesadas y embutidos predecía aumento de peso, en orden descendente de magnitud.

Una buena dieta basada en alimentos integrales es rica en fitonutrientes y pre y probióticos. Y junto con un estilo de vida activo y saludable es la mejor forma de mantener un peso sano. Otros factores de estilo de vida que se asocian de forma independiente con las variaciones de peso en ese mismo estudio incluyeron actividad física, consumo moderado de alcohol (una copa de 90 ml; una lata, botella o vaso de cerveza, o un trago de 30 ml de licor al día), dejar de fumar, buena calidad del sueño y menos tiempo dedicado a ver televisión. Los datos sobre la influencia del consumo moderado de alcohol en el peso parecen variar según el estudio, quizá por cuestiones técnicas, pero recomiendo que esperes a las fases 2 y 3 antes de disfrutar una bebida alcohólica ocasional con tu comida principal, y quizá un poco más en ocasiones especiales. Sin embargo, toma en cuenta que hay pocas investigaciones sobre los beneficios potenciales de los licores destilados.

La mejor dieta para la humanidad es una dieta a base de alimentos integrales. Finalmente, hace poco más de 60 años no había otra cosa. Recordarás que Oldways, la ONG cuya misión es "guiar a la gente hacia la buena salud a través de la tradición", ha desarrollado pirámides nutrimentales de dietas tradicionales africana, asiática y latina, así como la pirámide de la dieta mediterránea incluida en este libro.[42] Aunque no hay datos que sustenten que esas tres primeras dietas favorecen la salud, es sencillo observar similitudes entre ellas al comparar las pirámides alimenticias. De hecho, muchos de los factores clave se repiten: muchas frutas y verduras, cereales integrales en cantidades moderadas, pescados y mariscos como principal fuente de proteínas, muchos alimentos probióticos como el queso y el yogur, poca carne roja y pocos alimentos dulces.

¿Qué sabían esas culturas tradicionales que nosotros no? Buena pregunta, aunque de hecho la clave está en *lo que no sabían*. Recordarás que estas formas tradicionales de comer surgieron en la cuna de la civilización, siglos antes de que se desarrollaran las técnicas modernas de procesamiento de los alimentos. Múltiples evidencias demuestran que cuando se introdujeron los alimentos azucarados, amiláceos y procesados a esas culturas, éstas empezaron a experimentar una explosión de aumento de peso y enfermedades crónicas similar a la que vivimos en Estados Unidos.

La producción alimenticia moderna tiene sus ventajas: es rápida, conveniente y accesible. No tendríamos que sacrificar esto por completo y volver a moler los cereales a mano con mortero. Sin embargo, en nuestra búsqueda de la conveniencia, hemos perdido la conexión con verdades fundamentales sobre lo que significa ser un ente biológico que consume otros organismos biológicos para vivir. Ya no estamos conectados con los alimentos que comemos ni con el ambiente en el que éstos se originan. Si estamos divorciados de la ecología exterior, no es sorprendente que hayamos perdido contacto con nuestra ecología interna. En consecuencia, estamos desequilibrados por dentro y por fuera, y nos desplazamos en medio de una epidemia de sobrepeso y enfermedades crónicas.

Observar las formas tradicionales de comer nos ofrece reconectarnos con un pasado que nos permita entender y asimilar los alimentos integrales de nuevo. Ya sea que te hayas unido al movimiento paleo, te encante la dieta mediterránea o te atraigan otros patrones alimenticios tradicionales, una cosa es clara: nuestros ancestros no comían Doritos. Jamás. Estos "ingeribles" ni siquiera existían. Nuestros ancestros no considerarían comida mucho de lo que llena los estantes de tu supermercado local.

Esta transición del paradigma dietético cultural basado en alimentos integrales a uno cimentado en sustancias altamente procesadas que se asemejan a la comida ha ocurrido *demasiado* rápido. Te apuesto que tus abuelos y bisabuelos no sabrían qué es un Lonchibón, aunque para nuestros hijos sea algo de lo más común. Aun si nunca les compras uno de esos almuerzos prefabricados, sus compañeros de la escuela los consumen, y en la televisión los anuncian entre caricaturas.

Esa transición de un mundo en donde la comida procesada era inexistente a uno en donde es la fuente principal de calorías se correlaciona con el incremento mundial de índices de sobrepeso, obesidad y enfermedades crónicas como afecciones cardiovasculares, diabetes tipo 2, entre otras. ¿Será mera coincidencia? No lo creo.

No soy un fundamentalista alimenticio. No te diré que nunca vuelvas a comprar una sopa enlatada. Pero sí insistiré en que estés consciente de que esas latas suelen contener dosis mayores a las recomendaciones diarias de sodio, así como una buena dosis de azúcar y o de jarabe de maíz alto en fructosa. Entre más consciente estés de lo que comes, y más elijas cocinar y comer alimentos auténticos, enteros y curativos —orgánicos y de producción local, de ser posible—, estarás más saludable y establecerás conexiones más íntimas entre quién eres, cómo te sientes y qué comes. Esta conciencia favorece la ecología interna, así como el sistema ecológico del planeta Tierra.

Ya sea mediterránea, báltica, africana, asiática o latina, o de cualquier otra cultura, lo que encontrarás en la base de las dietas tradicionales es lo mismo: comida auténtica. Ésa es la gran diferencia entre las formas tradicionales y la dieta occidental moderna. Cuídate de ella.

5. Agrega más frutas y verduras

Incrementar tu ingesta de frutas y verduras es una manera sencilla y deliciosa de mejorar tu salud. Los estudios demuestran que comer ocho porciones de verduras al día disminuye hasta en 30% el riesgo de padecer un infarto o apoplejía, y ése es apenas uno de los múltiples beneficios que aportan estos alimentos vegetales llenos de fitonutrientes. (Los fitonutrientes son productos naturales de origen vegetal que aportan beneficios a la salud para el combate de las enfermedades.) Otros estudios han demostrado que aumentar el consumo de frutas y verduras se asocia con una reducción de mortalidad por cualquier causa,[43] y los beneficios a la salud se correlacionan directamente con ese incremento en la ingesta de frutas y verduras.[44] Los estudios sobre las dietas mediterránea y del Mar Báltico lo corroboran. Los datos son contundentes. Las frutas y verduras deben ocupar el papel central de cualquier dieta saludable, así que la próxima vez que vayas de compras dirígete primero a la sección de frutas y verduras frescas.

6. Prueba la proteína magra y no te excedas de carne roja

Ya examinamos por qué la proteína es parte importante de la alimentación: aumenta la saciedad, disminuye la producción de grasa, tiene efectos termogénicos, produce músculo magro quemagrasas, entre otros beneficios. Comer un poco de carne roja de forma ocasional está bien. En la fase 2 lo permito, y puedes seguirlo haciendo durante la fase 3.

Sin embargo, abusar de la carne roja o de los cortes más grasosos es poco saludable. Hacerlo incrementa el riesgo de padecer afecciones cardiovasculares, altera el equilibrio del microbioma intestinal y desencadena otros problemas, como ya discutimos en capítulos previos. Las pirámides alimenticias de las dietas tradicionales y de las dietas del Mar Báltico y mediterránea que ha diseñado Oldways hasta la fecha limitan el consumo de carne roja al mínimo.

Sin embargo, no reduzcas tu ingesta general de proteínas. De hecho, la gente debería comer *más* proteína. Recordarás que las fuentes de proteína saludable, como pescados y pollo, están justo encima de la fruta, las verduras y los cereales integrales en la pirámide de la dieta mediterránea. La clave está en no reducir la proteína, sino en concentrarse en opciones más saludables. Dos excelentes opciones en términos de saciedad son la proteína de suero de leche y el pescado.[45] Este último no sólo tiene mucha proteína de buena calidad que reduce el apetito, sino que también es rico en grasas omega-3, otro componente fundamental de una dieta saludable. La proteína de suero de leche se ha usado durante siglos. Hipócrates, padre de la medicina moderna, la prescribía para ayudar a sus pacientes a fortalecer los músculos y a mejorar su función inmune,[46] que son propósitos para los que todavía se usa.

7. No le temas a las grasas

La cantidad de grasa característica de la dieta mediterránea es extraordinaria según estándares modernos, pues está entre 28% de las calorías totales en el sur de Italia y 40% en Grecia. Aunque la dieta del Mar Báltico no contiene tantas grasas, sí implica su consumo en cantidades moderadas. Quienes habitan en las regiones del Mar Báltico y del Mediterráneo no le temen a la grasa, así que aprende de ellos.

Claro que la clave está en enfocarse en grasas saludables como el aceite de oliva, que es la principal fuente de grasas de la dieta mediterránea, y no en los ácidos grasos omega-6 proinflamatorios que abundan en la dieta occidental moderna. En mi lista negra de demonios alimenticios, estas grasas inflamatorias van en segundo lugar, pisándoles los talones a los carbohidratos azucarados procesados. La proporción de grasas inflamatorias a antiinflamatorias está desequilibrada en nuestra dieta occidental moderna, y no está ayudando en nada a la epidemia de sobrepeso, obesidad y enfermedades crónicas.

Entonces ¿qué grasas sí puedes comer? El primer lugar lo ocupa, en mi opinión, el aceite de oliva extravirgen. Es uno de los factores clave de los resultados positivos que se observan en la dieta mediterránea, y es un auténtico superalimento. Debería ser tu aceite de confianza para aderezar ensaladas y otras verduras, para saltear y para cocinar a fuego medio. Otras grasas saludables son el aceite de canola (para cocinar a altas temperaturas) y los aceites de coco, aguacate y ajonjolí (en cantidades limitadas). Asimismo, hay grasas presentes de forma natural en los pescados y en alimentos vegetales saludables, como el aguacate, la semilla de chía, la linaza, entre otros. Éstas son las grasas que hay que privilegiar, y es fácil hacerlo si te apegas a una dieta con alimentos integrales y evitas consentirte demasiado con alimentos procesados, los cuales suelen estar saturados de grasas inflamatorias.

8. Añade múltiples hierbas y especias quemagrasas

Aunque las investigaciones sobre las dietas tradicionales no se enfocan en las hierbas y especias, estoy convencido de que debemos tomarlas en cuenta. Estas pequeñas ayudantes subestimadas y llenas de fitonutrientes tienen propiedades nutracéuticas que la ciencia moderna está apenas empezando a entender. Quizá recuerdes que en capítulos previos nombré superalimentos a algunas especias, como canela, jengibre, pimienta cayena y cúrcuma, gracias a los extraordinarios beneficios que aportan a la salud. Te sugiero que agregues muchas de ellas a tu alimentación. Hacen que la comida sepa mejor y sea más disfrutable, y muchas de ellas favorecen la quema de grasas y la buena salud en general.

Las recetas de *La biblia de la salud intestinal* incluyen éstas y otras especias curativas. Si no estás muy seguro de cómo incorporarlas a tu alimentación, o si buscas recetas deliciosas que incluyan estos alimentos curativos, prueba los planes de comida y las recetas del capítulo 11.

9. En muchos casos, una copa de alcohol puede ser tu aliada

En los estudios que ya examinamos sobre las dietas mediterránea y del Mar Báltico, una ingesta de alcohol baja a moderada no sólo resultó ser saludable, sino que también es uno de los factores más importantes que se correlacionan con reducción de la inflamación y mejor salud. Las cervezas fermentadas y el vino tinto han sido parte de la herencia humana durante miles de años. De hecho, en su libro *Beer, Bread, and the Seeds of Change*, los autores Thomas y Carol Sinclair argumentan que fue la producción de cerveza, *y no de pan*, la que derivó en el advenimiento de la agricultura.[47] Nunca sabremos a ciencia cierta si esto es verdad, pero consumir un poco de alcohol se ha correlacionado en múltiples ocasiones con una amplia gama de beneficios a la salud, excepto por su vinculación con el cáncer de mama. No obstante, el riesgo de desarrollar este tipo de cáncer puede reducirse si se consume suficiente folato.[48-50]

Por lo tanto, en las fases 2 y 3 puedes disfrutar una copa ocasional de vino o de cerveza con tu comida principal. Estas bebidas fermentadas nutrirán tu cuerpo y tu microbioma intestinal, al mismo tiempo que relajan tu espíritu.

10. Disfruta lo que comes; es más importante de lo que crees

Este último punto es crucial, pero aun así ha sido subestimado por la comunidad médica y, al parecer, por la sociedad en general. La comida es más que un vehículo de energía y nutrientes, aunque jamás lo adivinarías si sólo lees estudios científicos sobre dietas y te concentras únicamente en la composición nutrimental y las calorías.

La comida es uno de los principales placeres de la vida, así como un elemento fundacional de la civilización humana. Richard Wrangham, antropólogo biológico de la Universidad de Harvard, sugiere que cocinar los alimentos no sólo fue fundamental para el desarrollo de las sociedades humanas como las conocemos, sino también para la evolución de nuestra especie. Consumir calorías es una actividad necesaria para todo ser vivo, pero cocinar y comer es una actividad distintiva de los seres humanos. Al igual que con otras actividades humanas, comer conlleva una profunda alegría, una sustancia nutritiva para el espíritu que va más allá de las vitaminas que contienen los alimentos o de su valor energético medido en kilocalorías.

Si combinas esta alegría fundamental de comer con el aspecto social vital de la existencia humana, obtendrás una comida familiar, tradición que, por desgracia, está pereciendo en Occidente. Una de las cualidades esenciales de la dieta mediterránea (y de muchas otras dietas tradicionales) es que la comida preparada con calma y con ingenio se disfruta en compañía de familiares y amigos. Usar la comida como oportunidad para relajarse y vincularse con los demás le agrega otra dimensión a la naturaleza medicinal de la comida. La comida es más que sus componentes nutrimentales. Nuestra forma de comer es el núcleo de nuestro desarrollo como especie. Así que siéntate y disfrútala en compañía de tus familiares y amigos. Es una excelente forma de fortalecer las conexiones entre la comunidad microbiana de tu intestino, la comunidad de amigos y familiares que te rodea, y la comida nutritiva que las alimenta a ambas.

La alimentación humana saludable está basada en estos 10 principios. Te diré exactamente a qué darle prioridad, a qué bajarle y de qué olvidarte en la fase 3. Sin embargo, al planear tus comidas día a día y semana a semana, lo único que necesitas es reflexionar sobre estos 10 principios. Hay gran flexibilidad dentro de estos parámetros. Hay quienes consideran que les gustaría comer más proteína de origen animal; otros prefieren ser vegetarianos. En algunos casos, una mayor dosis de grasas antiinflamatorias, como aceite de oliva extravirgen, puede saciar el hambre y satisfacer el antojo de alimentos hipercalóricos. Otras personas pueden preferir consumir un poco menos de grasa. A algunas les va mejor que a otras con unas cuantas porciones adicionales de cereales a la semana. Sólo sigue estos lineamientos básicos y entra en sintonía con lo que te funciona y lo que no.

¿Cómo lo sabrás? Tu cuerpo te dará la pauta. Si empiezas a recuperar peso, es señal de que algo anda mal y que es hora de reevaluar tu dieta. Si comienzas a tener síntomas (molestias digestivas, dolor articular, niebla mental, alteraciones del estado de ánimo, entre otros) que habían desaparecido en fases previas, es señal de que algo anda mal. Ciertas pruebas, como medición de tensión arterial, de niveles de glucosa en sangre y de niveles de proteína C reactiva, aportan información adicional sobre tu estado de salud. En conjunto, estos y otros factores indican qué tan sano o enfermo estás, y marcan la pauta para manipular la dieta hasta alcanzar la salud óptima. Presta atención a la forma en la que tus alimentos influyen en tu peso y tu salud, y toma decisiones conscientes que te ayuden a prosperar. Aléjate de alimentos que afecten tu salud, que alteren tu estado de ánimo o tu nivel de energía, o que te hagan subir de peso. Estos alimentos específicos cambiarán, hasta cierto grado, día con día; sin embargo, siempre que te apegues a estos criterios generales, prosperarás y evitarás recuperar el peso perdido. Si eres honesto y prestas atención a las señales de tu cuerpo, descubrirás que la mejor dieta para ti encaja dentro de estos 10 principios a partir de la fase 3.

No obstante, si quieres más detalles al respecto, veamos con más detenimiento a qué alimentos darle prioridad, a cuáles bajarle y cuáles evitar durante la fase 3.

No simplemente fulmines ciertos alimentos

En la fase 3, técnicamente no necesitas "olvidarte" de ningún alimento. Un aspecto clave de esta fase es que puedes desviarte del programa ocasionalmente. Permitirte un postre o una rebanada de pizza de cuando en cuando no debe afectar tu peso ni tu salud a largo plazo una vez que hayas rehabilitado tu metabolismo. De hecho, la culpa que muchos asociamos con "hacer trampa" al comer cosas como pastel de chocolate puede provocar que subamos de peso. Un estudio fascinante que se publicó en la revista *Appetite* buscó determinar si quienes sentían culpa por sus patrones de comportamiento (como permitirse una rebanada de pastel de chocolate) lograban perder peso y evitar recuperarlo. La pregunta que se hicieron estos científicos fue: ¿los sentimientos de culpa tienen efectos positivos o negativos? Finalmente, la culpa tiene el potencial de motivar cambios de comportamiento, pero también puede provocar desamparo y pérdida de control.

Los investigadores realizaron un experimento interesante.[51] Examinaron si los sentimientos de culpa o celebración al comer pastel de chocolate se relacionaban con distintas actitudes, percepción de control e intenciones de mantener un estilo de vida sano. Luego examinaron los resultados en términos de pérdida de peso asociados a estas emociones durante un periodo de tres meses y otro de 18 meses. Descubrieron que la culpa no aportaba motivación alguna para llevar una vida saludable; quienes experimentaban culpa al comer pastel de chocolate sentían que tenían menos control de sus hábitos alimenticios que sus contrapartes que sentían que comer pastel de chocolate era un acto de celebración. Tanto en la marca de los tres meses como en la de los 18 meses, la gente que sentía culpa tenía menos probabilidades de lograr su meta de pérdida de peso y mantenerla. La culpa no tiene ningún efecto positivo.

Nuestras actitudes hacia la comida necesitan ajustes serios. La comida es un acto de celebración, lo cual no significa que debamos permitirnos excedernos. Sólo necesitamos mantener las cosas en perspectiva. Por eso, en la fase 3, te invito a que "descanses al séptimo día"; una vez a la semana come lo que quieras, y también descansa del programa en días festivos, cumpleaños y otras ocasiones especiales. En esos días no tienes prohibido estrictamente consumir ciertos alimentos. Tomarte un descanso de tu plan alimenticio cada tanto tiempo es esencial para mantener una dieta saludable de por vida. Finalmente, ¿para qué quieres estar en forma y sano si no puedes disfrutar de vez en vez las cosas buenas de la vida, como un jugoso filete o una seductora rebanada de pay de queso? Nuestros alimentos favoritos son parte de lo que hace que la vida valga la pena.

En primer lugar, recuerda que los alimentos altamente procesados o llenos de sustancias tóxicas para el cuerpo humano no te nutren mental, física ni espiritualmente. Si estás en sintonía con tu cuerpo y te concentras en lo que de verdad disfrutas, descubrirás que de forma natural te irás distanciando de cosas como:

- Alimentos sobrecocidos, empanizados, con crema o fritos
- Alimentos procesados llenos de aceites hidrogenados y otras grasas poco saludables
- Carnes y quesos altamente procesados, distintos de las carnes y los quesos curados de forma tradicional
- Productos de soya y leguminosas procesadas, como "queso vegetariano" o "frituras de garbanzo"
- Alimentos llenos de almidón, como donas, bagels y panqués
- Refrescos y otras bebidas azucaradas
- Edulcorantes artificiales, jarabe de maíz alto en fructosa y otras sustancias azucaradas creadas en laboratorios y no por la naturaleza

Estas sustancias no son comida. Por desgracia, no tenemos otro término no adecuado para definirlas. En mi libro *The Inside Tract*[52] me refiero a ellas como "ingeribles", lo cual parece adecuado porque son productos que se pueden ingerir pero que no aportan ningún valor nutrimental. Ni siquiera estas sustancias similares a alimentos están prohibidas del todo en la fase 3, pero sí te sugiero que te distancies de ellas. Hay muchas otras opciones para saciar tus antojos que no envenenan tu metabolismo ni diezman tu microbioma intestinal.

En segundo lugar, recuerda que las indulgencias periódicas deben ser justo así, periódicas. Tomarte un descanso ocasional de comer sanamente está bien. De hecho, incluso puede favorecer más tu salud. No es el pecadillo ocasional el que afecta la salud y provoca aumento de peso, sino el embate diario de calorías sin valor nutricional, alimentos procesados llenos de azúcar, grasas inflamatorias, estrés, falta de ejercicio y de sueño, y exposición a sustancias tóxicas lo que nos priva de la salud. Date permiso de cuando en cuando. Y luego vuelve a tu estilo de vida saludable al día siguiente.

Esto me lleva al último punto. Algunos alimentos pueden empujarte hacia la espiral descendente de la sobreindulgencia. Tú sabes quién eres y qué alimentos te provocan esto. Mi recomendación es la siguiente: aléjate de esos alimentos hasta que tengas la confianza de que no desencadenarán atracones ni otros comportamientos poco saludables.

Alimentos que debes fragmentar

Los alimentos que debes comer en menor proporción en la fase 3 deben ser bastante obvios. Incluyen todo lo que viene en la sección anterior y lo que no encaje con los 10 principios recién mencionados. Sin embargo, hay algunas "menciones deshonrosas" que debemos señalar en esta categoría, porque, aunque se consideran saludables, pueden ser problemáticas si no se consumen con precaución, o por lo menos con moderación.

- **Jugos de frutas industrializados.** Hacer tus propios jugos en casa con frutas y verduras enteras es una forma excelente de incrementar tu ingesta de plantas curativas. Sin embargo, los jugos que venden en los supermercados casi siempre están hechos de concentrado de jugo, son altos en azúcar y carecen de fibra y de los fitonutrientes que hacen que las frutas y las verduras sean tan saludables. Básicamente son azúcar disfrazada, así que no abuses de ellos. Por ejemplo, el otro día, mientras esperaba en la caja de un supermercado, noté que había algunas opciones de jugos en el refrigerador. Uno de ellos llamó mi atención, porque se anunciaba como un jugo "sin azúcar añadida". Una porción de 230 ml contenía 33 gramos de carbohidratos y 140 calorías, y la botella contenía dos porciones. La mayoría de la gente se bebe la botella entera y vierte 66 gramos de carbohidratos a su torrente sanguíneo, lo que desencadena una intensa respuesta insulínica. Otro batido proteínico, con 16 gramos de proteína, contiene 220 calorías por porción de 230 ml, dado su contenido muy alto de azúcar natural proveniente de los jugos de fruta que utiliza. Lo probé, y un sorbo provocó una inmediata descarga de azúcar. (Nótese que algunas de estas compañías han enfrentado demandas por anunciar falsamente que sus productos son "100% naturales".

Las demandas también exigen que se demuestre que en efecto están libres de frutas modificadas genéticamente.) Otra bebida orgánica, kosher y libre de organismos modificados genéticamente, que contiene kale, manzana y limón, provee 110 calorías por porción de 230 ml, además de la estampida de azúcar. Hay opciones sensatas disponibles, si decides tomar el camino de los jugos comerciales. Hay auténticos jugos naturales que contienen apenas 35 calorías por porción y son ricos en verduras de hoja verde que combaten enfermedades y ayudan a quemar grasas. También presta atención a las cantidades de verduras, pues hay jugos que contienen más lechuga romana y pepino que cualquier otra verdura, y las superverduras como el kale figuran hasta el final de la lista de ingredientes. El problema es que algunos de estos jugos de verduras comerciales no están pasteurizados, lo que los hace susceptibles a contaminación o a transmitir enfermedades de índole alimenticia. De ser posible, haz tus propios jugos frescos con verduras de hoja verde de tu elección que estén bien lavadas.

- **Fruta seca, puré de manzana, etcétera.** Con moderación, la fruta seca es un buen postre ocasional, pero ten presente que secar la fruta o hacer purés de fruta descompone la fibra y concentra las azúcares naturales, y las porciones pequeñas pueden causar grandes problemas cuando se trata de la ingesta total de azúcar.

- **Lácteos.** Los productos lácteos fermentados, como el queso artesanal, el yogur, el kéfir, entre otros, están en la lista de alimentos a priorizar. Sin embargo, otras formas de lácteos como leches de vaca, cabra u oveja; cremas; helado; entre otras, deben consumirse de forma muy limitada, sobre todo porque tienen más azúcar que otros lácteos y provocan síntomas adversos en el caso de muchas personas. Consúmelos con moderación y presta atención a las reacciones de tu cuerpo.

- **Gluten.** No soy cien por ciento antigluten. A menos de que seas intolerante o alérgico, unas cuantas porciones de cereales integrales como cebada, centeno, espelta y trigo están bien. Los cereales integrales tienen impactos positivos en la diversidad del microbioma intestinal. Sin embargo, los cereales ricos en gluten no deben predominar en tu dieta. Mejor enfócate en opciones con menor carga glicémica y mayor contenido de proteína, como amaranto, arroz integral, quinoa, teff, chía, mijo, entre otros. En las tablas de alimentos de la fase 3 (páginas 359-367) encontrarás más detalles.

- **Carnes rojas y carne oscura de aves.** Éstas se asocian con efectos perjudiciales para la salud y aumento de peso.
- **Endulzantes.** Puedes reincorporar a tu dieta algunos endulzantes naturales, como jarabe de agave, melaza, extracto de stevia y miel no refinada. No obstante, debes usarlos como condimento; una cucharadita con el café de la mañana está bien, pero más que eso es perjudicial.

Hay unos cuantos alimentos más que debes mantener al mínimo, pero por lo pronto hemos mencionado la mayoría. Para más detalles, consulta las tablas de comida de la fase 3 en las páginas 359-367.

Alimentos que debes favorecer

Una vez que hayas refinado tus listas de Fragmentar y Fulminar, los alimentos a favorecer en la fase 3 serán todos los demás. Elige de la amplia gama de frutas y verduras de todos los colores del arcoíris. Pídele a tu carnicero cortes magros de carne roja o de pollo, y pregunta por pescados frescos. Abastécete de cereales integrales en la sección de productos a granel del supermercado. Incluye un poco de kéfir de leche de cabra o yogur de leche de vaca (elaborado en casa, de ser posible), y unos cuantos deliciosos quesos artesanales. Compra verduras fermentadas de forma adecuada o prepara tus propios fermentos en casa con ayuda de las recetas del capítulo 11. La colorida paleta de alimentos curativos está disponible frente a ti. Adóptalos. Disfrútalos con tu familia y amigos. Y aprecia los alimentos que alimentan tanto tu jardín interior como tu cuerpo, mente y espíritu.

He incluido un plan alimenticio de la fase 3 y recetas particulares en el capítulo 11. Entre ellas están platillos emblemáticos de la dieta mediterránea. Son exquisitos, así que no temas probarlos. Inspírate en ellos para hacer tus propias creaciones. Conforme profundices en este estilo de vida y de alimentación saludable, buscarás más deliciosas recetas que se apeguen a los parámetros de este programa. Las opciones son infinitas e incluyen una amplia gama de cocinas tradicionales de todo el mundo. *Bon appétit!*

Qué esperar durante la fase 3

La fase 3 es un plan de alimentación saludable para toda la vida, basado en dietas tradicionales, en especial la mediterránea y la del Mar Báltico. Es una forma sostenible de comer que te mantendrá en forma y te permitirá mantener tu peso óptimo de por vida. La fase 3 nunca termina. No es una dieta; es tu alimentación de por vida, una forma de comer y vivir en armonía con tu ecosistema interior y los múltiples ecosistemas que te rodean.

¿Qué puedes esperar en esta fase? Bueno, la vida es complicada, y es difícil decir a ciencia cierta a qué te enfrentarás en el camino. Sin embargo, tengo la esperanza de que esta forma de comer y vivir represente un camino para reclamar tu derecho humano por nacimiento: comida deliciosa, alimentos preparados con amor, acompañados de una copa de vino con tus familiares y amigos, peso óptimo, excelente salud, esperanza, felicidad y nutrición mental, física y espiritual.

Más adelante...

Este capítulo representa tanto el final como un principio. Ahora comprendes lo que necesitas saber para crear un patrón alimenticio saludable y personalizado. La parte formal del programa está completa. De ahora en adelante tú decidirás qué alimentos favorecerás, cuáles fragmentarás y cuáles fulminarás. Espero que mis lineamientos te sirvan como mapa para tomar decisiones nutrimentales que te nutran por dentro y por fuera.

Sin embargo, siempre hay más cosas que aprender sobre la vida saludable. A diario descubrimos cosas que se agregan a nuestro conocimiento previo. Ahora tienes las herramientas que necesitas para tomar el control de tu propia salud y convertirte en un miembro distinguido del club de *La biblia de la salud intestinal*. Esto significa que constantemente buscarás formas nuevas e innovadoras de proteger, cuidar y nutrir tu jardín interior y todo lo que te rodea.

El siguiente paso en el camino es aprender sobre los superalimentos a incluir en la fase 3 para beneficiar aún más a tu salud. Después de eso, en el capítulo 10, te explicaré cómo llevar tu progreso hacia una vida saludable al siguiente nivel, en el que crearás un estilo de vida que favorezca el equilibrio de tu microbioma intestinal. Posteriormente, en el apéndice, te compartiré mi conocimiento sobre un tema muy controversial: el uso de complementos alimenticios para impulsar la pérdida de peso.

HISTORIAS DE ÉXITO DE *LA BIBLIA DE LA SALUD INTESTINAL*

Monique Hendrix, 29 años

Cuando tu empleador es el Ejército de Estados Unidos, mantenerte en forma es parte del trabajo. Pregúntaselo a Monique Hendrix. Su descripción laboral oficial puede haber sido técnico de sala de operaciones en hospital de la base, pero, al igual que el resto de los soldados, necesitaba mantenerse en forma. "Es obligatorio ejercitarse todo el tiempo", explica. "Yo levantaba pesas y corría entre cinco y siete kilómetros, así que cualquiera pensaría que debía ser delgada. El problema es que corría directo a McDonald's y me empacaba una hamburguesa de un cuarto de libra. Mi dieta no era saludable, por lo que empecé a acumular kilos."

Aunque su carrera militar había terminado, sus hábitos alimenticios poco saludables persistieron, mas no los hábitos de ejercicio. Poco a poco fue notando que la ropa le apretaba más y más, y que le costaba trabajo recuperar el aliento después de subir escaleras. Ahí fue cuando puso a prueba *La biblia de la salud intestinal*.

"He hecho muchas dietas con el paso de los años", recuerda Monique, madre de cuatro pequeños que está estudiando para ser enfermera. "Intenté todo, desde Weight Watchers hasta Jenny Craig. Pero nada me funcionó, hasta que encontré este programa. En ocho semanas bajé cinco kilos y me sentí mucho mejor."

Capítulo 9

Los 10 mejores superalimentos del doctor Gerry para la fase 3

Los superalimentos de la fase 3 son los que querrás incluir como parte de una alimentación sana de por vida. Algunos de ellos ya estaban permitidos desde antes, pues son parte saludable de cualquier programa nutricional. Elegí presentarlos como superalimentos en esta fase por algunas razones. En primer lugar, quiero resaltar los tipos de alimentos en los cuales debes enfocarte conforme transitas por este estilo de alimentación permanente. Además, representan la amplia gama de opciones que ahora tienes a tu disposición. Asimismo, algunos ocupan un papel prominente en la dieta mediterránea, razón por la cual también están aquí. Por último, su potencial medicinal hace que, si los consumes regularmente, protejan tu salud y tu cintura durante años. Sin más preámbulo, ésta es mi lista de los 10 superalimentos para la fase 3.

1. Salmón

La forma más sencilla de aumentar tu consumo de grasas antiinflamatorias: cambia la carne roja por salmón siempre que sea posible. Intenta consumir este increíble superalimento al menos un par de veces a la semana. El salmón está repleto de omega-3, que son las grasas saludables que disminuyen el riesgo de cardiopatías, mejoran la sensibilidad a la insulina, favorecen la cognición y la salud cerebral, y te ayudan a quemar grasas. No obstante, hay dos puntos importantes que debes tomar en cuenta al incorporar este superalimento a tu dieta.

El salmón tiene una increíble proporción de grasas omega-3 a omega-6 (5:1), que es opuesta a la proporción de la dieta occidental estándar (entre 1:14 y 1:25).[1] Para maximizar el contenido de ácidos grasos omega-3 de tu pescado, elige salmón silvestre capturado con anzuelo; éste tiene muchos más grasas antiinflamatorias que el salmón de granja, el cual tiene mayor contenido de las grasas omega-6 inflamatorias que estamos intentando evitar al incorporar pescado a la dieta. ¿Por qué existe esta diferencia entre el pescado silvestre y el de granja? En primer lugar, el salmón de granja es alimentado con soya y maíz genéticamente modificados y ricos en componentes proinflamatorios, además de estar contaminado por sustancias químicas tóxicas como dioxina o policlorobifenilos, los cuales causan cáncer y retrasan el desarrollo cerebral de los niños y de los fetos.[2]

El salmón silvestre, por el contrario, es sumamente rico en grasas omega-3 saludables, además de estar menos expuesto a sustancias tóxicas.[3] Estas grasas incluso pueden ayudar a protegerte contra el desarrollo de Alzheimer, la tercera causa de muerte en Estados Unidos según *Cerebro de pan*, del doctor David Perlmutter.[4]

Entre los salmones salvajes, el primer lugar lo ocupa el salmón de Alaska; mi favorito es el salmón Real, pero también me gustan las otras variedades: Rojo, Plateado, Keta y Rosado. Sea cual sea la especie que más te agrade, sugiero que pagues el costo adicional que tiene el salmón silvestre para recibir la mayor cantidad posible de beneficios a tu salud. La calidad va en relación con el precio, así que no seas tacaño con tu salud.

Además de los ácidos grasos antiinflamatorios benéficos, el salmón contiene péptidos bioactivos que regulan varias hormonas del cuerpo que fortalecen los cartílagos y combaten la artritis, además de prevenir el desarrollo de cáncer colorrectal.[5] El salmón es moderadamente alto en purina, una sustancia química alimenticia que puede provocar gota en personas susceptibles, así que ten cuidado si eres susceptible a la gota o ya la padeces.

Sin embargo, ¿podemos asociar el salmón con la pérdida de peso? Ya hemos discutido que el pescado es una de las fuentes de proteína más saciantes, y las investigaciones demuestran que los pescados grasos pueden modular las hormonas del apetito y la inflamación en personas con sobrepeso. Durante una intervención de ocho semanas, el consumo de salmón moduló la insulina en ayunas, así como la ghrelina y la leptina, y redujo los marcadores inflamatorios.[6,7] También se ha demostrado que variar la fuente de pescado incrementa el porcentaje de apego a una dieta entre quienes favorecen el pescado como fuente de proteína para bajar de peso.[8] ¿Recuerdas la dieta del Mar Báltico que discutimos en el capítulo 8? Ésta es rica en ácidos grasos omega-3 provenientes de pescado, y se asocia con pérdida de peso y mejoría de los marcadores cardiometabólicos.[9]

Ésa es una razón por la cual recomiendo que durante tu viaje de vida hacia la salud incluyas pescado con frecuencia en tu dieta. Inclúyelo como principal fuente de proteínas dos o tres veces por semana para calmar la inflamación. Usa esta fuente de proteínas de alta calidad para regular la bioquímica sanguínea y las hormonas metabólicas que controlan la saciedad. Hay muchas variedades de pescado de las cuales elegir, e incontables formas de prepararlos. Algunas, como el Bacalao Horneado al Pesto (página 401), rico en omega-3, están incluidas en los planes de comidas de *La biblia de la salud intestinal*. De hecho, un estudio realizado en Europa demostró que el consumo de bacalao incrementa la pérdida de peso en hombres y tiene otros efectos positivos.[10] Un convincente estudio llevado a cabo en Islandia (que está en la región del Báltico) reportó una relación dosis-respuesta entre el consumo de bacalao y la pérdida de peso con una dieta con restricción de energía de ocho semanas.[11] Los participantes en el estudio llevaron una de tres dietas con fuentes de proteína marina o sin proteína marina.

- **Dieta 1:** 150 gramos de bacalao cinco veces por semana
- **Dieta 2:** 150 gramos de bacalao tres veces por semana
- **Dieta 3:** Sin proteína marina

Quienes consumieron 150 gramos de bacalao cinco veces por semana perdieron 1.7 kilogramos más que quienes comieron la misma cantidad de calorías pero sin consumir pescado.

Es un hecho que otras variedades de pescados y mariscos pueden favorecer la pérdida de peso al aumentar la saciedad y el contenido de omega-3, o como el bacalao y el salmón, pueden tener otras propiedades que aporten beneficios para la pérdida de peso. Sin embargo, no todos los pescados de la misma especie son igual de saludables; un salmón silvestre del Pacífico, por ejemplo, es distinto de muchas maneras a un salmón de granja. El de granja tiene cantidades mucho mayores de organoquímicos carcinógenos y menores cantidades de ácidos grasos omega-3 y astaxantina (un pigmento carotenoide con potentes propiedades antiinflamatorias). En la sección de recetas de *La biblia de la salud intestinal* se priorizan los pescados ricos en astaxantina y en ácidos grasos omega-3, así como bajos en mercurio.

PESCADOS QUE SOLÍAN SER SALUDABLES

Las especies de mayor tamaño, como el atún (albacora, aleta amarilla, patudo), el pez espada, el marlín, la caballa, el mero, el fletán, el reloj anaranjado, el barrilete y el tiburón estuvieron alguna vez entre los alimentos más saludables del planeta, pero ya no son seguros en grandes cantidades debido a la contaminación ambiental con mercurio.[12] Esto se debe a que este metal tóxico se bioconcentra de forma ascendente en la cadena alimenticia: los peces pequeños están expuestos, los medianos se comen a los pequeños y duplican su nivel de exposición, los peces grandes se comen a los medianos y terminan con niveles mayores de mercurio en el organismo, y así sucesivamente.

Para reducir tu exposición al mercurio, límitate a no más de una porción de atún albacora o alea amarilla a la semana, y evita por completo peces más grandes como el tiburón, el pez espada, la caballa gigante (o macarela rey) y el blanquillo. Limita tu consumo de pescados con contenido de mercurio moderado a no más de una porción a la semana. Entre éstos están el róbalo, la carpa, el bacalao de Alaska, el mero, la langosta, el mahi mahi, el rape, la perca (de agua dulce), el pez sable, la raya, el pargo, el atún (de lata, blanco, barrilete), y la trucha marina.[13] La receta de Ensalada crujiente de almendras y atún del capítulo 11 (página 404) requiere atún *light* en trozo, el cual tiene menor contenido de mercurio.

Recomiendo consumir pescados y mariscos bajos en mercurio y contaminantes organoquímicos, que sean ricos en ácidos grasos omega-3, y que sean silvestres o recién capturados en aguas locales. Entre éstos están el bacalao del Atlántico o del Pacífico, las anchoas, el pez mantequilla, el pez gato, el atún ligero de lata, el lenguado, el abadejo, el arenque, la perca de mar, los mejillones, las almejas, la platija, la trucha arcoíris, la escorpina, las sardinas, los ostiones, el róbalo (negro), el sábalo, los camarones, la langosta espinosa, la tilapia, la trucha (de agua dulce), las almejas silvestres orientales y el pescado blanco. Algunas especies están en peligro de extinción en algunas regiones. Asimismo, en general la tilapia de granja está llena de antibióticos. Los países con mejores prácticas de producción de tilapia son Estados Unidos y Ecuador, y ciertas cadenas de supermercados ofrecen tilapia libre de antibióticos y de hormonas como opción asequible de pescado blanco.[14]

Los pescados y mariscos, que son superalimentos poco consumidos, son clave para la buena alimentación. Los lineamientos alimenticios para Estados Unidos sugieren que los adultos coman pescado al menos dos veces por semana,[15] pero sólo un tercio de la gente lo hace. Como verás en los planes de comida, recomiendo consumir pescados y mariscos seguros varias veces por semana en todas las fases. Los beneficios a la salud son múltiples, y tú los vales.

2. Aceite de oliva

He señalado los beneficios a la salud del aceite de oliva a lo largo de todo el libro, pero decidí incorporarlo como superalimento para la fase 3 por ser la principal fuente de grasas de la dieta mediterránea. Puede decirse que el aceite de oliva es quizá el aceite más saludable en el planeta, pues no sólo está lleno de grasas monoinsaturadas, sino que también contiene niveles elevados de fenoles, que son antioxidantes que influyen en la salud cardiaca y combaten enfermedades crónicas. La dieta mediterránea contiene alimentos altos en ácidos grasos monoinsaturados (MUFA), los cuales pueden proveer un empujón adicional para facilitar la pérdida de peso. Los frutos secos, el aguacate y el aceite de oliva, todos los cuales contienen MUFA, son superalimentos antiinflamatorios. Mientras que muchas dietas diseñadas para perder peso en poco tiempo promueven una alimentación baja en grasas, *La biblia de la salud intestinal* favorece alimentos que aplacan la hoguera de la inflamación y producen saciedad, que es lo que deriva en un metabolismo rápido y en pérdida de peso. Necesitamos distanciarnos de la creencia de que todos los alimentos ricos en grasas son el diablo, y enfocarnos más bien en comer grasas que sean antiinflamatorias.[16]

Otro tabú es que los alimentos ricos en grasas y con alta densidad de energía, como los que son altos en MUFA, deben restringirse mucho. Pero esta clase de creencia se basa en la teoría anticuada de las calorías que entran y las que salen. Aunque el aceite de oliva sí contiene 125 calorías y 14 gramos de grasa por cucharada, la salud y el control de peso van más allá de la cantidad de calorías que consumes. Eso no significa que puedas beber aceite de oliva a borbotones, sino que su valor terapéutico es incuestionable, además de que ayuda a controlar el peso a largo plazo.

Un estudio reciente publicado en el *European Journal of Clinical Nutrition* comparó tres dietas: una dieta baja en grasas, contra dos dietas mediterráneas ligeramente distintas (una rica en frutos secos y otra rica en aceite de oliva, como fuentes primarias de grasa). La dieta mediterránea complementada con aceite de oliva virgen o con frutos secos mejoraba la metabolización de la glucosa tanto como la típica dieta baja en grasas. Sin embargo, a diferencia del grupo que llevó esta última dieta, los grupos con ambas dietas mediterráneas exhibieron una pérdida significativa de peso.[17]

¿Qué puede explicar estos resultados? Un motivo: el efecto del aceite de oliva en la saciedad. Todas las grasas incrementan la saciedad hasta cierto punto, pues inducen hormonas intestinales que te hacen sentir satisfecho. Sin embargo, el aceite de oliva induce la saciedad de una forma brillante: su aroma mismo provoca una sensación de satisfacción. Un estudio publicado en el *American Journal of Nutrition* mostró que aderezar el yogur bajo en grasas con esencia de aceite de oliva baja en grasas mejoró la saciedad y la actividad cerebral que suele asociarse con el consumo de grasas y la sensación de recompensa.[18] El aceite de oliva posee propiedades especiales que tienen un impacto profundo en la saciedad; su aroma por sí solo ataca receptores del cerebro que promueven la sensación de estar lleno.[19,20] (De hecho, una tienda de helado en Baltimore desarrolló helados sabor aceite de oliva y sal de mar, la cual es una buena forma de sentirte más profundamente lleno sin tomar tanto helado.)

Como ya sabes, combatir la inflamación es parte elemental de este programa. El aceite de oliva, sobre todo el extravirgen, es un componente antiinflamatorio potente que aporta múltiples beneficios a la salud.[21] El aceite de oliva extravirgen tiene un contenido muy alto de polifenoles, y se considera un inhibidor de cox-1 y cox-2, por lo que pertenecería a la misma clase de antiinflamatorios tan potentes como el ibuprofeno.[22]

Estos poderes antiinflamatorios son muy importantes para la salud cardiovascular en particular. Además, es menos probable que las grasas antiinflamatorias estén implicadas en la oxidación de LDL que deriva en cardiopatías coronarias y ateroesclerosis.[23,24] Se ha demostrado en algunos estudios que sustituir carbohidratos por una cantidad calóricamente equivalente de aceite de oliva incrementa los niveles de colesterol bueno (HDL), sin tener efecto alguno en los de LDL. Ésa es otra excelente razón para incorporar más aceite de oliva a tu dieta.[25] El aceite de oliva también es rico en ácido oleico, el cual disminuye el riesgo de coágulos (trombosis), y es una buena fuente de vitamina E; de hecho, una cucharada contiene 12.9% de la dosis diaria recomendada.[26,27]

Mucha gente sube de peso por culpa de lo que se conoce como "comer por ansiedad", lo que significa que se dan atracones de comida durante periodos de alteraciones emocionales. Hay muchos factores que influyen en los trastornos alimenticios por atracón, aunque la buena nutrición puede ayudar a controlar estos impulsos autodestructivos. Un estudio reciente mostró que el consumo de aceite de oliva extravirgen y de frutos secos como parte de una dieta mediterránea disminuye el riesgo de trastornos alimenticios por atracón.[28] El apego a la dieta mediterránea se asocia con una menor prevalencia de este tipo de trastornos por atracón, mientras que el consumo de cremas, mantequilla, pasteles, dulces y postres horneados los desencadena.[29]

Pero ¿qué hay de la pérdida de peso? Adivinaste la respuesta. Es probable que el aceite de oliva también te ayude a perder peso. Un estudio realizado con 44 sobrevivientes de cáncer de mama con sobrepeso usó una dieta basada en aceite, pues las investigaciones han mostrado un vínculo entre consumo de aceite de oliva y menor riesgo de desarrollo de cáncer de mama.[30] En el estudio de 44 semanas, a las participantes se les asignó al azar una dieta a base de plantas enriquecida con aceite de oliva o una dieta calóricamente equivalente diseñada por el Instituto Nacional de Cáncer. La ingesta total de grasas era superior a 15%, pero menor a 30% del total de calorías consumidas. Sólo 28 personas concluyeron el ensayo clínico. La dieta a base de aceite de oliva demostró ser más efectiva para perder peso, al reducir los triglicéridos séricos y aumentar las lipoproteínas de alta densidad (el colesterol bueno), en comparación con la dieta baja en grasas del INC. Significativamente, más mujeres perdieron 5% o más de su peso corporal total con la dieta a base de aceite de oliva que con la otra dieta.

Además del control de peso y la prevención del cáncer, ¿las mujeres obtienen otros beneficios del consumo de aceite de oliva? Es probable. En pruebas de laboratorio, este aceite demostró proteger contra la osteoporosis a ratones hembra a los que se les indujo la menopausia mediante cirugía.[31]

Los habitantes del Mediterráneo han usado el aceite de oliva como principal fuente de grasas durante milenios, sin que haya evidencias de que resulte dañino. De hecho, parece ser uno de los principales factores dietéticos de la longevidad y la buena salud de quienes habitan en la región. Así que apégate al aceite de oliva extravirgen como principal fuente de aceite. Evitará que recuperes los kilos perdidos y mantendrá tu corazón (y el resto de tu cuerpo) sano.

3. Manzanas

Según investigadores de la Facultad de Ciencias Alimenticias de la Universidad Estatal de Washington, literalmente una manzana al día te ahorraría el médico. Estos científicos evaluaron los perfiles microbianos intestinales de ratas de laboratorio delgadas y obesas antes y después de que consumieran manzanas, y descubrieron que ingerir manzanas normalizaba la mala distribución de la flora intestinal en las ratas obesas, y hacía que su perfil fuera más similar al de las ratas delgadas. Se examinaron distintas variedades, y todas exhibieron este beneficio; no obstante, la manzana Granny Smith aportó la mayor protección contra el desarrollo de obesidad al promover una flora intestinal saludable. Esta variedad de manzana tiene los mayores índices de fibras no digeribles (¡comida para tus bichos!) y antiinflamatorios naturales.[32]

Esta superfruta, la cual se cultiva en zonas templadas de todo el mundo, ha estado entre nosotros desde hace cerca de 3 000 años. Las semillas de las manzanas son heterocigóticas, lo que significa que si le quitas las semillas a una manzana que compraste en la tienda y las plantas en la tierra, crecerán cuatro tipos distintos de manzanas. Esto tiene varias implicaciones. Una es que hay un número casi infinito de variedades de manzanas. Por desgracia, pocas de ellas son dulces y deliciosas. Cada una de las variedades que encuentras en las tiendas ha sido cultivada cuidadosamente por agricultores, en algunos casos durante siglos. Cada manzana de tu supermercado proviene de un árbol injertado. Algunas variedades nativas han sido heredadas (y comidas) por los humanos durante cientos de años. Es algo bueno, pues esta superfruta aporta múltiples beneficios.

Una razón por la cual creemos que las manzanas son tan saludables es por sus altos niveles de fitoquímicos como flavonoides, carotenoides y fenoles, además de potentes antioxidantes como quercetina, catequina, floricina y ácido clorogénico (este último también se encuentra en la semilla verde del café, la cual promueve la pérdida de peso). Esta potente combinación de fitonutrientes, aunados a la fibra soluble llamada pectina, y a sus cantidades relativamente altas de vitamina C, hace que las manzanas sean una bomba nutrimental que puede disminuir tu riesgo de desarrollar gran variedad de enfermedades crónicas. La actividad antiinflamatoria, combinada con la pectina que alimenta la flora intestinal benéfica, hace de las manzanas un superalimento para promover la salud en general y el control de peso. Por ejemplo, el consumo regular de manzanas reduce el riesgo de cardiopatías. El Estudio de Salud de las Mujeres, el cual dio seguimiento a 40 000 mujeres durante casi siete años, mostró que quienes consumían más flavonoides tenían menor riesgo de desarrollar problemas cardiacos. La ingesta de manzanas y brócoli en particular redujo aún más el riesgo de afecciones cardiovasculares,[33] correlación que ha sido replicada en muchos otros estudios.[34-37]

Los antioxidantes y antiinflamatorios de las manzanas son una de las razones por las cuales son tan sanas para el corazón. No obstante, otro factor es que parecen disminuir los lípidos en la sangre. No olvides que la fibra tiene un efecto poderoso en los niveles de lípidos. Sin embargo, aunque las manzanas tienen cantidades razonablemente altas de fibra, ésta no parece explicar su efecto sobre los niveles de lípidos en sangre. Un grupo de científicos franceses diseñó un experimento ingenioso para resolver este misterio. Alimentaron a tres grupos de ratas de la siguiente manera:[38]

- El grupo 1 recibió pectina de manzana (principal fuente de fibra en la fruta).
- El grupo 2 recibió manzana liofilizada (en la que la cantidad de fibra era menor), la cual tenía un alto contenido de polifenoles.
- El grupo 3 recibió ambas.

¿Cuál grupo crees que redujo más sus niveles de lípidos en sangre? El grupo 3, por supuesto. Todo parece indicar que las manzanas (como muchos otros alimentos) son más que la suma de sus partes. No es sólo la pectina o los polifenoles lo que tiene este efecto en los lípidos en la sangre. Es la combinación única de estos potentes fitoquímicos y de fibra lo que hace que las manzanas sean auténticas superfrutas.

Estos efectos en la salud del corazón y los niveles de lípidos en la sangre bastarían por sí solos para recomendar las manzanas. Pero no son sus únicos beneficios. Se ha demostrado en repetidas ocasiones que las manzanas tienen un efecto protector contra el cáncer, en especial el de pulmón. El Estudio de la Salud del Personal de Enfermería, que implicó a 77 000 mujeres y 47 000 hombres, demostró que las mujeres que consumían una porción de manzana o pera al día tenían menor riesgo de desarrollar cáncer de pulmón.[39] En un estudio realizado en Hawaii, los científicos se dieron a la tarea de descubrir cuán poderoso era este efecto protector contra el cáncer de pulmón. Tomaron dos grupos de pacientes —582 con cáncer de pulmón y 582 sanos— y compararon su historial de tabaquismo y su ingesta de comida. Quienes consumían más manzanas, cebollas y toronja blanca exhibían un riesgo hasta 40 o 50% menor de desarrollar cáncer de pulmón, en comparación con quienes consumían las menores cantidades de esos alimentos.[40] Las manzanas parecen mejorar la salud pulmonar cuando no hay cáncer de por medio. Parecen reducir el riesgo de desarrollar asma, la gravedad de los ataques de asma y la hipersensibilidad bronquial.[41] También parecen mejorar la capacidad pulmonar general. En un estudio realizado en Gales se examinó la capacidad pulmonar de 2512 hombres de mediana edad de entre 45 y 59 años, con una herramienta llamada volumen de reserva espiratoria (VRE), el cual mide cuánto aire se puede expulsar de los pulmones.[42] Los investigadores encontraron que quienes comían más manzanas a la semana tenían mejores resultados de VRE, casi sin duda debido a los altos niveles de flavonoides —en particular de quercetina— presentes en las manzanas.

Las manzanas no sólo favorecen la salud cardiaca y pulmonar, sino que también parecen ayudar a revertir la diabetes tipo 2 y a perder peso. En un estudio realizado en Finlandia se revisó el historial alimenticio de más de 10 000 hombres y mujeres. Los investigadores encontraron que un consumo elevado de manzanas se asociaba con menor riesgo de diabetes tipo 2.[43] La ingesta elevada de quercetina, uno de los principales flavonoides de las manzanas, se asoció con una reducción aún mayor de este riesgo.

¿Cuál es la conclusión en términos de pérdida de peso? La poderosa manzana te ayuda a perder kilos y mantenerte delgado. Un estudio realizado en la Universidad Estatal de Río de Janeiro, en Brasil, le asignó aleatoriamente a 411 mujeres uno de tres complementos alimenticios: una manzana, una pera o una galleta de avena tres veces al día. Quienes comieron una porción de manzana tres veces al día perdieron un kilo en un periodo de 12 semanas, al mismo tiempo que disminuyeron sus triglicéridos y su colesterol total.[44]

Estudios realizados en animales han obtenido resultados similares. Un interesante estudio controlado en ratas con obesidad inducida por la alimentación exhibió mejorías en los perfiles de lípidos y pérdida de grasa corporal y peso cuando los animales eran alimentados con hollejo de manzana (el residuo que queda después del proceso de extracción del jugo) o con concentrado de jugo de manzana (ambos productos tenían altas concentraciones de polifenoles y flavonoides, así como fibras solubles) *junto con una dieta occidental alta en grasas saturadas*. ¿Qué significa esto? Que las ratas que se vuelven obesas al consumir una dieta alta en grasas saturadas (obesidad inducida por la alimentación) pueden revertir su obesidad sólo con productos de manzana.[45] Los potenciales mecanismos para perder peso y grasa que aportan los productos de manzana en este estudio incluyen que la fibra soluble bloquea la absorción de colesterol y ácido biliar, y alimenta a las bacterias saludables que mejoran el metabolismo, y los polifenoles de las manzanas tienen efectos antiinflamatorios. Un estudio reciente confirmó que el jugo de manzana clarificado, carente de pectina prebiótica y bajo en polifenoles, no aporta estos beneficios.[46]

Estos fascinantes hallazgos demuestran claramente el poder curativo de esta superfruta. Sin embargo, hay otro estudio más sobre por qué las manzanas le quedan como anillo al dedo a *La biblia de la salud intestinal*. Los científicos han demostrado recientemente en modelos animales que el consumo regular de manzanas mejora la biodiversidad del microbioma intestinal.[47] Los animales cuya dieta estaba complementada con pectina (la fibra principal de las manzanas) experimentaron un aumento por duplicado de ácido butírico, que es el combustible primario de las células del intestino grueso. Estos cambios no ocurrieron en el grupo control ni en los animales que fueron alimentados con puré, hollejo o jugo de manzana. Así que ve y disfruta una manzana al día.

4. Chocolate amargo

El chocolate se deriva de las semillas tropicales de cacao del género *Theobroma*, palabra que se traduce como "alimento de los dioses". Y tiene bien merecido este nombre, no sólo por su exquisito y decadente sabor, sino también por los beneficios que aporta a la salud.

El chocolate contiene dos tipos de flavonoides: flavonoles, hechos de moléculas llamadas epicatequinas y catequinas, las cuales también están presentes en el té, y procianidinas, que son moléculas de flavonoles de mayor tamaño. Los estudios han mostrado que el cacao y algunos tipos de chocolate amargo tienen mayor contenido de polifenoles, flavonoides y antioxidantes que muchos de los otros superalimentos incluidos aquí. Ciertamente, el chocolate amargo le gana al acai, las moras azules, los arándanos y la granada en cada una de esas categorías.[48] Es un dato fascinante, pero la verdadera pregunta sigue ahí: ¿estos mayores niveles de fitoquímicos saludables contenidos en el chocolate se correlacionan con mejorías en la salud? La ciencia sugiere que sí.

Muchas de las investigaciones sobre el chocolate y la salud han girado en torno a su impacto en afecciones cardiovasculares, la oxidación de colesterol y la hipertensión. Este superalimento se desempeña con excelencia en cada una de estas áreas. En 2004 una coalición de científicos de los Países Bajos, Bélgica y Australia se unieron para identificar intervenciones dietéticas que ayudaran a la gente a reducir su riesgo de cardiopatías.[49] Para descubrir en qué consistiría esta comida saludable, revisaron los resultados del Estudio Cardiaco de Framingham y su Estudio Derivado (dos de los estudios longitudinales más grandes que se han realizado para determinar los factores que influyen en la salud o enfermedad del corazón). Los científicos crearon entonces la Policomida, una dieta que si se sigue a diario disminuye el riesgo de cardiopatías hasta en 76%, resultado mucho mejor que el de cualquier medicamento y sin efectos secundarios. La comida consiste de pescado, chocolate amargo, frutas, verduras, ajo y almendras. ¿Te suena familiar?

Todos éstos son hallazgos impresionantes y recomendaciones dietéticas interesantes que están en sintonía con la dieta mediterránea que recomiendo para la fase 3. Pero ¿por qué el chocolate amargo tiene un efecto tan profundo en la salud del corazón? No tenemos todas las respuestas, pero parecen entrar en juego muchos mecanismos.

En primer lugar, el alto contenido polifenólico del chocolate amargo tiene propiedades tanto antiinflamatorias como antioxidantes. En un estudio, se probaron un aminoácido llamado clovamida y dos extractos fenólicos de semillas de cacao tostadas y sin tostar para probar sus efectos en citoquinas proinflamatorias y en la activación del gen NF-kB (dos marcadores primarios de inflamación).[50] Las tres opciones redujeron estos marcadores inflamatorios, y la clovamida además mejoró la activación de los receptores PPARγ, lo cual es un factor clave para disminuir la inflamación sistémica. Dado que la inflamación sistémica desempeña un papel central en las enfermedades cardiacas, estos efectos sugieren que el consumo de chocolate amargo puede mitigar el riesgo.

Otro estudio demostró que la actividad antioxidante del chocolate amargo puede desempeñar un papel aún más poderoso en la salud cardiovascular. Científicos de la Universidad de Pensilvania se dieron a la tarea de determinar cómo influía el chocolate amargo en la salud cardiaca.[51] Dividieron a 23 sujetos sanos en dos grupos, a uno de los cuales le asignaron la dieta occidental estándar, y al otro la misma dieta pero con un complemento de 22 gramos de cacao y 16 gramos de chocolate amargo al día. ¿Cuáles fueron los resultados? El grupo que consumió chocolate amargo experimentó menos oxidación de colesterol LDL, lo cual es crítico, pues la oxidación del colesterol *es* la causa principal de cardiopatías e infartos. También se ha demostrado que el consumo regular de chocolate amargo disminuye la tensión arterial y mejora la función endotelial, lo cual parece ocurrir tanto en personas sanas como en personas con hipertensión esencial (es decir, sin causa conocida).[52,53] Creemos que este efecto en la tensión arterial tiene que ver con el hecho de que los flavonoides del chocolate influyen en un vasodilatador importante, llamado óxido nítrico, el cual es esencial para regular la tensión sanguínea. El chocolate amargo también contiene altos niveles de ácido oleico, una grasa monoinsaturada saludable que está presente en el aceite de oliva y que puede ser otra razón por la cual el chocolate amargo protege la salud del corazón.

También hay cada vez más evidencia que sugiere que el chocolate amargo puede mejorar la sensibilidad a la insulina. Un estudio reciente, publicado en el *American Journal of Clinical Nutrition*, reveló que sujetos sanos que comían 100 gramos de chocolate amargo al día exhibían un aumento significativo de sensibilidad a la insulina, en comparación con quienes comían una cantidad calóricamente equivalente de chocolate blanco. Asimismo, se observó una disminución de la tensión sanguínea sistólica.[54] Investigaciones británicas han demostrado que un consumo mayor de flavonas (presentes en las moras y el chocolate amargo) se asocia con menor riesgo de diabetes, obesidad, cardiopatías y cáncer. Una ingesta mayor de flavonas también se asocia con mayor sensibilidad a la insulina.[55,56]

Este exquisito superalimento, rico en polifenoles que combaten la inflamación y mejoran la sensibilidad a la insulina, también funciona como prebiótico.[57] Investigadores de la Universidad Estatal de Luisiana reportaron que la fibra del chocolate amargo es fermentada por microbios intestinales benéficos que combaten la obesidad, como bifidobacterias y bacterias ácido-lácticas, lo cual a su vez genera aún más componentes antiinflamatorios que benefician la salud cardiovascular y la regulación del peso corporal.[58] Por lo tanto, el chocolate tiene propiedades prebióticas que lo convierten en un superalimento adecuado para las fases 2 y 3.

¿Algo que consideramos un postre puede facilitar la pérdida de peso? ¡Sí! Investigadores de la Universidad de Granada, en España, reportaron un estudio realizado en Europa que implicó a 1 458 adolescentes de entre 12 y 17 años, en donde se observó que un mayor consumo de chocolate se asociaba con menores niveles de grasa total y central.[59] ¿Cómo puede ser posible? Un estudio reciente, publicado en el *Journal of Agriculture and Food Chemistry*, sugiere una posible respuesta.[60] Pareciera que los flavonoles del chocolate, en especial las proantocianidinas oligoméricas (opc), son agentes activos en la prevención de la obesidad.

Los investigadores alimentaron a ratones con una dieta alta en grasas, y luego les dieron una mezcla de flavonoles del chocolate. Después de 12 semanas, los ratones que recibieron las OPC estaban más protegidos contra el aumento de peso, la acumulación de masa adiposa, afectaciones a la tolerancia a la glucosa y la resistencia a la insulina.

Toma en cuenta que estoy hablando de *chocolate amargo*, el cual es muy distinto a la mayoría de los chocolates que se venden en tu supermercado local. Al comprar chocolate, busca productos que contengan al menos 70% de cacao y que no estén repletos de azúcar, lo cual significa pagar un costo adicional por marcas de buena calidad. Evita el chocolate con leche y el chocolate blanco (porque contienen demasiada azúcar), y dale prioridad a las variedades amargas.

Aunque soy defensor del chocolate amargo, no sugiero consumirlo en exceso, pues *también* contiene azúcar. Sugiero que te deleites con unas cuantas porciones —dos o tres cuadritos— entre tres y cuatro veces por semana. Más de esto no aportará beneficios adicionales a tu salud, y su contenido de azúcar puede incluso volverse dañino para tu salud y tu abdomen si abusas de su consumo. Siempre y cuando lo disfrutes con moderación, puedes (¡y debes!) incorporar este "alimento de los dioses" a tu plan alimenticio de por vida.

5. Verduras de hoja verde

Las verduras de hoja verde constituyen una clase de verduras que incluye, entre otras, las siguientes:

* Acelga
* Berza
* Espinaca
* Hojas de mostaza

* Kale (éste es un superalimento de la fase 2, así que no reiteraré sus virtudes aquí)
* Lechugas

Aunque no todas ellas aportan los mismos beneficios a la salud ni provienen de las mismas familias, es útil clasificarlas en una sola categoría por una simple razón: incorporar verduras de hoja verde de *cualquier* variedad a tu alimentación tiene muchas ventajas. Prepáralas como ensaladas, salteadas o de cualquier otra forma; son una forma sencilla, asequible y deliciosa de mejorar tu salud. Por cuestiones de simplicidad, las dividiremos en ensaladas y hortalizas de hoja verde. En primer lugar, veamos las virtudes de las hortalizas de hoja verde. Y luego hablaremos del superalmuerzo conocido como ensalada.

Hortalizas de hoja verde

Un grupo de verduras del cual no he hablado a profundidad es la familia *Chenopodiaceae*, la cual incluye la espinaca, la acelga, las hojas de betabel y la quinoa. Los beneficios que aportan estos alimentos a la salud son cada vez más loados, pues contienen una serie de fitoquímicos con efectos protectores contra el cáncer. Estas sustancias vegetales protectoras se conocen como carotenoides; una subcategoría específica de éstos, llamada xantófila epoxi, parece inhibir la proliferación de células cancerígenas. Tanto la espinaca como la acelga son ricas en estos carotenoides, la que puede ser una razón por la cual se ha mostrado en múltiples estudios que protegen contra el cáncer.[61]

Es una afirmación fuerte, por lo que convendría examinar algunos de los estudios que la respaldan. En modelos animales, se ha demostrado que el carotenoide neoxantina detiene la proliferación de células de cáncer de próstata.[62] Un estudio reciente, publicado en el *International Journal of Cancer*, analizó la asociación entre la ingesta de cinco flavonoides comunes y la incidencia de cáncer de ovario en las 66 940 mujeres que participaron en el Estudio de Salud del Personal de Enfermería. Los investigadores observaron que una alta ingesta del flavonoide apigenina —el cual es alto en las espinacas y el perejil— se asoció con menores índices de cáncer de ovario. El kaempferol, un flavonoide importante presente no sólo en la espinaca sino también en las verduras crucíferas, incluyendo hortalizas de hoja verde como acelga y hojas de mostaza, parece también desempeñar un papel central.[63] Además, el consumo de espinaca parece disminuir el riesgo de cáncer de mama. Un estudio del Instituto Nacional de Ciencias de la Salud Ambiental de Estados Unidos revisó información de salud e ingesta de comida de 3 543 mujeres con diagnóstico de cáncer, y la compararon con datos de 9 406 controles. ¿Qué encontraron? Que quienes comían espinaca y zanahoria dos veces por semana tenían 56% menos probabilidades de desarrollar cáncer de mama que quienes no consumían esos alimentos en lo absoluto. La espinaca no sólo parece mitigar la proliferación del cáncer, sino que también tiene propiedades antimutagénicas (lo que significa que reduce la velocidad de la mutación celular). Un estudio halló que 13 componentes químicos de la espinaca actúan como antimutágenos en el cuerpo humano.[64] Y aunque la evidencia no es concluyente aún, pareciera que aumentar la ingesta de espinaca puede reducir el riesgo de desarrollar un agresivo cáncer de próstata (etapas III y IV).[65]

¿Qué hay de la acelga? Aunque se ha estudiado en menor medida, es razonable pensar que la acelga tiene cualidades similares, pues contiene muchos de los mismos carotenoides especializados y anticancerígenos que la espinaca.

¿Esto significa que si incorporas un poco de espinaca o acelga a tu dieta te curarás mágicamente de cáncer o lo evitarás por el resto de tu vida? Claro que no. Nadie ni nada puede prometerte eso. Sin embargo, cada vez más investigaciones sólidas promueven el uso de estos alimentos en la lucha contra el cáncer.

Los beneficios que aportan estas hortalizas de hoja verde no se limitan a sus cualidades anticancerígenas. La espinaca también puede reducir la tensión sanguínea. Es probable que tenga efectos positivos en la salud óptica dados sus altos niveles de luteína y zeaxantina, dos carotenoides famosos por favorecer la salud de los ojos y mitigar la degeneración macular.[66] La acelga, por su parte, puede ayudar a combatir los niveles elevados de colesterol y el cáncer de colon, y puede proteger la función hepática en pacientes con diabetes tipo 2.[67,68]

Ningún alimento es una cura mágica. Sin embargo, las investigaciones sugieren que, si se combinan, las hortalizas de hoja verde protegen tu salud en múltiples frentes.

¿Y las coles, berza, hoja de mostaza, kale y otras verduras de la familia de las crucíferas? De hecho, toda esta familia tiene propiedades medicinales y están entre los alimentos más saludables que puedes consumir. Hay algunas cuantas superestrellas como el kale (superalimento de la fase 2) y el brócoli (parte de las crucíferas, con los mismos beneficios y otros adicionales). No te puede ir mal si incorporas más crucíferas a tu dieta; cada una de ellas está llena de fitoquímicos que pueden protegerte de gran variedad de enfermedades crónicas. Así que dediquemos unos minutos a examinar cómo funcionan las crucíferas en términos de beneficios a la salud.

Las crucíferas pueden tener efectos anticancerígenos incluso más profundos que los estudiados en el caso de la espinaca y la acelga. Aunque hay evidencias mixtas, durante las últimas décadas los estudios epidemiológicos han exhibido una correlación inversa entre el consumo de crucíferas y el riesgo de cánceres gástricos, de mama, de pulmón, de próstata, de colon, de vejiga, entre otros.[69-73] La correlación parece estar mejor ilustrada en cánceres de pulmón, gástrico y de colon,[74,75] y la mayoría de los científicos coinciden hoy en día en que comer más crucíferas puede ayudar a protegernos contra estos tres tipos de cáncer, y quizá también contra otros. Pero ¿a quiénes protegen y por qué?

Una razón por la cual estas superverduras tienen efectos protectores contra el cáncer es que son ricas en glucosinolatos, que son unos fitonutrientes únicos en su clase que el cuerpo metaboliza y transforma en otras sustancias llamadas isotiocianatos (itc), los cuales parecen tener el potente efecto anticancerígeno. Éstos favorecen la eliminación de potenciales carcinógenos del cuerpo, mejoran la transcripción de proteínas que suprimen la formación de tumores, bloquean las enzimas que se usan en la activación de carcinógenos y desencadenan la muerte programada de las células cancerígenas (apoptosis).[76,77] Sin embargo, estos efectos parecen depender un poco de predisposiciones individuales. La gente con un gen llamado glutatión S-transferasa M1 (gstm1) no parece recibir los mismos efectos protectores de estas verduras. Eso se debe a que este gen está implicado en el transporte urinario de los itc, así que esa gente orina buena parte del aporte benéfico de las crucíferas. Por lo tanto, el efecto protector anticancerígeno que obtengas de estas verduras dependerá, hasta cierto punto, de tu perfil genético. ¿Cómo sabes si tienes el gen gstm1? Bueno, podrías realizarte una prueba genética personalizada que te ayude a determinar si comer más verduras de hoja verde puede protegerte contra el cáncer, pero probablemente no vale la pena el gasto, pues las crucíferas aportan muchos otros beneficios a tu salud que justifican su lugar de honor en tu dieta.

Otro lugar en donde estas verduras resaltan es en su efecto sobre los lípidos en la sangre y como protección contra enfermedades cardiovasculares. En el capítulo 7 describí el proceso por medio del cual comer kale mejora los niveles de ácido biliar que se adhiere al colesterol, lo que te permite excretarlo y disminuir tus niveles de colesterol total en la sangre. El kale no es la única verdura que hace esto. Todas las crucíferas pueden, e incluso algunas son mejores que el kale en este ámbito; en primer lugar la acelga, y la hoja de mostaza no se queda atrás. La col también es una superestrella.[78] Si quieres reducir tus niveles de colesterol de forma natural, incluye muchas crucíferas en tu dieta. Asimismo hay evidencias de que los mismos itc que pueden protegerte contra el cáncer también tienen efectos cardioprotectores.[79] Sin embargo, aquí también parece influir la presencia o ausencia del gen gstm1.[80]

Pero ¿cómo influyen las crucíferas en el aumento de peso y el desarrollo de diabetes tipo 2? Aunque hay pocas evidencias de que la ingesta de crucíferas tenga un impacto directo en la diabetes tipo 2 y el sobrepeso, incrementar tu ingesta general de frutas y verduras se correlaciona de forma inversa con estos problemas.[81] Además, los fitoquímicos contenidos en estas hojas verdes tienen efectos antiinflamatorios y antioxidantes, así que pueden influir de forma indirecta en la diabetes tipo 2 y los complejos síntomas involucrados en el síndrome metabólico. Claro está que se requieren más investigaciones para descifrar estas conexiones, pero es lógico concluir que las crucíferas no tienen un impacto negativo en estos trastornos, e incluso pueden ayudar a paliarlos. Así que cómete tus verduras; te harán bien.

Ensaladas

Es difícil aseverar cuáles son los beneficios precisos de las ensaladas por una simple razón: todas son muy distintas. Una ensalada de espinaca es diferente de una mezcla de lechugas, pero ambas son distintas de una ensalada del chef. Una cosa es segura: siempre y cuando evites las grasas inflamatorias (contenidas en muchos aderezos comerciales) y el azúcar (de las nueces garapiñadas o aderezos dulces), las ensaladas siempre estarán bien. No es un superalimento, sino una supercomida completa con beneficios a la salud que exceden la suma de sus partes.

Ya que estamos hablando de verduras de hoja verde, discutamos la verdura más común en las ensaladas: la lechuga. Hay cientos de variedades de lechuga, todas las cuales son sanas, excepto quizá la lechuga romana o iceberg, la cual tiene cero valor nutrimental. La lechuga es universalmente baja en calorías, y la mayoría de las variedades tienen alto contenido de vitaminas A y C, así como de hierro y calcio. Algunas variedades de lechuga, como la escarola, también tiene un alto contenido de vitamina K (contiene 100% de la dosis diaria recomendada de vitamina K) y folato. Las investigaciones muestran que las lechugas de hojas verdes y rojizas contienen antocianinas, que son inhibidoras de COX-1 y COX-2 (la misma clase de sustancias químicas contenidas en los antiinflamatorios no esteroideos), y mitigan la peroxidación de lípidos, que es el proceso por medio del cual los radicales libres les roban moléculas de oxígeno a las células adiposas, lo que provoca estrés oxidativo que contribuye al daño cardiaco y otros trastornos.[82]

También hay evidencias de que algunos tipos de lechuga tienen niveles relativamente altos del flavonoide quercetina,[83] que es la misma molécula antioxidante contenida en manzanas y cebollas. Tanto las lechugas verdes como las rojizas tienen potentes efectos antioxidantes y antiinflamatorios que varían según la composición fenólica de cada tipo de lechuga. Las cantidades elevadas de fenoles, incluida la antocianina presente en moras y en la lechuga rojiza, pueden indicar que el consumo de lechuga rojiza aporta más beneficios a la salud que la lechuga verde.[84] Por lo tanto, es lógico asumir que la lechuga tenga efectos similares a los de las moras, por lo que aumentar tu ingesta de lechuga es una forma sencilla de proteger tu salud en general. Además, es tan fácil como armar una ensalada. Imagínate el efecto benéfico potencial de la siguiente ensalada:

- Lechuga rojiza
- Espinaca
- Acelga baby

- Nueces
- Aguacate
- Queso feta fresco

Rocíale aceite de oliva o vinagre de vino tinto o balsámico, y tendrás una supercomida completa de primer nivel. Cada uno de esos ingredientes es un superalimento en sí mismo. El platillo contiene proteína saludable, grasas de alta calidad, una buena cantidad de fibra y probióticos, todo en una comida que te toma como cinco minutos preparar. ¿Quieres más proteína? Agrégale salmón enlatado o pechuga de pollo cocida. ¿No te gusta el feta? Ralla entonces un poco de parmesano fresco. ¿No te encanta el sabor de la acelga? Remplázala por kale tierno. Las variaciones son infinitas.

Hay evidencias de que consumir ensaladas como colación facilita la pérdida de peso.[85] La "colación" es una pequeña comida que se consume justo antes de la comida principal para reducir el apetito y disminuir la ingesta calórica de la comida principal, de modo que el consumo energético de ambos alimentos se combine y sea menor al de una comida principal completa. Un equipo de médicos demostró que la ensalada como colación provocó disminución de peso, reducción de la circunferencia abdominal, disminución de triglicéridos, de colesterol total y de tensión arterial sistólica. Se ha demostrado en el programa Volumetrics que la colación facilita la pérdida de peso.[86] Este programa implica comer alimentos de baja densidad energética como aperitivos, los cuales promueven la saciedad y reducen el apetito durante la comida misma.

Las ensaladas son populares aperitivos que se ha demostrado que son efectivos, pero también hay sopas[87] y otros refrigerios con más proteína.[88] Por eso considero que las sopas y las ensaladas son una colación o aperitivo de primera para controlar el peso en la fase 3. Como verás en los planes de comidas y recetas de esta fase, incluyo la Sopa minestrone (página 439), la cual tiene propiedades antioxidantes y prebióticas potentes para combatir la inflamación y sumar bacterias benéficas a tu tracto digestivo.

La colación disminuye el apetito al hacer más lento el vaciamiento gástrico. Sin embargo, la forma y viscosidad de la sopa pueden alterar la eficacia de la colación.[89] Por ejemplo, una sopa licuada de verduras disminuye el tiempo de vaciamiento gástrico, ralentiza la digestión y te hace sentir satisfecho, pero también aumenta la respuesta insulínica (alta respuesta glicémica debido a su forma predigerida y rápida absorción) y aumenta la termogénesis inducida por la dieta (quema de energía durante la digestión), en comparación con una sopa de verduras en trozos acompañada de un vaso de agua. Comer sopa puede tener consecuencias gastrointestinales, endócrinas y metabólicas que pueden influir en la ingesta y saciedad, y la forma de la sopa también parece intervenir en estas respuestas.

Comer sopa de forma regular puede disminuir la ingesta de energía, mejorar la sensación de saciedad y promover la pérdida de peso.[90] Un estudio reciente revisó datos epidemiológicos de más de 10 500 adultos que participaron en la Encuesta de Examinación Nutricional y de Salud Nacional.[91] En comparación con quienes no comían sopa, los consumidores de sopa tenían menos sobrepeso y menor circunferencia de cintura. El consumo de sopa se asoció con menor ingesta de calorías dietéticas, independientemente de si se incluía información sobre el consumo de agua o bebidas. La calidad de la dieta también fue significativamente mejor entre los consumidores de sopa, pues comían menos grasas saturadas y más proteína y fibras dietéticas, así como múltiples vitaminas y minerales.

La sopa parece ayudar a mantener un peso óptimo de múltiples formas, pero la verdadera clave puede estar en que alimenta las bacterias intestinales benéficas para inducir un metabolismo veloz y disminuir tu ingesta de alimentos con alta densidad de energía.[92] Sin embargo, hay que advertir algo: en ese mismo estudio, la sopa también se asoció con una mayor ingesta de sodio, el cual aumenta los riesgos de episodios cardiovasculares.

Estudios epidemiológicos han revelado que el consumo de sopa se asocia con un menor riesgo de obesidad. Asimismo, estudios de intervención han reportado que el consumo de sopa ayuda al control de peso. En 2013, investigadores de la Universidad de Iowa analizaron la Encuesta de Examinación Nutricional y de Salud Nacional de Estados Unidos que se realizó entre 2003 y 2006.[93] Después de revisar los datos sobre alimentación y salud de 4158 participantes, sus resultados fueron similares a un estudio británico: quienes no consumían sopa tenían más riesgo de padecer sobrepeso u obesidad, y mayor prevalencia de niveles bajos de colesterol HDL. La frecuencia del consumo de sopa se asoció de forma inversa con el índice de masa corporal y la circunferencia abdominal. Los investigadores concluyeron que "hay una relación inversa entre el consumo de sopa y el peso corporal en adultos estadounidenses, lo cual corrobora estudios de laboratorio que demuestran el potencial beneficio del consumo de sopa para el control de peso". Una publicación posterior de los mismos investigadores que usó la base de datos de 2003 a 2008 de esta misma encuesta, reportó que los consumidores de sopa tenían menor peso corporal, menor circunferencia abdominal y una tendencia a consumir menos calorías.[94]

Diversos estudios en todo el mundo demuestran que comer sopa se correlaciona de forma inversa con el índice de masa corporal, el colesterol sérico y los niveles de triglicéridos, y la tensión arterial.[95,96] Por estas razones, las sopas y las ensaladas son superaperitivos superprimordiales para el plan alimenticio de *La biblia de la salud intestinal*. En última instancia, el intestino controla tu figura, y elegir los alimentos adecuados que funcionen para tu fisiología intestinal puede ayudarte a perder grasa en los lugares correctos y a mantener tus curvas.

Por ahora, debes tener en cuenta de que he incluido muchas sopas y ensaladas en las recetas y planes de comidas de este libro. Cada una de ellas es un superalimento por sí sola. Pero no te limites a ellas. Usa estas recetas para crear sopas y ensaladas de tu propia inspiración. Las posibilidades son infinitas cuando se trata de preparar superensaladas.

6. Linaza

La linaza ha sido conocida por la humanidad desde tiempos inmemoriales. Se le conocía en la Edad de Piedra, se cultivó en Mesopotamia, tiene un largo historial de uso en la India, y fue popular en Roma hasta que cayó el imperio. Por desgracia, luego fue olvidada hasta la era moderna. En el siglo xx la linaza se usó principalmente para hacer aceite de semilla de lino, un ingrediente común en pinturas, barnices y otros productos químicos industriales.

No fue sino hasta los años noventa que se dieron a conocer los beneficios que aporta la linaza a la salud. En primer lugar, es una de las mejores fuentes vegetales de ácidos grasos omega-3, pues contiene 132.5% de la dosis diaria recomendada de estas grasas antiinflamatorias. La semilla de linaza también contiene niveles sumamente altos de polifenoles antioxidantes. Entre las 100 fuentes más comunes de polifenoles en la dieta occidental, la linaza ocupa el noveno lugar, dejando atrás a potentes antioxidantes como las moras azules y las aceitunas.[97] Hoy en día los científicos consideran que la linaza es *la* mayor fuente de un tipo único de polifenol relacionado con la fibra que se conoce como lignanos, y los contiene en una proporción siete veces mayor que su competidor más cercano, que es el ajonjolí. Estos lignanos son una de las principales razones por las cuales la linaza es tan buena para nuestra salud, y sólo se vuelven bioactivos cuando las bacterias intestinales los descomponen en un proceso que implica gran variedad de bacterias intestinales, incluyendo bacteroidetes, bifidobacterias, bacterias butíricas y eubacterias. Éste es otro vistazo a la importante red de conexiones entre lo que comes, la biodiversidad de tu microbioma intestinal y tu salud.[98]

Otra cualidad única de la linaza es que cuando se muele y mezcla con agua, crea un gel que parece disminuir el apetito y la ingesta de comida en general.[99]

Esta combinación de factores —alto contenido de omega-3, alto contenido de polifenoles, alto contenido de lignanos y una fibra que se vuelve gelatinosa al mezclarse con agua— es quizá la razón por la cual su consumo tiene resultados positivos tan potentes para combatir el síndrome metabólico, la resistencia a la insulina, la diabetes tipo 2 y las cardiopatías.[100]

Por ejemplo, un estudio de la Universidad Estatal de Dakota del Norte dividió aleatoriamente a personas obesas con intolerancia a la glucosa en dos grupos. A uno le asignó 40 gramos de linaza, y al otro le asignó 40 gramos de pan de salvado de trigo. Cada grupo tomó la fibra complementaria prescrita durante 12 semanas. El grupo que recibió la linaza exhibió reducción de marcadores inflamatorios, disminución de niveles de glucosa e insulina en la sangre, y una reducción de 20% en la prevalencia de síndrome metabólico.[103]

LA IMPORTANCIA DE LOS LIGNANOS

Los lignanos son importantes polifenoles relacionados con la fibra. Entre sus cualidades están:

* Son sustancias químicas vegetales que combaten enfermedades y que están presentes en plantas, semillas, cereales integrales, leguminosas, frutas y verduras.[101]
* Son precursores que las bacterias que suelen colonizar el intestino humano convierten en otros polifenoles con un ligero efecto estrogénico.
* Pueden ayudar a prevenir cánceres asociados a hormonas, cáncer de colon, osteoporosis y afecciones cardiovasculares.
* Pueden reducir los síntomas de la menopausia y proteger contra el cáncer de mama.[102]

Las semillas de linaza son la fuente dietética más rica en precursores de lignanos. El ajonjolí está en segundo lugar, seguido de las verduras crucíferas, y luego los cereales (cebada, avena, trigo y centeno).

Otro estudio se dio a la tarea de determinar si las semillas de linaza intervenían o no en el riesgo de cardiopatías en mujeres menopáusicas saludables, grupo cuya principal causa de muerte es fallo cardiaco. Los investigadores enrolaron a 199 mujeres y las dividieron en dos grupos, a cada uno de los cuales le asignaron 40 gramos de semilla de linaza al día o 12 gramos de placebo a base de germen de trigo durante 12 meses.[104] Después de un año, quienes tomaron la linaza tenían mayores niveles de ácidos grasos omega-3, y se redujeron los factores de riesgo de afección cardiovascular, incluyendo colesterol LDL, proteína C reactiva y glucosa en la sangre. Este efecto de la linaza sobre los niveles de LDL ha sido replicado en varios ensayos. En uno de ellos, los científicos descubrieron que el colesterol LDL se reducía hasta entre 12 y 15% con un complemento de linaza, mientras que la excreción de grasa del cuerpo aumentaba.[105] Otro estudio demostró que complementar con lignano de linaza durante 12 semanas redujo los niveles de colesterol en hombres con colesterol moderadamente alto, al mismo tiempo que disminuyó factores de riesgo de afecciones hepáticas.[106]

Sin embargo, ¿puede la linaza devolverte tu cintura? Observa: se ha demostrado que el aceite de linaza comestible reduce el *tamaño de las células adiposas* y los mediadores inflamatorios en ratas obesas con resistencia a la insulina.[107,108] En un estudio interesante, los autores le indujeron obesidad a ratas al activar respuestas inflamatorias y los centros de apetito del cerebro (que se encuentran en el hipotálamo). Luego demostraron que los enfoques dietético, farmacológico y genético podían revertir este aumento de peso.[109] Para ello, usaron aceites antiinflamatorios. Luego reportaron que tanto la *sustitución parcial* de aceites derivados de linaza ricos en omega-3 o de aceite de oliva monoinsaturado rico en omega-9 revertía la inflamación del hipotálamo y corregía el mediador molecular implicado en un inicio en la inflamación. Esta intervención también ayudó a reequilibrar hormonas como la insulina, la leptina, entre otras. Hay varias lecciones importantes que se pueden extraer de este estudio.

1. Una mala alimentación puede provocar inflamación en el cerebro, estimular el apetito y provocar la necesidad de aumentar la ingesta de energía y mayor resistencia a la insulina.
2. Este proceso es *reversible* con una dieta prebiótica y antiinflamatoria saludable.

De hecho, los investigadores inyectaron los aceites antiinflamatorios directamente al hipotálamo y fueron capaces de emular los efectos dietéticos en el apetito, el metabolismo y el peso corporal.

En un estudio realizado en la Universidad Laval de Quebec, en el que participaron 115 mujeres, quienes consumían más lignanos estaban más sanas y delgadas. Asimismo, quienes comían más linaza tenían un índice de masa corporal menor en promedio, y tenían 8.5 kilogramos menos de grasa corporal. En pocas palabras, una mayor ingesta de lignanos se asocia con menor índice de masa corporal y masa adiposa, y mayor sensibilidad a la insulina.[110]

Aunque a lo largo de *La biblia de la salud intestinal* enfatizo más el consumo de aceite de oliva, recuerda que la linaza molida también es una excelente fuente de lignanos que son prebióticos, y su aceite es antiinflamatorio, lo que significa un doble impacto contra la grasa corporal.

Puedes moler linaza y agregarla a alimentos horneados, que es uno de los métodos típicos de administrarla en los ensayos clínicos. Pero no es la única forma de disfrutarla. Tritúrala y agrégala a tu batido matutino, pruébala como cobertura de pollo asado o agrégasela al yogur natural con cultivos vivos, acompañado de un poco de miel no refinada y moras azules, para obtener un superpostre delicioso. En lo personal, me encanta revolver una combinación decadente de semillas de linaza y de chía molidas, cacao y coco a una mezcla de yogur griego natural, y aderezarlo con moras y rebanadas de almendra y nuez. Es mi superrefrigerio favorito para perder peso.

7. Frutos secos

¿Puede un alimento con alta densidad de calorías y alta cantidad de grasa ayudarte a perder peso, reducir tu riesgo de desarrollar diabetes tipo 2 y cardiopatías, y disminuir tu riesgo de mortalidad por cualquier causa? Ese alimento existe en forma de fruto seco.

Las nueces y los frutos secos han atraído mucha atención mediática en la última década por muy buenas razones. Las evidencias demuestran que el consumo regular de frutos secos aporta una amplia gama de beneficios a la salud, desde el efecto prebiótico de las almendras a la mejoría de niveles de colesterol y el efecto antiinflamatorio de los pistaches. Pero ése es sólo el comienzo de la verdadera historia de este superalimento. Todos los frutos secos, incluyendo almendras, nueces de Macadamia, pistaches, nuez de la India, nuez de Brasil, entre otros, tienen increíbles efectos en la salud y pueden ayudarte a perder peso y a evitar recuperarlo. Veamos de cerca la evidencia científica que lo respalda.

Un estudio reciente publicado en el *New England Journal of Medicine* examinó datos del Estudio de Salud del Personal de Enfermería y el Estudio de Seguimiento de la Salud de Profesionales de la Salud, que en conjunto incluyen información de 118 962 personas.[111,112] Los científicos encontraron que el consumo de frutos secos se correlacionaba de forma inversa con la mortalidad por cualquier causa; entre más porciones comía la gente por semana, menos probabilidades tenían de fallecer en el transcurso del estudio. Los investigadores también notaron asociaciones inversas significativas entre el consumo de nueces y el riesgo de cáncer, cardiopatías y afecciones respiratorias.

La correlación longitudinal entre consumo de frutos secos y reducción del riesgo de cardiopatías ha sido replicado tantas veces que ya se acepta sin duda alguna que los frutos secos reducen el riesgo de afecciones cardiovasculares y muerte por infarto por muchas razones. Inicialmente identificamos esta correlación en 1992, al completarse el Estudio de Salud Adventist, uno de los primeros en demostrar que el consumo de frutos secos se correlacionaba con menor riesgo de cardiopatías.[113]

Un estudio posterior, publicado por el mismo grupo de científicos, reveló que comer nueces reduce los niveles de colesterol sérico y la tensión arterial en hombres sanos.[114] Estos dos estudios seminales dieron pie a dos décadas de investigación sobre los efectos de los frutos secos en la salud humana.

Un metaanálisis de cuatro de los estudios longitudinales más grandes (el Estudio de Salud Adventista, el Estudio de Salud Femenina de Iowa, Estudio de Salud del Personal de Enfermería y Estudio de Salud del Personal Médico) demostró que el riesgo de afecciones cardiovasculares es 37% menor en gente que consume frutos secos cuatro o más veces por semana.[115] Uno de los cuatro estudios revisados, el Estudio de Salud del Personal Médico, es de particular interés, pues la correlación inversa entre consumo de frutos secos y afecciones cardiovasculares se observó principalmente gracias a una reducción de 47% de muerte repentina por episodio cardiaco y una menor mortalidad por cardiopatía coronaria.[116] En cada uno de estos estudios hubo una relación dosis-respuesta entre los frutos secos y el riesgo cardiovascular, independientemente del género, la edad, el índice de masa corporal, el consumo de alcohol, otras cualidades alimenticias y otros factores de riesgo cardiovascular. Esto simplemente significa que comer más nueces, sin modificar otra cosa, puede reducir de forma sustancial tu riesgo de padecer cardiopatías.

¿Por qué los frutos secos tienen una influencia tan potente en la salud cardiaca? Lo más probable es que sea porque reducen el colesterol, la inflamación y la oxidación, además de ser ricos en fibra, la cual alimenta a los bichos intestinales benéficos y aporta una amplia gama de beneficios.

En un análisis combinado de 25 ensayos en los que se administraron frutos secos a los participantes, se demostró que, en promedio, 67 gramos de frutos secos al día disminuyen el colesterol LDL entre 5 y 7%.[117] De nueva cuenta, los frutos secos tienen este efecto en una relación dosis-respuesta independiente de otros factores de riesgo. En un metaanálisis de 13 estudios realizados en nueces, los resultados observados fueron similares.[118] Al comparar con las dietas control, las dietas enriquecidas con nueces reducían el colesterol LDL un promedio de 6.7%. En ambos análisis, las nueces no influyeron en los niveles de colesterol HDL. A nivel superficial, esta reducción parece insignificante, pero en realidad es sumamente importante. Al reducir el colesterol LDL sin afectar el HDL, los frutos secos mejoran la proporción general de estos tipos de colesterol en el cuerpo, lo cual es muy deseable para la buena salud del corazón.

Varios estudios también han revelado que comer frutos secos disminuye la inflamación sistémica en el cuerpo, que es uno de los principales riesgos de afecciones cardiovasculares (así como de aumento de peso, diabetes tipo 2 y otras enfermedades crónicas). Uno de ellos analizó información de 6 000 participantes dentro del Estudio Multiétnico de Ateroesclerosis, en un intento por descifrar la relación entre consumo de frutos secos y marcadores inflamatorios en la sangre.[119] Sus resultados fueron sorprendentes. Quienes comían más frutos secos redujeron sus niveles de proteína C reactiva, interleucina 6 y fibrinógeno, todo lo cual es una indicación sólida de que los frutos secos reducen la inflamación. Otros estudios han llegado a conclusiones similares.[120,121] Sin duda alguna, estos efectos se deben a que los frutos secos tienen un alto contenido de ácidos grasos omega-3 antiinflamatorios.

Cada vez más estudios muestran que los tocoferoles y polifenoles de los frutos secos reducen la oxidación de lípidos, que es otro factor de riesgo de cardiopatías. Estudios realizados tanto en animales como en humanos confirman estos hallazgos.[122]

Los beneficios de los frutos secos no terminan ahí: disminuyen el riesgo de síndrome metabólico, diabetes tipo 2 y obesidad. Un estudio reciente de la Facultad de Salud Pública de la Universidad de Loma Linda encontró que el consumo de frutos secos tiene una relación inversa con el síndrome metabólico y la obesidad.[123] Los datos muestran que la gente que consume más frutos secos tiene un IMC promedio inferior; esto significa que, por lo regular, pesaban más que sus contrapartes no consumidoras de frutos secos.

¿Cómo es posible que gente que come frutos secos con mayor densidad de calorías y ricos en grasa en realidad pese menos? Es probable que sea porque la proteína, la fibra y la grasa de los frutos secos disminuye el apetito y aumenta la saciedad.[124] Un estudio de la Escuela de Farmacología y Ciencias Médicas de la Universidad de Australia del Sur demostró que el consumo diario de almendras reducía la glucosa en la sangre, el apetito y las ganas de comer.[125] Esto sugiere que aunque los frutos secos son un tentempié relativamente denso en términos de energía, sacian el hambre, y cuando los comes es probable que consumas menos calorías en el transcurso del día. Una serie de estudios han indicado que los frutos secos inducen saciedad al provocar la secreción de hormonas que ralentizan el movimiento gástrico y que también actúan en el cerebro, como colecistoquinina y péptido YY.[126,127] Evitar los frutos secos porque son altos en calorías puede ser sensato en apariencia, pero bastante tonto en realidad. El resultado neto de comer frutos secos como tentempié es una reducción general de calorías diarias que conlleva una amplia gama de beneficios a la salud bien documentados.

El consumo de frutos secos se ha ligado estrechamente con un metabolismo veloz, un menor riesgo de obesidad y mejor control de peso. Estudios epidemiológicos y clínicos sugieren que el consumo moderado de frutos secos puede ser una forma disfrutable de controlar el peso corporal.[128-134] El estudio más notable y bastante citado en este libro es el análisis realizado por investigadores de Harvard, dirigidos por el doctor Walter Willett,* quienes evaluaron a tres cohortes distintas,** que incluían a 120 877 hombres y mujeres estadounidenses libres de enfermedades crónicas que no eran obesos al principio del estudio.[135] En general, quienes aumentaban su porción diaria de frutos secos perdieron un promedio de 200 gramos al año durante un periodo de cuatro años, independientemente de otros factores alimenticios. En el Estudio de Salud del Personal de Enfermería II, el aumento en el consumo de frutos secos en mujeres se tradujo en una pérdida de 400 gramos por periodo de cuatro años, lo que los coloca al mismo nivel que el yogur como otro de los alimentos prominentes para ayudar a mantener el peso corporal en mujeres.

Aunque hay muchas opciones de frutos secos saludables y promotores de la pérdida de peso, hay información bastante interesante acerca de los pistaches.[136] El pistache es un fruto seco con densidad de nutrientes

* El doctor Willet es profesor de epidemiología y nutrición de la Cátedra Fredrick John Stare, y jefe del departamento de nutrición de la Facultad de Salud Pública de Harvard. También es profesor de medicina de la Facultad de Medicina de Harvard, y es principal investigador del segundo Estudio de Salud del Personal de Enfermería, una compilación de estudios sobre la salud de mujeres mayores y sus factores de riesgo de enfermedades crónicas comunes, el cual fue parte del análisis ya citado. Ha publicado más de 1 000 artículos científicos sobre diversos aspectos de la dieta y las enfermedades, y es el segundo autor más citado en medicina clínica.

** El Estudio de Salud del Personal de Enfermería es un estudio prospectivo de una cohorte de 121 701 mujeres registradas como enfermeras en 11 estados de la Unión Americana que se adhirieron en 1976. El Estudio de Salud del Personal de Enfermería II es un estudio prospectivo de una cohorte de 116 686 mujeres más jóvenes registradas como enfermeras en 14 estados que se adhirieron en 1989. El Estudio de Seguimiento de Profesionales de la Salud es un estudio prospectivo de una cohorte de 51 529 hombres profesionales de la salud de los 50 estados de la Unión Americana que se adhirieron en 1986.

que promueve la salud de los perfiles de lípidos en la sangre y que tiene una actividad antioxidante y antiinflamatoria potente. Mejora el control glicémico, al mismo tiempo que sustenta la función endotelial.[137] Cuando se consumen con moderación pueden ayudar a controlar el peso corporal, pues mandan señales de saciedad al cerebro y tienen relativamente pocas calorías. De hecho, quienes consumen frutos secos a los que se les debe quitar la cáscara consumen menos pistaches en comparación con quienes comen frutos secos previamente pelados, ya sea porque las cáscaras son evidencia visual de lo que han comido o por el tiempo y esfuerzo adicionales que requiere comer de forma más meditada, lo cual hace más pausado el proceso de comer.[138,139] Un estudio con participantes de un programa de pérdida de peso demostró que los individuos que consumieron pistaches tuvieron menor IMC y niveles de triglicéridos que quienes consumieron un tentempié isocalórico de pretzels.[140] Recomiendo encarecidamente que incorpores pistaches a tu dieta; sin embargo, toma en cuenta que los pistaches son altos en xilitol (un FODMAP) y pueden no ser adecuados para el plan alimenticio de la fase 1.

En términos generales, los frutos secos ayudan a controlar el peso gracias a sus fuertes efectos en la saciedad, la ineficiencia de absorción de grasas y el mayor gasto de energía y oxidación de grasa.[141] Sin embargo, dada su alta densidad de energía, no abuses de ellos. Es fácil comerlos en exceso, pero su abuso puede tener efectos perjudiciales. Dos tazas de frutos secos equivalen como a 1 600 calorías. No soy entusiasta de contar las calorías, pero esa cifra es excesiva para tan poca comida. Mi recomendación: no te pases de uno o dos puñados de frutos secos al día. La mayoría de los estudios les administran a los participantes entre 60 y 100 gramos diarios (entre 30 y 50 frutos secos). Tal vez notes que se vuelven indispensables como parte de tus refrigerios entre comidas. Te recomiendo encarecidamente que incluyas este delicioso y crujiente tentempié en tu dieta diaria, aunque con moderación. Hay pocos alimentos respaldados por investigaciones exhaustivas que ilustran que son un auténtico alimento medicinal.

8. Café

Casi a toda la gente le sorprende encontrar el café en mi lista de superalimentos, pero las evidencias demuestran cada vez más que esta antigua bebida, que data del siglo XV en Etiopía, aporta una amplia gama de beneficios a la salud, siempre y cuando bebas el tipo de café correcto con moderación y tomes en cuenta tu estado de salud al hacerlo. Abordemos algunos de esos detalles.

El "tipo de café correcto" definitivamente no es un frappucino venti del Starbucks. El café como alimento saludable es la bebida clásica infusionada a partir de granos de café molidos. Es el café, *y no* la leche ni el azúcar, lo que favorece la salud. Si prefieres el café en forma de licuado, no beneficiará tu salud ni tu cintura. El café negro, simple y sencillo —quizá con un poco de crema (o leche de almendra si eres intolerante a los lácteos) y una cucharadita de stevia o miel no refinada como endulzante, o espolvoreado con canela—, es lo ideal. No importa si es cafeinado o descafeinado, aunque el primero puede aportar beneficios ligeramente mejores. Sin embargo, presta atención al procesamiento del descafeinado, pues suele procesarse con solventes organoquímicos (como cloruro de metileno y acetato de etilo).[142] El descafeinado también es más ácido que el café regular y puede aumentar los niveles de lípidos en suero, lo cual aumenta el riesgo de afecciones cardiovasculares.[143]

Tratándose de café, la clave está en la moderación. Hay estudios que demuestran que los beneficios a la salud se obtienen al consumir entre una y cuatro tazas al día de 230 ml.

Si eres propenso a la ansiedad o padeces hipertensión, reduce al mínimo tu ingesta de café, o elimínalo por completo de tu dieta. Los estudios demuestran que beber café regular aumenta la tensión sanguínea, uno de los principales factores de riesgo de cardiopatías e infartos; por lo tanto, si padeces hipertensión, te recomiendo que limites el café u optes por beberlo descafeinado, y pídele a tu médico que monitoree tu tensión arterial.[144] Habiendo hecho estas aclaraciones, veamos las investigaciones que defienden el uso de esta superbebida para promover la salud y el control de peso.

Tal vez la evidencia más sólida a favor del café como superalimento proviene de un estudio publicado en el *New England Journal of Medicine*,[145] el cual revisó datos de 229 119 hombres y 173 141 mujeres que participaron en el Estudio de Salud y Alimentación de NIH-AARP. Se observaron asociaciones inversas entre consumo de café y muerte por cardiopatía, enfermedad respiratoria, apoplejía, lesiones y accidentes, diabetes e infecciones. En pocas palabras, el café se correlacionó con reducción de mortalidad por cualquier causa.

Siempre y cuando no padezcas hipertensión, hay evidencias sólidas que demuestran que el consumo regular de café *disminuye* el riesgo de fallo cardiaco. Investigadores de la Facultad de Medicina de Harvard examinaron estudios sobre la relación entre afecciones cardiovasculares y consumo de café realizados entre 1966 y 2011, y encontraron cinco estudios prospectivos independientes que incluían a 140 220 participantes. Realizaron un metaanálisis de esta información y descubrieron que quienes bebían cuatro tazas de café al día presentaban un riesgo significativamente menor de fallo cardiaco que quienes no consumían café. Por otro lado, quienes consumían más de cuatro tazas al día tenían un riesgo potencialmente mayor de infartos fulminantes.

El café parece tener efectos igual de potentes en la diabetes tipo 2. Investigadores de la City University of New York realizaron un metaanálisis de 20 estudios epidemiológicos, enfocándose en el consumo de café y el riesgo de diabetes tipo 2. Dichos estudios incluían datos de más de 300 000 personas a las que se les dio seguimiento entre seis y 23 años. Diecisiete de los 20 estudios contenían evidencias de que el consumo de café puede reducir el riesgo de diabetes tipo 2. Los otros tres estudios no exhibieron correlación alguna, y ninguno de ellos demostró que el café tuviera un efecto negativo. A simple vista, esto parece contradecir la información de un estudio holandés que demostró que una infusión intravenosa rápida de cafeína a los 15 minutos incrementa la glucosa en la sangre al reducir la sensibilidad a la insulina en 15%, al menos brevemente.[146] Toma en cuenta que esto es probable porque el shock de cafeína inducido al infundir tanta cafeína a la sangre de golpe aumenta las hormonas de estrés en plasma, como la epinefrina y la norepinefrina, las cuales promueven la resistencia a la insulina y la inflamación. Aun así, ¿cómo puede el consumo de café reducir el riesgo de diabetes tipo 2 si al mismo tiempo aumenta la glucosa en la sangre brevemente? No parece tener ningún sentido. Bueno, un estudio así de pequeño (éste sólo tenía 12 participantes) quizá no emula del todo la vida real. Los alimentos que se consumen con el café o la crema del café retrasan el vaciamiento gástrico y la absorción de cafeína. Además, los componentes no cafeinados del café mitigan el efecto del incremento de azúcar en la sangre a largo plazo, aunque las investigaciones hechas en torno a esos componentes son muy limitadas. Sin embargo, hay tres sustancias químicas del café con resultados que parecen prometedores en este sentido.

La primera es el ácido clorogénico, el cual también es un fitonutriente presente en las manzanas. Un estudio realizado en la Universidad de Surrey, en el Reino Unido, demostró que el ácido clorogénico altera el índice de absorción de cafeína y disminuye la glucosa en la sangre.[147] Los investigadores armaron tres grupos de personas y les administraron 25 gramos de glucosa diluida en agua, café regular o café descafeinado. Como era de esperarse, el café cafeinado provocó mayores picos de glucosa en la sangre que el descafeinado o el agua. Pero aquí es donde se vuelve interesante: los dos grupos que consumieron café experimentaron cambios en las hormonas intestinales que son responsables directamente de la secreción de insulina y la absorción de glucosa. Este efecto no se observó en el grupo control. Pareciera que el ácido clorogénico del café retrasa la absorción de azúcar en el intestino, de modo que menos cantidad llega al torrente sanguíneo. Por lo tanto, se libera menos insulina, lo que indica mejorías en la sensibilidad a la insulina. Éste es uno de los mecanismos que los científicos creen que es responsable de la relación entre consumo regular de café y menor riesgo de diabetes tipo 2.

La segunda superestrella presente en el café es la quinidina. Estudios en modelos animales han demostrado que la quinidina disminuye la producción de glucosa en el hígado, y creemos que lo mismo puede ocurrir en humanos.[148] Finalmente, está el magnífico magnesio. El café tiene cantidades relativamente altas de magnesio (como 7 mg por taza, según la USDA), y ahora sabemos que el magnesio mejora la sensibilidad a la insulina, reduce el riesgo de diabetes tipo 2 y mejora los perfiles metabólicos de personas con obesidad metabólica.[149,150]

Estos efectos en los niveles de azúcar en la sangre, así como el efecto termogénico de la cafeína y su posible impacto en la saciedad, pueden ser las razones por las cuales el café ayuda a la gente a evitar recuperar el peso perdido.[151] Un estudio prospectivo de 18 417 hombres y 39 740 mujeres a quienes se les dio seguimiento durante 12 años demostró que quienes bebían más café subían menos de peso.[152] Un estudio reciente del Centro de Investigación sobre Obesidad de Nueva York descubrió que los hombres que bebían una bebida infundida con mananooligosacárdios del café durante 12 semanas perdieron más peso y grasa visceral (la que acumulamos en el abdomen y que más odiamos) que sus contrapartes a quienes se les administró un placebo.[153]

Dado que la fase 3 es una fase de control de peso, el café es un superalimento especialmente útil para esta parte del programa. Los bebedores de café también parecen tener menores índices de melanoma, depresión, apoplejía, Parkinson, Alzheimer u otros deterioros cognitivos, cáncer de colon, afecciones hepáticas, cálculos biliares y pérdida de visión.[154-161]

Todo eso gracias a una taza de café. No escuches a los pesimistas. No hay duda alguna de que el café es un superalimento. Sólo no abuses de él, evita las bebidas de café repletas de azúcar y opta por variedades menos tostadas, pues hay evidencias de que éstas retienen mayores cantidades de las sustancias químicas que ayudan a quemar grasas.

9. Brócoli

La palabra *brócoli* proviene del italiano para "brote de col", y no por nada. El brócoli es miembro de la familia de verduras crucíferas, y todas esas plantas se derivan del mismo ancestro. No lo adivinarías de sólo verlas en la sección de frutas y verduras del supermercado, pero todas las crucíferas —desde el bok choy, hasta el grelo— son resultado de la selección humana que se ha realizado durante los miles de años que se han cultivado estos alimentos.

Esto hace más fácil entender por qué tienen perfiles nutrimentales parecidos, así como impactos benéficos en la salud similares. Como el resto de las crucíferas, el brócoli está repleto de vitaminas K y C, y folato. Tiene la misma capacidad que sus primas para adherirse a los ácidos biliares, así que puede reducir los niveles de colesterol; además, ayuda a diversificar el microbioma intestinal, igual que el resto de las crucíferas. Y hay estudios que demuestran que el consumo regular de crucíferas disminuye el riesgo de desarrollar cáncer.[162]

Dadas todas estas similitudes, ¿por qué calificar al brócoli como superalimento?

Hay dos razones. La primera es práctica. Poca gente sabe que el brócoli es de la misma familia que la col y el kale. No es una cuestión intuitiva, pues en realidad no se parecen lo suficiente. Así que me pareció más sensato separar al brócoli de sus comadres. Sin embargo, la razón más importante es que el brócoli aporta beneficios específicos que otras crucíferas no.

El brócoli parece tener un efecto potente en el cáncer de próstata. Mientras que todas las crucíferas parecen reducir el riesgo de desarrollar cáncer, pocos alimentos protegen a la próstata como lo hace el brócoli, sobre todo de tipos de cáncer de próstata más agresivos. Un estudio dirigido por la doctora Victoria Kirsh y sus colegas de la División de Oncología Preventiva del Centro de Cáncer de Ontario, en Canadá, examinó datos de 1338 pacientes con cáncer de próstata, y descubrió que la ingesta de verduras crucíferas reducía el riesgo de cáncer de próstata agresivo en fases III y IV.[163] El brócoli tuvo el efecto más potente de todas. La gente que comía más de una porción de brócoli a la semana tenía 55% menos probabilidades de desarrollar cáncer de próstata agresivo que quienes comían menos de una porción al mes. Unas cuantas porciones de brócoli a la semana mantienen al cáncer a raya.

¿Por qué el brócoli en particular tiene un impacto tan fuerte en el cáncer de próstata? Aunque aún se requieren más investigaciones, los científicos han rastreado algunas de las propiedades bioquímicas que creemos que dan lugar a estos efectos.

El primero es que consumir brócoli parece modular el genotipo GSTM1, el cual está involucrado en la inflamación y la carcinogénesis de formas positivas. El brócoli "les dice" a tus genes que mitiguen la inflamación y desactiven la producción de tumores. Investigaciones recientes demostraron que los hombres con una dieta rica en brócoli exhibían precisamente este tipo de cambios en su expresión genética.[164]

¿Qué tiene el brócoli que produce estos cambios en la expresión de los genes? El brócoli, como todas las verduras crucíferas, es especialmente rico en glucosinolatos antiinflamatorios y antioxidantes; sobre todo tiene niveles altos de glucorafanina, gluconasturtina y glucobrasicina.[165] Los científicos creen que estas sustancias químicas pueden activar detonantes epigenéticos que mitigan la progresión del cáncer de próstata. Estos tres glucosinolatos también sustentan varias fases del proceso de desintoxicación del cuerpo, incluyendo la activación, neutralización y eliminación de contaminantes indeseados. Así que tu sistema de desintoxicación también se beneficia del brócoli y de todas las demás crucíferas.

Además de ser un superalimento rico en antioxidantes, el brócoli contiene mucha fibra soluble para alimentar tus bacterias intestinales benéficas e inducir la aceleración del metabolismo. El brócoli también tiene efectos antiinflamatorios potentes[166] y provoca directamente que las células adiposas se encojan. Por ejemplo, el indol-3-carbinol (I3C) presente en el brócoli y otras crucíferas ataca un receptor específico de las células adiposas para bloquear su proliferación.[167] Un estudio demostró que el I3C suministrado a ratones con obesidad inducida por la alimentación a través de una dieta alta en grasas mejoró su perfil de lípidos en la sangre, redujo los marcadores inflamatorios, disminuyó la expresión y los niveles de mediadores proinflamatorios, y moduló los genes que controlan la expresión de leptina y de aP2. Esto sugiere que el I3C tiene el potencial de prevenir la obesidad y los trastornos metabólicos por medio de múltiples mecanismos, incluyendo menor almacenaje de grasa, menor inflamación y mejor termogénesis.

Estos fitonutrientes parecen estar más biodisponibles cuando se cuece ligeramente el brócoli al vapor, aunque también se obtienen del brócoli crudo. No lo cuezas de más, pues algunas de sus propiedades anticancerígenas se pueden disminuir con el calor. Te recomiendo que lo prepares de forma sencilla: corta los floretes en trozos y cuécelos al vapor entre tres y cinco minutos, o hasta que estén suaves. Aderézalos con aceite de oliva, sal y pimienta, y rocíales vinagre si gustas. El grelo (o brócoli rabe) es un miembro ejemplar de la familia Brassica con un sabor ligeramente amargo que deleita las papilas gustativas. Hazlo al vapor y sírvelo con aceite de oliva, jugo de limón y una pizca de sal. ¡Es uno de mis platillos favoritos! Disfrútalo a sabiendas de que estarás combatiendo el cáncer, mejorando tu equilibrio de ácidos grasos y favoreciendo tu salud al mismo tiempo.

Mención honorífica: brotes de brócoli en polvo

Los brotes de brócoli son ricos en antioxidantes y han sido estudiados por su capacidad para atenuar la diabetes tipo 2 en humanos, en parte al disminuir el estrés oxidativo y la resistencia a la insulina inducida por la inflamación.[168] En un estudio, a 81% de los pacientes se le asignó aleatoriamente ya fueran 10 gramos diarios de brotes de brócoli en polvo, cinco gramos diarios de brotes de brócoli en polvo o un placebo durante cuatro semanas.[169] Después de las cuatro semanas, el consumo de 10 gramos diarios del polvo dio como resultado una disminución significativa de concentración de insulina sérica y mejoró la sensibilidad a la insulina. Esto parece sugerir que los brotes de brócoli pueden mejorar la resistencia a la insulina en pacientes con diabetes tipo 2.

Dos maravillosos investigadores de Johns Hopkins atrajeron la atención pública hacia los brotes de brócoli: los doctores Paul Talay y Jed Fahey.[170] De hecho, después de publicar sus hallazgos sobre los beneficios anticancerígenos de los brotes de brócoli, las ventas de estos brotes se duplicaron en Estados Unidos. Gracias a estos doctores, las investigaciones han ahondado aún más en los múltiples beneficios que aportan los brotes de brócoli a la salud humana.

10. Alcachofas

Terminamos la lista de superalimentos de la fase 3 con un cardo comestible y prebiótico que ha sido consumido por los seres humanos desde hace eones y era alabado por los romanos como alimento de la aristocracia. Las alcachofas son altas en inulina, la fibra prebiótica que alimenta tu microbioma intestinal. Estos alimentos de reyes comparten su nombre con otros dos vegetales de distintas familias: alcachofas de Jerusalén (o tupinambo) y alcachofa China. No las confundas. Estoy hablando aquí del cardo de hojas duras que parece un bulbo.

La inulina es un oligómero natural de la fructosa que, después de su ingestión, es fermentado por la población de bifidobacterias del colon, lo que promueve su multiplicación. La inulina agregada a alimentos puede prevenir la diabetes y la obesidad. Las alcachofas contienen un tipo especial de inulina llamada inulina de cadena muy larga. De hecho, las alcachofas tienen cadenas de inulina más largas que las de cualquier otra verdura,[171] y los estudios demuestran que esta inulina de cadena muy larga tiene efectos especiales en el microbioma intestinal.

Un reciente estudio aleatorio doble ciego controlado por placebo (estándar de calidad en la ciencia) tomó dos grupos de personas y les administró 10 gramos diarios de inulina de cadena muy larga derivada de alcachofa o maltodextrina.[172] Quienes tomaron el complemento de inulina (recuerda que es del tipo de inulina presente en las alcachofas) experimentaron un incremento significativo de niveles de bifidobacterias y lactobacilos, y una disminución de patógenos, tales como especies de bacterias *Prevotella*.[173] Los beneficios que aporta este superalimento no se limitan a su capacidad para fertilizar tu microbioma intestinal. Las alcachofas pueden reducir el colesterol LDL, aumentar el colesterol HDL y mejorar ciertos parámetros metabólicos en personas con sobrepeso.[174,175]

La mayoría de los estudios hechos en estas áreas se ha enfocado en el uso de extractos de hojas de alcachofa, complemento que contiene componentes fenólicos, flavonoides y otros compuestos protectores de las hojas. Aunque tendrías que comer un montón de hojas de alcachofa para obtener las cantidades contenidas en el complemento, es lógico asumir que igualmente te beneficiarías de algunos de sus efectos positivos al comer la verdura en su presentación natural.

Las alcachofas también pueden equilibrar el azúcar en la sangre y mejorar otros parámetros metabólicos asociados con el aumento de peso y la diabetes tipo 2. Investigaciones de la Universidad de Palva, en Italia, mostraron que suministrar complementos de extracto de alcachofa ayudó a la gente a reducir sus niveles de glucosa en ayunas y de hemoglobina glicosilada (HA1c), mejoraron los patrones hiperlipidémicos de los pacientes y hubo otras mejorías en varios senderos metabólicos.[176]

Por si fuera poco, las alcachofas no podrían ser más fáciles de preparar. Basta con cortar las puntas picudas de las hojas, echar el bulbo en agua y dejarlo hervir hasta que se suavice. Luego arranca las hojas y disfrútalas. Pero no olvides que el corazón de la alcachofa también es exquisito.

Más adelante...

"Que la medicina sea tu alimento, y tu alimento sea tu medicina." Las palabras de Hipócrates son más valiosas que nunca. Los superalimentos que he resaltado en este libro ilustran el profundo poder curativo de la comida —de la comida real y entera—. Ninguno de ellos por sí solo te curará de una enfermedad. Sin embargo, en conjunto ofrecen varios beneficios protectores de la salud que sí pueden ayudarte a prevenir enfermedades crónicas al mismo tiempo que te mantienen delgado y en forma.

Sin embargo, mucha gente no come lo que yo denomino comida. La dieta occidental moderna, llena de "ingeribles" —sustancias sumamente procesadas que se asemejan a la comida—, es un pésimo sustituto en términos de salud y sabor de los alimentos integrales y verdaderos que evolucionamos para comer.

La biblia de la salud intestinal enfatiza el consumo de superalimentos presentes en tu alacena para promover la delgadez y la quema de grasa excedente. Tu alacena deberá estar llena de cosas que puedan mejorar tu maquinaria metabólica quemagrasas. Recuerda que los alimentos condimentados y las bebidas herbales pueden aumentar tu quema de energía por medio de la termogénesis, la oxidación de grasas y, en algunos casos, el aumento de la saciedad. Las hierbas y especias tienen una amplia gama de efectos que pueden mejorar los mecanismos propios del cuerpo para perder peso. La capsaicina, la pimienta negra, el jengibre, el té verde, el té negro y la cafeína tienen el potencial de acelerar tu metabolismo y ayudarte a perder peso de forma automática al incorporar estos alimentos saludables y funcionales a tu repertorio dietético.[177]

Reincorporar los superalimentos de esta fase (y los de las fases previas) a tu dieta no sólo te aportará muchísimos beneficios a la salud, sino que también será una oportunidad para reconectarte con la comida que te nutre y experimentar una forma de alimentarte y vivir que ha sido parte de la vivencia humana durante generaciones. Cuando lo hagas, tu microbioma intestinal, tu salud y tu cintura te lo agradecerán.

Otro paso importante hacia la buena salud es aprender a reducir el estrés, a ejercitarte de manera óptima, a dormir mejor y a llevar una vida que mantenga tu equilibrio intestinal y promueva tu salud. En el siguiente capítulo te explicaré cómo lograrlo.

HISTORIAS DE ÉXITO DE *LA BIBLIA DE LA SALUD INTESTINAL*

Stephanie Gittens, 37 años

Acumular kilos puede haber sido fácil, pero, como bien sabe Stephanie Gittens, eliminarlos es otra historia. Con el paso de los años, ella había hecho más dietas de las que podía recordar. Rápidamente bajaba unos cuantos kilos, pero los recuperaba de inmediato, y les añadía otros más al poco tiempo. Mientras tanto, la cifra en la báscula seguía aumentando.

"Cuando alcancé mi peso máximo de 145 kilos, definitivamente sentía que el cuerpo me frenaba, y supe que tenía que intentar algo más", recuerda Stephanie. Cuando encontró *La biblia de la salud intestinal*, Stephanie se dio cuenta de que por fin había encontrado un plan alimenticio revolucionario que le funcionaría por el resto de su vida. "Me gustó mucho aprender sobre la conexión entre el peso corporal y los bichos benéficos del intestino", afirma Stephanie. "Y me encantó lo fácil que era el plan, con tablas que nos mostraban qué alimentos favorecer y cuáles fulminar, y resultó ser una dieta muy simple y efectiva."

Stephanie llenó su alacena y su refrigerador con alimentos propios de *La biblia de la salud intestinal*, y empezó con el plan. Y le funcionó: en ocho semanas había bajado ocho kilos. Resulta que otras pérdidas fueron aún mejores: "Noté que mi estado de ánimo mejoraba", dice Stephanie, quien es recepcionista en un consultorio médico. "Me sentía mucho más feliz y parecía tener mucha más energía. Y era fantástico poder salir a jugar con mis hijos. ¡Todos parecen notar que estoy cambiando para bien!"

Capítulo 10

Una vida con auténtico equilibrio intestinal

Crear un ecosistema sano y sustentable por dentro y por fuera no depende sólo de lo que comemos. Sin duda alguna, lo que le das de comer a tu microbioma intestinal sienta las bases de una buena salud y es el primer paso que debes dar para reequilibrar tu jardín interior, perder peso y mantener la buena salud de por vida. Sin embargo, tener en mente el ecosistema al abordar la pérdida de peso implica no sólo mirar hacia el interior de nuestro cuerpo, sino ver también el panorama general de nuestra vida y encontrar formas de vivir que favorezcan la salud, el control del peso y la ecología interna. Se trata de aprender a vivir con los ritmos naturales de la vida de forma sustentable que se ajusten a nosotros de forma permanente.

La mayoría de las personas no vivimos así en la actualidad. Trabajamos en exceso y estamos estresados; dormimos muy poco y nos angustiamos demasiado. Almorzamos en el escritorio porque "no tenemos tiempo de comer", y rara vez nos damos el tiempo para realizar actividades que nos nutran tanto por dentro como por fuera. Vivimos en un mundo fuera de sincronía con los ritmos naturales del día y la noche, del trabajo y el descanso.

También tenemos una relación muy peculiar con el ejercicio. O nos ejercitamos muy poco, o lo hacemos en exceso. Los datos más recientes de los Centros de Control y Prevención de Enfermedades de Estados Unidos revelan que 79% de los estadounidenses no obtienen las cantidades mínimas recomendadas de ejercicio[1] —en adultos, al menos 2.5 horas de ejercicio aeróbico moderado a la semana, o 1.25 horas de actividad vigorosa, o una combinación de ambas actividades—. Quienes es menos probable que se involucren en actividades físicas son los mayores de 65 años (casi 16% de la población adulta). Los adultos también hacer actividades para fortalecer sus músculos, como levantar pesas o hacer lagartijas al menos dos veces por semana. Las investigaciones muestran que aproximadamente entre 25 y 35% de la población adulta estadounidense es sedentaria,[2,3] lo que se traduce en 40 a 50 millones de personas.

Del otro lado de la ecuación están quienes abusan del ejercicio en el gimnasio, pasan horas en la caminadora con la esperanza irracional de que si se ejercitan *un poco más* quemarán ese excedente de grasa en abdomen, nalgas y caderas. Esos "guerreros de fin de semana" que están inactivos toda la semana y luego tratan de compensarlo los fines de semana con ejercicios de alta intensidad se están exponiendo a un mayor riesgo de eventos cardiovasculares.[4]

En pocas palabras: nuestra vida está fuera de control, y esto influye en nuestra salud y nuestro microbioma intestinal de formas inesperadas. El estrés, el sueño, el ejercicio, lo que comes, cuándo lo comes y otros factores afectan el equilibrio hormonal, el metabolismo y la salud de tu jardín interior.

Por eso quiero darte las herramientas necesarias para llevar una vida que te ayude a mantener el equilibrio por dentro y por fuera. *La biblia de la salud intestinal* no sólo se trata de cambiar tu alimentación y restablecer una relación con los simbiotes intestinales amistosos que te mantienen sano y feliz. Se trata también de revolucionar la forma en la que vives y te relacionas con el mundo, de modo que puedas vivir en armonía con el ecosistema que llevas dentro y el que te rodea.

Empecemos por examinar de cerca uno de los pasatiempos enfermizos favoritos del mundo moderno, el estrés crónico, y revisemos cómo desequilibra tu vida, tu salud y tu microbioma intestinal.

Estrés: el pasatiempo más enfermizo de la modernidad

> *Estamos en una encrucijada crítica*
> *en términos de estrés y salud.*
> —Doctor Norman Anderson, CEO de la APA

Somos personas estresadas. Increíblemente, 40 millones de estadounidenses de más de 18 años padecen trastornos de ansiedad, los cuales tienen un costo de más de 42 000 millones de dólares al año.[5,6] El 44% de los adultos estadounidenses afirman que sus niveles de estrés han aumentado durante los últimos cinco años.[7] Por desgracia, pareciera que las generaciones más jóvenes se están llevando la peor parte. Según el informe *Stress in America* de la Asociación Psicológica Americana, la generación *millenial* (que son quienes alcanzaron la edad adulta en el nuevo milenio) es la más estresada.[8] ¿Cómo es posible? Padecen de todo, desde problemas de dinero hasta asuntos laborales, desde problemas familiares hasta desafíos personales.[9] El estrés no sólo está poniendo en jaque nuestra calidad de vida, sino que está contribuyendo a la epidemia de enfermedades crónicas, y no le está haciendo ningún favor a nuestra circunferencia abdominal. Entre las consecuencias físicas del estrés están las siguientes:

- Aumenta la cantidad de grasa abdominal, facilita el almacenamiento de grasa y disminuye la capacidad para quemar grasa.[10-12]
- Desencadena reacciones inflamatorias en el cuerpo que pueden derivar en síndrome metabólico, diabetes tipo 2, aumento de peso y otros problemas de salud.
- Aumenta la incidencia de afecciones cardiovasculares, en especial entre las clases socioeconómicas más bjas.[13,14]
- Puede provocar un aumento de 400% en el riesgo de desarrollar hipertensión.[15]
- Aumenta los niveles de azúcar en la sangre, hace más difícil que las células procesen el azúcar y te hace menos sensible a la insulina, lo que incrementa tu riesgo de desarrollar diabetes tipo 2.[16]
- Hace que se te antojen alimentos azucarados y carbohidratos, y puede activar el impulso de comer por ansiedad.[17]
- Provoca desequilibrios en el microbioma intestinal, al disminuir la población de bacteroidetes y aumentar las poblaciones de especies *Clostridium*. Estos desequilibrios pueden desencadenar una espiral descendente de estrés continuo y alterar la armonía del microbioma intestinal, pues la flora intestinal tiene un gran impacto en el estado de ánimo y el comportamiento alimenticio, lo que puede derivar en un círculo vicioso.[18,19]

Ésta es sólo una lista breve de los efectos dañinos del estrés crónico, y no toma en cuenta cuestiones como insatisfacción con la vida y problemas interpersonales. Si deseas ahondar en todos los problemas de salud que pueden surgir por culpa del estrés crónico, así como en la bioquímica subyacente que los desencadena, te recomiendo el libro

Why Zebras Don't Get Ulcers, del doctor Robert Sapolsky, uno de los principales investigadores del estrés en Estados Unidos.[20]

¿Por qué vivimos con tanto estrés y qué podemos hacer al respecto? Hagamos un viaje a nuestro pasado cavernícola para descubrir las claves de la respuesta del cuerpo ante el estrés.

Luchar o huir: salvar la vida en tiempos de las cavernas

Nuestra respuesta al estrés es un antiguo mecanismo de supervivencia que es más fácil de entender si tomamos en cuenta por qué es probable que haya evolucionado con el tiempo. Imagina que eres un hombre o mujer de la prehistoria que sale felizmente a recolectar unas bayas. Atrás de ti, entre la maleza, escuchas un gruñido grave, jadeos y ramas que se trozan. Lo que ocurre después es familiar para cualquiera que ha estado en una situación aterradora o de vida o muerte: se activa la respuesta de estrés —también conocida como respuesta de lucha o huida—, lo que desencadena una serie de eventos bioquímicos que te preparan para correr como loco o luchar como un demonio. Son tres las principales sustancias químicas que se liberan en el torrente sanguíneo: epinefrina, norepinefrina y cortisol. Estas sustancias activan las respuestas fisiológicas necesarias para prepararte para el ataque inminente del monstruo que desea comerte. Tus ojos se dilatan un poco más para que veas con más claridad, la sangre se concentra en las extremidades inferiores para que puedas moverte con más rapidez y tus procesos biológicos no esenciales (por ejemplo, la digestión y el sistema reproductivo) se frenan, de modo que conserves energía para la labor esencial de mantenerte con vida.

Esta respuesta es lo que te da la oportunidad de luchar en situaciones de vida o muerte. Sin ella, lo más probable es que nos hubiéramos extinguido porque nos habrían devorado depredadores más fuertes y veloces. Le puedes dar las gracias a tu respuesta de estrés por salvarte si alguna vez has estado a punto de tener un accidente de auto o si accidentalmente pusiste un pie en el carril de un autobús que viene hacia ti y lograste subirte de nuevo a la banqueta justo a tiempo antes de ser aplastado. De hecho, todas esas situaciones son ejemplos de cómo *se supone* que debe funcionar la respuesta de estrés. Una explosión de bioquímicos potentes te transforma temporalmente en un superhumano para que puedas conservar la vida en circunstancias amenazantes. Después, estas sustancias son descartadas del torrente sanguíneo, la respuesta de estrés se enfría y vuelves a tu vida regular y relativamente relajada.

Sin embargo, el mundo moderno plantea un problema grave: la vida promedio no es "relativamente relajada". El cuerpo no distingue la diferencia entre los estresores percibidos y los estresores que verdaderamente ponen en riesgo la vida. El organismo responde como si estuvieras a punto de ser devorado por una bestia cada vez que algo te sobresalta. Así que si trabajas con plazos limitados, tu jefe te grita, estás atorado en el tráfico, estás teniendo problemas de pareja, no duermes lo suficiente, tu alimentación es deficiente, no te ejercitas lo suficiente o te ejercitas en exceso, tu cuerpo reaccionará a todos estos eventos y a millones de otros estresores que enfrentes a diario como si estuvieras en un auténtico peligro. El fisiólogo Hans Sele, quien acuñó el término *estrés* en los años cincuenta, lo definió como "la respuesta no específica del cuerpo a cualquier exigencia que se le haga". Desde entonces, décadas de investigaciones han demostrado que esta definición es bastante precisa. Y es este hecho el que nos ha puesto en la "encrucijada crítica" de la que hablaba el doctor Anderson en la cita al principio de este capítulo.

El estrés crónico e incesante es lo que la mayoría de las personas enfrentamos hoy en día, y esta forma de estrés contribuye al desarrollo de enfermedades crónicas, al aumento de peso, a problemas de salud mental y a malestares generales comunes en nuestra sociedad. El estrés constante es como estar presionando el pedal hasta el fondo todo el día, todos los días. A la larga, el motor empieza a descomponerse. ¿El resultado? Subes de peso, eres infeliz, te enfermas, y tu microbioma intestinal lo padece.

Entonces, ¿cuál es la solución? La mayoría de los libros te dirían que practicaras activar tu respuesta de relajación, lo cual tiene cierto sentido. La respuesta de estrés está configurada como parte del sistema nervioso simpático, de modo que literalmente no tienes control sobre ella; es desencadenada por lo que te estresa y punto. Sin embargo, también tenemos integrado un antídoto para esta respuesta de estrés simpático, conocido como respuesta de relajación. Está integrada al sistema nervioso parasimpático, que es la parte de la neurología sobre la que *sí* tenemos algo de control. Puedes activar una cascada curativa cuando haces el esfuerzo consciente de relajar profundamente tu cuerpo a través de actividades como meditación, oración, yoga, respiración profunda, alimentación meditada y relajación muscular progresiva.

Los estudios han demostrado que aprender estrategias de relajación y de reducción de estrés puede ser un componente clave de cualquier programa de pérdida de peso que sea efectivo a largo plazo. Investigadores de la Universidad de Kentucky dividieron a un grupo de 26 participantes por la mitad. A una mitad le enseñaron técnicas de manejo de estrés, sin proporcionarle una intervención alimenticia. En vez de eso, se reunieron con esos participantes durante 75 minutos dos veces por semana durante siete semanas. A los otros 13 participantes les enseñaron una intervención dietética intuitiva que fomentaba que entraran en sintonía con las señales de hambre y sólo comieran cuando tuvieran apetito. Al final de las siete semanas, el grupo que aprendió manejo de estrés bajo 7.5 kilos, pérdida que mantuvieron durante las 14 semanas de seguimiento. Quienes aprendieron a comer intuitivamente no perdieron peso de forma significativa.[21]

Ha habido un auge reciente de investigaciones en este ámbito. La Academia de Nutrición y Dietética ha publicado un documento de posicionamiento en el que apoya la aplicación de alimentación meditada y alimentación intuitiva como parte de las intervenciones nutrimentales para personas con trastornos alimenticios.[22] La organización ha dedicado docenas de artículos en su revista a este tema, y ha demostrado su eficacia para el tratamiento de trastornos alimenticios y manejo de la obesidad.[23-25] Estos y muchos otros estudios demuestran lo poderoso que es integrar prácticas de alimentación meditativas e intuitivas a los planes de modificación conductual y de estilo de vida.

La doctora Michelle May, quien dirige los talleres de alimentación meditada, señala en sus programas que "muchos de los hábitos que provocan comer en exceso son comportamientos inconscientes que las personas han repetido durante años y que reproducen sin siquiera darse cuenta. El *mindfulness* le permite a la persona despertar y estar consciente de lo que está haciendo. Una vez que estés consciente, puedes cambiar tus acciones".[26]

Es probable que aprender a relajarse incremente la capacidad de perder peso, y es parte esencial de este programa. Más adelante en este capítulo te compartiré algunos ejercicios de relajación que podrás integrar a tu vida. Es un buen primer paso. No obstante, investigaciones recientes demuestran que para enfrentar de forma más efectiva el estrés necesitamos hacer más que simplemente contrarrestarlo con relajación. Necesitamos desarrollar resiliencia.

¿Qué es la resiliencia y por qué es importante?

En el Simposio de Salud Integrativa de 2013 el doctor Mehmet Oz habló de la resiliencia y la reserva como elementos vitales para un envejecimiento sano, lo cual me inspiró a investigar el tema y compartir contigo su importancia. La resiliencia es la capacidad de reponerse de una enfermedad, un desafío o un evento de vida sin desarrollar una respuesta de estrés crónica y disfuncional. Algunas personas tienen la cualidad inefable de tropezarse en la vida y levantarse con más fuerza que antes. Entre más resiliente eres, menos te implicas física y emocionalmente en las situaciones estresantes de la vida, y más capacidad tienes para reponerte cuando hay un contratiempo. Finalmente, el estrés no va a desaparecer pronto. Puedes disminuir los estresantes de tu vida y aprender a relajarte más, lo cual es importante para ser más resiliente, pero no eliminarás toda la ansiedad. De hecho, hasta 90% de las personas experimentarán un episodio traumático en su vida.[27] Aun si eres de los afortunados que no viven un trauma, es probable que no puedas ir por la vida libre de estrés, ni que lo desees. Los seres humanos creamos fechas límites, nos presionamos para tener éxito en nuestro trabajo y tenemos responsabilidades familiares por muy buenas razones. Aunque a veces puedan ser estresantes, nos impulsan a involucrarnos con la vida de forma significativa y productiva. Otros estresores —como el ejercicio, el cual por definición estresa el cuerpo— son indispensables para la salud y el bienestar.

Recordarás el concepto de *hormesis*, el cual defiende que el organismo humano enfrenta gran variedad de condiciones ambientales adversas y adquiere mecanismos de adaptación fisiológica que mejoran su capacidad de supervivencia.[28] El ejercicio es el ejemplo perfecto de proceso hormético que obliga al cuerpo a adaptarse al someterlo a un estrés agudo, liberar catecolaminas y otras sustancias bioquímicas que temporalmente alteran la fisiología cardiovascular y sistémica. Cuando haces ejercicio en exceso o te ejercitas de forma inapropiada, sometes a tu cuerpo a un estrés excesivo e innecesario que desencadena una reacción de alarma, acompañada de inflamación y otras reacciones fisiológicas negativas. Sin embargo, cuando te ejercitas de forma apropiada, la inflamación disminuye. Algunos científicos creen que la hormesis es una de las formas en las que el cuerpo maneja mejor la inflamación cuando te ejercitas de forma regular.[29] Como siempre, el veneno depende de la dosis.

Tratándose del estrés, hay más en juego que sólo lo aparente. Por ejemplo, no son sólo los episodios de tu vida, sino la forma en la que los percibes y actúas en consecuencia lo que los convierte en estresores. En algunos casos podemos percibir algo como amenaza cuando en realidad no lo es. Si estos pensamientos disfuncionales son recurrentes, la respuesta de estrés se vuelve crónica, y con el tiempo tiene consecuencias patofisiológicas. Sin embargo, si percibimos los verdaderos estresores como desafíos a nuestra tenacidad y nuestra capacidad de adaptarnos y perseverar, pueden tener un efecto hormético que nos haga más fuertes. Como dice el dicho, lo que no nos mata nos hace más fuertes.

Como siempre, la clave está en el equilibrio y la capacidad de reponernos cuando las adversidades son inevitables. De eso se trata la resiliencia. Según la mayoría de los expertos en el campo de la resiliencia, esto es lo que se debe hacer para reponerse de los episodios adversos de forma más efectiva.[30]

1. **Tener una comunidad fuerte y un apoyo social sólido.** Los amigos, la familia y los seres queridos proveen las bases que necesitamos para sobrellevar los tiempos difíciles.[31]

2. **Mantener la perspectiva y una actitud positiva.** Ver el vaso medio lleno en lugar de medio vacío parece tener un impacto significativo en nuestra capacidad para manejar el estrés.[32] Información derivada de la Iniciativa de Salud de las Mujeres vincula el optimismo con formas más saludables de comer.[33]

3. **Cuídate y mantén una imagen positiva de ti mismo.** Desarrollar confianza en ti mismo y confiar en tu capacidad para sobreponerte a los desafíos más duros ayuda a desarrollar la resiliencia.[34] Éste es un atributo clave para la perseverancia y el éxito.

4. **Confronta tus miedos.** Las investigaciones psicológicas obtienen cada vez más evidencias de que evitar la adversidad no es una estrategia eficiente para manejarla. Exponerte a lo que le temes te ayuda a superar tus miedos.[35]

5. **Acepta lo que no puedes cambiar.** El cambio y el trauma son parte de la vida. Pasar por alto este hecho no te ayudará a ajustarte a las dificultades que se te presenten. Quizá no hay mejor forma de presentar esta verdad que la Plegaria de la Serenidad, la cual dice: Dios mío, concédeme la serenidad para aceptar lo que no puedo cambiar, el valor para cambiar lo que sí puedo, y la sabiduría para reconocer la diferencia.[36]

6. **Confía en la espiritualidad.** Se ha demostrado que la meditación y las prácticas espirituales ayudan a la gente a calmar la respuesta de estrés y a recuperarse con más efectividad.[37]

7. **Ejercítate con regularidad.** Quienes se ejercitan con regularidad tienden a reponerse de forma más efectiva cuando se enfrentan a estresores agudos.[38]

¿Cómo podemos desarrollar la resiliencia? Algunos métodos son bastante directos. Hacer más ejercicio, por ejemplo, implica establecer una rutina que tenga sentido para ti, y luego hacerla. Más adelante te describiré varias rutinas basadas en tus necesidades y nivel de condición física. El desarrollo de otros atributos toma tiempo y exploración personal. Si no tienes una red de apoyo social sólida, por ejemplo, salir de casa y reunirte con amigos, o reconectarte con ellos tomará esfuerzo y hasta algún tipo de entrenamiento personal o intervención profesional. Para algunas personas desarrollar una práctica espiritual o de meditación puede ser difícil. Para otras, confrontar sus miedos puede resultar casi imposible.

No hay recetas unitalla para la resiliencia; necesitas buscar tu propio camino, experimentar, probar y apegarte a lo que funciona y desechar lo que no. Tómate tiempo para entrar en sintonía con tus propias necesidades y encontrar formas de disminuir la carga del estrés en tu vida. Hazte más resiliente, de modo que, cuando los estresores inevitables de la vida se presenten, no tengan un impacto muy fuerte en tu peso, tu salud y tu vida.

En lo que queda de este capítulo te daré consejos sobre cómo desarrollar la resiliencia. Éstos incluyen relajarte, comer de forma meditada, mejorar tu higiene del sueño, ejercitarte, entre otros. Estas técnicas me han servido en mi propia vida y en las de mis pacientes, y la ciencia las sustenta. Este capítulo no pretende ser un programa exhaustivo para reducir el estrés ni para desarrollar un carácter más resiliente, sino una introducción a algunos conceptos básicos que son muy valiosos. Si integras estos pasos a tu vida, te garantizo casi por completo que tu calidad de vida y tu salud mejorarán, perderás peso con más facilidad y será menos probable que recuperes los kilos perdidos. Considera que lo que estás por leer es un comienzo. Una vez que incorpores estos pasos a tu vida, adéntrate en la amplia bibliografía sobre reducción de estrés y desarrollo de resiliencia, abreva de tus recursos personales y busca formas de equilibrar mejor tu vida que tengan sentido para ti.

LA RESILIENCIA Y MI VIAJE HACIA EL JOHNS HOPKINS: UNA ODA AL DOCTOR TONY KALLOO

Si leíste mi primer libro, *The Inside Tract*, quizá recuerdes que en un momento me vi marginado por una serie de extraños accidentes médicos que me provocaron discapacidad. Sin embargo, como dice el dicho, "lo que no te mata te hace más fuerte".

Volví a mis raíces de medicina natural y autosanación basada en la fe, y el resto es historia. Mis familiares y amigos cercanos, tanto viejos como nuevos, me apoyaron mientras yo desafiaba a otro médico que había dicho *no podrás*. (Finalmente, una de mis frases favoritas de película es cuando Mickey, el entrenador de Rocky, le dice a éste: "No hay tal cosa como no poder".) Dejé de ir a visitar a los médicos pesimistas y, con el tiempo, me fui fortaleciendo. La creencia en mí mismo, la motivación y la comunidad son muy importantes. Le dan a la gente razones para triunfar y para seguir adelante. La naturaleza es más inteligente de lo que la gente cree.

Para mí, ésta fue una historia de resiliencia, de la capacidad de "recibir los golpes de la vida y seguir adelante". Más o menos un año después de empezar a trabajar en Johns Hopkins, mi director, el doctor Anthony Kalloo, pasó a mi oficina y se quedó mirando mi afiche de *Rocky*, lo cual es un tanto inusual para un lugar de trabajo académico. Tony conocía mi historia y estuvo dispuesto a jugársela al contratarme; fui el primer médico al que contrató cuando lo nombraron jefe de gastroenterología del hospital Johns Hopkins. Cuando vio el póster, dijo: "Debes ver *Rocky Balboa*.[39] Ahí hay otro diálogo que te encantará". Era sobre la resiliencia, la cual separa a quienes triunfan de quienes culpan a los demás por sus fracasos. Ésta es la frase:[40]

Ni tú, ni yo ni nadie golpeará tan fuerte como la vida. Pero no se trata de cuán fuerte golpees. Se trata de cuán fuerte puedan golpearte sin que dejes de avanzar; de cuánto puedas soportar sin dejar de avanzar. ¡Así es como se gana!

Sólo se vive una vez. Disfruta la vida que tienes y sácale todo el provecho posible. ¡Lo mereces!

Ahora aprenderás cómo relajarte y reponerte con un poco más de efectividad. Todo empieza con la respiración.

Aprende a respirar

A veces lo único que necesitas para ver las cosas con nuevos ojos frente a una situación estresante es tomarte un tiempo fuera y respirar profundo unas cuantas veces. Respirar profundo es una actividad relajante simple, poderosa, efectiva y fácil de aprender, la cual puedes llevar contigo a cualquier lugar al que vayas. Se ha demostrado que reduce los niveles de cortisol en la sangre y que mejora la variabilidad de la frecuencia cardiaca, los cuales son indicadores primarios de un estado fisiológico más relajado.[41,42] Puedes hacerlo en cualquier lugar, en cualquier momento, y sólo toma unos instantes. Hay *muchas* prácticas de respiración profunda en el mundo, pero yo sugiero que pruebes ésta y la adaptes a tus necesidades. Hazla durante uno o dos minutos para experimentar una relajación profunda e inmediata.

1. **Ponte cómodo.** Recuéstate boca arriba, siéntate cómodamente en un sillón, o quédate de pie con los brazos relajados a tus costados. Si puedes, afloja cualquier prenda apretada.
2. **Inhala despacio por la nariz mientras cuentas hasta cinco.** Mientras el aire va llenando lentamente tus pulmones y expandiendo tu diafragma, cuenta 1-2-3-4-5. Si no puedes inhalar por la nariz, puedes hacerlo por la boca.
3. **Exhala por la boca mientras cuentas hasta cinco.** Exhala a la misma velocidad a la que inhalaste, mientras cuentas 1-2-3-4-5.

Repite el proceso cinco veces siempre que te sientas estresado, y notarás que la tensión se va difuminando poco a poco.

Cuando empieces a practicar este tipo de respiración profunda, suelo recomendar que lo hagas entre tres y cinco veces al día. Hazlo a diario como parte de este programa. Después de integrar esta práctica a tu vida, descubrirás que la usas de forma natural cuando te sientas tenso o ansioso.

Algunas personas llegan a marearse cuando practican este tipo de respiración por primera vez. En la mayoría de los casos, el mareo desaparece después de un tiempo; en caso contrario, abandona esta práctica, usa las técnicas de relajación que siguen y consulta a un médico para descubrir si hay algún problema fisiológico subyacente que provoque este síntoma.

Come de forma meditada

Quizá te parezca difícil creer que comer de una forma en particular puede disminuir el estrés y ayudarte a tomarte la vida con más calma, pero te garantizo que esta técnica no sólo te ayudará a relajarte, sino que revolucionará tu relación con las cosas que te llevas a la boca.

El *mindfulness* es un estado simple de conciencia atenta a lo que te rodea, instante a instante. En nuestra sociedad frenética, nuestra mente corre de una actividad a la siguiente en medio de parloteo incontrolable, caótico y simultáneo. Pensamos en el futuro ("¿Qué cenaré esta noche?"), pensamos en el pasado ("¿Por qué mi jefe me dijo eso?"), nos sintonizamos con nuestros aparatos electrónicos para revisar nuestro correo electrónico, trabajar o jugar videojuegos a cualquier hora del día o de la noche. Durante las horas de vigilia, la vida se convierte en una sinfonía de múltiples actividades simultáneas. Rara vez damos un paso atrás, nos conectamos con nuestro centro, observamos nuestra mente y nuestros alrededores, y nos conectamos con la paz y tranquilidad profunda de nuestro interior.

Hay ocasiones en las que movernos velozmente para cumplir con las tareas está justificado. Por ejemplo, en mi trabajo como médico, muchas veces es absolutamente necesario hacerlo. Hay fechas límite, parámetros y metas que están diseñadas para impulsarnos a lograr nuestros objetivos de forma puntual. Sin embargo, la mayoría de las personas estamos corriendo desde que despertamos hasta que perdemos la conciencia por las noches, y esto no es saludable. Es estresante. Es desgastante. Pero sobre todo, disminuye nuestra calidad de vida.

Entonces ¿cómo combatimos el frenesí, nos salimos de la carrera permanente (al menos por un instante), frenamos, nos relajamos y hacemos una pausa indispensable para reconectarnos con nuestro ser más profundo? Hay muchas formas de lograrlo, pero una de mis favoritas es comer de forma meditada. Esto simplemente implica dejar de lado otras distracciones, comer y prestar mucha atención a la comida. Se trata de poner atención a la experiencia presente y entrar en sintonía con lo que estás ingiriendo, su sabor y cómo te hace sentir. No es difícil; de hecho, es muy disfrutable y no toma mucho tiempo. He aquí cómo hacerlo.

1. **Cuando comas, sólo come.** No te lleves la comida al escritorio, no enciendas la tele ni navegues en internet mientras comes. Sólo siéntate y come, ya sea solo o con familiares y amigos. Esto te permitirá estar más atento a la experiencia de comer. En lo personal, cuando termino un día de trabajo muy agitado, en lugar de correr a la siguiente tarea, me tomo un tiempo fuera en un restaurante con terraza y disfruto una comida sencilla.

2. **Reconoce los alimentos.** Antes de empezar a comer, date un momento en silencio para reconocer tus alimentos y agradecerles la nutrición que te aportan.

3. **Presta atención mientras comes.** Enfoca toda tu atención al acto de llevarte los alimentos a los labios, ponerlos en tu boca y masticarlos. Presta atención a los sabores, a la consistencia, a la textura y al sabor de la comida.

4. **Tómate tu tiempo.** Durante la comida, haz pausas. Sólo siéntate y respira y disfruta tu compañía (en caso de estar solo), la vista o el tiempo tranquilo que estás pasando a solas. No te apresures a devorar la comida tan rápido como puedas o como estás acostumbrado a hacerlo.

Comer de esta manera no sólo te permite relajarte y tomar un descanso, sino también te ayuda a aprovechar todo el valor nutrimental de los alimentos. Las primeras etapas de la digestión empiezan antes de que te lleves la comida a la boca, así que si te detienes y prestas atención a lo que comes y cómo lo comes, aprovecharás al máximo el proceso digestivo. También es más probable que comas cosas más saludables y nutritivas, y consumas menos calorías totales.[43] Cuando centres tu atención en el olor, la textura y el sabor de lo que comes, descubrirás que alimentos que antes creías que eran deliciosos (como el azúcar) ya no te complacen como antes, y otros (como las verduras) en realidad son más satisfactorios de lo que imaginabas. Y al prestar más atención a tus señales de apetito y sensación de satisfacción, es más probable que comas menos.

Comer de forma meditada aporta beneficios a la salud. Masticar bien los alimentos ayuda a regular la digestión y a establecer un vínculo entre el tracto digestivo y el cerebro, el cual mejora la saciedad y engaña a tu cerebro al hacerle pensar que comiste más de lo que en realidad comiste. Además, el simple acto de disfrutar la comida mejora la saciedad. Comer de forma meditada también ayuda a mantener el dominio de la digestión parasimpática al ralentizar el proceso y darles tiempo adecuado a las señales de saciedad para llegar al cerebro. Si comes cuando estás estresado, no digieres tan bien los alimentos porque tu cuerpo atenúa la digestión en momentos de estrés. Cuando devoramos la comida, no le damos al cuerpo tiempo para enviarle al cerebro la señal de que ya estamos llenos. Hay un periodo de retraso entre el momento en el que la comida llega a tu estómago y el instante en el que se liberan las señales de saciedad. Cuando comemos más despacio, les damos tiempo a esas señales para que viajen hasta nuestro cerebro y le indiquen que estamos llenos. Por lo tanto, comer de forma meditada y despacio se traduce en comer menos.

CONFUCIO DICE: COME MENOS, PESA MENOS (O DIGIERE MEJOR)

Otro principio que vale la pena discutir se conoce como *hara hachi bu*. Este principio, derivado de las enseñanzas de Confucio, instruye a las personas a comer hasta que estén 80% satisfechas. La población de Okinawa lo pone en práctica religiosamente. Su IMC promedio es de 20 (en comparación con Estados Unidos, donde 67% de la población tiene sobrepeso u obesidad y un IMC de 26 en adelante) y se encuentra entre las culturas más longevas del mundo.[44] La práctica de *hara hachi bu* entrena al cerebro a percibir la saciedad más temprano y a sentirse bastante satisfecho con menos comida. De forma similar, el ayurveda y las prácticas tradicionales chinas defienden que la comida debe consumirse en un ambiente apacible y hasta dos tercios de la capacidad del estómago para promover la digestión saludable, además de que no se debe consumir demasiado tarde por las noches (hora de la limpieza), por temor a desencadenar una sobrepoblación bacteriana en el intestino delgado o disbiosis intestinal.[45,46] Todos estos principios promueven un estado relajado de dominación del sistema nervioso parasimpático al momento de comer para maximizar el disfrute de la experiencia culinaria y necesitar menos alimentos para prosperar.

¿ERES DE LAS PERSONAS QUE COME POR NERVIOS O ANSIEDAD?

El impulso de devorar helado de chocolate después de un estresante día de trabajo es comprensible, mas no saludable. Terminamos atrapados en una especie de círculo de alimentación impulsiva porque inconscientemente buscamos alimentos que satisfagan los centros de recompensa de nuestro cerebro. Por eso el pastel de chocolate se ve tan tentador cuando estás ansioso o triste. Eso se llama comer por ansiedad, y algunas personas lo hacen para evitar o mitigar el estrés emocional, el aburrimiento, la ira, el miedo, la tristeza o la ansiedad.[47] El hambre que experimentan quienes comen por nervios no es física, pues el cuerpo no está pidiendo las calorías ni los nutrientes, sino emocional. La pregunta no es: "¿Qué estás comiendo?", sino: "¿Qué te está consumiendo por dentro?"

Aunque casi todos hemos experimentado la liberación psicológica que conlleva la comida reconfortante de vez en vez, cuando comer por nervios se sale de control puede volverse peligroso y derivar en trastornos por atracón, bulimia nerviosa, entre otros problemas. Si te preocupa tener un trastorno alimenticio, busca la ayuda de un psicoterapeuta con experiencia en el tratamiento de trastornos alimenticios. En tal caso, es probable que la alimentación no te ayude a alcanzar tus metas de salud y pérdida de peso sin apoyo psicológico. La mayoría de los tratamientos de trastornos alimenticios tienen un componente nutrimental también, y muchas clínicas te harán reunirte tanto con el psicoterapeuta como con un nutriólogo. Puedes preguntar si el programa de este libro es un buen complemento para tu tratamiento.

Comer por ansiedad puede relacionarse con adicciones a la comida. Cada vez más evidencias sugieren que la comida chatarra hipercalórica puede ser tan adictiva como el tabaco o las drogas. En un estudio publicado en *Nature Neuroscience*, los investigadores demostraron que las ratas que con frecuencia consumían alimentos grasosos, azucarados, altos en calorías como tocino, salchicha, pastel y chocolate, exhibían un patrón de insensibilidad de los centros de recompensa del cerebro muy similares a los que se observan en humanos adictos a drogas.[48] Estas ratas tenían niveles menores de los mismos receptores de dopamina reportados en humanos drogadictos. Y esta desensibilización de los centros de recompensa duró hasta dos semanas después de que a las ratas se les quitó la dieta hipercalórica.

Aunque se requieren más estudios para correlacionar estos hallazgos con nuestras posibles adicciones a la comida y nuestro aumento de peso, siguen siendo muy convincentes y proveen sustento científico de algo de lo que muchos estamos conscientes de forma instintiva: la comida chatarra grasosa, azucarada y procesada que se comercializa en la actualidad es muy adictiva.

Comer de forma meditada y hacer ejercicios o rituales de relajación puede ayudarte a manejar mejor tus estados emocionales, de modo que no te enganches en comer por nervios o por ansiedad con tanta frecuencia.

Comer de forma meditada puede tener un impacto positivo en la diabetes tipo 2. Un estudio de 2012 de la Universidad Estatal de Ohio halló que comer de forma meditada derivaba en pérdida de peso y control de la glucosa en la sangre, resultados similares a los que se obtienen al adherirse a lineamientos alimenticios.[49]

Comer de forma meditada también puede reducir el riesgo de recurrir a alimentos reconfortantes cuando pasamos por dificultades emocionales.[50] Los estresantes y distractores pueden provocar atracones por ansiedad, que en su forma más delicada se convierten en trastornos alimenticios por atracón (véase el recuadro "¿Eres de las personas que come por nervios o ansiedad?"). Hacernos más conscientes de lo que comemos y sintonizarnos de verdad con nuestras señales de apetito y nuestra experiencia puede disminuir el problema y permitirnos establecer una relación más balanceada con la comida.

Medita

La meditación es una práctica antigua que incluye una amplia gama de técnicas, desde practicar el *mindfulness* en una silla hasta formas de meditación en movimiento, como yoga, tai chi y qigong. Los estudios han demostrado que cada una de estas técnicas puede ayudarte a estar más equilibrado y en paz, y reducir tu respuesta de estrés. Algunas de ellas incluso se ha demostrado que ayudan a perder peso.

Por ejemplo, mis colegas de Johns Hopkins hicieron un metaanálisis de 18 753 citas de estudios basados en la técnica de *mindfulness*, los cuales incluían 47 ensayos clínicos. Encontraron que involucrarse con regularidad en un programa de meditación tipo *mindfulness* mejoraba trastornos crónicos como la ansiedad, la depresión y el dolor.[51] Otro estudio, el cual incluyó a 47 mujeres obesas, encontró que quienes practicaban el *mindfulness* tenían menos ansiedad, mejores hábitos alimenticios y reducían su grasa corporal abdominal.[52] Un estudio sugiere que estos efectos se incrementan cuando se practica meditación en un ambiente grupal.[53] Un ensayo crítico en marcha pretende identificar cómo la reducción de estrés con ayuda de la meditación altera el microbioma en el contexto del síndrome de intestino irritable.[54]

El yoga puede tener resultados aún más poderosos. Investigadores del Centro de Investigación en Cáncer Fred Hutchinson, en Seattle, revisaron datos de 15 550 adultos de entre 53 y 57 años, los cuales habían sido reclutados para el estudio por cohorte VITAL (VITamins And Lifestyle). Encontraron que los practicantes de yoga aumentaban menos de peso.[55] Quienes estaban sanos y tenían un peso normal y llevaban practicando yoga durante cuatro años o más eran 1.4 kilos más ligeros que sus contrapartes no practicantes. Pero he aquí lo más interesante de todo: los participantes con sobrepeso que practicaban yoga pesaban 8.4 kilos menos que sus contrapartes no practicantes.

De hecho, la idea de que el yoga puede provocar pérdida de peso ha sido corroborada por un metaanálisis reciente publicado en el *American Journal of Lifestyle Medicine*.[56] Los científicos revisaron estudios existentes para descubrir si el yoga ayudaba a perder peso. Aunque encontraron que los estudios existentes tienen algunas debilidades, como muestras pequeñas, duraciones breves y falta de grupos control, aun así concluyeron que es probable que el yoga provoque pérdida de peso. Según estos investigadores, los posibles mecanismos iban más allá de la quema de calorías por el ejercicio, e incluían:

- Reducción de dolor articular y de espalda, lo que permitía hacer más ejercicio además de las sesiones de yoga.
- Aumento de la conciencia, mejorías del estado de ánimo y reducción de estrés, todo lo cual puede disminuir la ingesta de comida.
- Ayudar a la gente a sentirse más conectada con su cuerpo, quizá derivando en una mayor conciencia de la saciedad y de la incomodidad que provoca comer en exceso.

Aunque no se han hecho estudios de este tipo para el qigong o el tai chi, tenemos buenas razones para creer que funcionan de la misma manera, pues son prácticas que relajan la mente y crean un equilibrio entre mente, cuerpo y espíritu.

¿Cómo empezar? Busca clases en algún centro o gimnasio local, lo cual te aporta el beneficio adicional de incorporarte a una comunidad de individuos que piensen como tú y con quienes podrías hacer amistad. También podrías intentar con los múltiples recursos de yoga, tai chi y qigong que hay en internet. Y dale una oportunidad a comer de forma meditada. También puedes experimentar con la meditación que describiré más adelante.

Creo que la institución de estas prácticas puede ser útil para alcanzar tu meta de control de peso y mantener una estructura sólida. La figura de la página 295 representa los beneficios de incorporar yoga como parte de un plan de pérdida de peso. Yo practiqué tai chi durante mis primeros dos años en Johns Hopkins, y debo decir que fue muy útil para mi recuperación. Para otras personas, el qigong puede ser más útil y efectivo. La clave es moverse, equilibrar la fuerza sanadora de la vida (o chi) y mejorar la salud de mente, cuerpo y alma.

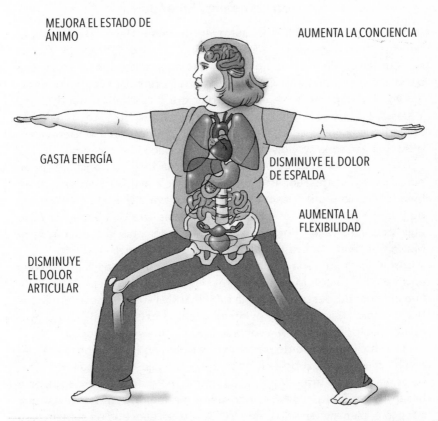

MEJORA EL ESTADO DE ÁNIMO

AUMENTA LA CONCIENCIA

GASTA ENERGÍA

DISMINUYE EL DOLOR DE ESPALDA

AUMENTA LA FLEXIBILIDAD

DISMINUYE EL DOLOR ARTICULAR

Cómo el yoga revierte la obesidad: Practicar yoga puede mejorar la flexibilidad, disminuir el dolor articular y mejorar la movilidad, lo que facilita el gasto de energía. También puede atenuar el estrés, la depresión, la ansiedad, la resistencia a la insulina, la hipertensión y la dislipidemia.[57] Al aumentar el nivel de conciencia, el yoga parece reducir comportamientos alimenticios por ansiedad, mejorar la saciedad y volver al organismo más inmune a la influencia de estímulos externos al oído.[58] Estudios recientes han demostrado que el yoga como intervención de estilo de vida disminuye la grasa corporal, el índice de masa corporal y el peso corporal, al mismo tiempo que mejora la masa muscular magra al desarrollar el músculo.[59,60] Hacer yoga de forma regular (una a dos veces por semana, en sesiones semanales de 45 minutos) se ha asociado con menores niveles de cortisol, hormona del estrés que promueve la obesidad. Practicar yoga se ha asociado con disminución de la inflamación, lo que mejora el funcionamiento cardiovascular y la resistencia a la insulina.[61] Bernstein y colaboradores recomiendan tres meses de yoga guiado por instructor (sesiones de 45 a 60 minutos una o dos veces por semana), con práctica independiente de 25 minutos cuando no haya sesiones formales (cinco minutos de meditación, 15 minutos de poses, cinco minutos de descanso).[62] Quienes padecen enfermedad cardiopulmonar deben consultar a su médico antes de practicar yoga. El dolor musculoesquelético es el efecto adverso más común, y debe ser reportado al instructor.

HISTORIAS DE ÉXITO DE *LA BIBLIA DE LA SALUD INTESTINAL*

Terri Meekins, 58 años

Artritis, problemas gástricos, aumento de peso. Hace apenas un par de años, Terri Meekins se lo achacó todo a la edad. Cuando las manos se le pusieron demasiado rígidas para tejer, supuso que la artritis era parte del envejecimiento. Cuando empezó a acumular kilos y a padecer ansiedad y depresión, se imaginó que era culpa de la menopausia. Y luego, cuando los síntomas digestivos del intestino irritable —enfermedad que la había aquejado por años— comenzaron a empeorar, supuso que ésa sería su vida normal ya que pasaba los cincuenta.

"Siempre intentaba comer sano", recuerda Terri, "y ponía énfasis en elegir porciones pequeñas. Pero nada parecía ayudar, y yo seguía subiendo y subiendo de peso. Odiaba ir a la playa. ¡Olvídate de los trajes de baño! Y con la artritis en manos y rodillas, era difícil realizar cualquier actividad física". Pero todo cambió cuando conoció al doctor Gerry Mullin y aprendió sobre *La biblia de la salud intestinal*.

Antes de someterla a una serie de cirugías delicadas, su médico la envió a ver al doctor Mullin para una revisión de rutina en junio de 2013. Fue ahí cuando descubrió que la raíz de todas sus dolencias era la sobrepoblación bacteriana en el intestino delgado (SPB), y que con la ayuda del doctor Mullin podría sentirse bien de una vez por todas.

Terri fue una excelente paciente que siguió las instrucciones del médico al dedillo. "Cuando el doctor Gerry me dijo que lo que me estaba aquejando no era normal, y que podía mejorar, estuve dispuesta a hacer lo que fuera necesario para sentirme mejor", comenta. Así que adoptó el plan alimenticio bajo en FODMAP y, en cuestión de semanas, su vida empezó a cambiar. "Fue como si la bruma se levantara", recuerda. "Muchos de los síntomas disminuyeron o de plano desaparecieron."

Hoy en día, un año y medio después, ha bajado 17 kilos y se siente mejor que nunca. Sale de casa a diario para hacer sus "caminatas veloces", y pasa su tiempo tejiendo suéteres para sus nietos y para ella misma. Los dolores de cabeza que experimentaba a diario son un recuerdo lejano, luego de que eliminó todos los alimentos procesados de su dieta. "Mi piel se ve mejor, y tengo mucha más energía", dice Terri. "La gente dice que me veo más joven. Esta nueva forma de comer me ha cambiado la vida."

Posturas de yoga para lidiar con el sobrepeso y la obesidad

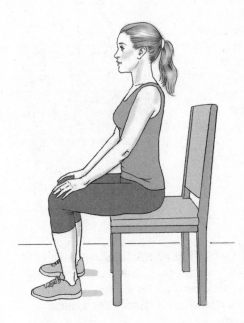

1. **POSTURA SENTADA:** Siéntate en la orilla de la silla y mantén los pies planos a la altura de las rodillas; apoya levemente las palmas de las manos sobre tus muslos y mantén la espalda recta. (Ésta es la alineación para cualquier postura que requiera sentarse.)

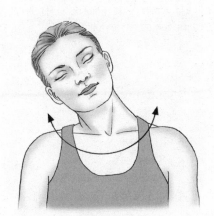

2. **GIRO DE CUELLO:** Siéntate con la espalda recta y los ojos cerrados. Al inhalar, baja la barbilla hacia el pecho. Al exhalar, gira tu oreja derecha hacia tu hombro derecho. Regresa la cabeza al centro y cambia de lado.

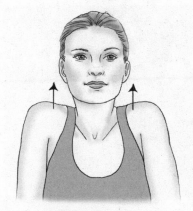

3. **GIRO DE HOMBROS:** Siéntate con la espalda recta y, al inhalar, levanta suavemente los hombros hacia tus orejas y gíralos hacia atrás y hacia los lados, intentando juntar los omóplatos y alejándolos de tus orejas.

4. GIRO SENCILLO DE COLUMNA: Sentado en medio de la silla, con la columna recta, coloca tu mano derecha sobre la rodilla izquierda y asienta con suavidad la mano derecha sobre la orilla de la silla para apoyarte. Mantén los hombros paralelos al piso. Inhala y gira de tal manera que veas sobre tu hombro. Regresa al centro y cambia de lado.

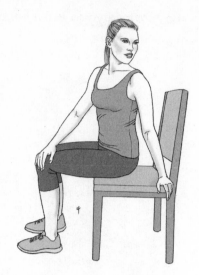

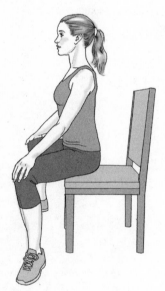

5. ESTIRAMIENTO DE INGLES: Sentado en medio de la silla, con la columna recta, abre suavemente las piernas lo más que puedas, manteniendo los pies planos sobre el suelo y apuntando en la misma dirección que las rodillas. Apoya con delicadeza las manos sobre las rodillas y asegúrate de que las rodillas estén a la misma altura que los tobillos.

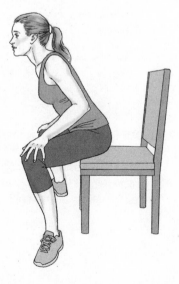

6. ESTIRAMIENTO DE INGLES CON INCLINACIÓN: Con la columna recta y las manos en la parte superior de las piernas, inhala e inclínate hacia adelante con la barbilla y el pecho apuntando hacia enfrente.

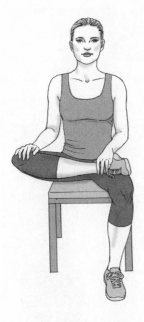

7. ESTIRAMIENTO EN FIGURA "4": Con la columna recta y la pierna izquierda en ángulo recto, coloca la parte exterior de tu tobillo derecho sobre la rodilla izquierda. Coloca con suavidad la mano derecha sobre la rodilla derecha y tu mano izquierda sobre el tobillo derecho. Inhala e inclínate un poco hacia adelante. Repite el ejercicio del otro lado.

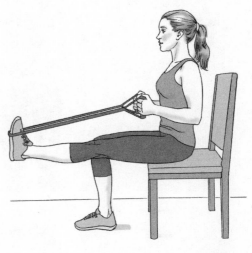

8. ESTIRAMIENTO ELEVADO DE MUSLO Y ESTIRAMIENTO PROFUNDO DEL PIE: Regresa al medio de tu asiento con las rodillas en un ángulo de 90° y la columna recta. Sujeta una banda de resistencia para yoga con las dos manos y pásala por debajo del arco de tu pie derecho. Al inhalar, estira la pierna derecha, usando la banda como apoyo. Exhala y baja la pierna lentamente. Repite el ejercicio con la otra pierna.

9. POSTURA DE MESA: Ponte de pie y camina alrededor de la silla; coloca tus manos sobre el respaldo de la silla y camina hacia atrás. Con la columna recta, inclínate hacia adelante hasta que tu espalda forme una mesa y tus brazos queden rectos. Mantén la cadera a la altura de los pies, y éstos un poco separados. Al exhalar, mete la barbilla y levántate lentamente y camina de regreso hacia la silla.

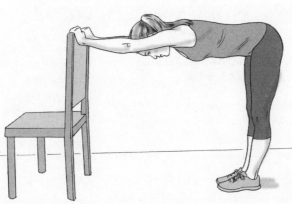

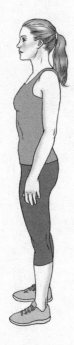

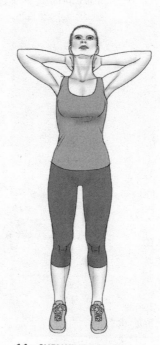

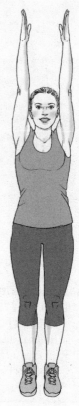

10. POSTURA DE MONTAÑA: Párate con los pies ligeramente separados, la cadera en línea con los pies, los hombros en línea con la cadera, la barbilla paralela al piso y tu peso bien distribuido.

11. CURVATURA SENCILLA DE ESPALDA: En la postura de montaña, pon las manos detrás de tu cabeza y jala los hombros hacia atrás. Inhala y jala el abdomen hacia adentro, levanta la cabeza con suavidad y regresa la espalda a su posición inicial.

12. POSTURA DE REGLA: En la postura de montaña, inhala mientras levantas los brazos hacia el techo con suavidad (tus brazos deben estar perpendiculares al piso y paralelos entre ellos) y metes los omóplatos. Exhala y, mientras bajas los brazos con delicadeza, regresa a la postura central.

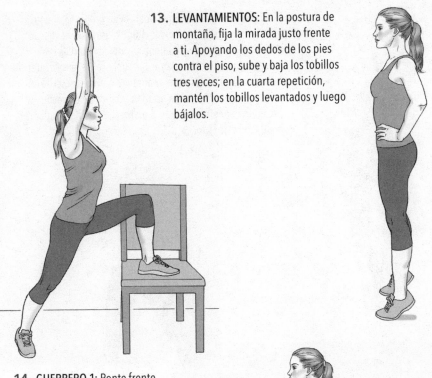

13. **LEVANTAMIENTOS:** En la postura de montaña, fija la mirada justo frente a ti. Apoyando los dedos de los pies contra el piso, sube y baja los tobillos tres veces; en la cuarta repetición, mantén los tobillos levantados y luego bájalos.

14. **GUERRERO 1:** Ponte frente al costado de tu silla y con el respaldo de tu lado derecho. Comienza en la postura de montaña con los pies paralelos; después, levanta suavemente el pie derecho y ponlo sobre la silla con la rodilla en un ángulo recto. Inclínate ligeramente hacia adelante, cuidando mantener la pierna izquierda recta y el pie izquierdo en un ángulo de 45° con respecto a tu espalda. Levanta suavemente los brazos hacia el techo (tus brazos deben estar perpendiculares al piso y paralelos entre ellos). Regresa despacio a la postura de montaña y cambia de lado.

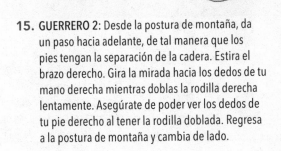

15. **GUERRERO 2:** Desde la postura de montaña, da un paso hacia adelante, de tal manera que los pies tengan la separación de la cadera. Estira el brazo derecho. Gira la mirada hacia los dedos de tu mano derecha mientras doblas la rodilla derecha lentamente. Asegúrate de poder ver los dedos de tu pie derecho al tener la rodilla doblada. Regresa a la postura de montaña y cambia de lado.

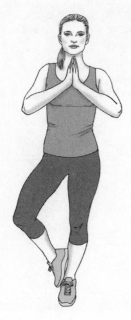

16. POSTURA DEL ÁRBOL: En la postura de montaña, fija tu mirada al frente. Lentamente, dirige el peso de tu cuerpo hacia la pierna izquierda mientras doblas la rodilla derecha. Levanta el pie derecho y coloca la suela sobre la cara interior de tu pantorrilla izquierda; mantén la pierna izquierda tan recta como puedas. Junta las manos cerca de tu pecho y mantén la postura. Baja tu pie derecho en una exhalación. Repite del otro lado.

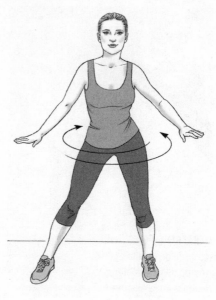

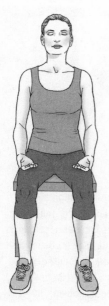

17. CÍRCULOS DE CADERA: Desde la posición de montaña, separa tus pies al ancho de la cadera. Afloja las rodillas y los tobillos y mueve la cadera en forma circular con suavidad usando los talones.

18. POSTURA DE RELAJACIÓN: Apoya con suavidad las manos sobre los muslos con las palmas hacia el techo. Mantén la columna recta; cierra los ojos; respira y descansa. Concéntrate en tu respiración.

Meditación: observa tus pensamientos

Uno de los distintivos de la meditación *mindfulness* es hacerte consciente de tus pensamientos, sentimientos y sensaciones corporales *sin hacer nada para cambiarlos*. El objetivo no es cambiar tu mundo ni tu experiencia, sino volverte consciente de manera más profunda y más atento a esa experiencia. Por una serie de tendencias humanas emocionales, conductuales, cognitivas que son afortunadas, aunque complejas, cuando te vuelves más consciente de tus experiencias internas, esa experiencia tiende a cambiar por sí sola. Te estresas menos y te sientes más apacible simplemente por prestar atención a lo que está pasando en tu mente, cuerpo y espíritu. Sin embargo, hay que tener cuidado. Volverse consciente y meditar *porque* quieres sentirte más en paz no necesariamente te funcionará de maravilla. Si te sientas a meditar y piensas: "No te estreses, no te estreses", lo más probable es que te estreses todavía más. En vez de eso, sin juzgar, comienza a prestar atención a lo que sobresale emocional, intelectual y físicamente con ayuda de estos lineamientos.

1. Encuentra un lugar tranquilo, cómodo y libre de distracciones en el cual te puedas sentar. Si te acomoda, siéntate con las piernas cruzadas en flor de loto sobre el suelo, encima de un cojín (que es una forma más tradicional de meditar), o simplemente siéntate en una silla con la espalda recta.

2. Respira profundo varias veces con el ejercicio de respiración profunda de la página 288 para entrar en un estado de relajación.

3. Sólo siéntate y respira. Mientras lo haces, es probable que surjan múltiples pensamientos, sentimientos y sensaciones corporales. Cuando esto ocurra, con amabilidad centra tu atención en ellos y reconócelos sin querer cambiarlos.

4. Para ayudarte con esto, quizá quieras etiquetar tus experiencias. Por ejemplo, si te haces consciente de un ligero dolor en tu tobillo, puedes etiquetarlo como "dolor en el tobillo". O si percibes que te estás sintiendo ansioso o enojado, puedes etiquetar estas experiencias emocionales como lo que son. Lo mismo con los pensamientos; quizá descubras que te distrae la idea de "Debo ponerme a trabajar". Nótala, etiquétala y déjala ser.

5. Deja que tus experiencias fluyan por el río de la vida. Los pensamientos, los sentimientos y las sensaciones corporales tienden a

fluir en un vaivén. Imagina estar parado junto a un hermoso río, y cuando lleguen las experiencias, anótalas en la hoja de un árbol y observa cómo se van flotando en el río. Por ejemplo, si empiezas a sentirte tenso, imagínate escribiendo la palabra *tenso* en la hoja de un árbol. Luego coloca la hoja en el río de tu experiencia personal y observa cómo se la lleva la corriente.

Intenta hacer este ejercicio dos o tres veces por semana durante 10 a 20 minutos. Conforme te acostumbres más a meditar, explóralo con más frecuencia, durante periodos más prolongados. Este ejercicio sencillo te pondrá en contacto con tu experiencia personal y con la gama de pensamientos, sentimientos y sensaciones de la experiencia humana. También puede moverte de formas insospechadas. De pronto pueden surgir las respuestas a preguntas con las que has lidiado desde hace mucho, pues los problemas pueden parecer menos desafiantes. Cuando te conectes con la profunda sabiduría interna de tu propia mente, cuerpo y espíritu, te sorprenderá agradablemente lo que encontrarás.

Visualización, imágenes guiadas e hipnosis

Tómate un momento para imaginar que estás relajado. Cierra los ojos. Imagina que estás completamente en paz. Quizá te veas sentado en una playa tranquila en donde el agua cristalina viene y va sobre una playa blanca y extensa. O quizá te visualices caminando despacio, de forma meditada, por un antiguo bosque ancestral. Tal vez te encuentres en una cabaña acogedora, en donde los deliciosos aromas de la comida recién hecha flotan en el aire. Simplemente visualízate en paz en tu espacio personal más preciado. ¡Vamos! Cierra los ojos e inténtalo. Luego regresarás al libro.

¿Cómo te sientes? Te apuesto a que estás más relajado. ¿Cierto? Acabas de completar un ejercicio de visualización muy sencillo.

Nuestro cuerpo responde a nuestros pensamientos. Cuando usas tu imaginación, entras en un estado de atención centrada e intencionalmente te concentras en imágenes e ideas específicas, puedes ayudarte a relajarte, cambiar procesos mentales y fisiológicos y mejorar tu confianza en ti mismo y en tus objetivos. La hipnosis, la visualización y las imágenes guiadas son técnicas distintas que se basan en este estado de atención centrada. Cada una influye de múltiples maneras en tu estado de ánimo, tu peso y tu salud en general. Por ejemplo, pueden ayudarte a:[63]

- Sentirte más relajado, más positivo y menos ansioso, enojado o deprimido.
- Tomar mejores decisiones alimenticias.
- Motivarte a hacer ejercicio.
- Descubrir barreras psicológicas inconscientes que pueden entorpecerte para alcanzar tus metas de salud y pérdida de peso.
- Aumentar tu autoestima y confianza en ti mismo.
- Creer en tu capacidad para apegarte a tus metas de salud y pérdida de peso.

La hipnosis puede funcionar como complemento para la pérdida de peso. En un estudio reciente, 32 mujeres y cinco hombres fueron reclutados y divididos en grupos.[64] A una tercera parte se le puso un plan de reducción de peso, sin ninguna otra intervención. Un tercio participó en el plan de reducción de peso y recibió terapia cognitivo-conductual por parte de un terapeuta certificado. El último grupo participó en el plan de pérdida de peso y recibió tanto terapia cognitivo-conductual como hipnosis. El grupo que recibió hipnosis obtuvo resultados mucho mejores que los otros dos grupos en términos de pérdida de peso. Éste es sólo un estudio con una muestra pequeña, pero es un hallazgo importante que le da credibilidad a la creencia ancestral que tenemos quienes practicamos medicina alternativa y complementaria; la medicina mente-cuerpo es una pieza importante del rompecabezas para perder peso y combatir la obesidad.

Dales una oportunidad a estas técnicas. Puedes recibir hipnosis, hacer visualizaciones o visualizar imágenes guiadas con ayuda de audios en CD o versiones electrónicas.

Acupuntura
y otras técnicas alternativas

Cada vez más investigaciones defienden el uso de medicina tradicional (como medicina tradicional china o ayurvédica) como apoyo para la pérdida de peso. La acupuntura manual (con agujas colocadas de forma manual), la electroacupuntura (con un equipo electrónico) y la acupuntura auricular[65] (acupuntura que se da en el lóbulo de la oreja) han aportado evidencias que justifican su uso en el tratamiento de problemas de peso y obesidad.

Por ejemplo, un metaanálisis de 44 ensayos clínicos sobre acupuntura y tres ensayos sobre terapias combinadas (herbolaria china y acupuntura) que incluyeron a 4861 participantes descubrió que tanto la acupuntura como las terapias combinadas eran más efectivas que el placebo o los cambios de estilo de vida al momento de ayudar a la gente a perder peso.[66] El análisis afirma que estos métodos funcionan de forma similar a los medicamentos occidentales para combatir la obesidad, pero con muchos menos efectos secundarios. Un estudio similar sobre electroacupuntura auricular que incluyó a 56 mujeres obesas elegidas al azar para recibir estimulación eléctrica o placebo descubrió que el grupo tratado mostraba una reducción significativa de peso e IMC. Los científicos creen que la acupuntura tiene estos efectos porque se sabe que:[67]

- Interviene en el apetito.
- Regula la movilidad intestinal (las contracciones que mueven la comida por el intestino). Esto es importante por razones que discutiremos más adelante.
- Acelera el metabolismo.
- Aumenta la actividad neuronal en el hipotálamo (el centro de mando del cerebro que regula el apetito, entre otras cosas).
- Aumenta los niveles de serotonina y mejora el estado de ánimo.
- Disminuye el estrés.

Evidencias preliminares sugieren que la medicina ayurvédica también puede ser un complemento útil para la pérdida de peso a largo plazo. A 22 mujeres en un tratamiento ayurvédico de tres meses para perder peso se les fomentó que cambiaran sus hábitos alimenticios y patrones de actividad; mejoraran su autoeficacia, calidad de vida, vitalidad y autoconsciencia en torno a sus elecciones alimenticias, y aprendieran a manejar el estrés de forma más efectiva. Los resultados fueron positivos; 12 mujeres completaron la intervención, así como los seguimientos de seis y nueve meses. Al final de los nueve meses, cada una de estas mujeres había perdido más de cuatro kilos.

Encuentra el apoyo necesario

Los humanos somos seres sociales y necesitamos a otras personas para sobrevivir y prosperar. Podría argumentarse que hoy en día dependemos de los demás más que nunca, pero irónicamente estamos más aislados que antes. Dependemos de los demás para casi cualquier cosa en nuestra vida, de formas que quizá ni siquiera notamos. El agua de la llave llega a casa gracias a que otras personas construyeron y administran la infraestructura de tuberías que llevan el agua hasta tu hogar. Tu casa, tus mueblestu auto, tu ropa, tu computadora y es muy probable que hasta tu comida haya sido producida por otra persona. Y eso es apenas lo que sale a la superficie. Nuestras ciudades, gobiernos y naciones son el resultado de la interdependencia de los seres humanos. Como mencioné en el capítulo 1, nuestra sociedad industrializada ha evolucionado para lograr una sofisticada sincronía simbiótica, por lo que es una gran ironía trágica que tantas personas sufran en soledad. Entre 1985 y 2004 la cantidad de personas que dijeron que no tenían nadie con quién discutir cuestiones importantes se triplicó a 25%.[68] Las computadoras, los teléfonos celulares, la mensajería instantánea, el correo electrónico y las redes sociales nos permiten conectarnos de formas antes inimaginables, pero aun así nos sentimos más desconectados y aislados que nunca.

Este aislamiento afecta nuestra salud y nuestro peso de formas identificables y perturbadoras. Cuando los científicos examinaron una muestra de las mujeres participantes del Ensayo Comunitario de Control de Peso y Salud Cardiaca, descubrieron que aquellas con grupos de apoyo más sólidos y menos estrés percibido tenían más probabilidades de tener comportamientos saludables y menos probabilidad de ser obesas.[69] Y una revisión sistemática que buscó determinar los factores que entraban en juego en la pérdida de peso de hombres halló que las intervenciones implementadas en contextos sociales tenían más probabilidades de triunfar, y que los programas grupales que daban apoyo a hombres con problemas de salud similares eran mucho más efectivas que las intervenciones implementadas en el contexto del cuidado clínico.[70]

Las investigaciones también indican que el aislamiento promueve problemas de salud y muerte a temprana edad.[71] Un estudio de 2014 de la Universidad de Chicago sugiere que los sentimientos de soledad perjudican el funcionamiento ejecutivo, los patrones de sueño y el bienestar mental y físico, todo lo cual puede fomentar mayores índices de morbilidad y mortalidad, sobre todo en adultos mayores.

CUANDO NECESITES AYUDA PROFESIONAL

En algunos casos hay problemas psicológicos subyacentes, trastornos del estado de ánimo, trastornos alimenticios u otros problemas que pueden provocar problemas de peso. Si has intentado todo en este programa y no te funciona, o si sabes que tu problema con la comida y el peso tienen cimientos psicológicos, quizá sea hora de considerar buscar ayuda profesional. Te recomiendo que busques alguien calificado y certificado en terapia cognitivo-conductual, o en terapia de aceptación y compromiso. Ambos enfoques terapéuticos han sido validados como intervenciones efectivas para la pérdida de peso y diversas cuestiones psicológicas.

No pierdas las esperanzas. No tengas miedo. Y sobre todo, no te avergüences. Mucha gente necesita ayuda en distintos momentos de su vida, pero pocos tienen el valor de pedirla y de hacer el esfuerzo que implica sanar. Mereces ser una persona íntegra, saludable y feliz. Busca la ayuda que necesites para alcanzar ese objetivo.

Los humanos nos necesitamos mutuamente, así que sugiero encarecidamente que te conectes con tus seres queridos. Esto mejorará tu salud, tus resultados de pérdida de peso y tu calidad de vida. He aquí algunas ideas para lograrlo:

- Pídele a un colega o amigo que realice este programa contigo. Esto tiene muchas ventajas, una de las cuales es tener un compañero que te haga sentir responsable y te ayude a apegarte al programa.
- Llama a un viejo amigo con quien no hayas hablado en mucho tiempo, o de preferencia ponte de acuerdo para almorzar con él.
- Invita a un colega a almorzar.
- Únete a un grupo de apoyo, club deportivo o gimnasio.
- Asiste a eventos deportivos.
- Invita a salir a tu cónyuge o a algún amigo.
- Únete a un club de lectura.
- Organiza noches de juegos con amigos.
- Sal a caminar o a hacer senderismo con un amigo.
- Intenta participar en deportes de equipo, como beisbol, softbol, futbol, etcétera. O vuelve a la infancia e invita a un amigo a jugar *kickball* o a lanzarse un balón.

Las posibilidades son infinitas. Siempre que puedas, sal y conéctate con gente real en el mundo real, lejos de los aparatos electrónicos. Facebook hace parecer que tienes miles de amigos (¡tal vez sea cierto!), pero obtienes mucho más de reunirte con la gente cara a cara. Cuando se trata de interacción social humana, no hay como ver a una persona real en la vida real y darle un apretón de manos o un abrazo.

Vivir en armonía con tu reloj intestinal

No sólo lo que comes y cómo lo comes puede estresar o relajar tu cuerpo. También es importante *cuándo* comes. Somos una cultura que suele cenar minutos antes de irse a la cama. Esto puede causar estrés fisiológico innecesario, aumento de peso, molestias gastrointestinales y proliferación de bichos intestinales dañinos y formadores de grasa. He aquí por qué.

Tu cuerpo opera con su propio conjunto de ritmos circadianos, que es una especie de reloj biológico que te permite saber, por ejemplo, cuándo dormir, cuándo comer y cuándo liberar ciertas sustancias bioquímicas. Todos los animales tienen relojes internos, pero sólo los humanos pueden elegir conscientemente ignorarlos. Nos quedamos despiertos después de que anochece, comemos cuando se nos da la gana y por lo regular ignoramos nuestros impulsos biológicos naturales.

Sin embargo, vivir de esta manera puede tener repercusiones dañinas en nuestra salud si estos comportamientos se vuelven demasiado extremos. La falta de sueño es una epidemia de salud, pero muchos la ostentamos con orgullo como si fuera una medalla. Más adelante hablaremos del sueño y de por qué dormir poco puede provocar aumento de peso y problemas de salud crónicos. Por ahora, enfoquémonos en los ritmos circadianos de tu intestino, o tu reloj intestinal y las ondas reparadoras que éste pone en marcha.[72]

Tu reloj intestinal determina cuándo y cómo se contrae tu intestino, lo que se conoce como movilidad intestinal y es parte esencial de la salud digestiva. Estas contracciones ocurren con cierta regularidad y se vuelven pronunciadas cuando se supone que el estómago está vacío (entre comidas y durante el sueño). A esto yo le llamo onda reparadora. No sólo te ayuda a digerir los alimentos, sino que previene que los bichos malos se asienten en lugares erróneos de tu sistema digestivo, en especial en el intestino delgado. ¿Recuerdas lo que hemos dicho sobre la sobrepoblación bacteriana en el intestino delgado, o SPB? Bueno, pues esta onda reparadora es fundamental para prevenir dicha afección.

Estas contracciones no están dentro de tu control consciente, pero cuándo y cómo comes las afecta. Imagina que tienes un reloj en tu intestino. Si comes de cierta manera, se activa una alarma que, cuando se prende, libera ondas reparadoras potentes que arrasan con los bichos malos y los residuos de tu estómago e intestino delgado. Sin embargo, si comes de forma distinta, la alarma se atrasa y las ondas se vuelven más débiles y pequeñas. El nombre técnico de estas ondas reparadoras es complejo motor migrante (CMM), el cual es más intenso cuando duermes y cuando ayunas. En este estado, las ondas se presentan con frecuencia y son bastante vigorosas. Sin embargo, cuando cenas muy tarde, las ondas se vuelven más débiles y menos frecuentes. Entre más tarde sea, menos limpiarás tu intestino delgado, lo que sienta las bases para el desarrollo de SPB y todos los problemas que esto conlleva, incluyendo disbiosis y aumento de peso, como ya mencionamos al discutir la práctica de *hara hachi bu*, ayurveda y principios alimenticios de la tradición china.

Hay estudios que demuestran que los cambios en la movilidad gastrointestinal obligan al cuerpo a acumular peso.[73] En el capítulo 4 está mejor ilustrada la conexión entre SPB, malestar gástrico y aumento de peso. Por lo tanto, recuerda que el *momento* en el que comes es casi tan importante como la *forma* en la que comes. He aquí algunas recomendaciones que te ayudarán a vivir en armonía con tu reloj intestinal:

- **Toma tu última comida a media tarde.** Termina de comer al menos tres o cuatro horas antes de acostarte; tomar tu última comida a las 6:00 p.m. es ideal.
- **Bebe agua o té herbal.** En lugar de cenar tarde, intenta beber más agua o tomar un té relajante, como manzanilla o hierbabuena.
- **Si tienes hambre, toma un tentempié ligero.** Intenta cenar a las 6:00 p.m. Si te da más hambre después, toma un tentempié ligero, como un puñado de frutos secos o yogur griego natural con un poco de miel sin refinar. Sólo come lo suficiente para saciar tu apetito.

No quieres que los bichos dañinos se acumulen en partes inadecuadas de tu tracto digestivo. Para mantener tu jardín interior saludable y radiante, mantén a los bichos fuera de tu intestino delgado. Por fortuna, tienes un mecanismo interno para lograrlo. Así que cena más temprano, y deja que las ondas reparadoras hagan la labor de limpieza por ti.

Duerme como bebé

Los adultos modernos parecen tener una aversión hacia el sueño. A diferencia de otras culturas, no tomamos siesta, y parecemos enorgullecernos de lo poco que dormimos, pues nuestra falta de sueño es muestra de cuán productivos somos. ¿El resultado? Al menos 40 millones de hombres y mujeres en Estados Unidos padecen privación crónica de sueño.[74] ¿Crees que esto no afecta tu salud ni tu cintura? Pues te equivocas.

Se ha observado que las alteraciones de sueño, dormir muy poco o interrumpir tus ritmos circadianos son factores que contribuyen en el desarrollo de la diabetes tipo 2 y la obesidad.[75] Esto se debe posiblemente al hecho de que no dormir suficiente, aunque sea sólo una noche, tiene efectos negativos en el sistema neuroendócrino que te hace sentir más hambre y comer más, pues las hormonas del apetito se alteran, aumenta la ghrelina y disminuye la leptina.[76] Restringir las horas del sueño a apenas cinco horas por noche reduce la sensibilidad a la insulina, desencadena la inflamación sistémica y te pone en mayor riesgo de muerte por cualquier causa.[77-79]

Los científicos han observado que los niños que se quedan despiertos hasta tarde jugando videojuegos tienen mayor riesgo de desarrollar obesidad por la simple privación de sueño.[80] Un estudio reciente concluyó que, en comparación con la falta de sueño, el aumento de *duración* del sueño en niños en edad escolar tuvo como resultado una menor ingesta de comida, menores niveles de leptina en ayunas y menor peso. Y otros investigadores observaron recientemente que la restricción crónica de sueño desde la infancia y hasta la edad escolar se asoció con mayores índices de grasa corporal y abdominal a la mitad de la infancia, un hecho que también ha sido confirmado por otro estudio.[81,82] El papel potencial de la duración del sueño en la prevención y tratamiento de la obesidad pediátrica todavía está pendiente de estudio.[83,84]

Una investigación de 2010 publicada en *Annals of Internal Medicine* puso toda esta información en perspectiva. Científicos de la Universidad de Chicago demostraron que la falta de sueño socava los intentos de reducir la grasa corporal total.[85] Realizaron ensayos clínicos con 10 adultos no fumadores con sobrepeso que se sometieron a 14 días de restricción de calorías moderada, ya fuera con 8.5 o con 5.5 horas de sueño por las noches. La privación de sueño disminuyó la porción de grasa perdida y aumentó la pérdida de masa muscular. Los científicos también hallaron que quienes padecían falta de sueño experimentaban adaptaciones del punto de regulación del peso corporal que lo inclinaba hacia un estado similar al de la privación calórica: más hambre y una disminución relativa de la oxidación de grasa. De hecho, quienes durmieron 8.5 horas por noche perdieron en promedio cuatro kilos más que el grupo que durmió 5.5 horas, y conservó hasta el doble de masa muscular magra.

No hay duda al respecto: la falta de sueño entorpece tus esfuerzos por perder peso. Tu objetivo debe ser tener entre siete y nueve horas de sueño profundo y reparador por noche. Si no crees tener tanto tiempo para dormir, sugiero que reconsideres esa postura y hagas del sueño una prioridad por encima de otras actividades. Sacrificar el sueño a favor de la productividad está sumamente sobrevaluado. Es genial querer ser más productivo. Pero ¿cuánto más crees poder lograr si tu salud está padeciendo? La privación de sueño se ha ligado con una serie de problemas de salud. Incluso quienes trabajan turnos nocturnos exhiben aumento de los marcadores inflamatorios que auguran diversas afecciones,[86] y quienes trabajan horarios nocturnos en el sector salud no son inmunes a estos efectos adversos de la alteración del ritmo circadiano.[87] Sea lo que sea que estés haciendo, puede esperar unas cuantas horas.

Por otro lado, si tienes problemas para conciliar el sueño o despiertas con frecuencia, no te preocupes. Hay intervenciones sencillas que

---

LOS EFECTOS ADVERSOS DE LA PRIVACIÓN DE SUEÑO

- Accidentes
- Mortalidad por cualquier causa
- Alzheimer
- Episodios cardiovasculares
- Deterioro cognitivo
- Disminución de la calidad de vida
- Diabetes
- Trastornos gastrointestinales
- Hipertensión

- Menor rendimiento deportivo
- Menor rendimiento laboral
- Aumento de riesgo de cáncer de colon
- Pérdida de memoria
- Síndrome metabólico
- Osteoporosis
- Apoplejías
- Aumento de peso
- Agudizamiento de trastornos del estado de ánimo[88-95]

pueden mejorar la calidad de tu sueño y facilitar que te duermas y no despiertes durante la noche. La mayoría de la gente con problemas de sueño tiene un estilo de vida o hábitos conductuales poco saludables que les prohíben dormir bien y suficiente. Puedes cambiarlo si mejoras tu higiene del sueño, lo cual no es tan difícil. He aquí algunos consejos para mejorar tu higiene del sueño, empezando hoy mismo.

- **Crea un ritual de sueño.** Hacer las mismas cosas antes de dormir todas las noches ayuda a recordarle a tu cuerpo que es hora de dormir. Puede ser que te pongas la piyama, te laves los dientes, apagues las luces, extiendas las sábanas o cualquier otra serie de cosas. Sólo sé constante.
- **Relájate antes de dormir.** Intenta hacer algo relajante todas las noches entre 30 y 60 minutos antes de irte a la cama. Puedes intentar con respiraciones profundas, meditación, visualizaciones o hasta estiramientos relajantes.
- **Vete a dormir temprano.** Si necesitas más sueño, probablemente es mejor que te vayas a la cama más temprano. Intenta irte acostando 10 o 15 minutos más temprano cada semana hasta que disfrutes entre siete y nueve horas de sueño ininterrumpido.
- **No te estreses antes de dormir.** Estresarte antes de meterte a la cama no te ayudará a dormir mejor. Piensa en todas las formas en las que revolucionamos nuestras hormonas de estrés antes de dormir: ver las noticias de la noche o programas de televisión violentos, navegar en internet y hasta revisar nuestro correo electrónico. Intenta tomar decisiones racionales sobre el uso de aparatos electrónicos, y aléjate del alcohol, la cafeína y otros estimulantes.
- **Duerme en una habitación a oscuras.** La luz altera los ritmos circadianos y hace difícil conciliar el sueño o dormir de corrido. Y no sólo son las lámparas de la habitación, sino también las luces de las pantallas de los teléfonos, las computadoras, las televisiones, los reproductores de DVD, los relojes, las luces de la calle, etcétera. Instala persianas que bloqueen la entrada de luz de ser necesario. Apaga tu teléfono y voltea la pantalla del reloj despertador de tal forma que no vea hacia la cama. Si tienes computadora, televisión o reproductor de DVD en tu recámara, conéctalas a un multicontacto para que puedas apagarlo con facilidad antes de irte a la cama. Durante miles de años, los humanos se han ido

a dormir cuando oscurece. Esa forma ancestral de vivir está grabada en nuestro ADN. Respeta tus ritmos circadianos y dales la oscuridad que necesitan.

- **Intenta tomar siestas (si te es posible).** Para algunas personas, las siestas mejoran la calidad del sueño nocturno. Por ejemplo, si has aprendido a depender del café a las 2:00 p.m. para sobrevivir el resto de la tarde, tal vez descubras que una siesta de 20 minutos funciona mejor para energizarte que esa descarga de cafeína. Sin embargo, si te cuesta trabajo conciliar el sueño, tomar siestas durante el día quizá no sea la solución. Intenta tomar siestas si te es posible y ve si te funcionan.
- **Bebe una taza de jugo de cereza ácida.** Un pequeño ensayo clínico aleatorio descubrió recientemente que los insomnes que beben una taza de jugo de cereza ácida dos veces al día (por la mañana y por la tarde) aumentaron su cantidad de sueño hasta en 90 minutos.[96] Los científicos tienen la idea de que se debe a que el jugo inhibe la enzima que degrada el triptófano, un aminoácido esencial para la producción de melatonina, que es la hormona principal del ritmo circadiano. Hablando de la cual…
- **Prueba un complemento de melatonina.** Tomar un complemento de melatonina puede ayudar a regularizar los ritmos de sueño y ser un apoyo para la gente que no la produce en cantidades suficientes o necesita reponer sus provisiones de la misma. Prueba tomar entre uno y tres miligramos una hora u hora y media antes de dormir.

Si aun después de esto sigues teniendo problemas de sueño, busca la ayuda de un especialista en sueño. Tal vez tengas alteraciones del sueño no diagnosticadas —como apnea del sueño—, las cuales pueden afectar negativamente tu salud y tu peso. No te lo tomes a la ligera. La apnea del sueño, en su forma más grave, es un trastorno que puede ser letal. Incluso las formas menos graves de apnea del sueño u otros trastornos de sueño pueden alterar tu salud. El sueño es uno de tus bienes más preciados. No te hagas daño al restarle importancia.

Ejercítate de forma más efectiva en menos tiempo

Es imposible exagerar la importancia del ejercicio. Es increíble para reducir el estrés y hasta mejora la capacidad de resiliencia. El movimiento disminuye la inflamación, te hace más sensible a la insulina, mejora tu estado de ánimo (pues el ejercicio libera neurotransmisores de la "felicidad", como serotonina) y desarrolla masa muscular magra que hace más eficiente tu maquinaria interna quemagrasas al incrementar el número de mitocondrias (organelos de las células que derriten la grasa).

Es demasiado pronto para afirmar si el ejercicio tiene o no un impacto directo en el microbioma intestinal. Hay unos cuantos estudios, como uno publicado recientemente en *Environmental Health Perspectives*, que sugieren que el ejercicio puede mitigar el daño al microbioma intestinal provocado por toxinas ambientales y otros factores.[97] Sin embargo, aun si el ejercicio no tiene un impacto directo en tu jardín interior, sí tiene un impacto indirecto en tu flora intestinal en la medida en que disminuye la inflamación sistémica. El ejercicio es una de las cosas más saludables que puedes hacer, por lo que sería una grandísima estupidez no hablar de él en un libro sobre pérdida de peso.

Nuestro cuerpo está diseñado para moverse. Cuando no nos ejercitamos lo suficiente, o cuando llevamos una vida sedentaria, nuestra salud se desmorona. Un estudio realizado en Australia examinó datos de más de 22000 personas de 45 años en adelante, y descubrió que quienes pasaban más de 11 horas al día sentados tenían 40% más probabilidades de morir prematuramente por cualquier causa.[98] Este tipo de hallazgos ha sido replicado por la Sociedad Estadounidense del Cáncer, el Colegio Estadounidense de Medicina y Deporte y otras organizaciones.

¿Eso significa que más ejercicio es mejor? Bueno, sí y no. Sin duda alguna, la mayoría de nosotros podríamos darnos el lujo de hacer más ejercicio. Pero eso no significa que porque una actividad sea saludable debemos hacerla sin parar. Ejercitarse en exceso o de formas erróneas puede provocar inflamación, lesiones y ajustes metabólicos que dificultan quemar grasa. Este punto es de especial importancia a la luz de nuestra adicción cultural a creer la teoría de las calorías que entran y las que salen para explicarnos la pérdida de peso. Solíamos creer que si quemábamos más calorías con el ejercicio y comíamos menos, perderíamos peso. Solíamos creer que ésta era la ecuación para perder peso. Pero nos equivocábamos. El cuerpo humano no funciona de forma tan simple. Acumulas o pierdes grasa con base en gran variedad de factores, incluyendo la salud de tu microbioma intestinal, tu tasa metabólica, tu equilibrio hormonal, etcétera. Todo eso influye al momento de determinar cuánto y cómo debes ejercitarte.

La buena noticia es que ahora sabemos que no necesitas pasar interminables horas en una caminadora para recibir los beneficios metabólicos, neuroquímicos y de otras índoles que conlleva mover el cuerpo. En años recientes se han desarrollado enfoques modernos hacia el ejercicio, los cuales nos permiten ejercitarnos mejor en menos tiempo y aun así lograr los resultados deseados.

LOS BENEFICIOS QUE APORTA EL EJERCICIO A LA SALUD

El ejercicio aporta muchos beneficios a la salud, tantos que es difícil agruparlos todos. Entre éstos se incluyen:[99]

* Reducción del riesgo de cardiopatías, hipertensión y apoplejías
* Reducción del riesgo de cáncer de colon y de mama
* Reducción del riesgo de diabetes
* Reducción del riesgo de osteoporosis
* Reducción del riesgo de depresión y demencia
* Disminución de la grasa corporal
* Mejoría de los procesos metabólicos (la forma en la que el cuerpo descompone y genera sustancias necesarias)
* Mejoría del movimiento articular y muscular
* Mejoría del transporte de oxígeno en el cuerpo
* Mejoría de la sensación de bienestar
* Mejoría en términos de fuerza y resistencia

Me gustaría compartirte lo que he aprendido a partir de estos descubrimientos. Como verás, he dividido mi programa de ejercicios en principiantes, intermedios y avanzados. Selecciona el programa que se adapte a ti, ¡y ponte en marcha!

Principiantes: caminar

Caminar no es necesariamente un enfoque moderno al ejercicio, pero si llevas mucho tiempo siendo sedentario, es la manera ideal para empezar. Hay docenas de estudios que demuestran que caminar apenas entre 15 y 45 minutos al día puede reducir tu riesgo de cardiopatías, apoplejías, diabetes tipo 2, etcétera.[100-102]

Si no te ejercitas en lo más mínimo, estás fuera de forma o estás lesionado, empieza caminando despacio. Recomiendo caminatas de 15 a 45 minutos, tres a cinco veces por semana, dependiendo de tu estado de salud y tu condición física. ¿Por qué un rango tan amplio? Porque quiero que hagas aquello con lo que te sientas cómodo. Como dice el dicho: "El mejor ejercicio es el que estás dispuesto a hacer". Si pones la vara muy alta, lo resentirás y evitarás la rutina de ejercicio, sobre todo si llevas buen rato sin moverte. Empieza donde puedas. Si eso significa 15 minutos tres veces por semana, ¡genial! Si eso significa 30 minutos tres veces por semana, ¡genial! Si significa variar tu rutina dependiendo de lo que te permitan tus actividades diarias, ¡genial! Sólo muévete, alrededor de la cuadra, al mercado, a la colina, en un sendero o en el centro comercial. En lo personal, disfruto salir a tomar aire fresco y sol cuando puedo, pero para algunas personas eso no es posible. El mal clima, los barrios peligrosos y otros factores lo impiden. En ese caso, camina en una caminadora, usa una elíptica o sube las escaleras de tu edificio.

Con el tiempo, sentirás que te vas acostumbrando de forma natural a caminar. Cuando esto ocurra, aumenta la cantidad de tiempo. También puedes variar tu rutina subiendo escaleras, ascendiendo colinas… o haciendo intervalos. A continuación te explicaré cómo funcionan.

Intermedios: caminar con intervalos y algo de peso

El entrenamiento de intervalos te permite hacer un entrenamiento cardiovascular excelente en poco tiempo, y algunos estudios demuestran que es una forma más efectiva de quemar grasa y equilibrar la insulina que las rutinas tradicionales de cardio.[103-105] Cuando haces entrenamiento de intervalos, te esfuerzas tanto como es posible por un periodo determinado, luego bajas a un ritmo más moderado y por último haces un gran esfuerzo de nuevo. Un ciclo de esfuerzo y moderación se conoce como intervalo.

¿Durante cuánto tiempo te esfuerzas? ¿Cuánto tiempo te moderas? ¿Cuántos intervalos debes hacer? Eso depende del programa o de la rutina; hay muchas opciones disponibles. Es probable que la secuencia más común de intervalos provenga del mundo de las carreras. En esta rutina, los corredores hacen un *sprint* tan rápido como pueden durante un minuto, y luego trotan más despacio durante dos minutos. En un entrenamiento promedio de 18 minutos, se suelen completar seis intervalos. Tal vez no parezca mucho, pero te garantizo que es una rutina sumamente demandante (de hecho, no la recomiendo para la rutina intermedia). También ofrece los mismos o más beneficios cardiovasculares y metabólicos que trotar durante 60 minutos, con menos impacto en las articulaciones. Te recomiendo que les des una oportunidad a los intervalos. Te pueden aportar un mejor entrenamiento en menos tiempo, y hacen que ejercitarse sea más divertido.

Intervalos: ¿dónde empezar?

Si estás en un nivel intermedio de ejercicio, o si ya pasaste el programa de principiantes y estás listo para probar los intervalos, te recomiendo lo siguiente:

Planea ejercitarte cinco veces por semana en sesiones de 20 a 30 minutos. Habrá días en los que hagas menos o un poco más. Dos veces por semana, camina haciendo intervalos. Los otros tres días, haz entrenamiento de peso con tu cuerpo (la explicación la encontrarás más adelante). Para integrar intervalos a la caminata, empieza con algo manejable, por ejemplo:

TIEMPO EN MINUTOS	INTENSIDAD
0:00-5:00	Haz calentamiento, caminando de forma lenta y relajada.
5:00-7:00	Camina a ritmo moderado, lo suficientemente rápido como para que sea un poco difícil, pero no tanto como para quedarte sin aliento. Debes poder conversar con alguien durante este periodo.
7:00-8:00	Camina tan rápido como puedas sin correr. Esto debe dejarte sin aliento, y quizá sientas ardor en piernas y brazos.
8:00-10:00	Vuelve a caminar a ritmo moderado durante dos minutos o hasta que te recuperes.
10:00-25:00	Haz cinco intervalos, repitiendo de los minutos 5:00 a 10:00.
25:00-30:00	Haz enfriamiento, caminando de forma lenta y relajada.

Cuando estés listo para aumentar la intensidad de tu rutina, haz más intervalos —hasta ocho o 10—, y ve acortando el periodo de descanso. He aquí un ejemplo:

TIEMPO EN MINUTOS	INTENSIDAD
0:00-5:00	Haz calentamiento, caminando de forma lenta y relajada.
5:00-6:00	Camina a ritmo moderado, lo suficientemente rápido como para que sea un poco difícil, pero no tanto como para quedarte sin aliento. Debes poder conversar con alguien durante este periodo.
6:00-7:00	Camina tan rápido como puedas sin correr. Esto debe dejarte sin aliento, y quizá sientas ardor en piernas y brazos.
7:00-8:00	Vuelve a caminar a ritmo moderado durante un minutos o hasta que te recuperes.
8:00-21:00	Haz siete intervalos, repitiendo los de los minutos 5:00 a 8:00.
21:00-26:00	Haz enfriamiento, caminando de forma lenta y relajada.

Hay muchas otras opciones, así que puedes personalizar tu rutina para que se ajuste a tus preferencias personales. Otra opción, por ejemplo, es caminar tan rápido como puedas durante tanto tiempo como puedas, descansar lo que necesites, y luego volver a caminar rápido. Subir pendientes o escaleras aumenta la intensidad aún más.

Integra una rutina como ésta a tu horario un par de veces por semana, y obtendrás todo el cardio que necesitas. Los otros tres días de la semana, quiero que integres ejercicios de peso con tu cuerpo. A continuación te explicaré por qué.

Entrenamiento de peso usando tu propio cuerpo

El entrenamiento de resistencia es parte importante de cualquier programa de ejercicio, quizá incluso más importante que el cardio. Ayuda a generar masa muscular magra, reproduce las mitocondrias y es bueno para tu estructura esquelética. De hecho, los entrenamientos de cardio y resistencia no son cosas distintas. Puedes obtener una buena rutina de cardio y de resistencia al mismo tiempo si la estructuras de forma correcta. La sabiduría tradicional que necesitas para ejercitar tus sistemas aeróbicos y anaeróbicos por separado ya no se considera válida. Los sistemas están conectados entre sí, de modo que puedes obtener más beneficios con menos esfuerzo si haces un rápido entrenamiento de peso unas cuantas veces por semana.

¿Por qué sugiero entonces que dividas las rutinas en el programa intermedio? Principalmente porque entrenar de esta forma es difícil, e incluso para algunas personas resulta casi imposible. Cuando estás recuperando tu nivel óptimo de acondicionamiento físico, sigue siendo útil hacer entrenamiento de peso y caminata con intervalos en días distintos.

Hay casi infinidad de opciones de entrenamiento de peso, por lo que te sugiero que busques algún programa que te convenga. En lo personal, me gusta hacer entrenamiento de peso con mi propio cuerpo, quizá con ligeras mancuernillas de ser necesario. Casi toda la gente obtiene un buen entrenamiento de resistencia sólo con su peso corporal, y además se puede realizar en cualquier lugar. He aquí dos rutinas de entrenamiento que recomiendo:

Rutinas de entrenamiento con pesas

Para las siguientes rutinas, haz las cinco o 10 repeticiones seguidas; ésa es una serie. Descansa dos o tres minutos, y repite la serie. La rutina completa debe llevarte entre 20 y 30 minutos y, si la haces correctamente, sentirás como si hubieras pasado una hora en el gimnasio. Cuando termines, enfríate con una caminata y un estiramiento de todo el cuerpo.

Entrenamiento 1

Giro y remo:

a) Párate con los pies a la altura de los hombros con una mancuerna en cada mano frente a tus piernas y con las palmas apuntando hacia los muslos.

b) Apretando el abdomen, inclínate hacia adelante con las caderas, deslizando las mancuernas desde los muslos hacia abajo. Baja despacio (aproximadamente en cuatro tiempos) hasta que tu torso quede casi paralelo al piso. Si tu espalda se empieza a curvear antes de llegar, detente. Las mancuernas deberán estar por debajo de tus hombros.

c) Dobla los codos hacia el techo y jala las mancuernas hacia arriba hasta que tus brazos estén doblados en un ángulo recto.

d) Endereza los brazos. Haz otro movimiento de remo y, después, ponte de pie lentamente.

> **MÁS SENCILLO (O SI TIENES PROBLEMAS DE ESPALDA):** Sujétate al respaldo de una silla con una mano y haz los remos con la otra.

> **MÁS DIFÍCIL:** Haz los giros con una sola pierna. Levanta una pierna hacia atrás mientras te inclinas hacia adelante.

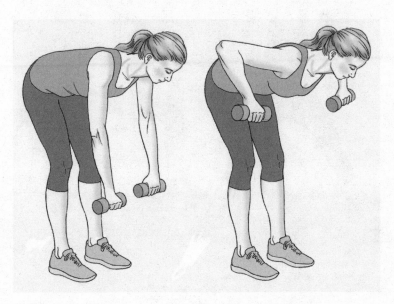

Sentadilla en *plié* y *curl* de bíceps:

a) Párate con los pies a la altura de los hombros, con las puntas apuntando hacia afuera y con una mancuerna en cada mano. Con los brazos doblados de tal manera que tus manos estén cerca de tus hombros y hacia ti.

b) Apretando el abdomen, dobla las rodillas y baja hasta que los muslos queden casi paralelos al piso. Al mismo tiempo, endereza los brazos y baja las mancuernas entre tus piernas con las palmas de las manos hacia afuera.

c) Endereza las piernas, aprieta los glúteos y levántate. Al mismo tiempo, vuelve a enroscar los brazos sin mover el antebrazo. Repite.

> **MÁS SENCILLO:** No dobles tanto las rodillas.

> **MÁS DIFÍCIL:** Al levantarte, eleva una pierna, para hacer un levantamiento lateral de rodilla.

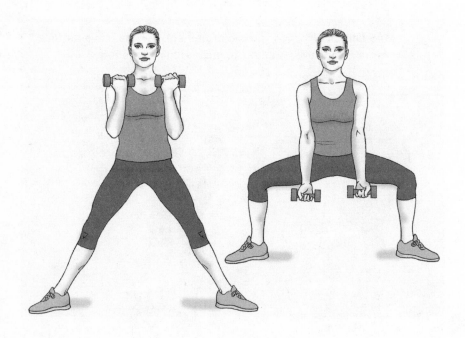

Desplante y giro de torso:

a) Párate con los pies juntos. Sostén una mancuerna con ambas manos y con los brazos doblados de tal manera que la mancuerna quede frente a tu pecho.

b) Apretando el abdomen, da un paso hacia atrás de aproximadamente un metro con la pierna izquierda y dobla las rodillas. Baja el cuerpo de tal forma que el muslo derecho quede paralelo al piso, procurando mantener la rodilla derecha a la altura del tobillo. Tu tobillo trasero se levantará del piso. Al mismo tiempo, gira el torso hacia la derecha y baja la mancuerna a la altura de tu cadera.

c) Disminuye el apoyo en el pie trasero para levantarte mientras regresas el torso a la posición original. Haz la cantidad sugerida de repeticiones y luego cambia de lado.

> **MÁS SENCILLO:** Haz desplantes estáticos, comenzando con los pies separados y manteniéndolos en esa posición todo el tiempo.

> **MÁS DIFÍCIL:** Al levantarte, eleva la pierna trasera y ponla enfrente de ti para hacer un levantamiento de rodilla.

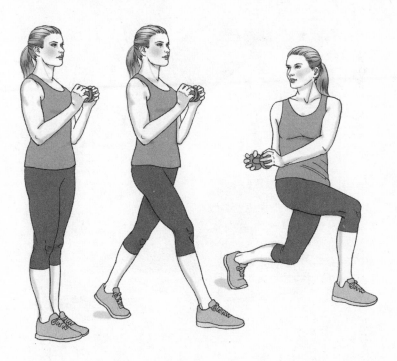

Puente con fortalecimiento de tríceps:

a) Acuéstate bocarriba con las piernas dobladas y los pies planos sobre el piso con una mancuerna en cada mano, los brazos extendidos a los costados, doblados ligeramente, y las palmas hacia el techo.

b) Aprieta los glúteos y el abdomen, y levanta la espalda baja y media del piso. Al mismo tiempo, levanta las mancuernas sobre tu pecho como si abrazaras una pelota.

c) Baja la espalda y los brazos. Repite.

MÁS SENCILLO: Primero haz el puente y después levanta los brazos. Baja los brazos y la espalda por separado o al mismo tiempo, lo que te sea más fácil.

MÁS DIFÍCIL: Mantén la posición y levanta un pie del suelo. Mantenlo por un segundo y baja el pie. Después baja la espalda y los brazos al mismo tiempo. Alterna las piernas en cada repetición.

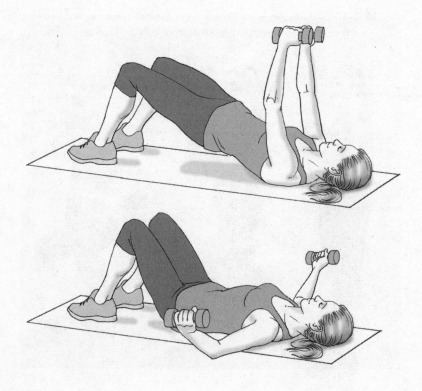

Estiramiento de tríceps arrodillado:

a) Colócate sobre el suelo en cuatro puntos. Sostén una mancuerna con la mano derecha y el brazo doblado en un ángulo recto, con el codo a la altura de la cadera y la palma hacia el muslo. Extiende tu pierna izquierda hacia atrás y levántala del piso de tal forma que te balancees sobre el brazo izquierdo y la pierna derecha. Si te molesta la muñeca, sostén la mancuerna sin doblar la muñeca.

b) Lentamente, endereza el brazo derecho y levanta la mancuerna por detrás de ti. Mantén el abdomen tenso y ve hacia el piso unos metros delante de ti para tener la cabeza alineada con la columna.

c) Lentamente, dobla el brazo para regresar a la posición original. El brazo de arriba se debe mantener en su lugar durante todo el ejercicio. Haz la cantidad sugerida de repeticiones y cambia de lado.

MÁS SENCILLO: Mantén las dos rodillas en el suelo.

MÁS DIFÍCIL: Dobla y endereza la pierna al mismo tiempo que lo haces con el brazo.

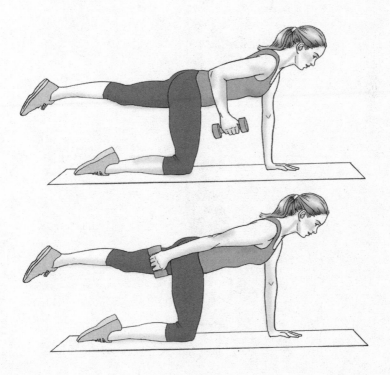

Entrenamiento 2

Escalón y extensión:

a) Sostén las mancuernas a la altura de los hombros con las palmas de las manos hacia adentro frente a una escalera. Pon el pie derecho sobre el primer escalón. (Puedes usar el segundo o tercer escalón dependiendo del tamaño de la escalera y tu nivel de acondicionamiento.)

b) Apóyate en tu pie derecho y endereza la pierna derecha mientras sostienes las mancuernas por encima de tu cabeza. Toca el escalón con el pie izquierdo y luego baja ambos pies a la posición original. Termina una serie y cambia de pierna para la segunda.

> **MÁS SENCILLO:** Haz el ejercicio sin levantar las pesas por encima de tu cabeza.

> **MÁS DIFÍCIL:** Mantén el pie sobre el escalón durante toda la serie (y baja sólo un pie al piso).

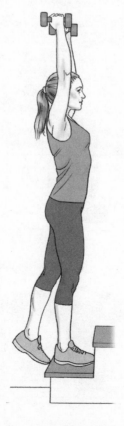

Desplante y *curl* de bíceps:

a) Párate con el pie derecho aproximadamente un metro por delante del izquierdo. Sostén dos mancuernas a los costados.

b) Dobla la pierna derecha hasta que tu muslo quede paralelo al piso y la pierna izquierda esté extendida con la rodilla casi sobre el piso. Asegúrate de mantener la espalda recta y mantén la rodilla derecha alineada con el pie. Al bajar, dobla los brazos y levanta las mancuernas hacia tu pecho. Haz una pausa y enderézate para regresar a la posición original; después, baja de nuevo las mancuernas. Termina una serie y cambia de pierna para la segunda.

> **MÁS SENCILLO:** Pon una mano sobre el respaldo de una silla y haz el *curl* sólo con un brazo.

> **MÁS DIFÍCIL:** Coloca el empeine del pie trasero sobre un escalón.

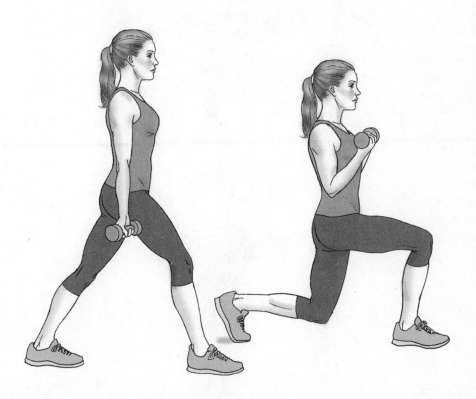

Remos con una sola pierna:

a) Párate con los pies separados a la altura de la cadera, con las mancuernas a los lados y las palmas de las manos hacia adentro.

b) Inclínate hacia adelante mientras extiendes la pierna derecha hacia atrás hasta que tu cuerpo forme una T (o tanto como sea posible). Deja que tus brazos cuelguen rectos hacia el piso y con las palmas de las manos paralelas.

c) Aprieta los omóplatos hacia el centro y levanta las mancuernas hacia los lados del pecho. Repite durante media serie y cambia de pierna.

> **MÁS SENCILLO:** Sostente con una mano del respaldo de una silla y haz los remos con un brazo a la vez.

> **MÁS DIFÍCIL:** Después de hacer los remos hacia el pecho, extiéndelos hacia atrás para hacer el estiramiento de tríceps.

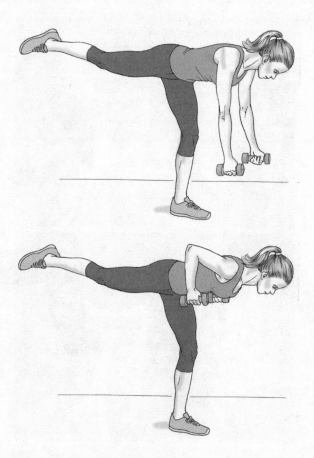

Levantamiento lateral en posición de flamenco:

a) Párate con los pies separados a la altura de la cadera, con las mancuernas a los lados y las palmas de las manos hacia adentro.

b) Dobla la pierna derecha y levanta el pie derecho hasta donde te siga siendo cómodo sin perder el equilibrio. Aprieta los glúteos y el abdomen para tener más apoyo; después, levanta lentamente las mancuernas hacia los lados, hasta que tus brazos queden paralelos al piso. Baja los brazos para regresar a la posición original y repite durante una serie completa. Cambia de pierna para la segunda serie.

MÁS SENCILLO: Coloca el pie sobre un escalón en lugar de mantenerlo levantado.

MÁS DIFÍCIL: Extiende la pierna elevada y mantenla lo más alto posible sin perder la postura.

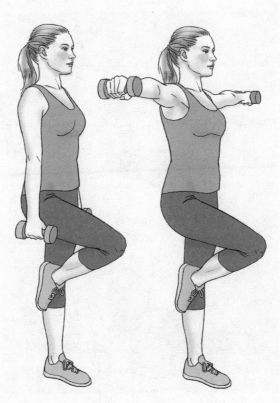

Fondo y abdominal:

a) Siéntate en la orilla de una silla con los pies planos sobre el suelo y las rodillas en ángulo recto. Toma las orillas de la silla a cada lado de tus glúteos. Mueve los pies hacia el frente y sepárate del asiento. Extiende la pierna derecha y coloca el talón derecho sobre el piso, mantén el pie doblado.

b) Dobla los codos hacia atrás y baja los glúteos hacia el piso al tiempo que aprietas el abdomen y jalas la rodilla derecha hacia el pecho. No bajes los codos más de 90°. Termina una serie (aunque es posible que no puedas hacer más de 10 repeticiones las primeras veces) y cambia de pierna para la segunda.

MÁS SENCILLO: Dobla las dos rodillas durante el ejercicio.

MÁS DIFÍCIL: Extiende ambas piernas y dobla sólo la que llevarás hacia tu pecho.

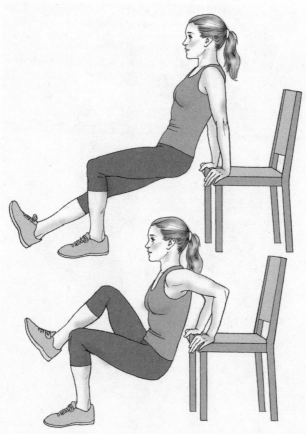

Golpe con *press* de pecho:

a) Acuéstate bocarriba sobre una alfombra o tapete, y dobla las rodillas. Sostén dos mancuernas a los costados con las puntas hacia adentro.

b) Contrae el abdomen y separa la cabeza, los hombros y el torso del piso. Al levantarte, extiende el brazo izquierdo de forma cruzada hacia el lado derecho, como si tiraras un golpe en esa dirección. Regresa a la posición original. Repite del lado contrario. Alterna durante una serie completa.

MÁS SENCILLO: Haz el ejercicio sin mancuernas.

MÁS DIFÍCIL: Tira el golpe hacia ambos lados antes de bajar de nuevo.

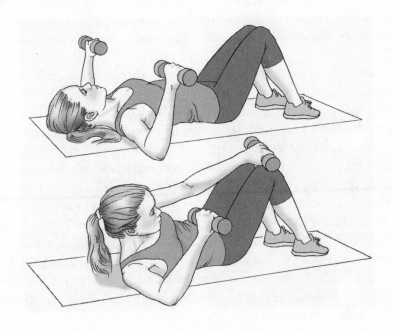

Avanzados: Intervalos de alta intensidad

Con el programa intermedio, es muy probable que te pongas sumamente en forma. Sin embargo, si quieres llevar tu entrenamiento al siguiente nivel, o ya estás muy en forma, también tengo opciones para ti.

En primer lugar, olvídate de dividir los días de cardio y de entrenamiento de pesas. En lugar de eso, realiza el programa de resistencia de las páginas 321-331 de tres a cinco veces por semana, pero hazlo *tan rápido como puedas sin sacrificar la forma*. Esto te ayudará a alcanzar el fracaso. Sé que parece un oxímoron, pero es bastante preciso. Levantar peso hasta el punto en el que no puedas levantar más —lo que en los círculos de levantamiento de pesas se conoce como "levantar hasta el fracaso"— aporta una serie de beneficios metabólicos que te ayudan a quemar más grasa y a darle forma al músculo. Hay muchas maneras de hacerlo: puedes elegir más peso y menos velocidad, o más velocidad y menos peso. Esto da igual para nuestros propósitos. Sólo quiero que llegues al punto en donde levantar más se vuelva muy, muy difícil.

Para hacer esto con tu propio peso corporal, selecciona entre tres y cinco ejercicios (como las rutinas de las páginas 321-331) que incorporen todos los principales grupos de músculos, y haz de tres a cinco series de 10 a 12 repeticiones, moviéndote tan rápido como puedas sin sacrificar la forma. Si antes de concluir alcanzas el fracaso, puedes intentar hacer una versión simplificada del ejercicio, disminuir la cantidad de repeticiones o series, o intentar hacer menos ejercicios por vez.

Para la mayoría de las personas eso bastará. Hacer entre 30 y 50 giro y remo, sentadilla en *plié* y *curl* de bíceps, desplante y giro de torso, puente con fortalecimiento de tríceps y estiramiento de tríceps arrodillado en 10 a 15 minutos basta para mantenerte en excelente forma. Y no hay duda de que esta rutina pondrá tu corazón a trabajar. Si quieres llevarla al siguiente nivel, disminuye la cantidad de tiempo de descanso y agrega más peso.

Si disfrutas mucho hacer cardio y no puedes esperar para salir a correr, intenta hacer el clásico entrenamiento de intervalos de alta intensidad, en el cual haces *sprints* tan rápidos como sea posible durante un minuto y descansas dos minutos. He aquí cómo hacerlo:

TIEMPO EN MINUTOS	INTENSIDAD
0:00-3:00	Haz calentamiento con trote ligero.
3:00-5:00	Aumenta el ritmo. Debe ser lo suficientemente rápido como para ser un poco difícil, pero no tanto como para dejarte sin aliento. Debes poder conversar con alguien durante este periodo.
5:00-6:00	Haz un *sprint* tan rápido como puedas; debes quedar sin aliento después del *sprint*.
6:00-8:00	Vuelve a trotar a ritmo moderado durante dos minutos o hasta que te recuperes.
8:00-18:00	Haz dos intervalos, repitiendo de los minutos 3:00 a 8:00.
18:00-20:00	Haz enfriamiento, caminando de forma lenta y relajada.

Conforme vayas mejorando, puedes ir haciendo más breves los periodos de descanso y aumentar el número de intervalos. Ve descubriendo qué te funciona.

Una vez que lo hayas dominado, probablemente estés en mejor forma que nunca. Éste es un programa intenso, y nadie necesita más ejercicio que éste para ponerse en forma y estar sano. Sin embargo, si amas los desafíos, siempre hay formas de llevar tu desempeño al siguiente nivel. Sólo recuerda no abusar del ejercicio, pues hacerlo en exceso es tan inútil como hacer muy poco.

Más adelante...

Ahora tienes todas las herramientas necesarias para optimizar tu nutrición, disminuir el estrés, mejorar tu resiliencia y ejercitarte de manera eficaz. Si haces todo lo aprendido hasta el momento, harás mucho para mejorar la salud de tu microbioma, perder peso y estar sano.

Dicho lo anterior, hay un tema más que quiero discutir: los complementos alimenticios que te ayudarán a bajar de peso y a diversificar tu microbioma intestinal. Hay mucha información dudosa allá afuera sobre este tema. Unos cuantos complementos hacen maravillas para intensificar tu pérdida de peso. Sin embargo, la mayoría son paja con poca evidencia científica que los sustente. En el apéndice separaré la aguja del pajar y te diré cuál es la verdad sobre los complementos que funcionan y los que no, y cómo integrarlos adecuadamente a este programa.

Capítulo 11

La biblia de la salud intestinal

Tablas de alimentos, planes de comidas,
listas de compras, recetas y otros consejos alimenticios
para seguir el programa

La comida es medicina, y no hay mejor manera de mejorar tu salud, perder peso y balancear tu microbioma intestinal que optimizar tu nutrición utilizando el plan de tres fases que describimos en este libro. Este capítulo te dará todas las herramientas que necesitas para lograrlo.

Te compartiré más de 50 deliciosas recetas antiinflamatorias, equilibradoras de la glucosa en la sangre, quemagrasas y diversificadoras del microbioma intestinal que desarrollé especialmente para este programa. Estas recetas son muy especiales. Trabajé arduamente con un chef para crear comidas gourmet espectaculares que sean costeables y que sigan el criterio nutricional de cada fase del programa. Son sencillas de preparar —la mayoría toma menos de 30 minutos de preparación y cocción—, son muy sabrosas, y todas y cada una de las recetas tienen el sello de aprobación del doctor Gerry. De hecho, la mayoría de las recetas contiene por lo menos uno (y en muchos casos más de uno) de los superalimentos descritos en este libro. Me gusta llamarles mis ADMG —armas de destrucción masiva de grasa— porque expulsarán la grasa de tu cuerpo.

Pero eso no es todo. Para cada fase encontrarás un plan de comidas rotacional de dos semanas que te guíe en tu camino. Más adelante te diré más acerca de cómo utilizar estos planes. También desarrollamos listas de compras para facilitar lo más posible la compra de tus alimentos.

Si no quieres preparar las recetas de este libro cada noche, sólo utiliza las tablas alimenticias de *La biblia de la salud intestinal*. Estas tablas incluyen la comida que deberás favorecer, la que deberás fragmentar y la que deberías fulminar por completo. Utiliza estas listas como referente para crear tus propias listas fortalecedoras del microbioma intestinal.

También encontrarás consejos para preparar comidas con antelación. Incluso encontrarás guías para comer en restaurantes, consejos para preparar tu despensa para el programa y mucho más.

En resumen, obtendrás toda la información que necesitas para perder peso, mejorar tu estilo de vida e integrar a tu rutina diaria los complementos que han demostrado ser los mejores para quemar grasa.

Es hora de poner manos a la obra y arrancar con el programa, y todo empieza por preparar tu alacena.

Preparar una alacena intestinalmente saludable

La idea de que la cocina es el corazón de nuestro hogar es un concepto antiguo que muchas veces se olvida en tiempos modernos. Está desapareciendo tan rápido de nuestra cultura que la gente ve el acto de cocinar como un arte perdido y se pregunta si las generaciones venideras tendrán las habilidades —ya no digamos el interés— para cocinar, y eso es un obstáculo que debemos enfrentar. Según Michael Pollan, en su más reciente libro *Cooked*, el estadounidense promedio invierte sólo 23 minutos diarios en preparar comida y otros cuatro en limpiar la cocina. El Departamento de Agricultura de los Estados Unidos (USDA, por sus siglas en inglés) reporta que el estadounidense promedio gasta 78 minutos comiendo fuera de casa.[1] Ésa es una auténtica preocupación.

Más al punto, la evidencia ha empezado a demostrar que el tiempo que pasas cocinando en casa es inversamente proporcional al riesgo que tienes de subir de peso y volverte obeso. En un estudio publicado en el *Journal of Economic Perspectives*, los investigadores observaron datos de la correlación entre la obesidad y la comida casera en diversas culturas. ¿Qué encontraron? Que en las culturas en las que cocinar en casa era predominante, las tasas de obesidad disminuían bastante.[2]

Una gran parte de *La biblia de la salud intestinal* implica preparar tus propias comidas. Y eso significa reclamar la cocina y hacerla nuevamente el centro de la vida familiar. Para ello, empieza por organizar tu cocina y tu despensa con los alimentos que necesitarás para preparar

(¡y comer!) los platillos descritos en este libro. Eso también significa desechar la comida chatarra que puede ocupar una porción enorme de espacio en tu alacena, tu refrigerador o tu congelador.

Como preparación para entrar al culto de la salud intestinal, esto es lo que debes hacer: antes de la fase 1, revisa tu despensa (y tu refrigerador) y desecha todo lo que no esté permitido en el programa. Puedes donarlo si quieres, pero sácalo de tu casa. La razón es que es mucho más probable que comas comida chatarra si la tienes a mano. Cuando te lleguen los antojos, es imposible que sucumbas si no hay comida chatarra acechando cerca.

A continuación, llena tu despensa de armas de destrucción masiva de grasa (ADMG); es decir, los ingredientes para preparar las recetas saludables de ese libro. Para ello, puedes comprar cada semana los elementos contenidos en las listas de compras de las páginas 383-393. Asegúrate de tener a la mano muchos de los superalimentos de cada fase. También arma tu especiero con las especias deliciosas y medicinales sobre las que has aprendido en este libro. ¡No olvides el aceite de oliva extravirgen (AOEV)! Consumir esta grasa benéfica te ayudará a sentirte satisfecho y también a quemar grasa.

Una vez que tengas estos alimentos en tu casa, organízalos para que sean de fácil acceso. Cocinar en tu cocina debería ser una experiencia disfrutable. Si intentas comprar los ingredientes al último minuto, o si debes explorar los espacios recónditos de una alacena desorganizada en busca de comida, es más fácil que te rindas, salgas a comer y rompas con el programa.

Así que tómate tu tiempo y prepara tu alacena. Ya sé que suena como una obligación, pero hazlo. No subestimes este paso. Hará que apegarte al plan sea mucho más sencillo y te preparará para un éxito a largo plazo.

Guías para adelantarte

Aquí te presento algunos consejos para adelantar la preparación de alimentos y que sea más conveniente cocinar en casa. Mientras más cosas prepares con antelación, ahorrarás mucho más tiempo y tu experiencia en la cocina será mucho más sencilla, además de que será más factible que cocines y comas en casa. Así que asegúrate de integrar estos consejos a tu rutina semanal.

Desayuno

Prepara porciones dobles de batidos para congelarlas en contenedores sellados herméticamente y tener un desayuno rápido y portátil que se descongelará mientras estás en el tráfico. Congelar el yogur o el kéfir no mata los probióticos, pero calentarlo en un microondas sí, así que deja que se descongelen de manera natural.

También puedes congelar las barritas energéticas de desayuno (página 397). Compra una caja de bolsas resellables pequeñas —el tamaño perfecto para porciones individuales—, mete las barritas en las bolsas y guárdalas en el congelador o el refrigerador. Toma una para llevar, o guarda una en tu mochila del gimnasio para tener una colación después de entrenar.

De igual modo, puedes congelar las frittatas tamaño panquecito (página 416), una vez cocinadas, en bolsas resellables tamaño sándwich. Utiliza un marcador permanente para anotar en la bolsa la fecha en la que pusiste el alimento a congelar. Para tener un desayuno portátil o como entrada de un almuerzo relajante, basta con descongelar la frittata (sin la bolsa) en el horno a 150 °C durante 10 minutos.

Almuerzo

Prepara tus verduras hasta tres días antes para cocinar más rápido. Puedes picar, lavar y almacenar en bolsas de plástico resellables (forradas por dentro con toallas de papel para que no se marchiten) verduras como bok choy, acelga, kale, lechuga escarola y otras verduras maduras. Evita lavar las verduras baby porque éstas se descomponen con facilidad, o mejor elige verduras baby "prelavadas" y guárdalas en una toalla de papel seca para que se mantengan frescas por más tiempo.

Pica los frutos secos con anterioridad y guárdalos en el congelador para que no se pongan rancios. No necesitas descongelarlos antes de usarlos; sólo agrégalos a las ensaladas y los batidos.

Las sopas se congelan bien y no pierden sus nutrientes. Para la fase 1, prepara dos tandas de la Sopa picante de calabaza (página 402) y de la Sopa de pollo y verduras (página 408). Para la fase 2, prepara y congela la Sopa fría de pepino y aguacate (página 417), la Sopa miso (página 421) y la Sopa cremosa de espárragos (página 425). Para la fase 3, opta por la Sopa de pavo y arroz salvaje (página 437), la Sopa minestrone (página 439), el Chili de pavo (página 442) y la Sopa de lentejas al curry (página 443), o combina las sopas de otras fases.

Puedes almacenar en tu refrigerador la ensalada de kale masajeada (página 405) sin los aderezos hasta por tres días. Úsala como base para cualquier proteína apropiada según la fase en la que estés, desde pollo hasta pescado, res o pavo.

Prepara los aderezos de las ensaladas con anterioridad y almacénalos en contenedores herméticos dentro del refrigerador, como este sabroso Aderezo griego para la fase 1 que puedes utilizar durante todo el programa.

|◉| Aderezo griego

Rinde 4 porciones (2 cucharadas por porción)

¼ de taza de aceite de oliva extravirgen
¼ de taza de jugo de limón
2 cucharadas de orégano seco
1 cucharada de mostaza Dijon
⅛ de cucharadita de pimienta negra recién molida

En la licuadora, combina aceite de oliva, jugo de limón, orégano, mostaza y pimienta, y licua hasta que todo se combine. Guarda la mezcla en un contenedor hermético. Sirve sobre la Ensalada campesina griega (página 399) o sobre tu combinación de verduras favorita.

Cena

Abastece tu congelador de camarones congelados y colócalos bajo la llave de agua para que se descongelen en unos pocos minutos. De igual forma, si no tienes tiempo de cocinar camarones frescos, elige camarones precocidos congelados (son más baratos) y descongélalos bajo la llave de agua.

Compra una gran variedad de moras congeladas para comerlas como colaciones rápidas que puedes guardar en el congelador hasta por seis meses.

Surte tu alacena de legumbres enlatadas bajas en sodio, como garbanzos o frijoles negros, y agrega este alimento prebiótico denso en nutrientes a tus comidas y colaciones.

Puedes guardar en tu refrigerador hasta por tres días la Ensalada de kale masajeada (página 405) o la Ensalada campesina griega (página 399), y tendrás colaciones excelentes o comidas rápidas que no requieren cocción. Siéntete libre de prepararlas con anterioridad o durante el fin de semana.

Cocina tus proteínas en un horno de cocción lenta para usarlas como cena rápida. Cocina pechugas de pollo sin hueso ni piel a temperatura baja durante 2 o 2½ horas con aderezos apropiados para casa fase. O cocina los filetes de salmón (con piel) o el camarón crudo a temperatura baja durante 1½ horas con aderezos apropiados para cada fase.

Cocina las pechugas de pollo por tandas. Déjalas enfriar y córtalas en cubos, luego almacénalas hasta por tres días en el refrigerador o congélalas divididas en porciones de una taza para preparar comidas rápidas entre semana. Consulta la receta de la siguiente página.

Compra los productos a granel o en paquetes tamaño familiar para ahorrar dinero y viajes al supermercado. Para todas las fases, compra caldo de pollo o de verduras bajo en sodio, pasta de tomate, kale, espinaca, hojas de ensalada, moras congeladas, huevos y aceite de oliva. Trata de utilizar las verduras baby o las espinacas dentro de los primeros cinco días después de la compra, y los vegetales más abundantes y los huevos te pueden durar hasta 10 días. Para las fases 2 y 3 compra yogur, kéfir, limones, aguacate y jengibre fresco, y almacénalos en tu refrigerador hasta por dos semanas.

¿Te sobró pasta de tomate de alguna receta? Congélalo en porciones tamaño cucharada en bolsitas de botanas para próximas recetas.

Pica con antelación el apio, las zanahorias y el ajo en un procesador de comida para preparar rápidamente alguna tanda de sopa, un estofado o una ensalada.

¿Te faltaron hierbas para alguna receta en particular? El perejil y la albahaca son hierbas multipropósito con las que puedes sustituir otras.

|◎| Pollo cocinado en tanda

Rinde aproximadamente 12 pechugas de pollo

Cocina un montón de pollo para preparar ensaladas rápidas.

1.8 kilos de pechuga de pollo sin piel ni huesos
1 cucharadita de sal (omítela si tu dieta es baja en sodio)
1 cucharadita de ajo en polvo sin sal
1 cucharadita de chile en polvo o de paprika
½ cucharadita de pimienta negra recién molida

1. Precalienta el horno a 200 °C. Cubre una bandeja para hornear con papel aluminio y reserva.
2. Sazona las pechugas con la sal (si la utilizas), el ajo en polvo, el chile en polvo o la paprika, y la pimienta. Rocía con aceite en aerosol dos sartenes grandes y caliéntalos a fuego alto durante cinco segundos. Coloca tres o cuatro pechugas en cada sartén sin que se encimen. Baja el fuego a medio y cocina por dos o tres minutos, o hasta que el pollo se empiece a dorar. Voltea la pechuga y cocina por tres minutos. Coloca las pechugas sobre la bandeja para hornear y cocina el resto de las pechugas de la misma forma hasta que la bandeja esté llena.
3. Hornea de ocho a 10 minutos o hasta que el termómetro de carne indique 74 °C cuando lo insertes en la parte más gruesa de la pechuga y los jugos salgan traslúcidos. Deja reposar durante cinco minutos antes de rebanar. Para almacenar, deja que el pollo se enfríe por completo y luego guárdalo en bolsas resellables. Guarda en el refrigerador hasta por cinco días o en el congelador hasta por tres meses.

   Nota: ¿Cocinas sólo para una o dos personas? Reduce los ingredientes a la mitad y cocina en una sartén pequeña o utiliza un molde de pan para hornear en tu horno tostador.

LAS TABLAS DE ALIMENTOS DE LA BIBLIA DE LA SALUD INTESTINAL

Éstas son las tablas alimenticias para cada fase. Utilízalas como guía para crear tus propias comidas.

Tabla alimenticia - fase 1

Ingredientes para hornear / Condimentos

Favorece

- Bicarbonato de sodio
- Coco rallado
- Extractos de sabores al 100% (de almendra, naranja, maple, etcétera)
- Mostaza en polvo
- Polvo para hornear (libre de aluminio)
- Vinagres claros
- Wasabi en polvo (sin colorantes)

Fragmenta

- Arrurruz en polvo
- Cacao en polvo
- Miso (libre de gluten)
- Sal de mar
- Salsa de soya
- Tamari (libre de gluten)

Fulmina

- Cátsup
- Condimentos con ingredientes no permitidos:
- Chutney
- Mayonesa
- Pasta de tomates deshidratados
- Pesto

Bebidas

Favorece

- Agua
- Café
- Tés: Énfasis en el té verde, negro, blanco, y tés herbales

Fulmina

- Bebidas de frutas y jugos o bebidas isotónicas (las que terminen en -ade)
- Café de achicoria
- Refrescos normales y de dieta
- Sidra

Tabla alimenticia - fase 1

Proteínas / Fuentes de grasa

Lacteos

Favorece

- Mantequilla
- Queso (colby, edam, feta, gouda, parmesano y suizo)
- Queso fresco
- Queso maduro (vena azul, brie, cheddar)

Fulmina

- Helado
- Leche condensada endulzada
- Leche de cabra
- Leche de oveja
- Leche de vaca
- Leche en polvo
- Leche evaporada
- Natillas
- Postres a base de lácteos
- Queso, suave (cottage, ricota, queso crema, mascarpone, crème fraîche)
- Yogur (de leche de vaca, oveja o cabra)

Alternativas libres de lactosa

Favorece

- Ninguna

Fragmenta

- Agua de coco
- Bebidas libres de lácteos y sin azúcar, como bebidas de almendras, cáñamo, coco o arroz

Fulmina

- Véase la sección de Lácteos de arriba

Grasas y aceites

Favorece

- Aceite de canola (sólo para hornear)
- Aceite de oliva extravirgen

343

Tabla alimenticia - fase 1

Fragmenta

- Aceite de cacahuate
- Aceite de canola
- Aceite de coco
- Aceite de palma al 100% (manteca libre de lácteo, no hidrogenada)

- Aceites de: almendra, canola, linaza, semilla de uva, oliva, palma, calabaza, cártamo, ajonjolí, girasol, nuez, etcétera

Fulmina

- Aceite de algodón
- Aceite de maíz

- Manteca de cerdo
- Manteca vegetal

Pescados

Favorece

- Elige pescados salvajes, en lugar de los que son producidos en granjas con técnicas sostenibles. Salmón, tilapia, bacalao de Noruega o bacalao de Alaska, anchoas, pez escolar, pez gato, atún en lata, platija, eglefino, arenque, gallineta, mejillones, ostras, abadejo, trucha arcoíris, pez roca, sardinas, vieiras, lobina negra, sábalo, camarón, lenguado, langosta espinosa, lubina rayada, trucha (de agua dulce), pescado blanco y merlán

Fragmenta

- Lubina rayada, carpa, bacalao de Alaska, halibut, langosta, pez limón, rapes, peces perca (de agua dulce), pez mantequilla, rayas, huachinango, atún listado (en lata, en trozos grandes), pescadilla (trucha de mar), atún blanco o atún aleta amarilla (una vez a la semana)

Fulmina

- Tiburón, pez espada, rey caballa o blanquillos

Tabla alimenticia - fase 1

Carne (orgánica, alimentada y criada con pasto)

Favorece

- Aves de corral (pollo, pavo, pato) sin piel
- Carne de caza
- Huevos enteros, claras de huevo

Fragmenta

- Cortes magros de carne (res, cordero, puerco); alimentados con pasto, opta por lo orgánico

Fulmina

- Aves de corral con piel
- Cortes de carne con grasa (res, puerco, cordero)
- Productos de carne de aves de corral procesada o madurada (salchichas, embutidos, productos de carne enlatados, etcétera)

Frutas

Favorece

- Arándano (entero)
- Cereza (ácida)
- Ciruela
- Frambuesa
- Kiwi
- Lima
- Limón
- Maracuyá
- Melón
- Melón chino
- Mora azul
- Plátano (verde)

Fragmenta

- Aguacate
- Carambola
- Fresa
- Granada
- Mandarina
- Naranja
- Papaya
- Ruibarbo
- Tangelo
- Tomate
- Toronja
- Uva

Tabla alimenticia - fase 1

Fulmina

- Albaricoques
- Bebidas de fruta
- Caquis
- Duraznos
- Frutas en lata en almíbar
- Frutos secos (dátiles, higos, ciruela pasa, etcétera)
- Jugos o concentrados de fruta (al 100%)
- Mango
- Manzanas
- Nectarinas
- Pera asiática
- Peras
- Piña
- Plátanos
- Puré de manzana y sidra
- Sandía
- Tomate de árbol
- Zarza Boysen
- Zarzamora

Hierbas y especias

Favorece

- Canela
- Cardamomo
- Comino
- Hierbas frescas o secas y especias:
- Jengibre
- Pimienta de cayena (roja molida)

Fulmina

- Mezclas de hierbas o especias o condimentos con ingredientes no permitidos

Legumbres (proteína vegetal), frutos secos y semillas

Favorece

- Ajonjolí
- Almendra
- Avellana
- Bebidas de nueces y semillas
- Castaña
- Linaza
- Mantequillas de nueces naturales hechas de almendras, nueces bolivianas, pecanas, nueces de castilla
- Mantequillas de semillas naturales hechas de chía, linaza, cáñamo, calabaza, ajonjolí, girasol
- Pepitas
- Pistaches
- Semilla de girasol
- Semillas de amapola
- Semillas de chía

Tabla alimenticia - fase 1

Fulmina

- Alimentos procesados de soya o de legumbres (salchichas de tofu, frituras de soya, frituras de garbanzo, etcétera)
- Alternativas procesadas de proteína vegetal (quorn, seitán)
- Leguminosas estofadas, germinadas, frijol carita, frijol Borlotti, habas, garbanzo, frijoles rojos, lentejas, frijoles blancos, chícharos

- Mantequillas de nueces y semillas hechas con aceites o cacahuates hidrogenados
- Productos de nueces y semillas con ingredientes tóxicos no permitidos
- Productos de soya (edamame, tofu, miso, tempeh)
- Tahini

Otros

Favorece

- Aceite de oliva con ajo
- Jengibre

- Stevia

Fulmina

- Comidas y bebidas que contengan altos niveles de fructosa o de jarabe de maíz
- Endulzantes a base de frutas
- Glucosa
- Jugo de caña evaporado
- Manitol
- Melaza de arroz integral
- Melaza negra

- Miel
- Miel de agave
- Miel de maple, 100%
- Miel de maple, artificial
- Productos de chocolate y cacao
- Sacarosa (azúcar de mesa)
- Sorbitol
- Xilitol

Verduras

Favorece

- Aceitunas
- Acelga
- Apio

- Berenjena
- Bok Choy
- Brotes de bambú

Tabla alimenticia - fase 1

Favorece

- Calabacita (amarillas, verdes)
- Calabaza
- Calabaza cabello de ángel (horneada)
- Calabaza kabocha (japonesa)
- Cebolla de cambray
- Cebollín (sólo el tallo)
- Chirivía
- Choy sum
- Endivias
- Escarola
- Espinaca
- Frijoles verdes
- Germinado de alfalfa
- Germinados
- Hojas verdes (mostaza china, col gallega)
- Kale
- Lechuga
- Pepino
- Pimientos y chiles
- Rábano

Fragmenta

- Ajo
- Alcachofa
- Betabel
- Brócoli
- Camote
- Cebollas (maduras, cocinadas)
- Col
- Coles de Bruselas
- Coliflor
- Chalotes
- Champiñón
- Chícharos
- Edamames
- Espárragos
- Hinojo
- Jugo de tomate (100%)
- Jugo de verduras (100%)
- Maíz dulce
- Puerro
- Quimbombó
- Tirabeques
- Tupinambo
- Zanahoria

Fulmina

- Jugos de verduras de la lista de "Fulmina"
- Papa amarilla
- Tempura sobrecocido
- Todas las verduras empanizadas, con crema y fritas

Tabla alimenticia - fase 1

Cereales integrales y harinas

Fragmenta

- Alforfón
- Arroz
- Avena
- Galletas dulces
- Maíz
- Mijo
- Polenta
- Productos de cereales y panes y galletas libres de gluten, sin sazonar[a]
- Quinoa
- Salvado

Fulmina

- Panes de trigo, cebada o centeno, galletas, pasta, cereal, cuscús, ñoquis, fideos, croissants, panqués, panecillos

[a] Todos los cereales y productos a base de harina deben estar etiquetados como libres de gluten.

Tabla alimenticia - fase 2

Bebidas

Favorece

- Agua
- Suero de leche
- Té blanco

- Té negro
- Té verde
- Tés herbales y de jengibre

Fragmenta

- Agua de coco
- Café
- Cervezas fermentadas[a]
- Kéfir (de una variedad de fuentes de leche como animal, vegetal y de nueces)

- Leche: leche animal orgánica sin grasa; leche sin lactosa (soya, almendra, cáñamo), sin endulzantes
- Vino tinto[a]

Fulmina

- Bebidas endulzadas con azúcar
- Jugos de fruta

- Leche de arroz
- Refrescos

[a] Limita tu consumo a una porción (un vaso) al día.

Condimentos

Favorece

- Arrurruz en polvo
- Bicarbonato de sodio
- Cacao en polvo
- Extractos de sabores al 100% (de almendra, naranja, maple, etcétera)

- Mostaza en polvo
- Polvo para hornear (libre de aluminio)
- Vinagres (claros)
- Wasabi en polvo (sin colorantes)

Fragmenta

- Cátsup
- Chutney

- Condimentos a base de frutas:[b]

[b] Son altos en FODMAP.

Tabla alimenticia - fase 2

Fragmenta

- Pasta de tomates deshidratados
- Miso (libre de gluten)

- Sal de mar[c]
- Salsa de soya (libre de gluten)
- Tamari (libre de gluten)

Fulmina

- Condimentos con ingredientes no permitidos:

- Mayonesa
- Pesto

[c] Es alta en sodio.

Frutas

Favorece

- Aguacate
- Albaricoques
- Arándano
- Carambola
- Cereza (ácida)
- Ciruelas
- Duraznos
- Higo
- Kiwi
- Lima
- Limón
- Manzanas
- Maracuyá

- Melón
- Melón chino
- Moras (azules, negras, etcétera)
- Naranjas (tangelo)
- Papaya
- Pera asiática
- Plátano[d]
- Ruibarbo
- Tomate de árbol
- Toronja
- Uvas (de Concord)

[d] Los plátanos tienen un alto contenido de almidón resistente y alimentan a las bacterias benéficas para tu cuerpo; es mejor comer un plátano verde firme.

Fragmenta

- Mango
- Naranjas (de ombligo, o Florida)
- Peras (Anjou, Bartlett)

- Piña
- Plátanos verdes
- Sandía
- Uvas (verdes, rojas)

Tabla alimenticia - fase 2

Fulmina

- Bebidas de fruta
- Frutas en lata en almíbar
- Frutos secos (dátiles, higos, ciruela pasa, etcétera)
- Jugos o concentrados de fruta (al 100%)
- Puré de manzana
- Sidra

Cereales

Fragmenta

- Alforfón
- Amaranto
- Arroz integral
- Palomitas de maíz
- Quinoa
- Salvado
- Teff

Fulmina

- Cebada
- Centeno
- Espelta
- Mijo
- Productos de trigo

Aceites

Favorece

- Aceite de Canola (sólo para hornear)
- Aceite de oliva extravirgen

Fragmenta

- Aceite de ajonjolí
- Aceite de almendra
- Aceite de calabaza
- Aceite de canola (se prefiere para hornear)
- Aceite de cártamo
- Aceite de coco
- Aceite de girasol
- Aceite de linaza
- Aceite de nuez
- Aceite de palma
- Aceite de semilla de uva
- Mantequilla (de vacas alimentadas con pasto)

Tabla alimenticia - fase 2

Fulmina

- Aceite de cártamo
- Aceite de maíz
- Aceite de palma hidrogenado
- Manteca
- Manteca de cerdo
- Margarina

Sopas

Favorece

- Sopa de verduras, de habas o de pollo (carne blanca, sin fideos)

Fulmina

- Sopas a base de crema

Especias

Favorece

- Aceite de oliva con ajo
- Ajo
- Canela
- Cardamomo
- Comino
- Cúrcuma
- Hierbas
- Jengibre, fresco o en polvo
- Mostaza
- Pimienta de cayena (roja en polvo)
- Pimienta negra

Aditivos dulces

Favorece

- Stevia

Fragmenta

- Chocolate (amargo)
- Glucosa
- Jarabe de maple (puro)
- Jugo de caña evaporado
- Melaza de arroz integral

Tabla alimenticia - fase 2

Fragmenta

- Melaza negra
- Miel, cruda
- Productos de cacao
- Sacarosa (azúcar de mesa)

Fulmina

- Endulzantes a base de fruta
- Endulzantes artificiales
- Jarabe de maíz alto en fructosa (en comidas y bebidas)
- Manitol
- Miel de agave
- Miel refinada
- Sorbitol
- Xilitol

Verduras

Favorece

- Aceitunas
- Acelga
- Ajo
- Alcachofa
- Alfalfa
- Berenjena
- Bok choy
- Brotes de bambú
- Calabacita (amarillas, verdes)
- Calabaza
- Calabaza cabello de ángel (horneada)
- Calabaza kabocha (japonesa)
- Cebollín
- Cebollín (sólo la parte verde)
- Col
- Coles de Bruselas
- Coliflor
- Chalote
- Champiñones
- Chícharo
- Chirivía
- Choy sum
- Diente de león
- Edamames
- Endivias
- Escarola
- Espárragos
- Espinaca
- Germinados
- Habas (ejotes)
- Hinojo
- Hojas de ensalada provenzal
- Hojas verdes (col gallega, mostaza china, hoja de nabo)
- Jitomate
- Kale
- Lechuga
- Pepino
- Puerro
- Quimbombó
- Rábano
- Tirabeques

Tabla alimenticia - fase 2

Favorece

- Alimentos encurtidos:
  - Ajo encurtido
  - Betabel encurtido
  - Col encurtida
  - Kimchi coreano
  - Maíz encurtido
  - Rábano encurtido
- Chucrut
- Miso

- Natto
- Pepinillos
- Salsa de soya
- Tempeh
- Tofu fermentado
- Tupinambo
- Verduras crucíferas
- Zanahorias

Fragmenta

- Betabel (sin encurtir)
- Camote[e]

- Maíz dulce

Fulmina

- Jugos de verduras de la lista de "Fulmina"
- Productos de papa amarilla

- Tempura sobrecocido
- Todos los vegetales empanizados, con crema, y fritos

[e] Horneado con cáscara; es alto en fibra, alto en antiinflamatorios y es muy llenador.

Proteína / Fuentes de grasa

Lácteos

Favorece

- Mantequilla
- Queso (colby, edam, feta, gouda, mozzarella, parmesano y suizo)

- Queso, suave (cottage, ricota, queso crema, mascarpone, crème fraîche)
- Yogur (de leche de vaca, oveja o cabra), casero de preferencia

- Queso fresco
- Queso, madurado (vena azul, brie, cheddar)

- Yogur griego
- Yogur, sin lácteos (de almendra, soya, coco)

Tabla alimenticia - fase 2

Fragmenta

- Crema agria
- Yogur helado libre de lactosa

Fulmina

- Helado
- Leche de cabra
- Leche de vaca
- Leche evaporada
- Natillas
- Postres a base de lácteos

Pescados

Favorece

- Elige pescados silvestres en lugar de los que son producidos en granjas con técnicas sostenibles. Salmón, tilapia, bacalao de Noruega o bacalao de Alaska, anchoas, pez escolar, pez gato, atún en lata, platija, eglefino, arenque, gallineta, mejillones, ostras, abadejo, trucha arcoíris, pez roca, sardinas, vieiras, lobina negra, sábalo, camarón, lenguado, langosta espinosa, lubina rayada, trucha (de agua dulce), pescado blanco y merlán

Fragmenta

- Lubina rayada, carpa, bacalao de Alaska, halibut, langosta, pez limón, rapes, peces perca (de agua dulce), pez mantequilla, rayas, huachinango, atún listado (en lata, en trozos grandes), pescadilla (trucha de mar), atún blanco o atún aleta amarilla (una vez a la semana)

Fulmina

- Tiburón, pez espada, rey caballa, o blanquillos

Legumbres

Favorece

- Frijol mongo
- Frijoles rojos

Tabla alimenticia - fase 2

Favorece

- Garbanzos y otras habas blancas (como el cannellini)
- Lentejas
- Soya

Carne

Favorece

- Aves de corral de carne blanca
- Carne de caza (venado, búfalo, bisonte)

Fragmenta

- Cortes magros de carne (res, cordero, cerdo), alimentados con pasto, opta por lo orgánico

Fulmina

- Aves de corral con piel
- Aves de corral de carne oscura
- Carnes procesadas (salchichas, embutidos, productos de carne enlatados como Spam)
- Cortes de carne con grasa (rib eye, cordero, pato)
- Hamburguesa
- Leche condensada endulzada
- Leche de oveja
- Leche en polvo
- Quesos procesados

Frutos secos

Favorece

- Almendras
- Avellanas
- Cacahuates
- Nueces
- Nueces bolivianas
- Pecanas
- Piñones
- Pistaches

Fragmenta

- Castañas
- Nuez de Macadamia

Tabla alimenticia - fase 2

Fulmina

- Mantequillas de nueces y semillas hechas con aceites hidrogenados y endulzantes.

Otros

Favorece

- Huevos (enteros o claras)
- Soya

Semillas

Favorece

- Linaza (molida)
- Pepitas
- Semillas de amapola
- Semillas de cáñamo
- Semillas de chía
- Semillas de girasol
- Tahini

Tabla alimenticia - fase 3

Bebidas

Favorece

- Agua
- Kéfir (de fuentes de leche animal, vegetal y de nueces)
- Suero de leche
- Té blanco
- Té negro
- Té verde
- Tés herbales y de jengibre

Fragmenta

- Agua de coco
- Café[*]
- Cervezas fermentadas[a]
- Jugos de fruta
- Leche de arroz
- Leche: leche animal orgánica baja en grasa; leche sin lactosa (soya, almendra, cáñamo), sin endulzantes
- Vino tinto[a]

Fulmina

- Todo menos los refrescos, o bebidas endulzadas con azúcar que se consumen de vez en cuando

[a] Limita tu consumo a una porción (un vaso) al día.

Condimentos

Favorece

- Arrurruz en polvo
- Bicarbonato de sodio
- Cacao en polvo
- Extractos de sabores al 100% (de almendra, naranja, maple, etcétera)
- Mostaza en polvo
- Polvo para hornear (libre de aluminio)
- Vinagres (claros)
- Wasabi en polvo (sin colorantes)

Fragmenta

- Cátsup
- Chutney
- Mayonesa
- Miso (libre de gluten)
- Pesto
- Sal de mar[b]
- Pasta de tomates deshidratados

[b] Es alta en sodio.

Tabla alimenticia - fase 3

Fragmenta

- Condimentos a base de frutas:[c]
- Salsa de soya (libre de gluten)
- Tamari (libre de gluten)

[c] Son altos en FODMAP.

Frutas

Favorece

- Aguacate
- Albaricoques
- Arándano
- Carambola
- Cereza (ácida)
- Ciruela
- Duraznos
- Higo
- Kiwi
- Lima
- Limón
- Mango
- Manzanas
- Maracuyá
- Melón
- Melón chino
- Moras (azules, negras, etcétera)
- Naranjas (de ombligo, Florida)
- Naranjas (tangelo)
- Papaya
- Pera (Anjou, asiática, Bartlett)
- Piña
- Plátano verde
- Plátano[d]
- Ruibarbo
- Sandía
- Tomate de árbol
- Toronja
- Uvas (de Concord)
- Uvas (verdes, rojas)

[d] Los plátanos tienen un alto contenido de almidón resistente y alimentan a las bacterias benéficas para tu cuerpo; es mejor comer un plátano verde y firme.

Fragmenta

- Frutas enlatadas en almíbar
- Frutos secos (dátiles, higos, ciruela pasa, etcétera)
- Jugos o concentrados de fruta (al 100%)
- Puré de manzana
- Sidra

Fulmina

- Ninguna

Tabla alimenticia - fase 3

Cereales

Favorece

- Alforfón
- Amaranto
- Arroz integral
- Palomitas de maíz
- Quinoa
- Salvado
- Teff

Fragmenta

- Cebada[e]
- Centeno[e]
- Espelta[e]
- Mijo[e]
- Productos de trigo (grano enteroe

Fulmina

- Ninguno excepto los productos basados en harinas refinadas, los cuales debes limitar: fideos, croissants, panqués, panecillos, etcétera

[e] Quienes padecen celiaquía, sensibilidad al gluten no celiaca o alguna alergia al trigo deben evitar estos cereales.

Aceites

Favorece

- Aceite de ajonjolí
- Aceite de almendra
- Aceite de calabaza
- Aceite de canola
- Aceite de cártamo
- Aceite de coco
- Aceite de girasol
- Aceite de linaza
- Aceite de nuez
- Aceite de oliva extravirgen
- Aceite de palma
- Aceite de semilla de uva

Fragmenta

- Aceite de ajonjolí
- Mantequilla (de vacas alimentadas con pasto)

Tabla alimenticia - fase 3

Fulmina

- Ninguno excepto por el aceite de maíz, la manteca de cerdo, la margarina, el aceite de palma hidrogenado, el aceite de cártamo y la manteca

Sopas

Favorece

- Sopa miso

- Sopas a base de verduras, legumbres, carnes blancas magras con cereales enteros

Fragmenta

- Sopas a base de crema

Fulmina

- Ninguna

Especias

Favorece

- Aceite de oliva con ajo
- Ajo
- Canela
- Cardamomo
- Comino
- Cúrcuma

- Hierbas
- Jengibre, fresco o en polvo
- Mostaza
- Pimienta cayena (roja en polvo)
- Pimienta negra

Fulmina

- Ninguna

Tabla alimenticia - fase 3

Aditivos dulces

Favorece

- Chocolate (amargo)[f]
- Stevia

[f] El chocolate amargo debe tener 70% o más de cacao y limítalo a 56 gramos al día.

Fragmenta

- Chocolate (amargo)
- Endulzantes a base de frutas
- Glucosa
- Jarabe de maple (puro)
- Jugo de caña evaporado
- Melaza de arroz integral
- Melaza negra
- Miel
- Miel de agave
- Productos de cacao
- Sacarosa (azúcar de mesa)

Fulmina

- Ninguna, sólo limita (come rara vez) los endulzantes artificiales, el jarabe de maíz alto en fructosa (en comidas y bebidas), el manitol, el sorbitol y el xilitol

Verduras

Favorece

- Aceitunas
- Acelga
- Ajo
- Ajo encurtido
- Alcachofa
- Alfalfa
- Alimentos encurtidos:
  - Betabel encurtido
  - Col encurtida
  - Rábano
- Berenjena
- Bok choy
- Brotes de bambú
- Calabacita (amarillas, verdes)
- Calabaza
- Calabaza cabello de ángel (horneada)
- Calabaza kabocha (japonesa)
- Camote[g]
- Cebollín
- Cebollín (sólo la parte verde)
- Chalote
- Champiñones
- Chícharo

[g] Horneado con cáscara; es alto en fibra, alto en antiinflamatorios y es muy llenador.

Tabla alimenticia - fase 3

Favorece

- Chirivía
- Choy sum
- Chucrut
- Col
- Coliflor
- Coles de Bruselas
- Diente de león
- Edamames
- Endivias
- Escarola
- Espárragos
- Espinaca
- Germinados
- Habas (ejotes)
- Hinojo
- Hojas de ensalada provenzal
- Hojas verdes (col gallega, mostaza china, hoja de nabo)
- Jitomate
- Kale
- Kimchi coreano
- Lechuga
- Miso
- Maíz dulce
- Maíz encurtido
- Natto
- Pepino
- Pepinillos
- Puerro
- Quimbombó
- Rábano
- Salsa de soya
- Tempeh
- Tofu fermentado
- Tirabeques
- Tupinambo
- Vegetales crucíferos
- Zanahorias

Fragmenta

- Jugos de verduras de la lista de "Fulmina"
- Productos de papa amarilla
- Tempura sobrecocido
- Todas las verduras empanizadas, con crema y fritas

Fulmina

- Ninguna

Tabla alimenticia - fase 3

Proteína / Fuentes de grasa

Lácteos

Favorece

- Crema agria
- Mantequilla
- Queso (colby, edam, feta, gouda, mozzarella, parmesano y suizo)
- Queso fresco
- Queso, madurado (vena azul, brie, cheddar)
- Queso, suave (cottage, ricota, queso crema, mascarpone, crème fraîche)
- Yogur (de leche de vaca, oveja o cabra), casero de preferencia
- Yogur griego
- Yogur, sin lácteos

Fragmenta

- Helado
- Leche condensada endulzada
- Leche de cabra
- Leche de oveja
- Leche de vaca
- Leche en polvo
- Leche evaporada
- Natillas
- Postres a base de lácteos
- Yogur helado libre de lactosa

Fulmina

- Nada, excepto los quesos industrializados

Pescados

Favorece

- Elige pescados silvestres en lugar de los que son producidos en granjas con técnicas sostenibles. Salmón, tilapia, bacalao de Noruega o bacalao de Alaska, anchoas, pez escolar, pez gato, atún en lata, platija, eglefino, arenque, gallineta, mejillones, ostras, abadejo, trucha arcoíris, pez roca, sardinas, vieiras, lobina negra, sábalo, camarón, lenguado, langosta espinosa, lubina rayada, trucha (de agua dulce), pescado blanco y merlán

Tabla alimenticia - fase 3

Fragmenta

- Lubina rayada, carpa, bacalao de Alaska, halibut, langosta, pez limón, rapes, peces perca (de agua dulce), pez mantequilla, rayas, huachinango, atún listado (en lata, en trozos grandes), pescadilla (trucha de mar), atún blanco o atún aleta amarilla (una vez a la semana)

Fulmina

- Tiburón, pez espada, rey caballa, o blanquillos

Legumbres

Favorece

- Garbanzos y otras habas blancas (como el frijol cannellini)
- Frijol mongo
- Frijoles rojos
- Lentejas
- Soya

Fulmina

- Ninguna excepto los productos de soya y legumbres muy procesados (hot dogs de tofu, papas de soya, papas de garbanzo, papas de lenteja, etcétera), que se consumen de vez en cuando

Carne

Favorece

- Aves de corral de carne blanca
- Carne de caza (venado, búfalo, bisonte)
- Cortes magros de carne (res, cordero, cerdo), alimentados con pasto, opta por lo orgánico

Fragmenta

- Aves de corral con piel
- Aves de corral de carne oscura
- Cortes de carne con grasa (rib eye, cordero, pato)
- Hamburguesa

Tabla alimenticia - fase 3

Fulmina

- Nada excepto las carnes procesadas (salchichas, embutidos, productos de carne enlatados como Spam), que se consumen de vez en cuando

Frutos secos

Favorece

- Almendras
- Avellanas
- Cacahuates
- Castañas
- Nueces

- Nueces bolivianas
- Nueces de Macadamia
- Pecanas
- Piñones
- Pistaches

Fulmina

- Nada excepto las mantequillas de nueces y semillas procesadas, hechas con aceites hidrogenados y endulzantes

Otros

Favorece

- Huevos (orgánicos; enteros o claras)
- Soya

Semillas

Favorece

- Linaza (molida)
- Pepitas
- Semillas de amapola
- Semillas de cáñamo

- Semillas de chía
- Semillas de girasol
- Tahini

HISTORIAS DE ÉXITO DE *LA BIBLIA DE LA SALUD INTESTINAL*

Cindy Lindgren, 49 años
Scott Lindgren, 50 años

¿Es domingo y estás buscando a Cindy y a Scott Lindgren? En un pasado bastante reciente, los hubieras encontrado sentados a la mesa de su cocina con una taza de café y una caja de galletas. Ahora, sin embargo, te tardarás un poco más en encontrarlos. Pueden estar en el mercado o explorando el parque o pasando un rato con sus amigos. "Ahora, cuando prendemos la televisión, nos volteamos a ver y decimos 'mejor no vemos televisión' ", dice Cindy.

La vida se ha transformado para Cindy y Scott. A Cindy la aquejaban un sinfín de problemas digestivos a raíz de una cirugía de la vesícula biliar, y luchaba por encontrar una solución a sus náuseas y diarrea constantes. "De verdad era una limitante en mi vida", continúa Cindy. "Estaba cansada todo el tiempo y siempre estaba preocupada por lo que podía comer, y por dónde estaba el baño." Pero eso cambió cuando empezó a seguir *La biblia de la salud intestinal*. En seis semanas, los síntomas de Cindy desaparecieron casi completamente. Además, hubo una ventaja inesperada. Su esposo, Scott, quien había intentado bajar de peso desde hace años, bajó casi nueve kilos. "Ambos nos empezamos a sentir mucho mejor", comenta Cindy. "Sólo con comer de manera saludable y deshacernos de todos esos alimentos procesados. Es increíble lo rápido que puedes preparar una comida deliciosa y saludable —sin convertir tu cocina en una zona de guerra— en lugar de depender de la comida para llevar."

También cambiaron muchas otras cosas. Para Cindy, ejecutiva de control de calidad en una organización sin fines de lucro, los almuerzos de negocios ya no son una pesadilla. Ella y Scott ya pueden disfrutar una cena con sus amigos, comer en el cine y hasta ir a reuniones a ver el futbol. "Nuestro mundo se ha abierto de nuevo", afirma.

Lo mejor de todo es que Cindy y Scott han adoptado a un cachorro de Beagle llamado Gunnar. "Cuidar a un cachorro puede ser muy abrumador", dice Cindy. "Gunnar está lleno de energía y es muy inteligente, y antes hubiéramos sido muy perezosos para cuidar de él. Pero ahora lo llevamos a la escuela de cachorros y salimos con él en busca de aventuras. No hay forma de que te puedas quedar sentado con un cachorro en la casa. ¡*La biblia de la salud intestinal* nos ha revitalizado!"

Los planes de comida de *La biblia de la salud intestinal*

Éstos son los planes de comida de *La biblia de la salud intestinal*. En cada fase he provisto menús para dos semanas. Puedes seguir estos menús semana a semana, o intercambiar comidas entre ellos, según prefieras. Las otras opciones son comidas que no requieran cocción y que puedes crear al combinar los ingredientes que están en las listas. Si prefieres unas recetas en lugar de otras o si necesitas cambiar una opción que se cocine por una que no requiera cocción, o viceversa, puedes hacer los cambios que quieras para ajustarlos a tus necesidades.

FASE 1 SEMANA 1

	DESAYUNO	ALMUERZO	COLACIÓN	CENA
Lunes	Batido proteico de mora azul (página 394)	Sopa picante de calabaza con pollo (página 402)	¼ de aguacate aplastado con 2 cucharadas de salsa sin cebolla servido con tallos de apio u hojas de lechuga	Salmón a la naranja con bok choy (página 400)
Martes	Huevos para llevar (página 395)	Ensalada provenzal de frambuesa con aderezo de té verde y pollo o camarón (página 403)	Té quemagrasa: ⅓ de taza de licuado de proteínas con 1 taza de agua caliente y una pizca de canela o de pimienta de cayena (roja molida)	Puerco picante horneado con puré de coliflor (página 409)

	DESAYUNO	ALMUERZO	COLACIÓN	CENA
Miércoles	2 huevos revueltos o 113 g de tofu revuelto con 2 tazas de brócoli al vapor	Ensalada verde: combinación de hojas verdes, jitomates, apio, pepinos, almendras ralladas o fileteadas, pollo a la plancha, vinagreta de aceite de oliva	2 huevos duros o 10 nueces o almendras con jugo verde de cilantro o jugo verde de albahaca (página 460)	Bacalao horneado al pesto con espagueti de calabaza (página 401)
Jueves	Barra energética de desayuno (página 397)	Ensalada crujiente de almendras y atún (página 404)	2 cucharadas de semillas de chía mezcladas con ½ taza de leche de coco sin endulzantes y un chorrito de extracto de vainilla	Wraps de pollo y lechuga pollo cocido en cubos servido sobre hojas de lechuga rociado con jugo de limón fresco y 2 cucharadas de coco rallado sin endulzantes
Viernes	Cereal de quinoa con vainilla y especias (página 396)	Ensalada campesina griega (página 399)	Frituras de kale con costra de jengibre (página 411)	Bacalao o camarón asado con pimienta negra y lima fresca servido sobre ensalada verde

	DESAYUNO	ALMUERZO	COLACIÓN	CENA
Sábado	2 huevos pochados sobre 2 tazas de espinaca o arúgula crudas	Ensalada de kale masajeada con pollo o camarón (página 405)	4 cucharadas de mantequilla de almendras con tallos de apio	Piccata de pollo en olla de cocción lenta
Domingo	Burrito de desayuno: ½ pieza de chorizo de pollo o ¼ de taza de pollo cocido con 1 huevo dentro de 1 tortilla de maíz	Las sobras del Piccata de pollo en olla de cocción lenta	Pudín alegría de coco (página 412)	Brochetas de bacalao asadas a la parrilla con vegetales servidas sobre ½ taza de quinoa cocida con hierbas

FASE 1 SEMANA 2

	DESAYUNO	ALMUERZO	COLACIÓN	CENA
Lunes	Barra energética de desayuno (página 397)	115 g de salmón ahumado servido sobre ensalada de verduras baby verdes o calabacín asado, pimientos	1 taza de edamames congelados cocidos al vapor y sazonados con especias al gusto, como pimienta negra, comino, paprika, o chile en polvo	Verduras al vapor y pollo salteado (sin salsa)

	DESAYUNO	ALMUERZO	COLACIÓN	CENA
Martes	Batido proteico de mora azul (página 394)	Licuados con jugo de limón o lima y una pizca de sal, servido con 1 taza de pollo o camarón cocido	⅓ de taza de proteína de suero de leche licuado con té verde frío	Vegetales cocidos al vapor (brócoli, pimientos, calabacitas, o espinacas) con pollo o camarón (sin salsa)
Miércoles	¼ de taza de hojuelas de quinoa secas cocidas según las instrucciones del empaque con ⅓ de taza de proteína de suero de leche en polvo combinado con una pizca de canela o clavos de olor	1 lata de atún en agua escurrido mezclado con aceite de oliva y paprika servido con pepino y rebanadas de pimiento rojo o ensalada verde	2 huevos duros con jugo verde de cilantro o jugo verde de albahaca (página 460)	Sopa china de huevo (la puedes comprar) con brócoli al vapor
Jueves	Batido sabor té o café: 1 taza de café o té fríos licuados con ½ taza de moras. ⅓ de taza de proteína de suero de leche en polvo	Ensalada crujiente de almendras y atún (página 404)	Café helado sin azúcar: 1 taza de café frío; 2 cucharadas de leche de coco sin endulzantes; una pizca de canela; 2 cucharadas de proteína de suero de leche	Pollo rostizado (sin piel) acompañado de ejotes con nueces y aceite de oliva

	DESAYUNO	ALMUERZO	COLACIÓN	CENA
Viernes	Cereal de quinoa con vainilla y especias (página 396)	2 tazas de sopa de pollo y vegetales en lata baja en sodio (sin fideos) o el sobrante de la sopa de pollo y vegetales	Frituras de kale con costra de jengibre (página 411)	Salmón a la naranja con acelga (página 400)
Sábado	Batido proteico de mora azul (página 394)	½ docena de ostras con jugo de limón, ensalada verde con vinagreta de aceite de oliva	¼ de taza de moras azules con 10 almendras o nueces y té de jengibre	Pechuga de pollo cocida en la olla de cocción lenta por 2 horas a temperatura aja, cubierta con jengibre rallado, 1 cucharada de pasta de jitomate y las especias que prefieras; servida sobre verduras verdes cocidas, como bok choy
Domingo	2 huevos pochados sobre 2 tazas de brócoli al vapor o 1 taza de espinacas salteadas	Sopa de pollo con verduras (página 408)	Dip Satay para verduras: 2 cucharadas de mantequilla de almendras mezcladas con 2 cucharadas de leche de coco sin endulzantes y	Puerco picante horneado con puré de coliflor (página 409)

	DESAYUNO	ALMUERZO	COLACIÓN	CENA
Domingo			una pizca de pimienta de cayena (roja molida); servido con apio, pimientos rebanados o rebanadas de pepino	

FASE 2 SEMANA 1

	DESAYUNO	ALMUERZO	COLACIÓN	CENA
Lunes	Parfait de yogur con pay de calabaza (página 414)	Pollo Tikka Masala (página 418)	Dip sabroso de yogur: ½ taza de yogur natural mezclada con una pizca de comino, chile en polvo y pimienta negra, sirve con pimiento verde y apio	Hamburguesa de búfalo picante con pepinillos y ensalada de col (página 420)
Martes	Batido de margarita de granada (página 415)	1 taza de ensalada de 3 habas con vinagreta de aceite de oliva servida sobre 2 tazas de ensalada verde; agrega 1 taza de pollo o camarón cocido	3 cucharadas de humus con apio y rebanadas de pepino	Arroz frito con jengibre con pollo, camarón o tofu (página 423)

	DESAYUNO	ALMUERZO	COLACIÓN	CENA
Miércoles	⅓ de taza de gacha de alforfón cocida según las instrucciones del empaque con una cucharada de linaza molida, ¼ de plátano rebanado, 10 pecanas o almendras fileteadas	Sobras del arroz frito con jengibre	½ taza de yogur natural con algunas moras, linaza molida, polvo de cacao sin azúcar y/o coco	Sopa miso con ensalada de alga y salmón (página 421)
Jueves	Frittatas tamaño panquecito (página 416)	Sushi de pescado (sólo con arroz integral) servido sobre una ensalada verde y aceite de oliva	12 pistaches y 30 gramos de chocolate amargo con 85% de cacao	Manzanas y chorizo de pollo salteados con chucrut (página 426)
Viernes	2 huevos revueltos con 2 cucharadas de kimchi picado o el encurtido de tu preferencia	Sobras de las manzanas y chorizo de pollo salteados con chucrut	Banana de coco: ½ plátano troceado, recubierto con yogur y empanizado en 2 cucharadas de coco sin endulzantes	Salmón al pistache y chía con calabaza (página 427)
Sábado	Moras con "crema": ½ taza de moras cubiertas con	Ensalada de arúgula con aderezo cremoso de	Sorbete cremoso de fresa (página 431)	Lo Mein de puerco al kimchi (página 429)

	DESAYUNO	ALMUERZO	COLACIÓN	CENA
Sábado	½ taza de kéfir o yogur sin azúcar con 2 cucharadas de leche de coco sin endulzantes y stevia o vainilla opcional	aguacate (página 424)		
Domingo	Huevos con salsa (página 413)	Sopa cremosa de espárragos con pollo o camarón (página 425)	Bocaditos de nuez y chocolate amargo (página 432)	Bacalao cajún (página 428) con frijoles

FASE 2 SEMANA 2

	DESAYUNO	ALMUERZO	COLACIÓN	CENA
Lunes	½ taza de avena cocida con 2 cucharadas de puré de calabaza en lata o moras y 1 cucharada de nueces	Pollo Tikka Masala (página 418)	1 taza de ensalada de alga (comercial o casera)	Sopa fría de pepino y aguacate con pollo o camarón (página 417)
Martes	1 taza de yogur o kéfir con ¼ de taza de frambuesas frescas	1 taza de ensalada de 3 habas con vinagreta de aceite de oliva servida sobre 2 tazas de ensalada	½ taza de yogur natural con algunas moras, linaza, cacao en polvo sin azúcar y/o coco	115 g de tofu extra firme salteado en 1 cucharada de aceite de oliva con ½ taza de floretes de brócoli y

	DESAYUNO	ALMUERZO	COLACIÓN	CENA
Martes		verde; agrega 1 taza de pollo o camarón cocido (la proteína que no usaste la semana anterior)		½ taza de espinaca; adereza con 1 cucharada de salsa de soya o vinagre de sidra
Miércoles	Frittatas tamaño panquecito (página 416)	Ensalada de kale masajeada (página 405) con 1 cucharada de kimchi picado o pepinillos	2 cucharadas de frijoles negros en lata hechos puré con 2 cucharadas de aceite de oliva y las especias de tu preferencia, servido con apio y rebanadas de pepino	Ensalada de pollo al limón (página 419)
Jueves	Parfait de yogur con pay de calabaza (página 414)	Sobras de la ensalada de pollo al limón	1 taza de la sopa fría de pepino y aguacate que sobró	Bacalao asado con pimienta negra y lima fresca servido sobre ensalada verde
Viernes	Huevos con salsa (página 413)	Camarones o pescado a la parrilla con espárragos a la parrilla; ensalada César (sin crotones)	60 g de papas de alga picantes o naturales (cómpralas en la tienda)	Pollo a la parrilla con pepinillos sobre una ensalada sencilla

	DESAYUNO	ALMUERZO	COLACIÓN	CENA
Sábado	½ taza de quinoa cocida con ½ taza de yogur natural o kéfir al 2% y ½ cucharadita de canela	Sopa cremosa de espárragos con pollo o camarón (página 425)	Paletas congeladas de moras: ½ taza de kéfir o yogur natural sin endulzantes licuada con ¼ de taza de moras y stevia opcional; congela durante 4 horas en moldes para paletas o vasos de plástico	Sopa de lentejas en lata con 1 taza de pollo cocido, camarón o tofu
Domingo	Batido de margarita de granada (página 415)	1 taza de pollo deshebrado con ½ taza de quinoa cocida con 2 cucharadas de frijoles (cualquier variedad)	10 nueces de macadamia o avellanas y 30 gramos de chocolate amargo con 85% de cacao	Salmón al pistache y chía con calabaza (página 427)

FASE 3 SEMANA 1

	DESAYUNO	ALMUERZO	COLACIÓN	CENA
Lunes	Waffles de moras y especias (página 435)	Ensalada de quinoa con aderezo de yogur y limón (página 438)	½ manzana cubierta con 1 cucharada de mantequilla de almendra y una pizca de canela	Superensalada de salmón del doctor Gerry (página 440), 1 taza de sopa minestrone (página 439)

	DESAYUNO	ALMUERZO	COLACIÓN	CENA
Martes	½ taza de avena cocida con 1 cucharada de linaza y una pizca de canela; agrega ⅓ de taza de proteína de suero de leche en polvo	2 tazas de sopa minestrone (página 439) espolvoreada con queso parmesano, queso Locatelli Pecorino Romano	Ensalada de pepino: ½ pepino rebanado con 2 cucharadas de yogur o kéfir y 1 cucharada de jugo de lima y una pizca de especias	Calabacitas Manicotti (página 449) con ensalada verde
Miércoles	Batido de arándanos frescos y especias (página 434)	Superensalada de salmón del doctor Gerry (página 440)	½ manzana con 1 cuadrito de chocolate amargo	Chili de pavo (página 442)
Jueves	Sorpresa amanecer mediterráneo (página 433)	Sobras del Chili de pavo	½ taza de yogur griego 2% con moras y/o chocolate amargo rallado	Pastelitos de salmón con verduras (página 446)
Viernes	Batido verde con manzana y kale (página 435)	Ensalada de salmón ahumado	Pastel de chocolate amargo sin harina (página 450)	Chuleta de cordero rostizada con parmesano y kale (página 448)
Sábado	Sobras de los Waffles de moras y especias	Botes de calabacita horneados: corta la calabacita por la mitad a lo largo y coloca 2 cucharadas	½ manzana con mantequilla de almendras y una pizca de linaza molida	Pollo al romero con coles de Bruselas (página 445)

	DESAYUNO	ALMUERZO	COLACIÓN	CENA
Sábado		de salsa marinara en cada mitad y 2 cucharadas de pollo, camarón o tofu cocidos		
Domingo	Batido mocha: 1 taza de café frío licuada con ½ taza de kéfir a 2% o yogur natural, ⅓ de taza de proteína en polvo, 2 cucharadas de polvo de cacao sin azúcar y stevia opcional	Sopa de lentejas al curry con pollo o camarón (página 443)	Sobras del pastel de chocolate amargo sin harina	Estofado de domingo (página 441)

FASE 3 SEMANA 2

	DESAYUNO	ALMUERZO	COLACIÓN	CENA
Lunes	2 huevos pochados sobre una cama de kale baby crudo u horneado a 200 °C por 10 minutos con 2 cucharadas de aceite de oliva	Ensalada de quinoa con aderezo de yogur y limón (página 438)	10 nueces (almendras, macadamias, etcétera), ¼ de taza de moras, cualquier variedad	Sopa de pavo y arroz salvaje (página 437) con un acompañamiento de ensalada verde

	DESAYUNO	ALMUERZO	COLACIÓN	CENA
Martes	Batido de arándanos frescos y especias (página 434)	Sobras de la sopa de pavo y arroz salvaje	2 cucharadas de humus combinado con 1 cucharada de linaza molida y servido con verduras	Mar y tierra: camarones asados y un filete miñón pequeño (sin salsa) servido con verduras salteadas o una ensalada asada sencilla
Miércoles	Batido verde con manzana y kale (página 435) o Sorpresa amanecer mediterráneo (página 433)	2 tazas de sopa minestrone página 439)	Dip rápido de alcachofa: 3 corazones de alcachofa descongelados licuados con ½ taza de yogur griego y una pizca de pimienta de cayena o ajo en polvo y servido con vegetales crudos	Pollo parmesano sencillo: 1 taza de pollo en cubos cocido con 2 cucharadas de salsa marinara y 1 cucharada de queso parmesano rallado; calienta en el horno y sirve sobre 2 tazas de espinacas baby
Jueves	Batido de arándanos frescos y especias (página 434)	Ensalada campesina griega (página 399)	½ taza de yogur griego con moras y/o chocolate amargo rayado	Calabacitas Manicotti con ensalada verde (página 449)

	DESAYUNO	ALMUERZO	COLACIÓN	CENA
Viernes	Waffles de moras y especias (página 435)	Ensalada picada: pollo, aguacate, pepino, jitomate y huevo (sin queso) sobre hojas verdes	2 calabacitas cortadas en julianas con 1 cucharada de yogur o kéfir y 2 rebanadas de salmón ahumado	Pastelitos de salmón con verduras (página 446)
Sábado	Batido verde con manzana y kale (página 435)	Sopa: 1 taza de pollo cocido en cubos calentado en una olla con 2 tazas de caldo de pollo 1 taza de espinacas baby y 1 taza de floretes de brócoli picados finamente	½ manzana con mantequilla de almendras y una pizca de linaza molida	Mar y tierra: camarones asados y un filete miñón pequeño (sin salsa) servido con verduras salteadas o una ensalada asada sencilla
Domingo	Huevos benedictinos: 2 huevos pochados sobre una cama de ensalada con ½ taza de yogur mezclado con hierbas y 1 cucharadita de jugo de limón	Superensalada de salmón del doctor Gerry (página 440)	Yogur de almendra: ½ taza de kéfir o yogur natural mezclada con 2 cucharadas de almendras picadas y ¼ de cucharadita de extracto de almendra	Chuletas de cordero y kale rostizadas a la parmesana (página 448)

Las listas de compras de
La biblia de la salud intestinal

Estas listas de compras van acordes a los planes alimenticios de las páginas 369-382. Suponiendo que te vas a apegar a esos planes de comidas, lo único que tienes que hacer es comprar los ingredientes de estas listas. He organizado estas listas en compras semanales. Intenta comprar todo lo que necesites un par de días antes de empezar una semana nueva del programa.

Lista de compras fase 1 - Semana 1

FRUTAS Y VERDURAS

* 1 kilo de espinacas baby
* 1 kilo de kale, cualquier variedad
* 2 cabezas de lechuga escarola o mantequilla
* 1 kilo de hojas para ensalada provenzal
* 1 manojo de berros o 250 g de arúgula
* ½ kilo de bok choy o acelga
* 250 g de germinado, como el de alfalfa
* 1 cabeza de coliflor
* 3 cabezas de brócoli
* 1 ramo de apio
* 4 jitomates
* 4 pepinos
* 1 pimiento rojo

* 2 aguacates, Hass de preferencia
* 1 cabeza de ajo
* 1 calabaza cabello de ángel (aproximadamente ½ kilo)
* 1 pieza de 10 cm de jengibre fresco
* 1 manojo de cilantro
* 1 manojo de albahaca
* 1 manojo de perejil
* 1 manojo de cebollín (opcional)
* 2 tazas de moras azules
* 1 rábano picante pequeño (opcional)
* 1 naranja grande
* 2 limones
* 3 limas

LÁCTEOS

* 3 docenas de huevos o 3 paquetes (de 400 g cada uno) de tofu extrafirme
* 2 litros de leche de coco entera y sin endulzantes

* 1 pieza (140 g) de queso parmesano
* 115 g de queso feta griego

CARNES / PROTEÍNAS

- ½ kilo de lomo de cerdo magro
- 1.8 kilos de pechuga de pollo sin piel ni hueso
- ½ kilo de milanesas delgadas de pollo crudas
- 1 kilo de camarones medianos sin piel y desvenados (aproximadamente 22 por medio kilo)
- 1 kilo de filetes de salmón sin piel
- 1 kilo de filetes de bacalao
- 1 paquete (140 g) de salchichas de pollo bajas en sodio (opcional)

CONGELADOS

- 1 bolsa (340 g) de moras congeladas (cualquier variedad)
- 1 bolsa (340 g) de frambuesas congeladas

ACEITES, CONDIMENTOS, ESPECIAS

- 1 lata (140 g) de aceite de oliva en aerosol
- 1 botella (700 g) de aceite de oliva extravirgen
- 1 frasco (395 g) de aceite de coco
- 1 frasco (450 g) de mantequilla de almendra
- 1 frasco (227 g) de mostaza Dijon
- 1 envase (738 g) de sal
- 1 envase (56 g) de pimienta negra
- 1 frasco (56 g) de chile en polvo o paprika
- 1 frasco (56 g) de cardamomo en polvo
- 1 frasco (56 g) de comino en polvo o semillas de comino
- 1 frasco (56 g) de orégano seco
- 1 frasco (56 g) de hierbas italianas o romero
- 1 frasco (56 g) de cúrcuma en polvo
- 1 frasco (56 g) de cilantro molido (opcional)
- 1 frasco (56 g) de canela en polvo
- 1 frasco (56 g) de clavo en polvo (opcional)
- 1 frasco (56 g) de ajo en polvo
- 1 botella (56 g) de extracto puro de vainilla
- 1 barra (115 g) de chocolate con 70% de cacao
- 1 caja de paquetes de stevia (de 50 sobres o menos)
- 1 frasco (340 g) de salsa sin cebolla

CEREALES Y PRODUCTOS SECOS

- 8 tortillas (de 15 cm de diámetro)
- 1 caja (340 g) de hojuelas de quinoa
- 1 caja (340 g) de quinoa
- 1 bolsa (450 g) de semillas de chía
- 1 bolsa (450 g) de linaza molida
- 1 bolsa (450 g) de semillas de cáñamo
- 1 bolsa (227 g) de coco rallado sin endulzantes
- 1 bolsa (227 g) de nuez
- 1 bolsa (227 g) de almendra
- 1 bolsa (227 g) de pecanas o avellanas
- 1 envase (340 g) de proteína de suero de leche de vainilla
- 1 envase (340 g) de proteína de suero de leche natural

PRODUCTOS ENLATADOS / EN FRASCO

- 1 lata (425 g) de calabaza
- 2 latas (de 140 g cada una) de atún en agua
- 1 frasco (85 g) de alcaparras
- 2 envases (280 g cada uno) de aceitunas sin semilla, como aceituna Kalamata
- 1 envase (907 g) de caldo de pollo o de verduras bajo en sodio
- 1 tubo (56 g) de pasta de wasabi (opcional)

Lista de compras fase 1 - Semana 2

FRUTAS Y VERDURAS

- ½ kilo de hojas para ensalada provenzal
- ½ kilo de bok choy o acelga
- 1 kilo de kale, cualquier variedad
- 1 kilo de espinacas baby
- 2 cabezas de brócoli
- 1 cabeza de coliflor
- 1 kilo de zanahorias
- 1 ramo de apio
- 1 chile jalapeño
- 1 calabacita
- 1 pepino
- 2 pimientos rojos
- 2 pimientos verdes
- 1 manojo de cebollín
- 1 manojo de romero fresco (opcional)
- 1 manojo de cilantro
- 1 pieza de 10 cm de jengibre fresco
- 2 limas
- 1 limón

LÁCTEOS

- 1 docena de huevos
- 2 litros de leche de coco entera y sin endulzantes

CARNES / PROTEÍNAS

- 1.3 kilos de pechuga de pollo sin piel ni hueso
- 4 pechugas de pollo con hueso
- ½ kilo de camarón
- ½ kilo de lomo de cerdo magro
- 115 g de salmón ahumado

CONGELADOS

- 1 bolsa (283 g) de edamames congelados
- 1 bolsa (340 g) de moras congeladas
- 1 bolsa (340 g) de moras azules congeladas

ACEITES, CONDIMENTOS, ESPECIAS

- 1 botella (700 g) de aceite de oliva extravirgen
- 1 frasco (56 g) de pimienta de cayena o chile en polvo (opcional)

CEREALES Y PRODUCTOS SECOS

- 1 caja (340 g) de hojuelas de quinoa
- 1 caja (340 g) de quinoa
- 1 envase (340 g) de proteína de suero de leche de vainilla
- ½ kilo de café, cualquier tipo

PRODUCTOS ENLATADOS / EN FRASCO

- 3 latas (de 140 g cada una) de atún en agua
- 1 envase (907 g) de caldo de pollo o de verduras bajo en sodio
- 1 lata (425 g) de sopa de pollo y verduras baja en sodio
- 1 lata (140 g) de pasta de tomate

Lista de compras fase 2 - Semana 1

FRUTAS Y VERDURAS

- ½ kilo de kale, cualquier variedad
- ½ kilo de espinacas baby
- 1 cabeza de brócoli
- ½ kilo de coles de Bruselas
- 1 kilo de espárragos

- 2 cabezas de bok choy
- 1 cabeza de col, morada, de Saboya, o china
- 1 ramo de apio
- 1 bolsa de zanahorias
- 1 kilo de betabel
- 1 pimiento verde
- 2 pimientos rojos
- 2 bulbos de hinojo
- 1 calabaza mantequilla pequeña (aproximadamente de ½ kilo)

- 1 kilo de arúgula
- 1 cabeza de lechuga escarola
- 2 aguacates
- 1 manojo de cilantro
- 1 manojo de perejil
- 2 pepinos
- 1 lima
- 1 limón
- 1 kiwi
- 2 plátanos
- 1 manzana

LÁCTEOS

- 1 docena de huevos o 1 paquete (395 g) de tofu extrafirme
- 1 envase (993 g) de yogur griego natural
- 1 botella (907 g) de kéfir natural

- 1 envase (227 g) de humus natural o picante
- 1 envase (227 g) de pasa miso baja en sodio
- 115 g de queso feta griego

CARNES / PROTEÍNAS

- 1 kilo de pechuga de pollo sin piel ni hueso
- 1 kilo de camarón o tofu
- ½ kilo de salmón con piel
- ½ kilo de salmón o filetes de bacalao, sin piel
- ½ kilo de filetes de bacalao

- ½ kilo de carne molida de búfalo
- 1 envase (395 g) de tofu extrafirme
- 8 salchichas de pollo bajas en sodio
- 4 chuletas de cerdo magras

CONGELADOS

- 1 bolsa (340 g) de moras azules congeladas
- 1 bolsa (340 g) de fresas congeladas

- 1 bolsa (340 g) de frijoles de soya

ACEITES, CONDIMENTOS, ESPECIAS

- 1 botella (140 g) de aceite de ajonjolí

- 1 botella (450 g) de vinagre de sidra

- 1 frasco (56 g) de especias con sabor a pay de calabaza (opcional)
- 1 frasco o lata (56 g) de curry en polvo, como el curry Madras
- 1 frasco (56 g) de semillas de apio o semillas de comino
- 1 frasco (56 g) de especias tipo cajún bajas en sodio
- 1 frasco (56 g) de sazonador para carnes bajo en sodio
- 1 botella (283 g) de salsa de soya o tamari libre de gluten y reducido en sodio

CEREALES Y PRODUCTOS SECOS

- 1 bolsa de medio kilo de arroz integral de grano corto
- 1 envase (510 g) de hojuelas de avena
- 1 caja (340 g) de gacha de alforfón
- 1 envase (340 g) de proteína de suero de leche de vainilla
- 1 envase (340 g) de proteína de suero de leche natural
- 1 bolsa (450 g) de lentejas rojas
- 1 envase (140 g) de nueces de macadamia
- 1 bolsa (450 g) de semillas de chía
- 1 envase (227 g) de cacao en polvo sin azúcar
- 1 paquete (227 g) de alga de mar seca o nori
- 1 frasco (56 g) de ajonjolí
- 1 bolsa (140 g) de pistaches
- 1 barra (115 g) de chocolate con 70% de cacao
- 1 barra (115 g) de chocolate con 85% de cacao

PRODUCTOS ENLATADOS / EN FRASCO

- 1 botella (227 g) de jugo de granada sin endulzantes
- 1 lata (425 g) de puré de calabaza
- 1 lata (140 g) de pasta de tomate
- 2 latas (de 140 g cada una) de atún en agua
- 3 latas (de 425 g cada una) de variedad de habas, como frijoles negros, rojos, o garbanzos
- 1 lata (425 g) de frijoles rojos
- 1 frasco (450 g) de chucrut bajo en sodio
- 1 frasco (450 g) de kimchi
- 1 envase (283 g) de aceitunas sin semilla, como aceituna Kalamata

Lista de compras fase 2 - Semana 2

FRUTAS Y VERDURAS

- 1 kilo de espinaca
- ½ kilo de hojas para ensalada provenzal
- ½ kilo de kale, cualquier variedad
- ½ kilo de arúgula
- ½ kilo de espárragos
- 3 cabezas de brócoli
- 1 pepino
- 2 pimientos rojos
- 1 manojo de cilantro
- 1 manojo de menta
- 1 manojo de albahaca
- 1 cabeza de ajo
- 2 aguacates
- 3 kiwis
- 2 limas
- 2 limones
- 1 melón chino
- 2 tazas de frambuesas

LÁCTEOS

- 3 docenas de huevos
- 2 envases (de 993 g cada uno) de yogur griego natural
- 1 botella (907 g) de kéfir
- 115 g de queso feta griego

CARNES / PROTEÍNAS

- 1.8 kilos de pechuga de pollo sin piel ni hueso
- ½ kilo de filetes de bacalao
- 2 paquetes (de 395 g cada uno) de tofu extrafirme

CONGELADOS

- 1 kilo de camarón
- 1 bolsa (340 g) de moras azules congeladas

ACEITES, CONDIMENTOS, ESPECIAS

- 1 botella (140 g) de aceite de ajonjolí
- 1 botella (450 g) de vinagre de sidra
- 1 frasco (56 g) de especias con sabor a pay de calabaza (opcional)
- 1 frasco o lata (56 g) de curry en polvo, como el curry Madras
- 1 frasco (56 g) de semillas de apio o semillas de comino
- 1 frasco (56 g) de especias tipo cajún bajas en sodio

- 1 frasco (56 g) de sazonador para carnes bajo en sodio
- 1 botella (283 g) de salsa de soya o tamari libre de gluten y reducido en sodio

CEREALES Y PRODUCTOS SECOS

- 1 bolsa (227 g) de almendras
- 1 bolsa (227 g) de avellanas

PRODUCTOS ENLATADOS / EN FRASCO

- 1 lata (140 g) de pasta de tomate
- 1 lata (425 g) de frijoles negros bajos en sodio
- 1 lata (425 g) de garbanzos bajos en sodio
- 1 lata (425 g) de sopa de lentejas baja en sodio
- 1 envase (907 g) de caldo de pollo o de verduras bajo en sodio
- 2 paquetes (de 56 g cada uno) de papas de alga, naturales o picantes

Lista de compras fase 3 - Semana 1

FRUTAS Y VERDURAS

- 1 kilo de espinacas baby
- 1.3 kilos de hojas para ensalada provenzal
- ½ kilo de acelga
- ½ kilo de kale
- 1 kilo de coles de Bruselas
- 4 chirivías
- 1 cabeza de lechuga escarola
- 1 cabeza de col, china o de Saboya
- 1 cabeza de coliflor
- 1 cabeza de brócoli
- ½ kilo de ejotes
- 1 ramo de apio
- 1 bulbo de hinojo
- 1 jitomate mediano
- 1 bonche de rábanos
- 1 pimiento rojo
- 1 manojo de romero fresco (opcional)
- 1 chile jalapeño
- una pieza de 10 cm de jengibre fresco
- 1 cabeza de ajo
- 1 manojo de albahaca
- 1 manojo de cebollín
- 1 manojo de cilantro
- 1 manojo de menta
- 6 calabacitas medianas
- 1 pepino
- 2 limas
- 1 limón
- 3 manzanas
- 1 bolsa (227 g) de arándanos frescos
- 1 taza de frambuesas

LÁCTEOS

- 1 envase (993 g) de yogurt griego natural
- 1 botella (907 g) de kéfir
- 2 litros de leche de coco entera y sin endulzantes
- 2 docenas de huevos
- 227 g de queso feta griego
- 115 g de queso de cabra suave
- 1 pieza (140 g) de queso parmesano o pecorino romano
- 1 taza de crema espesa
- 250 g de mantequilla sin sal

CARNES / PROTEÍNAS

- Pollo rostizado de 1.3 kilos
- ½ kilo de carne molida de pavo
- ½ kilo de pechuga de pollo sin piel ni hueso
- ½ kilo de milanesas delgadas de pollo crudas
- 227 g de salmón ahumado
- 2 filetes de salmón sin piel (de 115 g cada uno)
- 1 costillar de cordero (de aproximadamente 1/2 kilo)
- ½ kilo de carne de res en cubos

CONGELADOS

- 1 paquete (227 g) de corazones de alcachofa congelados
- 1 bolsa (227 g) de chícharos congelados

ACEITES, CONDIMENTOS, ESPECIAS

- 1 botella (700 g) de aceite de oliva extravirgen
- 1 frasco (395 g) de miel cruda
- 1 frasco (56 g) de hojuelas de chile rojo (opcional)
- 1 lata (140 g) de aceite de oliva en aerosol

CEREALES Y PRODUCTOS SECOS

- 1 bolsa (450 g) de linaza molida
- 1 bolsa (227 g) de coco sin endulzantes
- 1 envase (198 g) de polvo para hornear
- 1 envase (340 g) de proteína de suero de leche de vainilla
- 1 barra (115 g) de chocolate con 70% de cacao
- 1 frasco (115 g) de polvo para café exprés instantáneo

PRODUCTOS ENLATADOS / EN FRASCO

- 2 envases (de 907 g cada uno) de caldo de pollo o verduras bajo en sodio
- 1 frasco (798 g) de salsa marinara baja en sodio

- 2 latas (de 425 g cada una) de habas bajas en sodio, como frijoles pintos, rojos o garbanzos
- 1 lata (425 g) de caldo de pollo o verduras bajo en sodio
- 2 latas (de 140 g cada una) de pasta de tomate

- 1 frasco (227 g) de jugo de granada sin endulzantes
- 1 envase (283 g) de aceitunas sin semilla, como aceituna Kalamata
- 1 frasco (395 g) de aceite de coco

Lista de compras fase 3 - Semana 2

FRUTAS Y VERDURAS

- 1 kilo de kale
- ½ kilo de espinaca
- ½ kilo de arúgula
- 1.3 kilos de hojas para ensalada provenzal
- 1 manojo de bok choy
- 1 manojo de acelga
- ½ kilo de ejotes
- 2 cabezas de brócoli
- 1 bulbo de hinojo
- 2 ramos de apio
- 1 kilo de zanahorias

- 1 kilo de rábanos
- 4 jitomates
- 3 pepinos
- 1 calabacita
- 1 pimiento verde o rojo
- 1 aguacate
- 1 pieza de 10 cm de jengibre fresco
- 1 manojo de menta
- 1 bolsa (227 g) de arándanos frescos
- 1 manzana

LÁCTEOS

- 1 envase (993 g) de yogur griego natural
- 1 botella (907 g) de kéfir
- 1 pieza (140 g) de queso parmesano o pecorino romano

- 2 docenas de huevos
- 115 g de queso feta griego
- 1 envase (227 g) de humus natural o picante

CARNES / PROTEÍNAS

- ½ kilo de carne molida de pavo
- 1 costillar de cordero (aproximadamente ½ kilo)

- 1 kilo de pechuga de pollo sin piel ni hueso

- ½ kilo de filetes de salmón sin piel
- 115 g de salmón ahumado

CONGELADOS

- 1 bolsa (340 g) de moras congeladas
- 1 bolsa (340 g) de moras azules congeladas
- 1 paquete (227 g) de corazones de alcachofa congelados

ACEITES, CONDIMENTOS, ESPECIAS

- 1 frasco (56 g) de nuez moscada
- 1 botella (56 g) de extracto de almendra

CEREALES Y PRODUCTOS SECOS

- 1 caja (340 g) de quinoa
- 1 paquete (227 g) de nuez
- 1 bolsa (115 g) de arroz salvaje

PRODUCTOS ENLATADOS / EN FRASCO

- 2 envases (de 907 g cada uno) de caldo de pollo o verduras bajo en sodio
- 2 latas (de 425 g cada una) de habas bajas en sodio, como frijoles pintos, rojos o garbanzos
- 1 envase (140 g) de pasta de tomate
- 1 botella (227 g) de jugo de granada sin endulzantes

RECETAS

Desayunos de la fase 1

🥤 Batido proteico de moras

Rinde 2 porciones

Es suave y denso en nutrientes, además de que cuelas un poco de espinaca en tu desayuno. Las moras azules y el dulce del stevia ocultarán cualquier gusto a verduras, lo que hace de este batido una excelente opción para compartir con los miembros de tu familia que no siempre se comen sus verduras.

Para la fase 2, sustituye la leche de coco por kéfir o yogur. Para cambiar un poco el sabor, utiliza ½ cucharadita de extracto de almendra en lugar de la canela.

🕐 Tiempo de preparación: 5 minutos   Tiempo total: 10 minutos

1 taza de infusión de té verde sobrante (frío)
1 taza de leche de coco entera y sin endulzantes
⅔ de taza de proteína de suero de leche natural o de vainilla
½ taza de moras azules frescas o congeladas
½ taza de espinacas baby crudas
2 cucharadas de linaza molida o semillas de chía
    (o harina de chía y linaza)
1 cucharada de aceite de coco
2 cucharaditas de stevia
½ cucharadita de canela molida
8 cubos de hielo

En una licuadora coloca el té, la leche de coco, la proteína de suero de leche, las moras, la espinaca, la linaza o la chía, el aceite, el stevia, la canela y el hielo. Licua hasta que se combine todo. Divide entre 2 vasos grandes y sirve inmediatamente.

Por porción (2½ tazas): 261 calorías, 20 g de proteína, 18 g de carbohidratos, 14 g de grasa total, 9 g de grasas saturadas, 0 mg de colesterol, 6 g de fibra, 115 mg de sodio

TIP DE COCINA SALUDABLE

Compra la leche de coco en el pasillo de lácteos; tiene menos contenido de grasa que la leche de coco en lata y es un sustituto excelente para todas tus recetas de desayuno favoritas. Mis marcas favoritas son: So Delicious, Silk y Almond Breeze.

Haz tu propio "polvo potente" al moler ½ taza de semillas de linaza con ½ taza de semillas de chía. Siempre compra linaza molida o muele las semillas tú mismo con un molino de café. Guarda las semillas en un contenedor hermético en el refrigerador.

|⊚| Huevos para llevar

Rinde 4 porciones

Los huevos no sólo son una fuente rica en nutrientes y en vitaminas como la B_{12} y la B_2, sino que también son una fuente de colina, la cual protege tu sistema nervioso y puede mejorar tu humor. Compra huevos fortificados con omega-3 o de gallinas alimentadas con pasto.

Para la fase 2, sustituye una taza de los vegetales con ½ taza de frijoles, espárragos rebanados o ½ taza de verduras encurtidas.

⏱ Tiempo de preparación: 10 minutos   Tiempo total: 15 minutos

4 huevos
4 claras de huevo
3 cucharadas de proteína de suero de leche natural
¼ de cucharadita de pimienta molida
¼ de cucharadita de paprika o una pizca de clavo molido
2 cucharadas de aceite de oliva extravirgen, divididas
1 taza de verduras de hoja verde picadas, como espinacas o kale
4 tortillas de maíz (de 10 cm de diámetro)

1. En un tazón pequeño, bate los huevos, las claras, la proteína de suero de leche, la pimienta y la paprika o el clavo. Aparta para después.
2. Calienta una sartén de cerámica o de hierro fundido a fuego medio-alto y agrega 1 cucharada del aceite de oliva. Cocina las verduras por espacio de 1 o 2 minutos, moviendo frecuentemente, o hasta que las hojas se marchiten. Pásalas a un plato.

3. Calienta de nuevo la sartén a fuego medio, calienta la cucharada sobrante de aceite y agrega la mezcla de huevos. Cocina de 2 a 3 minutos, moviendo constantemente o hasta que los huevos se revuelvan. Agrega de nuevo las verduras y mueve, cocina durante un minuto más o hasta que los huevos estén cocidos.

4. Coloca cada tortilla sobre un cuadrado de papel aluminio de 20 × 20 cm. Divide los huevos entre las tortillas y cierra las tortillas. Envuelve con el papel aluminio. Sirve durante la primera hora después de la cocción o refrigera hasta que lo vayas a comer.

Por porción (1 tortilla, 1½ tazas de huevos con verduras): 220 calorías, 14 g de proteína, 13 g de carbohidratos, 12 g de grasa total, 2 g de grasas saturadas, 186 mg de colesterol, 2 g de fibra, 168 mg de sodio

TIP DE COCINA SALUDABLE

¿No te gustan los huevos? Haz tu revuelto con tofu rico en proteínas. Cuece las verduras hasta que estén suaves, y luego desmenuza el tofu sobre la sartén y deja que se caliente bien. Sazona el tofu con hierbas secas o con las especias antiinflamatorias de la página 346.

◉ Cereal de quinoa con vainilla y especias

Rinde 4 porciones

La quinoa es una semilla nutritiva y libre de gluten. Tiene un alto contenido de potasio, fibra, proteína y una gran lista de nutrientes que te hacen más fuerte. Compra la quinoa prelavada, pues la saponina, un compuesto de sabor amargo, cubre el exterior de las semillas y debe ser muy bien enjuagado.

Para la fase 2, sustituye ½ taza de quinoa con ½ taza de hojuelas de avena. Para cambiar un poco el sabor en las fases 2 o 3, cambia las moras por la misma cantidad de fresas y una pizca de cardamomo.

⏱ Tiempo de preparación: 10 minutos   Tiempo total: 40 minutos

⅓ de taza de quinoa seca, enjuagada con agua fría
2 tazas de agua
⅔ de taza de proteína de suero de leche natural o de vainilla
½ taza de coco rallado sin azúcar

¼ de taza de semillas de cáñamo

1 cucharadita de extracto puro de vainilla

1 cucharada de canela molida

¼ de cucharadita de cardamomo molido

2 cucharadas de linaza molida, o semillas de chía,
   o harina de chía y linaza

1 taza de frambuesas o moras frescas o congeladas

¼ de taza de nuez picada

1. En una olla grande, coloca el agua y la quinoa, y déjala hervir a fuego alto. Baja el fuego al mínimo y cuece por 15 a 20 minutos, o hasta que la quinoa esté suave y el centro de la semilla se vea transparente.

2. Agrega la proteína de suero de leche, el coco, las semillas de cáñamo, la vainilla, la canela y el cardamomo. Agrega las semillas de linaza o las semillas de chía o la harina. Si la mezcla está muy espesa, agrega de ¼ a ½ taza de agua hasta obtener la consistencia deseada. Divide la mezcla de quinoa entre 4 tazones y decora cada uno con ¼ de taza de moras y 1 cucharada de nuez. Sirve de inmediato.

Por porción (1 taza): 233 calorías, 15 g de proteína, 19 g de carbohidratos, 11 g de grasa total, 4 g de grasa saturada, 0 mg de colesterol, 7 g de fibra, 47 mg de sodio

|◉| Barritas energéticas de desayuno

Rinde 8 porciones

Las barras de proteína que compras en las tiendas pueden contener un alto nivel de azúcar oculto; casi tan alto como el de las barritas de dulce. Esta versión contiene proteína de buena calidad, como la quinoa (alta en hierro) y la chía (alta en omega-3 vegetal).

Para la fase 2, sustituye ½ taza de la quinoa con ½ taza de hojuelas de avena. Para cambiar un poco el sabor en las fases 2 o 3, cambia las moras por la misma cantidad de fresas, más una pizca de cardamomo, o cerezas picadas con un poco de chocolate amargo con 85% de cacao.

⏱ Tiempo de preparación: 15 minutos   Tiempo total: 25 minutos

½ taza de moras azules frescas o congeladas

⅓ de taza de mantequilla de almendras

2 huevos

2 cucharaditas de stevia

1 taza de hojuelas de quinoa

1 taza de coco rallado sin azúcar

⅔ de taza de proteína de suero de leche de vainilla

¼ de taza de linaza molida

1 cucharadita de extracto puro de vainilla

½ cucharadita de canela molida

¼ de cucharadita de clavo molido o cardamomo

1. Precalienta el horno a 200 °C. Forra una bandeja para hornear de 20 × 20 cm con papel aluminio. Rocía aceite de cocina en aerosol sobre el papel aluminio.

2. En un tazón grande, combina las moras azules, la mantequilla de almendras, los huevos y el stevia. Tritura suavemente con una cuchara. Agrega la quinoa, el coco, la proteína de suero, la linaza, la vainilla, la canela y el clavo o el cardamomo. Aplasta bien con un tenedor hasta que se forme una mezcla gruesa y grumosa.

3. Coloca la mezcla en la bandeja para hornear y presiona con una espátula de hule hasta que se forme una capa homogénea. Hornea de 8 a 10 minutos, o hasta que la parte superior se empiece a dorar y los bordes se sientan firmes al tacto. Enfría completamente antes de cortar en 8 barritas.

Por porción (1 barrita): 218 calorías, 10 g de proteína, 16 g de carbohidratos, 13 g de grasa total, 4 g de grasa saturada, 46 mg de colesterol, 5 g de fibra, 42 mg de sodio

---

TIP DE COCINA SALUDABLE

¿Buscas una manera más eficiente de quemar calorías? Corre a tu especiero para encontrar sabores exquisitos que resalten los ingredientes saludables y que intensifiquen los antioxidantes en tu dieta. Considera tu especiero un salvavidas del sabor que además te ayuda a quemar grasa mucho más rápido. Consulta las páginas 383-393 para encontrar una lista de las mejores especias. Las especias con sabor a pay de calabaza, por ejemplo, son un aditamento delicioso y rico en antioxidantes para tu cereal de la mañana, tus barras energéticas o tus batidos.

Almuerzos / Cenas de la fase 1

|◉| Ensalada campesina griega

Rinde 4 porciones

Esta ensalada fresca, ideal para el verano, es una adaptación de la ensalada que creó Alfred Himmelrich, el dueño de Stone Mill Bakery and Café, en Lutherville, Maryland, el restaurante favorito en Baltimore del doctor Gerry. Esta ensalada deliciosa y llenadora se creó con la colaboración de Alfie y de Jennifer Iserloh, también conocida como Skinny Chef, y trae un aderezo picante que te dejará enganchado. Utiliza las sobras de pollo o incluso de salmón de otras recetas para hacer una cena rápida.

⏱ Tiempo de preparación: 10 minutos   Tiempo total: 20 minutos

¼ de taza de aceite de oliva extravirgen
¼ de taza de jugo de limón
2 cucharaditas de orégano seco
1 cucharadita de mostaza Dijon
⅛ de cucharadita de pimienta negra molida
225 g de pollo cocido y cortado en cubos o de camarón mediano
2 jitomates medianos, cortados en rebanadas de 2 y en
    cuarterones
1 pepino grande, en cubos
1 pimiento rojo, sin semillas y picado
56 g de queso feta, cortado en cubos de 1 cm (aproximadamente
    media taza)
¼ de taza aceitunas sin semilla, como Kalamata

En una licuadora, licua el aceite, el jugo de limón, el orégano, la mostaza y la pimienta negra hasta que todo se combine. En un tazón grande, agrega el pollo o el camarón, los jitomates, el pepino, el pimiento, el queso y las aceitunas. Agrega el aderezo, combina bien y sirve.

Por porción (1½ tazas de ensalada): 344 calorías, 27 g de proteína, 9 g de carbohidratos, 22 g de grasa total, 4 g de grasa saturada, 91 mg de colesterol, 2 g de fibra, 365 mg de sodio

---

|◉| Salmón a la naranja

Rinde 4 porciones

Si eres fanático de los sabores salados con un toque dulce, adorarás esta combinación única de naranja y aceitunas que convertirá cualquier salmón en un manjar. Los cítricos no sólo aportan un montón de sabor, sino que también reducen el olor a pescado, para quienes no comen mucho salmón.

🕐 Tiempo de preparación: 10 minutos   Tiempo total: 30 minutos

450 g de hojas de bok choy o acelga, finamente picadas
4 filetes de salmón (de 113 g cada uno), sin piel
1 cucharada de aceite de oliva extravirgen
¼ de taza de aceitunas verdes o negras, picadas
½ cucharadita de chile en polvo o cilantro molido, suave o picante (opcional)
½ cucharadita de semillas de hinojo
1 naranja grande, la cáscara aparte y el resto rebanado

1. Precalienta el horno a 200 °C. En una bandeja para hornear de 28 × 18 cm, esparce el bok choy o la acelga, y coloca el salmón encima.
2. En un tazón pequeño, coloca el aceite, las aceitunas, el chile en polvo o el cilantro, las semillas de hinojo y la cáscara de la naranja, y aplasta con una cuchara para combinar los ingredientes. Coloca la mezcla sobre el salmón con ayuda de una cuchara y hornea de 15 a 17 minutos, o hasta que el pescado esté opaco y se deshaga con facilidad. Decora con las rebanadas de naranja y sirve al instante.

Por porción (1 filete de salmón y 1 taza de verduras): 307 calorías, 25 g de proteína, 7 g de carbohidratos, 20 g de grasa total, 4 g de grasa saturada, 62 mg de colesterol, 2 g de fibra, 208 mg de sodio

|◉| Bacalao al pesto

Rinde 4 porciones

El pesto casero lo puedes preparar en pocos minutos y sabe infinitamente mejor que las opciones envasadas. Este pesto de albahaca añade nutrición al doble porque le agregamos espinaca, uno de los mejores superalimentos, rico en vitaminas A y C, ácido fólico y fibra.

Para la fase 2, remplaza 1 taza de las espinacas baby por 1 taza de chícharos frescos o congelados (descongélalos antes de usarlos).

⏱ Tiempo de preparación: 15 minutos   Tiempo total: 45 minutos

2 tazas de espinacas baby
2 tazas de hojas de albahaca
½ taza de queso parmesano rallado
3 cucharadas de aceite de oliva extravirgen
3 cucharadas de nuez
¼ de cucharadita de sal
4 filetes de bacalao (de 113 g cada uno)
1 calabaza cabello de ángel (de 450 g), cortada por la mitad
    a lo largo

1. Precalienta el horno a 200 °C.
2. En la licuadora, o un procesador de alimentos, combina la espinaca, la albahaca, el queso, el aceite, las nueces y la sal. Muele todo hasta que se forme una mezcla grumosa. Coloca el pescado en una bandeja para hornear grande. Reparte el pesto en porciones iguales sobre cada filete. Hornea de 15 a 18 minutos o hasta que el pescado se deshaga con facilidad.
3. Mientras se hornea el pescado, prepara la calabaza. Calienta una olla grande con 10 cm de agua. Coloca una canasta vaporera dentro de la olla, y dentro de la canasta coloca la calabaza. Cuece al vapor durante 10 o 15 minutos, y agrega ¼ de taza de agua si el nivel del agua se reduce, o cuece hasta que esté tierna y un tenedor entre fácilmente por la calabaza. Coloca la calabaza en una tabla para picar y deja enfriar. Retira y desecha las semillas. Deshaz la pulpa de la calabaza con ayuda de dos tenedores; te deben salir aproximadamente 4 tazas. Divide esta cantidad entre 4 platos, cubre cada uno con un filete y sirve al instante.

Por porción (1 filete de bacalao con aderezo, 1 taza de calabaza): 296 calorías, 27 g de proteína, 10 g de carbohidratos, 17 g de grasa total, 4 g de grasa saturada, 58 mg de colesterol, 3 g de fibra, 402 mg de sodio

TIP DE COCINA SALUDABLE

¿No encontraste bacalao en la pescadería? Entonces prueba alguna de estas opciones bajas en mercurio: trucha de agua dulce o abadejo. Ambos son pescados sustentables y deliciosos.

|◉| Sopa picante de calabaza

Rinde 4 porciones

Es fácil apegarte a tu nuevo plan de alimentación cuando te das un festín con esta suave sopa que también es bastante apropiada para las vacaciones de invierno. Es sabrosa, antiinflamatoria, y tiene especias que combaten la grasa como el jengibre, la canela y el cilantro. Todo eso se combina y crea un platillo con un increíble sabor y muy pocas calorías, sin azúcar y sin sal.

Para la fase 2, agrega ¼ de taza de hojuelas de avena antes de licuar, junto con ¼ de taza de agua para ajustar el espesor.

⏱ Tiempo de preparación: 10 minutos   Tiempo total: 40 minutos

2 cucharadas aceite de oliva extravirgen o aceite de coco, divididas
4 filetes de pollo
1 diente de ajo, picado finamente
2 cucharaditas de jengibre picado finamente
¼ de cucharadita de pimienta negra molida
1 litro de caldo de pollo bajo en sodio
1 lata (425 g) de puré de calabaza
½ cucharadita de canela molida o clavo molido
½ cucharadita de cilantro molido o ajo en polvo
¼ taza de hojas de cilantro o de perejil (opcional)

1. Calienta una olla grande a fuego medio-alto y vierte una cucharada de aceite. Agrega los filetes y espolvorea con el ajo, el jengibre y la pimienta. Cocina durante 4 o 5 minutos, recuerda voltear

el filete ocasionalmente, o hasta que el pollo se dore y el jugo salga traslúcido. Reserva en un plato.

2. Reduce el fuego al mínimo y agrega el caldo de pollo, la calabaza, la canela o el clavo, el cilantro en polvo o el ajo en polvo, y el resto del aceite. Tapa y deja hervir, moviendo de vez en vez, hasta que la sopa espese y suelte su fragancia. Divide la sopa entre 4 platos hondos. Deshebra el pollo y repártelo entre los platos. Decora con el perejil o el cilantro, si lo prefieres, y sirve al instante.

Por porción (1¾ tazas preparadas con aceite de oliva): 235 calorías, 24 g de proteína, 12 g de carbohidratos, 10 g de grasa total, 2 g de grasa saturada, 54 mg de colesterol, 3 g de fibra, 172 mg de sodio

---

TIP DE COCINA SALUDABLE

Para hacer esta sopa más apta para primavera o verano, utiliza 425 g de espinaca fresca o de calabacitas en lugar de la calabaza. Para una opción vegetariana, en lugar del pollo utiliza 400 g de tofu extrafirme.

|◎| Ensalada provenzal de frambuesa con aderezo de té verde

Rinde 4 porciones

Las frambuesas y el té verde aportan sabores agridulces junto con fibra y antioxidantes que pueden hacer que la quema de calorías sea mucho más eficiente. Si eres todo un gourmet, utiliza la proteína de suero de leche sabor vainilla para obtener un aderezo fragante y delicioso.

Para las fases 2 y 3, sustituye las almendras con pistaches verdes, fruto seco que quema la grasa y que es muy atractivo a la vista. Una vez que llegues a la fase 2, cambia los rábanos y los pepinos frescos por sus versiones encurtidas.

⊕ Tiempo de preparación: 10 minutos   Tiempo total: 40 minutos

6 tazas de hojas de ensalada tipo provenzal
2 tazas de germinado, como el de alfalfa
1 taza de rábanos o pepinos en rebanadas delgadas
1 taza de frambuesas frescas o congeladas
¼ de taza de almendras picadas

⅓ de taza de té verde frío

3 cucharadas de proteína de suero de leche natural o de vainilla

3 cucharadas de aceite de oliva extravirgen

1 cucharadita de ralladura de cáscara de limón

2 cucharadas de jugo de limón fresco

¼ de cucharadita de sal

340 g de pechuga de pollo cocida (2 pechugas)
   o 225 g de camarón cocido

1. En un tazón grande, combina las hojas de ensalada, el germinado, los rábanos o los pepinos, las frambuesas y las almendras.
2. En una licuadora, combina el té, la proteína, el aceite, la ralladura de limón, el jugo de limón y la sal. Licua hasta que todo se combine. Vierte sobre las verduras. Coloca el pollo o el camarón encima de la ensalada y sirve al instante.

Por porción (2½ tazas de ensalada con pollo): 288 calorías, 25 g de proteína, 12 g de carbohidratos, 16 g de grasa total, 2 g de grasa saturada, 54 mg de colesterol, 6 g de fibra, 290 mg de sodio

---

TIP DE COCINA SALUDABLE

Para ahorrarte tiempo de preparación y seguir consumiendo proteína suficiente, utiliza 2 pechugas de pollo en rebanadas delgadas, o pollo cocido congelado o pollo asado sin empanizar, sin grasas agregadas y sin altas cantidades de sal. O usa 2 tazas de camarones cocidos congelados. Para una opción vegetariana, utiliza 340 g de tofu escurrido.

◉ Ensalada crujiente de atún y almendras

Rinde 4 porciones

Esta ensalada de atún crujiente y refrescante se elabora principalmente con cosas que ya tienes en la alacena. Busca atún en agua; tiene menores cantidades de mercurio.

Para las fases 2 y 3, agrega ½ taza de quinoa cocida o 1 taza de col morada encurtida.

🕐 Tiempo de preparación: 10 minutos   Tiempo total: 15 minutos

2-3 cucharaditas de ralladura de cáscara de limón

3 cucharadas de jugo de lima fresco

2 cucharadas de leche de coco entera y sin endulzantes

2 cucharadas de semillas de chía

1 cucharada de aceite de coco

¼ de cucharadita de sal

4 tazas de espinacas baby o de berros, picados

1 cabeza de brócoli, cortada en floretes (aproximadamente 4 tazas
de floretes)

2 latas (de 140 g cada una) de atún en agua light, escurrido

¼ de taza de pecanas o avellanas picadas

¼ de taza de cebollín fresco picado (opcional)

1. En una licuadora, combina la ralladura y el jugo de limón, la leche de coco, las semillas, el aceite y la sal. Licua hasta que todos los ingredientes se mezclen.
2. En un tazón grande, coloca la espinaca o los berros, el brócoli, el atún y las pecanas o las avellanas, y el cebollín (si lo vas a utilizar). Rocía un poco del aderezo por encima y mezcla bien. Sirve al instante.

Por porción (2½ tazas): 244 calorías, 24 g de proteína, 15 g de carbohidratos, 11 g de grasa total, 1 g de grasa saturada, 21 mg de colesterol, 8 g de fibra, 461 mg de sodio

---

TIP DE COCINA SALUDABLE
Si llevas una dieta baja en sodio, no utilices la sal que marca la receta porque el atún es naturalmente alto en sal.

|◉| Ensalada de kale masajeada

Rinde 4 porciones

El kale contiene un montón de nutrientes, incluidas cantidades increíblemente altas de antiinflamatorios importantes, como vitaminas A y C. También tiene bastantes compuestos sulfurosos que pueden combatir diversos tipos de cáncer.

Para cambiar los sabores en las fases 2 y 3, sustituye las nueces por 3 cucharadas de semillas de chía o ajonjolí. Para un aumento de fibra en la fase 2, agrega 1 taza de garbanzos, lentejas o frijoles negros.

⏱ Tiempo de preparación: 10 minutos   Tiempo total: 1 hora 10 minutos

1 manojo (285 g) de kale, rebanado en trozos de 3 cm de ancho
2 cucharadas de aceite de oliva extravirgen
¼ de cucharadita de comino molido o de pimienta negra molida
o ½ cucharadita de semillas de comino
¼ de taza de aceitunas verdes o negras
¼ de taza de nueces o almendras
¼ de taza de queso feta desmenuzado o de queso parmesano
rallado
¼ de taza de aguacate en cubos
2 pechugas de pollo cocidas, picadas en cubos o rebanadas,
o 225 g de camarones cocidos o 280 g de tofu firme

1. En un tazón grande, coloca el kale, el aceite y el comino molido o la pimienta o las semillas de comino. Con tus manos limpias, esparce el aceite en las hojas de kale y exprímelas suavemente para que se suavicen.
2. Espolvorea las nueces, el queso, las aceitunas y el aguacate. Tapa el tazón y refrigera durante por lo menos 1 hora. Sirve al instante con el pollo, el camarón o el tofu.

Por porción (2½ tazas): 298 calorías, 23 g de proteína, 10 g de carbohidratos, 19 g de grasa total, 3 g de grasa saturada, 62 mg de colesterol, 3 g de fibra, 366 mg de sodio

---

TIP DE COCINA SALUDABLE
Esta ensalada inspirada en la cocina mediterránea, con la acidez del feta y las aceitunas, es alta en ingredientes antiinflamatorios como las especias y el aceite de oliva, que son una opción muy adecuada para la fase 3. Esta ensalada es muy llenadora y sabrosa gracias a sus tres fuentes de grasa benéfica y rica en antioxidantes –aceitunas, nueces y aguacate–, lo cual también ayuda a que te sientas satisfecho.

|◉| Picata de pollo en olla de cocción lenta

Rinde 4 porciones

Esta picata depende de dos ingredientes bajos en calorías —limón fresco y alcaparras— para darle su característico sabor. Esta receta sencilla para olla de cocción lenta es la mejor para sacarle todo el jugo a las proteínas magras.

Para la fase 2, sustituye 1 taza de la lechuga con 1 taza de espárragos rebanados o alcachofas cocidas.

⏱ Tiempo de preparación: 10 minutos   Tiempo total: 1 hora y 30 minutos

2-3 cucharaditas de ralladura de cáscara de limón
3 cucharadas de jugo de limón fresco
3 cucharadas de aceite de oliva extravirgen
2 cucharadas de alcaparras escurridas y enjuagadas con agua fría
¼ de cucharadita de pimienta negra molida
1 cucharadita de hierbas secas, como sazonador italiano,
    romero o tomillo
4 pechugas de pollo sin hueso ni piel
1 cabeza de lechuga romana rebanada finamente
¼ de taza de queso parmesano en rebanadas delgadas

1. En una olla de cocción lenta, coloca la ralladura y el jugo de limón, el aceite, las alcaparras, la pimenta y las hierbas, y mezcla bien. Agrega el pollo y cúbrelo bien con la mezcla. Tapa la olla y cuece a temperatura baja por espacio de 1 o 1 ½ horas, o hasta que el termómetro de carne marque 73 °C en la parte más gruesa del pollo y los jugos salgan traslúcidos. Coloca el pollo en una tabla para picar y déjalo enfriar durante 5 minutos antes de rebanar.
2. Divide la lechuga entre 4 platos y espolvorea 1 cucharada del queso por encima. Coloca el pollo y viértele encima un poco de los jugos que quedaron en la olla. Sirve al instante.

Por porción (3 tazas): 320 calorías, 39 g de proteína, 5 g de carbohidratos, 16 g de grasa total, 3 g de grasa saturada, 113 mg de colesterol, 2 g de fibra, 406 mg de sodio

TIP DE COCINA SALUDABLE

¿Tienes poco espacio en tu alacena pero quieres tener el mayor número de hierbas o de especias? Compra mezclas de hierbas, como el sazonador italiano, que es una mezcla de hierbas secas libre de azúcar y de sal.

|◉| Sopa de pollo y verduras

Rinde 4 porciones

No hay nada más reconfortante y nutritivo que un tazón de sopa caliente, y esta sabrosa versión cambia la tradicional cebolla por el jengibre, un superalimento gastrointestinal. Para una comida rápida entre semana, cocina las verduras en el aceite, luego agrega pollo rostizado deshebrado, el caldo y el kale o la espinaca. Deja que hierva y sirve.

Para la fase 2, agrega ½ taza de vegetales prebióticos, como el espárrago. Para la fase 3, agrega 1 taza de fideos de arroz integral libres de gluten (cocidos al dente) o arroz integral orgánico.

⊕ Tiempo de preparación: 10 minutos   Tiempo total: 40 minutos

2 pechugas de pollo con hueso y piel
¼ de cucharadita de pimienta negra molida
1 cucharada de aceite de oliva extravirgen
4 zanahorias, peladas y cortadas en trozos de 2 cm de ancho
2 tallos de apio, en rodajas delgadas
1 jalapeño sin semillas y picado finamente (opcional), utiliza
    guantes de plástico cuando manejes el chile
2 dientes de ajo, picados finamente
1 pieza de 3 cm de jengibre fresco, picado finamente
1 cucharadita de hojas de romero frescas o secas
1 litro de caldo de pollo bajo en sodio
2 tazas de kale o espinaca picada

1. Espolvorea la pimienta negra sobre el pollo. Calienta una olla grande a fuego medio. Agrega el aceite y el pollo con la piel hacia abajo. Cocina durante 1 o 2 minutos, o hasta que la piel se empiece a dorar.
2. Esparce las zanahorias, el apio, el jalapeño (si lo utilizas), el ajo, el jengibre y el romero alrededor del pollo y cocina durante

5 minutos más. Voltea el pollo y mueve los vegetales. Sube el fuego a alto y agrega el caldo de pollo. Una vez que hierva, reduce el fuego a bajo y tapa la olla. Cocina por 10 minutos o hasta que el termómetro marque 76 °C cuando lo insertes en la parte más gruesa del pollo y los jugos se vean traslúcidos. Apaga el fuego. Deja reposar 20 minutos.

3. Coloca el pollo en una tabla para picar y déjalo enfriar unos 5 o 6 minutos. Desecha la piel y deshebra la carne. Regresa la carne a la sopa junto con el kale o la espinaca, tapa de nuevo y deja reposar otros 5 minutos para que las hojas se reduzcan. Sirve al instante.

Por porción (1½ tazas): 194 calorías, 20 g de proteína, 8 g de carbohidratos, 8 g de grasa total, 1 g de grasa saturada, 113 mg de colesterol, 2 g de fibra, 294 mg de sodio

---

TIP DE COCINA SALUDABLE
Los niños aman las sopas. Para hacer de esta sopa una comida completa para niños, agrega ½ taza de pasta integral cocida o de quinoa cocida a cada plato. ¿No tienes kale o espinaca? Para las fases 2 o 3 agrega floretes de brócoli o acelga.

|◉| Puerco picante horneado con puré de coliflor

Rinde 4 porciones

El lomo de cerdo es un corte magro y tierno que es ideal para un asado para una reunión familiar. Sirve las sobras sobre una ensalada verde o para un almuerzo rápido.

Para la fase 2, sustituye 1 taza de las hojas de ensalada por 1 taza de chucrut, tu verdura encurtida preferida o unas cucharaditas de rábano picante envasado.

🕐 Tiempo de preparación: 10 minutos   Tiempo total: 50 minutos

2 cucharaditas de jengibre fresco rallado
1 cucharadita de chile en polvo, picante al gusto
½ cucharadita de cúrcuma en polvo
2 cucharadas de aceite de oliva extravirgen, divididas
450 g de lomo de cerdo magro, retira el exceso de grasa

½ cabeza de coliflor, cortada en floretes (3 tazas de floretes aproximadamente)

¼ de taza de cilantro picado

2 cucharadas de wasabi en polvo o rábano picante fresco rallado

1. Precalienta el horno a 200 °C.
2. En un tazón pequeño, coloca el jengibre, el chile en polvo, la cúrcuma y 1 cucharada de aceite. Mezcla bien con una cuchara o una espátula pequeña.
3. Coloca el lomo de cerdo en una bandeja para hornear de 28 × 18 cm. Esparce la mezcla sobre el lomo y hornea, sin cubrir, por 25 o 30 minutos. Deja reposar durante 5 minutos en una tabla para picar antes de rebanar.
4. Mientras se hornea el lomo, prepara el puré de coliflor. Calienta 10 cm de agua en una olla grande. Coloca una canasta vaporera por dentro y agrega los floretes de coliflor. Cuece al vapor durante 5 o 6 minutos, o hasta que estén suaves cuando insertes un tenedor. Coloca los floretes en un tazón grande junto con el cilantro, el wasabi o el rábano picante y la cucharada restante de aceite y aplasta para hacer un puré. Sirve inmediatamente con el puerco.

Por porción (1½ tazas): 213 calorías, 26 g de proteína, 6 g de carbohidratos, 10 g de grasa total, 2 g de grasa saturada, 74 mg de colesterol, 2 g de fibra, 162 mg de sodio

TIP DE COCINA SALUDABLE

¿No tienes una canasta vaporera? Entonces agrega los floretes de coliflor directamente a la olla y déjalos cocer. Agrega ¼ de taza de agua extra a la vez, si lo necesitas.

Postres / Colaciones de la fase 1

|◉| Frituras de kale con costra de jengibre

Rinde 4 porciones

Las frituras de kale están de moda. Tienen una textura hojaldrada y son crujientes. Cualquier amante de las frituras las disfrutará. Estas frituras tienen una costra de cierta superraíz que es una gran aliada para eliminar la inflamación.

Para las fases 2 y 3, agrega 2 cucharadas de linaza molida para aumentar el contenido de fibra.

⏱ Tiempo de preparación: 5 minutos   Tiempo total: 15 minutos

1 manojo (283 g) de kale rizada, con todo y tallo
¼ de taza de semillas de calabaza o pecanas picadas
¼ de taza de semillas de chía
2 cucharadas de jengibre fresco rallado
½ cucharadita de chile en polvo o paprika
¼ de cucharadita de sal
2 claras de huevo

1. Precalienta el horno a 200 °C. Cubre 2 bandejas para hornear con aceite de oliva en aerosol. Enjuaga las hojas de kale con agua fría. Seca muy bien las hojas con toallas de papel o una toalla de cocina limpia.
2. Coloca las semillas de calabaza o las pecanas, la chía, el jengibre, el chile en polvo o la paprika y la sal en una hoja de papel encerado o en un plato. Mezcla bien con tus dedos. Pueden formarse grumos pequeños.
3. En un tazón grande, bate las claras de huevo con un batidor de alambre durante 10 segundos o hasta que se vuelvan espumosas. Moja los contornos de las hojas de kale con las claras y colócalas en las bandejas para hornear. Espolvorea la mezcla de semillas por encima. Organiza las hojas de kale para que no se toquen entre sí. Rocía un poco más de aceite en aerosol sobre las hojas.
4. Hornea durante 10 o 12 minutos, o hasta que las hojas queden crujientes y las semillas y las nueces estén doradas. Deja enfriar un par de minutos antes de servir.

Por porción (1 taza): 175 calorías, 9 g de proteína, 13 g de carbohidratos, 12 g de grasa total, 1 g de grasa saturada, 0 mg de colesterol, 4 g de fibra, 212 mg de sodio

|◉| Pudín alegría de coco

Rinde 4 porciones

No necesitas cocer este espléndido pudín, pues las semillas de chía ricas en proteína se hinchan cuando entran en contacto con algún líquido. Para un pudín más ligero y cremoso, agrega ¼ de taza extra de leche de coco a la mezcla de avena y chía antes de servirlo en platos de postre.

🕐 Tiempo de preparación: 5 minutos   Tiempo total: 1 hora 5 minutos

1 taza de leche de coco entera y sin endulzantes
⅔ de taza de proteína de suero de leche natural o de vainilla
⅓ de taza de semillas de chía
1 taza de agua fría
¼ de taza más cuatro cucharadas de coco rallado sin azúcar
4 cucharadas de chocolate amargo con 70% de cacao (o más) rallado o picado

1. En un tazón grande, bate la leche de coco junto con la proteína, las semillas de chía, el agua y ¼ de taza del coco rallado. Combina bien. Prepara 4 copas para parfait o 4 contenedores herméticos pequeños y agrega ¾ de taza de la mezcla de coco en cada uno.
2. Espolvorea 1 cucharada de coco rallado y 1 cucharada de chocolate sobre cada copa o contenedor. Tapa las copas con plástico para envolver o los contenedores con sus tapas. Coloca en el refrigerador y deja enfriar durante 1 hora antes de servir.

Por porción (¾ de taza): 201 calorías, 12 g de proteína, 14 g de carbohidratos, 14 g de grasa total, 6 g de grasa saturada, 0 mg de colesterol, 8 g de fibra, 161 mg de sodio

TIP DE COCINA SALUDABLE
Por lo regular, la grasa saturada es una señal de alerta para tu salud, pero la grasa saturada en este pudín llenador viene de fuentes antiinflamatorias y buenas para el corazón como el coco y el chocolate amargo, así que ¡disfruta!

Desayunos de la fase 2

|◉| Huevos con salsa

Rinde 4 porciones

Esta salsa con toques de limón no sólo les da un increíble sabor a los huevos, sino que también te aporta una buena dosis de prebióticos gracias al kiwi y a los frijoles. Utiliza el sobrante de la salsa (o prepara el doble de lo que se indica) para acompañar ensaladas, pollo o pescado.

⏱ Tiempo de preparación: 10 minutos   Tiempo total: 20 minutos

2 kiwis, pelados y picados finamente
2 tazas de frijoles negros en lata bajos en sodio, escurridos
¼ de taza de cilantro
1-2 cucharadas de jugo de limón fresco
4 huevos
4 claras de huevo
⅓ de taza de proteína de suero de leche natural
¼ de cucharadita de pimienta negra molida
¼ de cucharadita comino en polvo
1 cucharada de aceite de oliva extravirgen
½ taza de yogur griego

1. En un tazón mediano, combina el kiwi, los frijoles, el cilantro y el jugo de limón. Aparta para después.
2. En un tazón pequeño, bate los huevos y las claras de huevo. Agrega poco a poco la proteína en polvo, la pimienta y el comino sin dejar de batir. Aparta para después.
3. Calienta una sartén de hierro o cerámica grande a fuego medio-alto y añade el aceite. Agrega la mezcla de huevo. Cocina por 2 o 3 minutos, sin dejar de mover, o hasta que se formen grumos suaves y el huevo esté bien cocido. Divide los huevos entre 4 platos y agrega ¾ de taza de la salsa 2 cucharadas de yogur sobre cada plato.

Por porción (2¼ tazas: 1½ tazas de huevos, ¾ de taza de salsa): 247 calorías, 22 g de proteína, 23 g de carbohidratos, 9 g de grasa total, 2 g de grasa saturada, 187 mg de colesterol, 7 g de fibra, 395 mg de sodio

|◉| Parfait de yogur y pay de calabaza

Rinde 4 porciones

Los parfait comerciales suelen estar llenos de carbohidratos y grasas, porque por lo regular se preparan con carbohidratos y azúcares refinadas. Pero esta versión casera y sencilla, que puede comerse también como colación, aporta bastante de proteína que te calmará el hambre y gran cantidad de nutrientes.

⊕ Tiempo de preparación: 10 minutos   Tiempo total: 1 hora 5 minutos

2 tazas de yogur griego
⅓ de taza de proteína de suero de leche natural o de vainilla
½ cucharadita de especias con sabor a pay de calabaza
    o de canela molida
¼ de cucharadita de clavo molido (opcional)
2 cucharadas de agua
½ taza de puré de calabaza en lata
¼ taza de hojuelas de avena
2 cucharaditas de stevia
1 cucharadita de extracto puro de vainilla

1. En un tazón mediano, coloca el yogur, la proteína en polvo, las especias con sabor a pay de calabaza o la canela, y el clavo (si lo vas a usar). Agrega el agua y mezcla bien. Reparte la mitad de la mezcla de yogur entre 4 copas para parfait.
2. En un tazón grande, coloca la calabaza, la avena, el stevia y la vainilla, mezcla bien hasta que todo se combine. Divide la mitad de la mezcla de calabaza entre las copas. Repite con el yogur y la mezcla de calabaza. Cubre cada copa con plástico para envolver y refrigera por lo menos una hora antes de servir.

Por porción (1¼ tazas): 136 calorías, 15 g de proteína, 13 g de carbohidratos, 3 g de grasa total, 2 g de grasa saturada, 7 mg de colesterol, 2 g de fibra, 54 mg de sodio

TIP DE COCINA SALUDABLE
Para un sabor sorpresa, sirve este parfait saludable con frambuesas. Para una versión primaveral, sustituye la calabaza por moras frescas o congeladas; en verano, prueba con rebanadas de melón con menta fresca en lugar de las especias.

🥤 Batido de margarita de granada

Rinde 2 porciones

Las moras azules y la granada son un dúo dinámico con propiedades antiinflamatorias gracias su nivel de antioxidantes. Te encantará el sabor agridulce de este batido que gana todo el derecho de llamarse margarita.

⏱ Tiempo de preparación: 5 minutos   Tiempo total: 10 minutos

1 taza de yogur griego (o yogur casero, página 456)
   o kéfir (o kéfir casero, página 457)
½ taza de moras azules frescas o congeladas
⅓ taza de jugo de granada
⅓ taza de proteína de suero de leche natural
2 cucharadas de nueces de macadamia o nueces picadas
1 cucharadita de ralladura de cascara de limón
1-2 cucharadas de jugo de limón fresco
2 cucharadas de semilla de linaza, chía o harina de chía y linaza
2 cucharaditas de stevia (opcional)
½ taza de agua
8 cubos de hielo

En una licuadora combina el yogur o kéfir, las moras azules, el jugo de granada, la proteína en polvo, las nueces, la ralladura de limón, el jugo de limón, la linaza, chía, o harina de linaza y chía, el stevia (si lo vas a utilizar), el agua y el hielo. Licua hasta que todo se combine. Divide entre 2 vasos y sirve inmediatamente.

Por porción (1¼ tazas): 272 calorías, 21 g de proteína, 27 g de carbohidratos, 12 g de grasa total, 3 g de grasa saturada, 8 mg de colesterol, 6 g de fibra, 78 mg de sodio

---

TIP DE COCINA SALUDABLE
¿Se te antoja chocolate? Quita el jugo de limón y agrega 2 cucharadas de chocolate amargo con 85% de cacao en lugar de las nueces. Mezcla ½ taza de jugo de granada con ½ taza de agua y congela en bandejas para cubitos de hielo. Amarás lo conveniente que es utilizar "cubos de granada" para tus batidos o con agua mineral, y habrás reducido las calorías y los carbohidratos con la mezcla del jugo con agua.

|◉| Frittatas tamaño panquecito

Rinde 4 porciones

Prepara estas sabrosas frittatas en una bandeja para panquecitos; así se cocerán más rápido y se verán muy elegantes para un almuerzo especial el fin de semana. Disfrútalas a temperatura ambiente como bocadillos. También puedes llevarlas contigo y comerlas después.

Para la fase 3, agrega algunas cucharaditas de salsa o ½ taza de jitomates cherry picados con 2 cucharadas de cebollín picado finamente.

🕐 Tiempo de preparación: 10 minutos   Tiempo total: 25 minutos

1 pimiento rojo, sin semillas y rebanado
2 tazas de espinaca picada
¼ de taza de perejil o cilantro fresco picado
¼ de cucharadita de hierbas secas, como tomillo o romero (opcional)
6 huevos
1 taza de frijoles en lata, negros o rojos, escurridos
¼ de taza de queso feta desmenuzado
4 tazas de hojas para ensalada, como arúgula o diente de león

1. Precalienta el horno a 200 °C. Cubre una bandeja para panquecitos con aceite en aerosol y reserva.
2. Cubre una sartén grande con aceite y calienta a fuego medio. Agrega el pimiento, la espinaca, el perejil o el cilantro, y las hierbas secas si las vas a utilizar. Cocina durante 3 o 4 minutos, moviendo ocasionalmente, o hasta que los vegetales se suavicen. Transfiere a un plato.
3. En un tazón grande, bate los huevos, frijoles, queso y vegetales. Vacía la mezcla en la bandeja de panquecitos, llenándolos hasta tres cuartas partes de su capacidad. Hornea durante 10 a 12 minutos, o hasta que los huevos estén firmes y bien cocidos. Pasa un cuchillo por el contorno de cada frittata y retíralas de la bandeja para panquecitos. Sirve sobre ensalada.

Por porción (2 frittatas tamaño panquecito, 1 taza de verduras): 218 calorías, 16 g de proteína, 16 g de carbohidratos, 10 g de grasa total, 4 g de grasa saturada, 287 mg de colesterol, 7 g de fibra, 407 mg de sodio

---

Almuerzos / Cenas de la fase 2

|◉| Sopa fría de pepino y aguacate

Rinde 4 porciones

El vinagre de sidra y el kiwi aportan prebióticos para esta sopa fría y cremosa. Este platillo es perfecto para llevarlo de día de campo, puedes servirlo en vasos de papel y tomarlo así o puedes omitir el agua en la preparación y tendrás un dip para camarones o para tallitos de apio y rábanos.

🕐 Tiempo de preparación: 5 minutos   Tiempo total: 10 minutos

1 pepino grande, pelado y cortado en cuarterones
1 aguacate Hass maduro, pelado
1 kiwi, pelado y cortado en cuarterones
½ taza de almendras
¼ de taza de hojas de menta frescas o eneldo fresco
2 cucharadas de vinagre de sidra
¼ de cucharadita de ajo en polvo o de chile en polvo
1 taza de agua fría o de té verde frío
40 g de camarón precocido congelado

En un procesador de alimentos, coloca el pepino, el aguacate, el kiwi, las almendras, la menta o el eneldo, el vinagre, el ajo o chile en polvo, y el agua o el té. Procesa hasta que todo se combine. Sirve al instante con camarones o refrigera en un contenedor hermético por lo menos 1 hora y hasta por 2 días.

Por porción (1½ tazas con camarón): 266 calorías, 20 g de proteína, 12 g de carbohidratos, 16 g de grasa total, 1 g de grasa saturada, 186 mg de colesterol, 5 g de fibra, 649 mg de sodio

---

TIP DE COCINA SALUDABLE

Ve a tu pescadería local o al supermercado y solicita camarón para coctel precocido para que esta sopa sea un festín y no necesites cocer nada. Todo el sodio de este plato proviene del camarón. Puedes bajar el nivel de sodio al disminuir la cantidad de camarón, pero ten en cuenta que también bajará el nivel de proteína. Para una versión baja en sodio, cambia el camarón por pollo.

|◉| Pollo Tikka Masala

Rinde 4 porciones

El sabor del Tikka Masala proviene del jengibre, el cilantro y la pasta de jitomate que tiene un toque dulce. Los restaurantes sirven este platillo con crema ácida, pero esta versión más ligera, con menos salsa, aporta más proteína al cambiar la crema por yogur.

🕐 Tiempo de preparación: 15 minutos   Tiempo total: 40 minutos

2 pechugas de pollo sin hueso ni piel, cortadas en cubos
113 g de pasta de tomate (¼ de taza)
½ taza de cilantro picado
1 diente de ajo, picado finamente
2 cucharaditas de curry en polvo, como el tipo Madras
1 taza de yogur griego o kéfir, dividida
1 cucharada de aceite de coco
1 cabeza de brócoli, cortada en floretes (4 taza de floretes aproximadamente)
¼ de taza de lentejas rojas
½ taza de agua

1. En una bolsa de plástico resellable, coloca el pollo, la pasta de tomate, el cilantro, el ajo, el curry y ½ taza de yogur o kéfir. Sella la bolsa y agita bien para que todo el pollo se cubra con la mezcla. Refrigera por lo menos 30 minutos o toda la noche.
2. Calienta el aceite en una sartén grande a fuego medio. Agrega el brócoli. Cocina durante 3 o 4 minutos, moviendo ocasionalmente, hasta que el brócoli empiece a dorarse. Baja el fuego al mínimo. Agrega el pollo y la marinada. Cocina durante 2 o 3 minutos, volteando el pollo, o hasta que se empiece a dorar. Agrega las lentejas junto con el agua. Cubre y cocina de 6 a 8 minutos, moviendo ocasionalmente, o hasta que el pollo ya no se vea rosa y el brócoli y las lentejas estén tiernas. Agrega el yogur o kéfir restante y sirve al instante.

Por porción (1½ tazas): 254 calorías, 29 g de proteína, 19 g de carbohidratos, 7 g de grasa total, 4 g de grasa saturada, 58 mg de colesterol, 4 g de fibra, 276 mg de sodio

TIP DE COCINA SALUDABLE

Para preparar una refrescante ensalada hindú de pepino como acompañamiento: en el tazón del procesador de alimentos, coloca 1 pepino pequeño, cortado en tercios, con ¼ de taza de cilantro y ¼ de taza de menta. Agrega 1 taza de kéfir natural o de yogur una pizca de comino. Tritura hasta que se forme una mezcla grumosa y sirve al instante con el Tikka Masala.

|◉| Ensalada de pollo al limón

Rinde 4 porciones

Hierbas, cítricos y especiar son tu boleto directo al sabor sin pasar por el camino del azúcar, la sal o la grasa. El miso es el sazonador prebiótico secreto que le da al pollo normal un sabor extrairresistible. Busca el miso en el pasillo de lácteos en tu tienda naturista local o en tiendas de productos asiáticos.

⏲ Tiempo de preparación: 1 hora 10 minutos   Tiempo total: 1 hora 40 minutos

4 pechugas de pollo sin hueso ni piel
¼ de taza de cilantro picado
1 cucharada de aceite de oliva extravirgen
2-3 cucharaditas de ralladura de cáscara de lima
3 cucharadas de jugo de lima fresco
¼ de cucharadita de pimienta negra molida
¼ de cucharadita de cúrcuma en polvo
½ taza de yogur griego
1 cucharada de pasta miso baja en sodio
1 pimiento rojo, picado finamente
2 cucharadas de almendras o macadamias picadas
6 tazas de hojas para ensalada, como mezcla provenzal o kale baby

1. En una bolsa de plástico resellable, coloca el pollo, el cilantro, el aceite, la ralladura y el jugo de limón, la pimienta negra y la cúrcuma. Agita bien para que se cubra todo el pollo. Deja marinar en el refrigerador por lo menos una hora o toda la noche.

2. Calienta una sartén con parrilla o un asador a fuego medio-alto. Asa el pollo durante 8 o 10 minutos, dándole vuelta, o hasta

que el termómetro marque 74 °C y los jugos se vean traslúcidos. Aparta para después.

3. En un tazón grande, bate el yogur junto con la pasta miso hasta que se combinen. Agrega el pimiento y las nueces. Pica el pollo y agrégalo al tazón. Mueve bien para que se cubra el pollo y sirve al instante sobre una ensalada verde.

Por porción (2½ tazas): 297 calorías, 43 g de proteína, 17 g de carbohidratos, 8 g de grasa total, 2 g de grasa saturada, 111 mg de colesterol, 4 g de fibra, 265 mg de sodio

---

|◉| Hamburguesas de búfalo picantes con pepinillos y ensalada de col

Rinde 4 porciones

Por lo regular olvidas hasta el fondo de tu alacena los sazonadores para carne o las especias para asar alimentos, pero son otra forma de darle sabor a tu hamburguesa con especias ricas en antioxidantes. Busca opciones bajas en sodio y mezclas que no contengan glutamato monosódico. Si no encuentras carne molida de búfalo (a veces la puedes encontrar como carne de bisonte), prueba con carne molida de pollo o de res alimentada con pasto.

🕐 Tiempo de preparación: 20 minutos   Tiempo total: 40 minutos

Para la ensalada de col:
1 bulbo de hinojo, partido y rallado
4 zanahorias, peladas y ralladas
½ col morada pequeña, rallada (aproximadamente 3 tazas)
2-3 cucharaditas de cáscara de lima
3 cucharadas de jugo de lima fresco
1 taza de yogur griego
1 cucharadita de semillas de apio o de semillas de alcaravea

Para las hamburguesas:
450 g de carne molida de búfalo
½ cucharadita de sazonador para carne o especias para asar
¼ de cucharadita de cúrcuma en polvo

1 aguacate, rebanado

8 pepinillos bajos en sodio rebanados finamente o pepinos encurtidos (página 454)

1. Para la ensalada de col: en un tazón grande, coloca el hinojo, las zanahorias, la col morada, la ralladura de limón, el jugo de limón, el yogur y las semillas de apio o de alcaravea. Combina bien. Aparta para después.

2. Para las hamburguesas: en un tazón grande, coloca la carne de búfalo, el sazonador para carne o las especias, y la cúrcuma. Mezcla bien y forma 4 hamburguesas. Cubre una sartén grande o un asador con aceite de cocina en aerosol. Calienta a fuego medioalto y agrega las hamburguesas. Ásalas durante 10 o 12 minutos, dándoles vuelta una o dos veces. Coloca una hamburguesa en cada plato y cúbrela con rebanadas de aguacate y 2 pepinillos cada uno. Sirve al instante.

Por porción (1 hamburguesa, 1 taza de ensalada de col): 284 calorías, 31 g de proteína, 24 g de carbohidratos, 9 g de grasa total, 2 g de grasa saturada, 56 mg de colesterol, 8 g de fibra, 362 mg de sodio

TIP DE COCINA SALUDABLE
La carne de búfalo es una excelente proteína (alta en hierro) que puede sustituir a la carne de animales alimentados con maíz. La puedes pedir por internet congelada.

|◉| Sopa miso con ensalada de alga

Rinde 4 porciones

No necesitas ir a tu restaurante japonés favorito para disfrutar un plato de sopa miso caliente. Prepara esta versión sabrosa con pescado y llena de proteínas desde la comodidad de tu hogar.

⊕ Tiempo de preparación: 15 minutos   Tiempo total: 40 minutos

Para la sopa:
8 tazas de agua

1 cucharada de alga nori o wakami partida

3 tazas de hojas para ensalada, como acelgas, kale o bok choy
¼ de taza de pasta miso baja en sodio
1 bloque (113 g) de tofu firme cortado en cubos de 1 cm
4 filetes de salmón o bacalao, cortados en cubos de 2 cm
¼ de taza de cilantro (opcional)

Para la ensalada de alga:

113 g de alga seca
1 cucharada de vinagre de sidra
1 cucharada de aceite de ajonjolí
1 cucharadita de salsa de soya reducida en sodio
1 cucharada de semillas de blancas o negras

1. Para la sopa: en una olla grande, pon a hervir agua y agrega el alga. Deja cocer durante 5 o 6 minutos para darle sabor al agua. Agrega las verduras y cuece durante 1 minuto. Reduce el fuego al mínimo y agrega la pasta miso y el tofu. Mueve hasta que el miso se haya disuelto. Agrega el pescado y el cilantro (si lo vas a usar), cubre, y retira la olla del fuego. Deja reposar durante 5 o 6 minutos, o hasta que el pescado se vea opaco y cocido.

2. Para la ensalada de alga: Coloca el alga seca en un tazón grande y llena con agua fría. Remoja el alga durante 10 o 12 minutos, o hasta que se vuelva tierna.

3. En un tazón pequeño, combina el vinagre, el aceite y la salsa de soya.

4. Escurre el alga y exprímela suavemente con las manos para retirar el exceso de agua. Seca bien el tazón y regresa el alga al tazón. Agrega el aderezo y las semillas de ajonjolí. Mezcla bien y sirve junto con la sopa miso.

Por porción (2 tazas de sopa, 1 taza de ensalada de alga): 340 calorías, 29 g de proteína, 8 g de carbohidratos, 21 g de grasa total, 4 g de grasa saturada, 62 mg de colesterol, 2 g de fibra, 439 mg de sodio

---

TIP DE COCINA SALUDABLE

Prepara esta deliciosa ensalada en la fase 3 para tener una colación que te ayude a quemar grasas durante la tarde, cuando lleguen los antojos.

|◎| Arroz frito con jengibre

Rinde 4 porciones

El arroz que pides para llevar o a domicilio no sólo tiene un alto contenido de glutamato monosódico, sino que se prepara con un tipo de arroz que puede disparar tu nivel de azúcar en la sangre. Esta versión tiene un montón de vegetales y proteínas que te ayudarán a satisfacer tu apetito. Vas a disfrutar la base de arroz integral, el cual es alto en fibra y tiene una textura agradable.

🕐 Tiempo de preparación: 10 minutos   Tiempo total: 15 minutos

½ taza de arroz integral de grano corto
3 cucharadas de aceite de coco
2 pechugas de pollo sin hueso ni piel, cortadas en cubos,
    o 225 g de camarón con cáscara
1 cabeza de bok choy, picado (4 tazas aproximadamente)
2 tazas de edamames congelados
2 cucharadas de jengibre fresco picado finamente
2 dientes de ajo, picados finamente
½ cucharadita de polvo de 5 especias chino
¼ de cucharadita de cúrcuma en polvo
2 cucharadas de salsa de soya reducida en sodio y libre de gluten,
    o de tamari (opcional)

1. Prepara el arroz según las instrucciones del empaque, y reserva.
2. Calienta una sartén grande a fuego medio. Agrega el aceite de coco. Agrega el pollo o el camarón, el bok choy y el edamame y sube el fuego a medio-alto. Cocina durante 3 o 4 minutos, moviendo constantemente, o hasta que el pollo y las verduras se empiecen a dorar. Agrega el jengibre, el ajo, el polvo de 5 especias y la cúrcuma. Cocina 2 o 3 minutos más, moviendo constantemente, o hasta que el pollo ya no se vea rosa y los jugos se vean traslúcidos, o cuando los camarones se vean opacos.
3. Baja el fuego a medio y agrega el arroz y la soya o el tamari, si lo vas a usar. Sirve al instante.

Por porción (1½): 376 calorías, 28 g de proteína, 23 g de carbohidratos, 16 g de grasa total, 10 g de grasa saturada, 54 mg de colesterol, 4 g de fibra, 131 mg de sodio

TIP DE COCINA SALUDABLE
Sirve este platillo con jengibre encurtido (página 451) o con un acompañamiento de jengibre.

|◉| Ensalada de arúgula con aderezo cremoso de aguacate

Rinde 4 porciones

Esta ensalada contiene un par de superingredientes: kiwi y aguacate. El kiwi tiene bajo índice glucémico y es un prebiótico perfecto para el colon, mientras que el aguacate, alto en fibra, aporta justo la cantidad de grasa necesaria. Para una opción vegetariana, sustituye el atún por 2 tazas de edamame.

🕐 Tiempo de preparación: 20 minutos   Tiempo total: 25 minutos

Para el aderezo:
1 aguacate maduro, picado en cubos
¼ de taza de yogur griego
1 kiwi, pelado
1 cucharadita de ajo en polvo
1 cucharadita de ralladura de cáscara de limón
2 cucharadas de jugo de limón fresco
2 cucharadas de agua

Para la ensalada:
1 cucharadita de semillas de comino
6 tazas de arúgula
1 bulbo de hinojo, rallado o rebanado finamente
2 latas (de 140 g cada una) de atún en agua light, escurrido
¼ de taza de lentejas secas, cocidas según las instrucciones del
    paquete
¼ de taza de aceitunas sin semilla, tipo Kalamata
    o Cerignola
¼ de taza de almendras picadas
½ taza de betabel encurtido (página 452)

1. Para el aderezo: en una licuadora, combina el aguacate, el yogur, el kiwi, ajo en polvo, cáscara de limón, jugo de limón y el agua hasta que se forme una mezcla cremosa.

2. Para la ensalada: coloca el comino en una sartén pequeña a fuego bajo. Tuesta las semillas durante 1 o 2 minutos, moviendo constantemente, hasta que las semillas suelten su fragancia. Coloca la arúgula y el hinojo en un tazón grande o en un platón y espolvorea las semillas por encima. Agrega el atún, las lentejas, las aceitunas, las almendras y el betabel. Adereza con la mezcla de aguacate y sirve inmediatamente.

Por porción (3 tazas con atún): 264 calorías, 24 g de proteína, 19 g de carbohidratos, 12 g de grasa total, 1 g de grasa saturada, 22 mg de colesterol, 7 g de fibra, 460 mg de sodio

---

TIP DE COCINA SALUDABLE

Reduce tus gastos al comprar aguacates a granel. Si los aguacates no se sienten suaves, déjalos en la mesa hasta por dos días para que maduren, y luego almacénalos en el refrigerador para que los utilices el resto de la semana.

◉ Sopa cremosa de espárrago

Rinde 4 porciones

¿Quieres adaptar esta receta para la fase 3? Prepara tus propios crotones de parmesano. Precalienta el horno a 200 °C. Cubre una bandeja para hornear con papel encerado. Forma montoncitos con cucharadas de queso parmesano rallado sobre el papel encerado. Hornea durante 4 o 5 minutos o hasta que el queso se derrita y se vuelva crujiente.

⊙ Tiempo de preparación: 15 minutos   Tiempo total: 25 minutos

2 cucharadas de aceite de oliva extravirgen
450 g de espárragos cortados en trozos de 3 cm
2 dientes de ajo, picados finamente
½ cucharadita de clavo molido o ¼ de cucharadita de nuez moscada fresca rallada.
¼ de cucharadita de pimienta negra molida
1 litro de caldo de pollo o de verduras bajo en sodio

1 taza de garbanzos en lata, escurridos
¼ de taza de hojas de albahaca fresca
2 tazas de pollo cocido cortado en cubos, camarones o edamame

1. Calienta una olla grande a fuego medio. Vierte el aceite. Agrega los espárragos, el ajo, el clavo o la nuez moscada y la pimienta. Cocina durante 3 o 4 minutos, moviendo ocasionalmente, hasta que los espárragos se doren un poco.
2. Agrega el caldo y los garbanzos. Deja que el caldo suelte el hervor, y reduce el fuego a medio-bajo. Tapa y deja cocer por 10 minutos, o hasta que los espárragos estén suaves. Agrega la albahaca.
3. Con una licuadora de mano, muele la sopa por un minuto, o hasta que se vuelva suave. Si no tienes una licuadora de mano, deja enfriar la sopa unos 10 minutos y licua por tandas en tu licuadora convencional. Haz puré la mitad de la sopa, transfiere este contenido a tazones con tapa o herméticos, y mezcla con la otra mitad de la sopa. Sirve con el pollo, el camarón o los edamames.

Por porción (2 tazas): 242 calorías, 22 g de proteína, 16 g de carbohidratos, 11 g de grasa total, 2 g de grasa saturada, 36 mg de colesterol, 5 g de fibra, 308 mg de sodio

---

TIP DE COCINA SALUDABLE

Compra la nuez moscada entera, con los antioxidantes intactos, para obtener un sabor fresco y mayor número de nutrientes. Puedes rallarla con un Microplane o con el lado más fino del rallador.

|◉| Manzanas salteadas con chorizo de pollo y chucrut

Rinde 4 porciones

Las manzanas dulces y prebióticas van perfectas con el bok choy, otro alimento lleno de nutrientes. El chorizo de pollo puede variar en cuanto a contenido de grasa y de sodio, así que revisa bien las etiquetas. Si no encuentras bok choy, sustitúyelo por kale o espinaca.

🕐 Tiempo de preparación: 20 minutos   Tiempo total: 25 minutos

2 cucharadas de aceite de oliva extravirgen
1 manzana, rebanada finamente

1 cabeza de bok choy, rebanada finamente
½ cucharadita de canela molida
¼ de cucharadita de pimienta negra molida
2 cucharadas de vinagre blanco o vinagre de sidra
8 salchichas de chorizo de pollo bajas en sodio
226 g de chucrut bajo en sodio a temperatura ambiente

1. Calienta una sartén grande a fuego medio. Agrega el aceite, las manzanas, el bok choy, la canela y la pimienta. Cocina durante 4 o 5 minutos, o hasta que la manzana se empiece a suavizar y a dorar. Reduce el fuego. Tapa y cocina durante 2 minutos, o hasta que el bok choy esté muy tierno. Retira del fuego y agrega el vinagre.

2. En otra sartén, cocina los chorizos de pollo a fuego medio-alto por 4 o 5 minutos, o hasta que se empiecen a dorar. Reduce el fuego al mínimo y tapa. Cocina durante 2 o 3 minutos más, o hasta que el chorizo ya no se vea crudo. Sirve inmediatamente con el chucrut y la mezcla de manzanas.

Por porción (2 salchichas, 1 taza de manzanas con bok choy, ¼ de taza de chucrut): 254 calorías, 24 g de proteína, 15 g de carbohidratos, 12 g de grasa total, 2 g de grasa saturada, 40 mg de colesterol, 3 g de fibra, 661 mg de sodio

---

|◉| Salmón al pistache y chía

Rinde 4 porciones

¡El pistache es un fruto seco increíble! No sólo es el que tiene menos calorías, sino que un nuevo estudio demostró que los pistaches ayudan a tu cuerpo a perder peso mientras calman tu hambre.

⊙ Tiempo de preparación: 15 minutos   Tiempo total: 25 minutos

2 cucharadas de pistaches con cáscaras
¼ de taza de semillas de chía
1 cucharadita de semillas de hinojo o de comino
4 filetes de salmón (de 113 g cada uno)
¼ de taza de quinoa seca, bien enjuagada con agua fría
2 tazas de calabaza mantequilla en cubos

½ cucharadita de sal

3 tazas de agua

1. Precalienta el horno a 200 °C.
2. En un procesador de alimentos, coloca los pistaches, la chía y las semillas de hinojo o de comino. Enciende el procesador y pulsa el botón de encendido entre 15 y 20 veces, hasta que los pistaches estén bien picados.
3. Coloca el salmón en una bandeja para hornear grande, con la piel hacia abajo. Cubre cada filete con aceite en aerosol. Agrega la mezcla de pistaches por encima. Hornea en la rejilla inferior del horno, durante 14 o 16 minutos, o hasta que el pescado se vea opaco.
4. Mientras se hornea el salmón, coloca la quinoa, la calabaza, la sal y el agua en una cacerola mediana. Deja que dé un hervor a fuego alto y luego baja el fuego. Tapa y deja cocer durante 20 o 25 minutos, o hasta que la quinoa esté suave y la calabaza esté bien cocida. Sirve al instante con el salmón.

Por porción (1 filete con costra, ¾ de taza de acompañamiento de calabaza y quinoa): 364 calorías, 27 g de proteína, 19 g de carbohidratos, 20 g de grasa total, 4 g de grasa saturada, 62 mg de colesterol, 5 g de fibra, 363 mg de sodio

---

TIP DE COCINA SALUDABLE

Muchas cadenas de supermercados ya venden las calabazas cortadas y peladas para que sea más fácil prepararlas. Pregunta al encargado en tu próxima visita.

|◎| Bacalao cajún

Rinde 4 porciones

La comida cajún a menudo utiliza pimienta cayena y pimienta negra como especias principales. El pimiento rojo y el apio son fundamentales para la cocina criolla de Luisiana, y quedan muy sabrosos con los frijoles negros o rojos.

⏱ Tiempo de preparación: 10 minutos   Tiempo total: 30 minutos

4 filetes de bacalao (de 113 g cada uno)

1 cucharadita de mezcla de especias tipo cajún libre de sal

450 g de espárragos, cortados en tres partes
1 pimiento rojo, sin semillas y picado
2 tallos de apio, picados
2 tazas de frijoles en lata negros o rojos, escurridos
2 cucharadas de aceite de oliva extravirgen
2 cucharadas de cilantro o perejil picado
¼ de cucharadita de sal

1. Precalienta el horno a 200 °C.
2. Coloca el bacalao en una bandeja para hornear. Espolvorea con la mezcla de especias tipo cajún y cubre los filetes con aceite en aerosol. En otra bandeja para hornear, coloca los espárragos, pimientos, apio y frijoles. Rocía un poco de aceite por encima y espolvorea el cilantro o perejil y sal. Hornea ambas bandejas durante 10 a 15 minutos, o hasta que el pescado se deshaga con facilidad y los espárragos estén tiernos.

Por porción (1 filete, 1½ tazas de vegetales): 280 calorías, 29 g de proteína, 24 g de carbohidratos, 5 g de grasa total, 1 g de grasa saturada, 49 mg de colesterol, 9 g de fibra, 538 mg de sodio

---

TIP DE COCINA SALUDABLE
¿No te gusta el picante? Empieza por agregar una pizca de picante y ve incrementando la cantidad hasta que el platillo alcance un nivel de picor que puedas tolerar.

¡◉¡ Lo Mein de cerdo con kimchi

Rinde 4 porciones

El kimchi es col encurtida picante que se come mucho en Corea, y que les da mucho sabor a las sopas y las frituras. Posiblemente lo puedas encontrar en tu tienda naturista local, en la sección de congelados o en tiendas de productos asiáticos.

◔ Tiempo de preparación: 10 minutos   Tiempo total: 30 minutos

3 cucharadas de aceite de oliva extravirgen o aceite de coco
4 chuletas de puerco magras, quita el exceso de rada y córtalas en tiras largas de 6 cm de ancho (aproximadamente)

450 g de coles de Bruselas o de col, ralladas
225 g de espárragos, rebanados finamente
2 cucharadas de salsa de soya reducida en sodio
¼ de taza de kimchi, picado
1 naranja, la ralladura de la cáscara y el resto en rebanadas finas

1. Calienta el aceite en una sartén grande a fuego medio. Agrega el cerdo. Deja cocer durante 2 o 3 minutos, moviendo constantemente, hasta que el cerdo se empiece a dorar. Pásalo a un plato. Reduce el fuego a medio-bajo y agrega las coles de Bruselas o la col y los espárragos. Deja cocer durante 2 o 3 minutos, moviendo con frecuencia, o hasta que se dore la col.
2. Regresa el pollo a la sartén y agrega la salsa de soya. Mueve bien para que todo se cubra. Apaga el fuego y agrega el kimchi y la ralladura de naranja. Decora con las rebanadas de naranja y sirve al instante.

Por porción (1½ tazas): 265 calorías, 24 g de proteína, 17 g de carbohidratos, 12 g de grasa total, 2 g de grasa saturada, 40 mg de colesterol, 6 g de fibra, 575 mg de sodio

---

TIP DE COCINA SALUDABLE

La versión tradicional de esta receta utiliza fideos blancos con muchos carbohidratos. Aquí sustituimos los fideos con coles de Bruselas rebanadas finamente, lo que reduce las calorías en 75% y agrega nutrientes adicionales. Para adaptar esta receta a la fase 3, agrega 55 g de fideos soba cocidos.

Postres / Colaciones de la fase 2

|◉| Sorbete cremoso de fresa

Rinde 8 porciones

Algunos estudios demuestran que las frutas y verduras con colores brillantes reducen el riesgo de enfermedades crónicas. Pero esto es lo mejor: las moras, ricas en polifenol, tienen muchas más propiedades antioxidantes cuando las combinas con chocolate amargo, y con éste forman la pareja perfecta.

⏱ Tiempo de preparación: 10 minutos   Tiempo total: 4+ horas

900 g de fresas frescas o congeladas
½ taza de nueces o pecanas
1 cucharada de aceite de coco
2 claras de huevo o ¼ de claras de huevo pasteurizadas en
   tetrapack
4 cucharaditas de stevia
1 cucharadita de extracto puro de vainilla
¼ de taza de chocolate amargo con 70% de cacao (o más)
   en trozos (aproximadamente 40 g)

En una licuadora, combina las moras, las nueces, el aceite, las claras de huevo, el stevia y la vainilla hasta que todo quede homogéneo. Agrega el chocolate amargo. Transfiere la mezcla a un contenedor hermético y refrigera durante 4 horas o toda la noche.

Por porción (½ taza): 101 calorías, 2 g de proteína, 9 g de carbohidratos, 7 g de grasa total, 3 g de grasa saturada, 0 mg de colesterol, 2 g de fibra, 14 mg de sodio

TIP DE COCINA SALUDABLE
Si te preocupa comer huevo crudo, opta por comprar claras de huevo pasteurizadas que venden en tetrapack. Las moras y el chocolate crean una combinación irresistible para postre y, como son prebióticas, también son un buen complemento para tu flora intestinal.

|◉| Bocaditos de nuez y chocolate amargo

Rinde 4 porciones

¿Eres aficionado a los pretzels cubiertos de chocolate o a los chocolates con nueces? Entonces, estos crujientes bocaditos llenos de proteína serán tus nuevos favoritos. Prepara una tanda extra para cuando tengas una fiesta o un evento navideño, y quedarás como el mejor anfitrión del mundo.

⏱ Tiempo de preparación: 10 minutos   Tiempo total: 40 minutos

2 claras de huevo
½ cucharadita de canela molida
1½ a 2 tazas de variedad de nueces, como pistaches,
　　macadamias y almendras
⅓ de taza de proteína de suero de leche natural o de vainilla
2 cucharadas de linaza molida
¼ de taza de chocolate amargo con 70% de cacao
2 cucharadas de leche de coco entera y sin endulzantes

1. Precalienta el horno a 150 °C. Rocía una bandeja para hornear con aceite en aerosol.
2. En un tazón grande, bate las claras de huevo junto con la canela hasta que se vuelvan espumosas. Agrega las nueces, la proteína en polvo y la linaza y combina bien. Vacía la mezcla en la bandeja para hornear. Hornea de 18 a 20 minutos, moviendo sólo una vez, hasta que la mezcla se dore ligeramente.
3. En una cacerola pequeña a fuego bajo, coloca el chocolate amargo y la leche de coco. Cocina de 3 a 4 minutos, moviendo constantemente, justo hasta que el chocolate esté derretido y suave. Cubre las nueces con el chocolate. Deja enfriar unos 4 o 5 minutos sobre una rejilla, y luego transfiere a un plato y deja enfriar otros 10 minutos más antes de servir. Puedes almacenar los bocaditos en un contenedor hermético dentro del refrigerador hasta por una semana.

Por porción (2 bocaditos): 177 calorías, 11 g de proteína, 11 g de carbohidratos, 12 g de grasa total, 3 g de grasa saturada, 0 mg de colesterol, 4 g de fibra, 50 mg de sodio

---

Desayunos de la fase 3

|◉| Sorpresa amanecer mediterráneo

Rinde 4 porciones

Estos huevos aderezados con albahaca fresca son un almuerzo perfecto y van de maravilla acompañados con té verde o café. ¿No tienes mucha experiencia cocinando huevos? Entonces, esta receta sencilla es perfecta para ti: los huevos se cuecen directamente en la salsa, así que no necesitas ser un experto en preparación de huevos.

⏱ Tiempo de preparación: 10 minutos   Tiempo total: 20 minutos

1 cucharada de aceite de oliva extravirgen
4 jitomates medianos (680 g aproximadamente)
1 calabacita grande, rebanada finamente
½ taza de agua
¼ de taza de aceitunas negras picadas, como aceitunas Kalamata
8 huevos
¼ de taza de hojas de albahaca

1. Calienta una sartén grande a fuego medio y vierte el aceite. Agrega los jitomates y la calabacita. Cocina por 2 o 3 minutos, moviendo constantemente, o hasta que los jitomates suelten su jugo y la calabacita se suavice. Agrega el agua y las aceitunas, y mezcla bien.
2. Rompe los huevos encima de la mezcla de verduras. Baja la temperatura a fuego bajo y tapa la sartén. Deja cocer durante 3 o 4 minutos, o hasta que las claras de los huevos estén bien cocidas. Adorna con las hojas de albahaca y sirve al instante.

Por porción (2 huevos, ½ taza de salsa): 215 calorías, 14 g de proteína, 7 g de carbohidratos, 14 g de grasa total, 3 g de grasa saturada, 372 mg de colesterol, 2 g de fibra, 217 mg de sodio

---

🥤 Batido de arándano y especias

Rinde 2 porciones

Los arándanos deshidratados tienen un alto contenido de azúcar y de carbohidratos, así que mejor opta por arándanos frescos, que seguro encuentras hacia fin de año. Si te enamoras perdidamente de este batido, prepárate para los meses de verano y congela arándanos frescos en bolsas resellables hasta por poco más de 3 meses.

🕐 Tiempo de preparación: 5 minutos   Tiempo total: 10 minutos

1 taza de yogur griego natural o kéfir
1 taza de arándanos frescos (aproximadamente 85 g)
½ taza de jugo de granada
⅓ de taza de proteína de suero de leche natural o de vainilla
¼ de taza de linaza molida
2 cucharadas de semillas de chía
1 cucharadita de canela molida
1 cucharadita extracto puro de vainilla (opcional)
4 cucharaditas de stevia
8 cubos de hielo

En una licuadora, combina el yogur o kéfir, los arándanos, el jugo de granada, la proteína en polvo, la linaza, las semillas de chía, la canela, la vainilla (si la vas a usar), el stevia y el hielo. Licua hasta que todo se combine. Sirve al instante.

Por porción (1½ tazas): 174 calorías, 11 g de proteína, 18 g de carbohidratos, 6 g de grasa total, 1 g de grasa saturada, 3 mg de colesterol, 5 g de fibra, 58 mg de sodio

---

TIP DE COCINA SALUDABLE
Para darle un giro veraniego a esta receta, sustituye los arándanos por frambuesas o fresas.

🥛 Batido verde con manzana y kale

Rinde 2 porciones

Este batido verde refrescante es una gran forma de cubrir al instante tu dosis diaria de verduras. Si no te gusta la menta, la puedes sustituir por una pizca de canela.

🕐 Tiempo de preparación: 5 minutos   Tiempo total: 10 minutos

1 taza de leche de coco entera, sin endulzantes
1 taza de yogur griego
1 taza de espinaca baby
½ manzana, en cubos
½ taza de hojas de menta fresca
2 cucharaditas de stevia
2 cucharaditas de jengibre fresco rallado
½ taza de agua fría
8 cubos de hielo

En una licuadora, combina la leche de coco, el yogur, la espinaca, la manzana, la menta, el stevia, el jengibre, el agua y el hielo. Licua hasta obtener un batido homogéneo. Sirve al instante.

Por porción (1½ tazas): 170 calorías, 12 g de proteína, 21 g de carbohidratos, 5 g de grasa total, 4 g de grasa saturada, 21 mg de colesterol, 3 g de fibra, 76 mg de sodio

---

🍽 Waffles de moras azules y especias

Rinde 4 porciones

Estos waffles tiernos te harán olvidarte del prejuicio de que los waffles integrales tienen una textura desagradable. Prepara dos tandas y déjalas enfriar antes de congelar la mitad para que después prepares desayunos rápidos en la tostadora.

🕐 Tiempo de preparación: 10 minutos   Tiempo total: 35 minutos

⅓ de taza de hojuelas de avena
⅓ de taza de linaza molida

⅔ de taza de proteína de suero de leche natural o de vainilla
¼ de taza de coco rallado sin endulzantes
2 cucharaditas de stevia
½ cucharadita de polvo para hornear
1 taza de leche de coco entera, sin endulzantes
2 huevos
1 taza de moras azules

1. En un procesador de alimentos, muele la avena junto con la lina-za durante 10 segundos, o hasta que se forme una harina grumo-sa. Transfiere la harina a un tazón grande. Agrega la proteína en polvo, el coco rallado, el stevia y el polvo para hornear. Mezcla bien. Agrega la leche de coco y los huevos sin dejar de batir. Agre-ga las moras azules y mezcla con cuidado.
2. Calienta una wafflera siguiendo las instrucciones del producto. Cubre con aceite en aerosol y agrega ½ taza de la mezcla. Reparte bien la mezcla con una cuchara. Cierra la wafflera y deja cocinar durante 2 o 3 minutos, o hasta que el waffle quede firme y lige-ramente dorado. Repite este proceso con el resto de la mezcla. Sirve al instante.

Por porción (1 waffle): 221 calorías, 11 g de proteína, 21 g de carbohidra-tos, 10 g de grasa total, 4 g de grasa saturada, 93 mg de colesterol, 6 g de fibra, 101 mg de sodio

---

Almuerzos / Cenas de la fase 3

|◉| Sopa de pavo y arroz salvaje

Rinde 4 porciones

No necesitas esperar hasta fin de año para preparar esta deliciosa y llenadora sopa que aprovecha todos los alimentos de la temporada, como el pavo y el arroz salvaje. Puedes encontrar pechugas magras de pavo en la sección de aves del supermercado. Alfred Himmelrich, el dueño de Stone Mill Bakery and Café, en Lutherville, Maryland, sirve esta sopa a quienes almuerzan en su local. Puedes disfrutar de esta misma sopa desde la comodidad de tu cocina. En el supermercado encontrarás arroz salvaje, u otras mezclas de arroz.

⏱ Tiempo de preparación: 10 minutos   Tiempo total: 30 minutos

2 cucharadas de aceite de oliva extravirgen, divididas
2 tallos de apio, picados
2 zanahorias, picadas
½ taza de arroz salvaje
2 dientes de ajo, picados
450 g de filetes de pechuga de pavo (aproximadamente 2 piezas), en cubos
1 cucharada de paprika
1 cucharadita de orégano seco o tomillo
½ cucharadita de nuez moscada fresca, rallada (opcional)
1 cabeza de brócoli, cortada en floretes (4 tazas de floretes aproximadamente)
1 litro de caldo de pavo o pollo bajo en sodio
1 lata (425 g) de jitomates picados sin sal añadida

1. Calienta 1 cucharada de aceite en una olla grande a fuego medio. Agrega el apio, las zanahorias, el arroz salvaje y el ajo. Cocina por 4 o 5 minutos para que los vegetales se suavicen.
2. Sazona el pavo con la paprika, el orégano o el tomillo, y la nuez moscada, si la vas a usar. Empuja los vegetales a un lado de la olla Agrega el resto del aceite. Agrega el pavo y sube el fuego a medio-alto. Cocina por 2 o minutos más, dando vuelta a los cubos de pavo hasta que se doren. Agrega el brócoli, el caldo y los jitomates.

Deja que dé un hervor y tapa la olla. Baja el fuego al mínimo y deja cocer de 8 a 10 minutos, hasta que el pavo esté bien cocido y el brócoli esté suave. Sirve al instante.

Por porción (2½ tazas): 324 calorías, 36 g de proteína, 24 g de carbohidratos, 9 g de grasa total, 2 g de grasa saturada, 70 mg de colesterol, 6 g de fibra, 305 mg de sodio

---

TIP DE COCINA SALUDABLE

¡No deseches el sobrante del pavo de Navidad! Deshebra la carne y agrégasela a la sopa. Sólo necesitas saltear las verduras y agregar el pavo al final, antes de servir.

|◉| Ensalada de quinoa con aderezo de yogur y limón

Rinde 4 porciones

Si te gusta la ensalada griega o los sabores mediterráneos, esta ensalada es justo para ti. Tiene dos fuentes de proteína de alta calidad: huevo y quinoa. Si vas a llevarte esta ensalada a la escuela o al trabajo, empaca el aderezo por separado.

⊙ Tiempo de preparación: 10 minutos   Tiempo total: 40 minutos

4 huevos
2-3 cucharaditas de ralladura de limón
3 cucharadas de jugo de limón fresco
¼ de taza de queso feta desmenuzado
2 cucharadas de aceite de oliva extravirgen
6 tazas de variedad de hojas para ensalada, como arúgula, ensalada provenzal o kale baby
1 bulbo de hinojo, en juliana o rallado
1 taza de corazones de alcachofa
½ taza de quinoa, cocida según las instrucciones del empaque
1 taza de rábanos encurtidos (página 453) o de pepinos encurtidos (página 454)

1. Coloca los huevos en una cacerola pequeña y cúbrelos con agua fría. Pon a hervir a fuego alto. Justo cuando el agua rompa a hervir, tapa la cacerola y retira del fuego; deja reposar por 15 minutos.

Después, pasa los huevos por agua fría y pélalos. Corta los huevos en cuarterones y apártalos para después.

2. En una licuadora, combina la ralladura y el jugo de limón, el queso y el aceite hasta que todo se combine. En un tazón grande, coloca las hojas para ensalada, el hinojo, los corazones de alcachofa, la quinoa y el rábano o el pepino encurtido. Adereza la ensalada con la mezcla de limón. Revuelve bien para que toda la ensalada se cubra con el aderezo, decora con los huevos duros y sirve al instante.

Por porción (2 tazas): 232 calorías, 11 g de proteína, 17 g de carbohidratos, 14 g de grasa total, 4 g de grasa saturada, 194 mg de colesterol, 5 g de fibra, 239 mg de sodio

---

|◉| Sopa minestrone*

Rinde 4 porciones

Esta reconfortante sopa italiana te proveerá de prebióticos gracias al frijol. Los frijoles negros o rojos también te darán una buena dosis de antioxidantes, y le darán una maravillosa textura cremosa al platillo.

🕐 Tiempo de preparación: 10 minutos   Tiempo total: 40 minutos

2 cucharadas de aceite de oliva extravirgen
2 dientes de ajo, picados finamente
2 cucharaditas de sazonador italiano o hierbas secas
½ cucharadita de hojuelas de chile rojo (opcional)
4 tallos de apio, rebanados finamente
2 tazas de col o bok choy finamente picadas
2 cucharadas de pasta de jitomate
900 g de caldo de pollo bajo en sodio
2 tazas de frijoles en lata, bajos en sodio, pueden ser frijoles rojos
  o pintos, escurridos
170 g de acelga finamente picada
¼ de taza de queso parmesano rallado

1. En una olla grande a fuego medio, calienta el aceite de oliva, el ajo, los sazonadores o hierbas, y las hojuelas de chile rojo, si las vas a utilizar. Cocina por 1 o 2 minutos, o hasta que el ajo se

dore. Agrega el apio y la col o el bok choy. Tapa y reduce el fuego. Deja cocer por 3 o 4 minutos, moviendo constantemente, hasta que las verduras se suavicen. Agrega la pasta de tomate y el caldo. Deja que suelte el hervor y reduce el fuego.

2. Agrega los frijoles y la acelga. Cocina por 1 minuto más, hasta que se hayan calentado bien los frijoles. Espolvoréale encima el queso y sirve al instante.

Por porción (2 tazas): 224 calorías, 13 g de proteína, 24 g de carbohidratos, 9 g de grasa total, 2 g de grasa saturada, 9 mg de colesterol, 6 g de fibra, 587 mg de sodio

---

TIP DE COCINA SALUDABLE

Si tu dieta es baja en sodio, elige frijoles que no tengan sal agregada. La Costeña tiene una opción reducida en sodio y libre de grasa. También puedes preparar tus propios frijoles, si pones frijoles secos (libres de sodio) en una olla de cocción lenta, cubiertos con agua, durante 5 o 6 horas.

* También es muy buena para la fase 2 y para los planes de comida.

|◉| Superensalada de salmón del doctor Gerry

Rinde 4 porciones

Esta ensalada es una de mis favoritas para la fase 3, además de ser uno de los platillos más populares de Stone Mill Bakery. Ellos modificaron un poco la receta para mí y la añadieron a su menú. Voy a compartir contigo esta receta especial y saludable, llena de omega-3 e ideal para mantener tu peso, la cual fue diseñada por Alfie Himmelrich y preparada por los chefs Sarah Pigott y Toby Willse. Esta receta también la puedes usar en la fase 1 porque es baja en carbohidratos y está llena de proteínas.

🕐 Tiempo de preparación: 15 minutos   Tiempo total: 25 minutos

1 pepino mediano, pelado y rebanado finamente
2 cucharadas de vinagre de sidra
2 cucharadas de eneldo picado, o perejil, o albahaca
283 g de hojas para ensalada, como mezcla provenzal, espinaca baby, arúgula, acelga, o lechuga orejona
113 g de germen de alfalfa orgánico (aproximadamente 3 tazas)

1 cabeza de brócoli, cortada en floretes (aproximadamente
    4 tazas de floretes)
¼ de taza de aceite de oliva extravirgen + 1 cucharada
    para asar el salmón
¼ de taza jugo de limón fresco (de 1 limón grande)
½ cucharadita de sal
¼ de cucharadita de pimienta negra molida
4 filetes de salmón (de 113 g cada uno), sin piel

1. En un tazón mediano, coloca el pepino, vinagre y hierbas. Mezcla bien y reserva.
2. Pica las verduras, el germen y los floretes de brócoli. Colócalos en un tazón. Agrega ¼ de taza de aceite, el jugo de lima, sal y pimienta. Mezcla bien.
3. Calienta un asador o una parrilla a fuego medio-alto. Engrasa los filetes de salmón con el aceite restante. Asa el salmón entre 6 y 8 minutos, dándole vuelta una o dos veces, hasta que el pescado se vea opaco. Divide la ensalada entre 4 platos y sirve un filete de salmón en cada uno. Sirve al instante acompañado de pepinos.

Por porción (1 filete de salmón, 4 tazas de ensalada): 371 calorías, 27 g de proteína, 11 g de carbohidratos, 24 g de grasa total, 3 g de grasa saturada, 62 mg de colesterol, 4 g de fibra, 467 mg de sodio

---

TIP DE COCINA SALUDABLE
Si tu apetito es voraz, compra filetes de 170 g, pues sólo agregan 45 calorías extra.

|◉| Estofado de domingo

Rinde 4 porciones

La paprika o pimentón es un chile en polvo húngaro que puedes conseguir en su variante "dulce" (menos picante) o "picante", y la encuentras en el pasillo de las especias. Para conservar el sabor y todos los beneficios de las especias, almacénalas en un cajón oscuro y fresco o en la alacena, pues el calor y la luz las pueden dañar.

🕐 Tiempo de preparación: 10 minutos   Tiempo total: 4 horas

450 g de carne de res en cubos para estofado

1 pimiento rojo, picado finamente

4 tallos de apio, picados

2 cucharadas de pasta de jitomate

2 dientes de ajo, picados

1 cucharadita de chile en polvo o de paprika, dulce o picante

¼ de cucharadita de sal

2 cucharadas de quinoa seca, enjuagada con agua fría

1 taza de chícharos congelados o de edamames

4 tazas de hojas para ensalada picadas, como espinaca
o lechuga escarola

3 cucharadas de jugo de limón fresco

1. En una olla de cocción lenta, combina la res, el pimiento, el apio, la pasta de tomate, el ajo, el chile en polvo o la paprika, la sal y la quinoa. Cocina a temperatura alta por 3 o 3½ horas, moviendo de vez en cuando, hasta que la carne esté suave. Agrega los chícharos o edamames y tapa. Deja reposar durante 5 o 6 minutos, o hasta que los chícharos o los edamames se hayan descongelado.

2. Coloca las hojas para ensalada en un tazón grande y rocía un poco de jugo de limón o lima por encima. Divide el estofado en 4 porciones y sirve al instante junto con la ensalada.

Por porción (1 taza de estofado con 1 taza de ensalada): 263 calorías, 30 g de proteína, 21 g de carbohidratos, 7 g de grasa total, 2 g de grasa saturada, 75 mg de colesterol, 7 g de fibra, 354 mg de sodio

---

|◉| Chili de pavo

Rinde 4 porciones

Este chili se caracteriza por el sabor picante de los jalapeños. Si tienes una pechuga de pollo sobrante a la mano, no vayas a la tienda a conseguir carne molida de pavo; tan sólo muele el pollo en un procesador de comida hasta que quede suave.

🕐 Tiempo de preparación: 10 minutos   Tiempo total: 40 minutos

1 cucharada de aceite de oliva extravirgen

450 g de pavo molido

2 cucharadas de chile en polvo, suave o picante

2 cucharaditas de comino molido

2 dientes de ajo, picados

1 jalapeño sin semillas y picado (opcional; utiliza guantes de plástico cuando manejes el chile)

85 g de pasta de jitomate en lata

2 tazas de caldo de pollo bajo en sodio

¼ de taza de quinoa seca, enjuagada con agua fría

½ taza de agua

4 tazas de hojas para ensalada picadas, como espinaca o kale

1 taza de frijoles en lata, de cualquier variedad, escurridos

1. Calienta una olla grande a fuego medio. Agrega el aceite y el pavo y sella la carne por 1 o 2 minutos sin mover, luego sazona la carne con el chile en polvo y el comino. Agrega el ajo, el jalapeño (si lo vas a usar) y la pasta de tomate. Cocina durante 1 minuto más, moviendo varias veces, hasta que la pasta y el ajo suelten su fragancia.

2. Agrega el caldo, la quinoa y el agua. Tapa y reduce el fuego al mínimo. Deja cocer durante 20 o 25 minutos, o hasta que la quinoa se haya cocido bien. Agrega las verduras y los frijoles y cocina otros 2 o 3 minutos, hasta que las verduras estén suaves. Sirve al instante.

Por porción (2½ tazas): 333 calorías, 31 g de proteína, 24 g de carbohidratos, 13 g de grasa total, 4 g de grasa saturada, 80 mg de colesterol, 8 g de fibra, 526 mg de sodio

TIP DE COCINA SALUDABLE
¿Eres sensible a la sal? Usa frijoles y caldo sin sal añadida.

|◉| Sopa de lentejas al curry

Rinde 4 porciones

El curry es una especia rica en antioxidantes que resalta el sabor de alimentos saludables como las lentejas y la coliflor. Busca marcas que no contengan sal ni azúcar añadida, y que entre sus ingredientes contengan la superespecia cúrcuma.

⏱ Tiempo de preparación: 10 minutos   Tiempo total: 40 minutos

4 filetes de pollo delgados (450 g aproximadamente)
o 450 g de camarón
2 cucharaditas de polvo de curry, como tipo Madras
1 cucharada de aceite de oliva extravirgen
1 cucharada de mantequilla
2 dientes de ajo finamente picados
½ taza de cilantro picado
½ cabeza de coliflor, cortada en floretes
(aproximadamente 3 tazas)
½ taza de lentejas secas verdes o cafés
900 g de caldo de pollo bajo en sodio
o caldo de verduras
2 cucharadas de semillas de chía

1. Sazona el pollo o el camarón con el curry en polvo. Calienta el aceite en una olla grande a fuego medio. Agrega el pollo o el camarón y cocina durante 4 o 5 minutos, dando vuelta una dos veces, hasta que el pollo o el camarón empiece a dorar, la especia suelte su fragancia y el pollo ya no se vea rosa y suelte jugos traslúcidos, o que el camarón se torne opaco. Transfiere el pollo o el camarón a un plato.

2. En la misma olla, agrega la mantequilla, el ajo y el cilantro. Reduce el fuego a bajo y cocina durante 1 o 2 minutos, o hasta que el ajo suelte su aroma. Agrega la coliflor y las lentejas. Agrega el caldo y deja cocer, con la olla tapada, durante 10 o 15 minutos, o hasta que las lentejas y la coliflor estén suaves. Deshebra el pollo y regrésalo a la olla, o agrega los camarones enteros. Espolvorea encima las semillas de chía y sirve al instante.

Por porción (2 tazas): 336 calorías, 31 g de proteína, 26 g de carbohidratos, 12 g de grasa total, 3 g de grasa saturada, 62 mg de colesterol, 7 g de fibra, 201 mg de sodio

---

⧉ Ensalada de salmón ahumado

Rinde 4 porciones

El salmón ahumado no sólo es ideal para comerlo con un bagel a la hora del almuerzo, sino que también es un ingrediente rico en proteínas para esta ensalada. Disfrutarás este aderezo dulce y un poco ácido que utiliza cebollín en lugar de las cebolletas que por lo regular se servirían con el salmón ahumado.

🕐 Tiempo de preparación: 10 minutos   Tiempo total: 20 minutos

2 cucharadas de aceite de oliva extravirgen

1 cucharada de miel cruda

2 cucharadas de cebollín picado

2 cucharaditas de hierbas secas, como sazonador italiano

1 cucharadita de chile en polvo o ⅛ de cucharadita de pimienta de cayena (roja, molida)

¼ de cucharadita de pimienta negra molida

6 tazas de hojas para ensalada, como acelga, lechuga romana, o mezcla provenzal

½ cabeza de brócoli, cortada en floretes (aproximadamente 2 tazas de floretes)

226 g de salmón ahumado, rebanado finamente

½ taza de queso fresco (aproximadamente 56 g) o de queso feta desmenuzado

1. En un tazón pequeño, bate el aceite, la miel, el cebollín, las hierbas secas, el chile en polvo o la pimienta de cayena, y la pimienta negra hasta que todo se combine. Reserva.

2. En un tazón grande, coloca las hojas para ensalada, el brócoli, el salmón y el queso. Rocíale el aderezo y sirve al instante.

Por porción (2 tazas): 322 calorías, 18 g de proteína, 25 g de carbohidratos, 15 g de grasa total, 4 g de grasa saturada, 19 mg de colesterol, 6 g de fibra, 555 mg de sodio

🍽 Pollo al romero con coles de Bruselas

Rinde 6 porciones

No hay nada que te haga sentir más en casa —a ti y a tus invitados— que un pollo rostizado. Puede que te parezca inusual cubrir el pollo con pasta de tomate, pero te va a fascinar el rico y dulce sabor que le aporta a la carne blanca.

🕐 Tiempo de preparación: 15 minutos   Tiempo total: 1 hora 45 minutos

900 g de coles de Bruselas, cortadas por la mitad
4 chirivías, peladas y cortadas en piezas de 3 cm
1 pollo para rostizar (entero aproximadamente
  de 1.400 k)
1 cucharada de pasta de jitomate
1 cucharada de aceite de oliva extravirgen
2 cucharadas de romero fresco picado
½ cucharadita de ajo en polvo
¼ de cucharadita de cúrcuma en polvo
¼ de cucharadita de sal

1. Precalienta el horno a 200 °C. Coloca la rejilla del horno en el nivel inferior dentro del horno.

2. En una bandeja para hornear grande, reparte las coles de Bruselas y las chirivías. Unta el pollo con pasta de tomate y aceite y espolvorea el romero, el ajo en polvo, la cúrcuma y la sal por encima.

3. Coloca el pollo encima de los vegetales. Cubre con papel aluminio y hornea durante 1½ horas (da vuelta a los vegetales alrededor del pollo una o dos veces) o hasta que el termómetro insertado en la pechuga marque 82 °C y los jugos se vean traslúcidos. Deja reposar por 10 minutos antes de trocear el pollo. Sirve al instante, acompañado de las verduras.

Por porción (226 g de pollo y 1 taza de vegetales): 299 calorías, 37 g de proteína, 25 g de carbohidratos, 7 g de grasa total, 1 g de grasa saturada, 98 mg de colesterol, 8 g de fibra, 276 mg de sodio

🍽 Pastelitos de salmón

Rinde 4 porciones

Si tienes antojo de pastelitos de cangrejo, prueba con esta versión con salmón rico en omega. Para preparar con antelación, simplemente empaniza los pastelitos y guárdalos en el refrigerador hasta por 3 horas antes de cocinarlos.

🕐 Tiempo de preparación: 20 minutos   Tiempo total: 35 minutos

2 filetes de salmón (de 13 g cada uno)
¼ de taza de hojuelas de avena
2 cucharaditas de mostaza Dijon
½ cucharadita de especias tipo cajún o hierbas secas
   como tomillo o romero
⅓ taza de yogur griego
½ taza de linaza molida o harina de chía y linaza
¼ de cucharadita de sal
4 tazas de hojas para ensalada, como acelga, lechuga romana,
   o mezcla provenzal

1. Cubre el salmón con aceite de oliva en aerosol. Calienta una sartén a fuego medio-alto y agrega los filetes. Cocina de 5 a 7 minutos, dando vuelta un par de veces, hasta que el salmón se deshaga con facilidad pero aún tenga un ligero color rosa en el centro. Transfiere a un tazón grande y deja enfriar un poco.
2. En la misma sartén donde tienes el salmón, agrega la avena, la mostaza y las especias o las hierbas. Revuelve hasta cubrir muy bien todo el salmón; debes deshacer los filetes. Agrega el yogur y sigue revolviendo. Coloca las semillas de linaza, o la harina de linaza y chía, y la sal en un plato, y revuelve con las yemas de los dedos. Aparta para después.
3. Haz ocho pastelitos iguales con la mezcla de salmón. Empaniza cada pastelito con la mezcla de linaza y fórmalos en una bandeja para hornear. Cubre cada pastelito con aceite de cocina en aerosol y hornea de 10 a 15 minutos, o hasta que los pastelitos estén calientes y se vean crujientes. Sirve al instante sobre las hojas de ensalada.

Por porción (2 pastelitos, 1 taza de ensalada): 338 calorías, 25 g de proteína, 18 g de carbohidratos, 18 g de grasa total, 4 g de grasa saturada, 127 mg de colesterol, 8 g de fibra, 302 mg de sodio

TIP DE COCINA SALUDABLE

La mostaza le brinda un toque de sabor al pescado en estos pastelitos, y su sabor picante significa que es termogénico, lo cual te ayuda a quemar calorías más rápido.

|◉| Chuletas de cordero y kale rostizados a la parmesana

Rinde 4 porciones

Sorprenderás a tu familia y a tus amigos con esta comida elegante y fácil de preparar, que además se apega a tu régimen alimenticio saludable. Deja que ésta sea tu receta secreta y disfruta la lluvia de cumplidos que te llegará. Si es una festividad o una ocasión especial, sirve un acompañamiento extra de vegetales, como coles de Bruselas horneadas, o la Ensalada de kale masajeada (página 405).

⊙ Tiempo de preparación: 10 minutos   Tiempo total: 40 minutos

1 taza de hojas de kale troceadas
½ taza de queso parmesano rallado
1 cucharada de aceite de oliva extravirgen, dividida
1 costillar de cordero (aproximadamente 450 g),
    sin el exceso de grasa
450 g de ejotes, sin tallo, y cortados en trozos de 3 cm
1 cucharadita de semillas de comino o de hinojo
2 cucharadas de almendras picadas
3 cucharadas de linaza molida
⅛ de cucharadita de sal

1. Precalienta el horno a 200 °C.
2. Coloca el kale en un procesador de alimentos y tritura por 20 segundos, o hasta que esté picado finamente. Agrega el queso y ½ cucharada de aceite y procesa hasta que todo se combine. Coloca el cordero en una bandeja para hornear grande. Cubre el cordero con la mezcla de kale. Hornea, sin tapar, por 40 o 45 minutos, hasta que el termómetro, insertado en el centro, registre 63 °C para un término medio. Deja reposar durante 10 minutos antes de rebanar.
3. Mientras tanto, calienta el aceite restante en una sartén grande a fuego medio. Agrega los ejotes y las semillas de comino o de hinojo. Cocina unos 4 o 5 minutos hasta que el ejote se dore y las semillas suelten su fragancia. Agrega unas cuantas cucharadas de agua y tapa. Deja que se cueza por 1 minuto. Destapa y agrega las almendras, la linaza y la sal. Sirve al instante con el cordero.

Por porción (2 chuletas, 1 taza de vegetales): 355 calorías, 31 g de proteína, 12 g de carbohidratos, 20 g de grasa total, 5 g de grasa saturada, 81 mg de colesterol, 5 g de fibra, 242 mg de sodio

|◉| Calabacitas Manicotti

Rinde 4 porciones

Este platillo italiano es un favorito rediseñado para tu nuevo yo. Mantiene todos los sabores que esperas encontrar, como el de la salsa marinara y el queso parmesano, pero está mejorado con ingredientes quemagrasa como el yogur griego, alto en proteínas, y la espinaca, rica en fibra.

⏱ Tiempo de preparación: 15 minutos   Tiempo total: 40 minutos

1 taza de salsa marinara en frasco, baja en sodio
450 g de calabacitas, sin los extremos y rebanadas a lo largo
   (aproximadamente 2 calabacitas medianas)
1 taza de yogur griego
½ taza de queso feta desmenuzado o de queso de cabra suave
½ taza de chícharos congelados, descongelados
½ taza de albahaca fresca (opcional)
1 cucharadita de ajo en polvo
½ taza de queso parmesano rallado
8 tazas de espinaca baby

1. Precalienta el horno o el horno tostador a 200 °C. Unta ½ taza de salsa marinara en el fondo de un refractario de 20 × 20 cm y apártalo para después.
2. Calienta una sartén grande a fuego medio. Retira la sartén del fuego y rocía el interior con aceite en aerosol. Agrega las rebanadas de calabacita, regresa la sartén al fuego y cocina durante 2 o 3 minutos cada lado, hasta que las calabacitas se empiecen a dorar. Reduce el fuego al mínimo y tapa. Deja cocer otros 2 o 3 minutos, hasta que las calabacitas se suavicen. Destapa y deja enfriar un poco en lo que preparas el relleno.
3. En un tazón grande, coloca el yogur, el queso feta o queso de cabra, los chícharos, la albahaca y el ajo en polvo. Mezcla todo con una espátula de hule hasta que se combine. Coloca 2 cucharadas

de la mezcla de yogur en el centro de cada rebanada de calabacita, dobla y coloca las piezas con el doblez hacia abajo en el refractario. Cubre con la marinara restante. Espolvorea el queso parmesano por encima y hornea durante 10 o 20 minutos, hasta que el parmesano se derrita y se dore. Sirve inmediatamente sobre una cama de espinacas baby.

Por porción (3 calabacitas, 2 tazas de espinacas baby): 224 calorías, 17 g de proteína, 18 g de carbohidratos, 9 g de grasa total, 5 g de grasa saturada, 30 mg de colesterol, 5 g de fibra, 606 mg de sodio

---

TIP DE COCINA SALUDABLE
Compra salsas bajas en sodio que contengan la mitad de la sal que encontrarías en otras salsas, y que no tengan cebolla.

Postres / Colaciones de la fase 3

|◉| Pastel de chocolate sin harina

Rinde 8 porciones

Este pastel es una proteína disfrazada de postre. Es excelente como gran final de una cena elegante, o ideal para después de una comida ligera de sopa o ensalada.

🕐 Tiempo de preparación: 5 minutos   Tiempo total: 30 minutos

¼ de taza de aceite de coco
113 g de chocolate amargo al 70% (o superior), picado
¼ de taza de stevia
1-2 cucharaditas de café expreso en polvo (opcional)
1 cucharadita de extracto puro de vainilla
3 huevos grandes
⅓ de taza de proteína de suero de leche natural o de vainilla
¼ de cacao en polvo sin azúcar
1 cucharadita de polvo para hornear
¼ de taza de crema para batir
¼ de cucharadita de canela molida
½ cucharadita de cilantro en polvo
½ taza de frambuesas

1. Precalienta el horno a 180 °C. Engrasa un molde redondo de pastel de 20 cm de diámetro. Corta un pedazo de papel encerado del tamaño del molde, engrásalo y colócalo al fondo del molde.

2. En un tazón apto para el microondas, calienta el aceite y el chocolate durante 30 segundos, o hasta que el chocolate esté casi derretido. Revuelve el chocolate hasta que se derrita por completo. Si gustas, puedes calentar el aceite y el chocolate sobre la estufa a fuego muy bajo y moviendo constantemente.

3. Coloca el chocolate en un tazón grande y déjalo enfriar un poco, aproximadamente 5 minutos. Agrega el stevia, el café expreso en polvo (si lo vas a utilizar) y la vainilla, y bate todo hasta que se combine. Agrega los huevos, sin dejar de batir. Agrega la proteína en polvo, el cacao y el polvo para hornear, y mezcla hasta que todo se combine. Vacía la mezcla en el molde para pastel.

4. Hornea de 7 a 10 minutos, o hasta que en la superficie del pastel se forme una costra delgada, pero que siga suave al tacto en el centro. Deja enfriar dentro del molde durante 5 minutos más. Pasa un cuchillo por el borde del pastel para separarlo y voltea el pastel sobre un platón.

5. Coloca la crema en un tazón grande. Agrega la canela y el cilantro en polvo. Bate durante 2 minutos o hasta que la crema quede suave y esponjosa. Agrega las frambuesas. Coloca la mezcla sobre el pastel y sirve.

Por porción (una rebanada de 10 cm con 1 cucharada colmada de la crema batida): 207 calorías, 6 g de proteína, 10 g de carbohidratos, 18 g de grasa total, 11 g de grasa saturada, 80 mg de colesterol, 3 g de fibra, 39 mg de sodio

|◎| Jengibre encurtido

Rinde aproximadamente 2 tazas

Utiliza jengibre encurtido sobre pescado, pollo o vegetales, o combínalo con aceite de oliva para preparar un sabroso aderezo.

🕐 Tiempo de preparación: 30 minutos   Tiempo total: de 3 a 7 días

1 cucharadita de clavos enteros
¼ de cucharadita de sal
226 g de jengibre fresco, pelado y rebanado finamente

1. Coloca los clavos y la sal en un contenedor hermético. Llena el contenedor hasta la mitad con agua tibia y mueve bien para disolver la sal. Agrega el jengibre y más agua, si es necesario, para que cubra todo el jengibre. Deja 3 cm de espacio entre el agua y la parte superior del contenedor.
2. Cubre el frasco (sin tapar) con una toalla de cocina o con manta de cielo. Deja el frasco en la mesa de tu cocina de 3 a 7 días. Revisa diario tu jengibre. La salmuera se volverá opaca y burbujeará un poco. Cuando el jengibre sepa fuerte, tapa el contenedor y refrigera. Almacena en tu refrigerador hasta por 3 semanas.

Por porción (2 cucharadas): 11 calorías, 0 g de proteína, 2 g de carbohidratos, 0 g de grasa total, 0 g de grasa saturada, 2 mg de colesterol, 0 g de fibra, 38 mg de sodio

---

|◉| Betabel encurtido

Rinde aproximadamente 2 tazas

Sirve estos betabeles encurtidos con nueces, verduras e incluso frambuesas, sobre una ensalada verde. Los betabeles encurtidos son deliciosos acompañados de carnes blancas magras, como pollo o puerco al horno.

⊕ Tiempo de preparación: 30 minutos   Tiempo total: de 3 a 7 días

1 cucharadita de pimienta negra entera
1 cucharadita de lavanda orgánica o de hierbas italianas
½ cucharadita de cardamomo en polvo
¼ de cucharadita de sal
226 g de betabel, pelado y rebanado finamente

1. En un contenedor hermético coloca los granos de pimienta negra entera, la lavanda o la mezcla de hierbas italiana, el cardamomo y la sal. Llena el contenedor hasta la mitad con agua tibia y mueve bien para disolver toda la sal. Agrega los betabeles y más agua hasta cubrirlos. Deja 3 cm de espacio entre el agua y la parte superior del contenedor.
2. Cubre el frasco (sin tapar) con una toalla de cocina o con manta de cielo. Deja el frasco en la mesa de tu cocina de 3 a 7 días.

Revisa diario. La salmuera se volverá opaca y burbujeará un poco. Cuando el betabel sepa fuerte, tapa el contenedor y refrigera. Almacena en tu refrigerador hasta por 3 semanas.

Por porción (2 cucharadas): 6 calorías, 0 g de proteína, 1 g de carbohidratos, 0 g de grasa total, 0 g de grasa saturada, 0 mg de colesterol, 0 g de fibra, 47 mg de sodio

---

|◉| Rábanos encurtidos

Rinde aproximadamente 2 tazas

Los rábanos encurtidos van perfecto con frijoles negros o lentejas, como acompañantes para sopas o estofados, o incorporados a salsas.

◷ Tiempo de preparación: 30 minutos   Tiempo total: de 3 a 7 días

1 cucharada de romero fresco o seco picado
1 diente de ajo, rebanado finamente
½ cucharadita de semillas de comino de hinojo
½ cucharadita de hojuelas de chile rojo troceadas
¼ de cucharadita de sal
226 g de rábanos, sin tallo y cortados en cuarterones

1. En un contenedor hermético coloca el romero, el ajo, las semillas, las hojuelas de chile rojo y la sal. Llena el contenedor hasta la mitad con agua tibia y mueve bien para disolver toda la sal. Agrega los rábanos y más agua hasta cubrirlos. Deja 3 cm de espacio entre el agua y la parte superior del contenedor.
2. Cubre el frasco (sin tapar) con una toalla de cocina o con manta de cielo. Deja el frasco en la mesa de tu cocina de 3 a 7 días. Revisa diario los rábanos. La salmuera se volverá opaca y burbujeará un poco. Cuando los rábanos sepan fuerte, tapa el contenedor y refrigera. Almacena en tu refrigerador hasta por 3 semanas.

Por porción (2 cucharadas): 3 calorías, 0 g de proteína, 1 g de carbohidratos, 0 g de grasa total, 0 g de grasa saturada, 0 mg de colesterol, 0 g de fibra, 42 mg de sodio

---

|◉| Rábano picante encurtido

Rinde aproximadamente 225 g

Si lo sirves con chorizo magro de pavo, o con costillar de cordero, el rábano picante encurtido te da un nivel más de sabor casi sin calorías. Licua este encurtido con jugo de jitomate para preparar un Bloody Mary virgen saludable.

🕐 Tiempo de preparación: 30 minutos   Tiempo total: de 3 a 7 días

2 dientes de ajo, picados finamente
1 cucharadita de semillas de mostaza (opcional)
¼ de cucharadita de sal
22 g de rábano picante, pelado y rallado

1. En un contenedor hermético coloca el ajo, las semillas de mostaza (si las vas a utilizar) y la sal. Llena el contenedor hasta la mitad con agua tibia y mueve bien para disolver toda la sal. Agrega el rábano picante y más agua hasta cubrir. Deja 3 cm de espacio entre el agua y la parte superior del contenedor.
2. Cubre el frasco (sin tapar) con una toalla de cocina o con manta de cielo. Deja el frasco en la mesa de tu cocina de 3 a 7 días. Revisa diario la mezcla. La salmuera se volverá opaca y burbujeará un poco. Cuando los rábanos sepan fuerte, tapa el contenedor y refrigera. Almacena en tu refrigerador hasta por 3 semanas.

Por porción (2 cucharadas): 13 calorías, 0 g de proteína, 2 g de carbohidratos, 0 g de grasa total, 0 g de grasa saturada, 0 mg de colesterol, 0 g de fibra, 37 mg de sodio

---

|◉| Pepino encurtido

Rinde aproximadamente 2 tazas

Esta receta baja en sodio es ideal para intercambiarla por pepinillos kosher altos en sodio. Usa este encurtido en carnes, hamburguesas, o junto con una ensalada de col.

🕐 Tiempo de preparación: 30 minutos   Tiempo total: de 3 a 7 días

2 cucharadas de eneldo picado

2 dientes de ajo, picados finamente

1 cucharadita de semillas de mostaza (opcional)

¼ de cucharadita de sal

226 g de pepinos, de cualquier variedad, cortados en rebanadas de 1.5 cm

1. En un contenedor hermético, coloca el eneldo, el ajo, las semillas de mostaza (si las vas a utilizar) y la sal. Llena el contenedor hasta la mitad con agua tibia y mueve bien para disolver toda la sal. Agrega el pepino y más agua hasta cubrir. Deja 3 cm de espacio entre el agua y la parte superior del contenedor.

2. Cubre el frasco (sin tapar) con una toalla de cocina o con manta de cielo. Deja el frasco en la mesa de tu cocina de 3 a 7 días. Revisa diario los pepinos. La salmuera se volverá opaca y burbujeará un poco. Cuando los pepinos sepan fuerte, tapa el contenedor y refrigera. Almacena en tu refrigerador hasta por 3 semanas.

Por porción (2 cucharadas): 3 calorías, 0 g de proteína, 0 g de carbohidratos, 0 g de grasa total, 0 g de grasa saturada, 0 mg de colesterol, 0 g de fibra, 36 mg de sodio

|◉| Chucrut

Rinde aproximadamente 4 tazas

El chucrut casero tiene un sabor más fresco que la versión en lata, y las semillas de alcaravea le dan un toque más de sabor que te encantará. Utiliza col morada para aprovechar los antioxidantes que tiene el pigmento de esta planta.

⏱ Tiempo de preparación: 30 minutos   Tiempo total: de 3 a 7 días

2 dientes de ajo, picados finamente

226 g de col (aproximadamente ½ cabeza), de cualquier variedad, rebanada finamente

½ cucharadita de sal

1 cucharadita de semillas de alcaravea (opcional)

1. En un tazón grande, coloca el ajo, la col, la sal y las semillas de alcaravea (si las vas a utilizar). Exprime la col con tus manos durante 2 o 3 minutos para que suelte el líquido. Transfiere esta mezcla a un contenedor con capacidad para un litro. Empuja la col hacia abajo con una cuchara poco a poco para que la cubra el líquido que soltó. Si el líquido no cubre la col después de 24 horas, agrega ¼ de taza de agua.

2. Cubre el frasco (sin tapar) con una toalla de cocina o con manta de cielo. Deja el frasco en la mesa de tu cocina de 3 a 7 días. Revisa diario la col. La salmuera se volverá opaca y burbujeará un poco. Sigue presionando la col para que quede cubierta por el líquido. Cuando la col sepa fuerte, tapa bien el frasco o el contenedor y refrigera. Almacena en tu refrigerador hasta por 3 semanas.

Por porción (2 cucharadas): 3 calorías, 0 g de proteína, 0 g de carbohidratos, 0 g de grasa total, 0 g de grasa saturada, 0 mg de colesterol, 0 g de fibra, 36 mg de sodio

☐ Yogur de leche casero

Rinde 1 litro

El yogur casero tiene un sabor superior y una textura más suave que su alternativa comercial. Adorarás su suave sabor, y será más sencillo que los niños lo coman.

⊕ Tiempo de preparación: 30 minutos   Tiempo total: 6 horas 30 minutos

1 litro de leche desgrasada, de preferencia de vacas alimentadas
    con pasto
1 cucharada de miel cruda
¼ de taza de yogur comercial, natural y bajo en grasa,
    o de yogur natural (estándar o griego) con cultivo
    activo vivo

1. En una olla o cacerola grande, calienta la leche a fuego medio-bajo durante 6 o 7 minutos, o hasta que alcance 82 °C y la leche esté caliente y espumosa. No dejes que hierva. Mueve la leche con una palita para que no se pegue al fondo. Agrega la miel y revuelve bien.

2. Deja enfriar la leche por 12 o 14 minutos, o hasta que esté entre 44 y 46 °C y la puedas tocar sin que te quemes. Para hacer más rápido el proceso de enfriamiento, llena un tazón grande con hielo y agua fría. Coloca la olla dentro del tazón.

3. Separa una taza de la leche tibia en un tazón pequeño y bátela junto con el yogur. Regresa la mezcla a la olla con leche.

4. Precalienta el horno o el horno tostador a 65 °C durante 4 minutos. Apaga el horno y deja que se enfríe por 5 minutos hasta que la temperatura baje a 44 °C. Tapa la olla con papel aluminio, envuelve con una toalla de cocina limpia y transfiere la olla al horno. Asegúrate de que esté apagado. Deja reposar, sin encender el horno, durante 4 horas (para un yogur con sabor suave) o hasta por 6 horas (para un yogur un poco más ácido), para que las bacterias se multipliquen. La textura debe ser parecida a la de una natilla.

5. Retira la toalla. Puedes almacenar tu yogur en el refrigerador hasta por 2 semanas.

Por porción (½ taza): 78 calorías, 5 g de proteína, 8 g de carbohidratos, 2 g de grasa total, 1 g de grasa saturada, 9 mg de colesterol, 0 g de fibra, 223 mg de sodio

TIP DE COCINA SALUDABLE

El yogur casero definitivamente vale la pena los 30 minutos de trabajo. Su sabor es suave y su textura es muy cremosa, y una vez que pruebes el yogur casero, no querrás regresar a la opción comercial. Esta receta baja en azúcar no tiene el sabor amargo que puede tener el yogur natural comercial. Lo puedes acompañar con alimentos ricos en antioxidantes como chocolate amargo con 70% de cacao, cerezas deshidratadas o nueces.

🥛 Kéfir de leche casero

Rinde 1 litro de kéfir

Compra búlgaros de leche en tiendas naturistas o en línea. De este modo ahorrarás dinero a largo plazo si preparas tu propio kéfir en casa. Además, no hay un alimento fermentado más sencillo de preparar que éste. Guarda los búlgaros que no uses en un lugar oscuro y fresco, como en la alacena, hasta que los utilices de nuevo; te durarán mucho tiempo.

> 1 litro de leche desgrasada, de preferencia de vacas alimentadas con pasto
>
> 1 cucharada de búlgaros

Coloca la leche y los búlgaros de kéfir en un frasco y tapa bien. Déjalo a temperatura ambiente durante 12 o 14 horas, y hasta 24 horas, dependiendo de la temperatura de tu hogar. Agita el frasco suavemente un par de veces. Cuando el kéfir esté listo, se pondrá espeso. Si los búlgaros de kéfir se coagulan en la parte de arriba, cuela los granos para utilizarlos en la siguiente tanda. Para obtener un kéfir más agrio, deja que se fermente más tiempo. Si quieres que sepa menos agrio y esté menos espeso, deja reposar menos tiempo antes de colar. Experimenta y ve qué es lo que más te acomoda. Almacena el kéfir en el refrigerador hasta por 3 o 4 semanas.

> **Opcional:** hay muchas variantes de kéfir libres de lactosa que se elaboran a partir de leches vegetales como leche de nueces (almendras, nueces de castilla y demás), de coco, de arroz, de cáñamo, o leche de soya orgánica (libre de transgénicos); pero el proceso de fermentación es menos consistente que el de la leche animal, lo que provee un medio de cultivo ideal para que los búlgaros de leche crezcan y se reproduzcan.

Por porción (½ taza): 68 calorías, 5 g de proteína, 6 g de carbohidratos, 2 g de grasa total, 1 g de grasa saturada, 9 mg de colesterol, 0 g de fibra, 82 mg de sodio

---

🥛 Yogur libre de lactosa

Rinde 6 tazas

El yogur es uno de los alimentos fermentados más populares. El yogur comercial tiene poco conteo bacterial y no sirve para restaurar la flora intestinal. El yogur casero tiene billones de bacterias que son amigables con tu flora y te ayudan a regularla. No existe una buena opción de yogur libre de lactosa en el mercado.

2 tazas de leche de castañas*
4 tazas de leche de coco en lata sin endulzantes
1 cucharada de miel o de azúcar de coco
¼ de cucharadita de stevia líquida sabor vainilla
1½ cucharadas de grenetina o 1½ cucharaditas de agar en polvo
  disueltas en ½ taza de agua hirviendo
9 cápsulas de probióticos que contengan de 25 mm (mil millones)
  a 30 mm de UFC de cualquier probiótico libre de lactosa

1. En una olla grande a fuego medio, coloca las leches, la miel o el azúcar de coco y el stevia. Pon a hervir. Cuida la leche para que no se derrame. Una vez que suelte el hervor, apaga el fuego. Agrega la gelatina disuelta o el agar y mueve bien.

2. Coloca la mezcla en un tazón grande. Pon este tazón dentro de otro más grande y que esté lleno de agua fría (pero no helada), y deja reposar hasta que la leche alcance 33 °C. Si utilizaste gelatina, puedes batir la mezcla para que se enfríe más rápido. No hagas esto si usas agar, pues si lo bates se formarán grumos.

3. Cuando la mezcla haya alcanzado los 33 °C, agrega el contenido de las cápsulas de probióticos. Incorpóralas bien. Vacía la mezcla en frascos y mantenla tibia por 10 horas aproximadamente.**

4. Si se formó una especie de charco traslúcido al fondo del frasco después de 10 horas, tapa bien los frascos y agita bien el yogur antes de refrigerarlo. (Nota: Si utilizaste agar, no necesitas sacudir el frasco antes de refrigerar.) Refrigera durante 8 horas.

Opcional: Agrega una gota o dos de extracto de limón en una cuchara y agrégaselo a tu yogur justo antes de comerlo.

Por porción (½ taza): 37 calorías, 0 g de proteína, 4 g de carbohidratos, 6 g de grasa total, 1 g de grasa saturada, 0 mg de colesterol, 0 g de fibra, 29 mg de sodio

---

* Leche orgánica (sin transgénicos). La leche de coco y de soya son buenos sustitutos, pero otras leches, como la de cáñamo, de arroz y de nueces, tienen una consistencia muy espesa.

** Puedes mantener tu yogur tibio con una máquina para preparar yogur, o metiéndolo en un horno de gas con piloto, en una hielera llena de agua tibia, o incluso en una bañera o jacuzzi.

Bebidas

🥛 Jugo verde de cilantro

Rinde 1 porción

Los amantes de los mojitos amarán esta bebida libre de alcohol pero llena de sabor hecha de limón. Satisface tu sed y tiene muy pocas calorías, y es una opción refrescante y diferente al agua simple. Para hacer una jarra completa, simplemente haz 4 veces más de lo que dice esta receta y almacena en tu refrigerador hasta por 3 días.

    2 rebanadas de limón
    1 manojo de cilantro
    2 tazas de agua filtrada
    1 o 2 cubos de hielo (opcional)

En un vaso grande, coloca el limón, el cilantro, el agua y el hielo (si decides usarlo). Revuelve y sirve al instante.

Por porción (2½ tazas): 4 calorías, 0 g de proteína, 1 g de carbohidratos, 0 g de grasa total, 0 g de grasa saturada, 0 mg de colesterol, 0 g de fibra, 0 mg de sodio

---

🥛 Jugo verde de albahaca

Rinde 1 porción

Este jugo es ideal para los que no les gusta el cilantro, la albahaca es fragante y hace relucir los sabores, además de que queda perfecto con el limón. Si no hay albahaca fresca en el supermercado, puedes utilizar menta.

    2 rebanadas de limón
    1 manojo de albahaca fresca
    2 tazas de agua
    1 o 2 cubos de hielo (opcional)

En un vaso grande, coloca el limón, la albahaca, el agua y el hielo (si decides usarlo). Revuelve y sirve al instante.

Por porción (2½ tazas): 5 calorías, 0 g de proteína, 1 g de carbohidratos, 0 g de grasa total, 0 g de grasa saturada, 0 mg de colesterol, 0 g de fibra, 0 mg de sodio

HISTORIAS DE ÉXITO DE *LA BIBLIA DE LA SALUD INTESTINAL*

Jennifer Metevia, 37 años

¿Qué es "lo normal"? Para Jennifer Metevia, lo normal era sufrir sinusitis crónica, recibir oleadas constantes de antibióticos y padecer problemas estomacales que parecía que jamás desaparecerían. "Todo el tiempo me enfermaba", recuerda, "y después de un rato, supuse que todo el mundo debía sentirse así; tal vez es lo que pasa cuando envejeces". Pero el estómago inflamado que "espantó" a Jennifer y la obligó a hacer una visita nocturna a la sala de emergencias y el diagnóstico de enfermedad celiaca cambió su forma de ver el mundo, y su salud. "Finalmente me di cuenta que vivir con dolor no era normal, y aprendí que podía hacer algo para cambiarlo."

¿Cuál fue la solución? Aunque Jennifer tuvo que tomar antibióticos fuertes para eliminar el crecimiento de la bacteria en el intestino delgado que la enfermaba, una parte igualmente importante de su tratamiento fue el plan alimenticio de *La biblia de la salud intestinal*. En pocas semanas sus síntomas empezaron a desaparecer. Curar su intestino también le trajo un efecto secundario sorprendente; el peso que intentaba perder desde hacía años empezó a derretirse, literalmente. En dos semanas bajó casi siete kilos.

Ahora Jennifer dice que se siente "mucho mejor, mucho más saludable. Al cambiar mi alimentación, estoy dándome cuenta de cosas acerca de la comida de las que nunca había estado consciente antes. Se me antojaban mucho los dulces, pero ahora creo que mis papilas gustativas han cambiado; si hago un poquito de trampa y me como un pedazo de pastel, puedo saborear los aditivos artificiales y no me lo puedo comer. Ahora evito toda esa comida; he aprendido que simplemente no lo vale".

Además de mejorar su salud y de haber adquirido una figura esbelta, Jennifer tiene mucho más energía que nunca. En lugar de llegar a la casa y aplastarse en el sillón, toma clases de zumba o sale a caminar. Tuvo la divertida experiencia de comprarse un guardarropa nuevo, y sus compañeros del trabajo —ella es directora de una oficina— le hacen cumplidos por su apariencia nueva. "Todo el mundo quiere saber cómo lo hice", dice Jennifer. "¡Ahora soy evangelista de *La biblia de la salud intestinal*!"

Conclusión

El verdadero secreto de la pérdida de peso

Antes de cerrar este libro, quiero compartirte el verdadero secreto de la pérdida de peso.

Después de leer cientos de páginas que describen la ciencia detrás de una buena dieta y de la salud del microbioma intestinal, te puedes sorprender si te digo que hay un secreto más para perder peso. Pero sí existe, y te lo puedo describir con una sola palabra: Perseverancia.

No es sexy ni tampoco sencillo, pero es la verdad. A pesar de la infinidad de infomerciales y anuncios que prometen resultados sencillos y radicales de un día para otro, no existen soluciones mágicas que te hagan perder peso automáticamente y sin esfuerzo. Ninguna pastilla o complemento te permitirá quemar grasa a largo plazo si no cambias tu alimentación ni tu estilo de vida. Ninguna dieta "apta para todos" funcionará para cada persona en cada circunstancia. Cualquiera que diga lo contrario te está mintiendo.

Claro, seguramente tú ya sabes esto. Si has intentado bajar de peso, si has probado otras dietas sin éxito, si has visto cómo los kilos se acumulan en tu cintura y aún no logras descubrir por qué, entonces conoces la verdad. Perder peso no es fácil. Después de todo, la vida es un reto y sigue cambiando y avanzando. La gente se baja del tren de la dieta o se descarrila debido a las circunstancias de su vida. Tienen problemas para cambiar sus hábitos alimenticios y de ejercicio. A veces, los problemas médicos, el ciclo de sueño, el estrés crónico, los problemas emocionales y otros factores hacen que sea casi imposible perder peso.

Perder peso —y estar sano— no es miel sobre hojuelas. Requiere trabajo. Requiere persistencia. Requiere valentía para verte en el espejo, levantarte, y seguir con el estilo de vida que aguante tu peso y tu salud. Dios es mi testigo, yo lo he vivido. Perder 55 kilos no me fue fácil, tampoco fue recuperarme de una enfermedad incapacitante. Pero a través de esas experiencias aprendí que cuando la vida te derrumba, tienes que levantarte y seguir. Si yo puedo hacerlo, tú también.

Probablemente, lograr tener tu peso ideal y una salud excelente no será un camino sencillo. Puede tener subidas y bajadas. Puede ser que debas investigar un poco para ver qué es lo que te funciona a ti. En ocasiones puede ser un reto apegarte a tu plan de comidas y puede ser que llegues a tener algún desliz. Pero yo soy prueba viviente de que puedes perder peso y no volver a subirlo, si perseveras.

Winston Churchill, el famoso primer ministro británico, era reconocido por declaraciones como: "Nosotros nunca nos rendiremos", "nunca sucumbas" y "no te prives de ningún sacrificio". Cuando terminó su bachillerato en Harrow, a Churchill le tomó tres intentos pasar el examen para ingresar a la Real Academia de Sandhurst, donde terminó en octavo lugar de un grupo de 150 personas, y finalmente logró convertirse en una de las figuras y oradores más importantes del siglo xx. Abraham Lincoln perdió en casi todas las elecciones en las que participó y no se le consideró como candidato a vicepresidente. Cuando finalmente ganó la presidencia, su hijo Willie murió poco menos de un año después de asumir el cargo. A pesar de estos obstáculos, Lincoln es considerado uno de los líderes de Estados Unidos más importantes en la historia.

No es casualidad que mencione a estos personajes históricos. Al contrario. Estos individuos tienen mucho que enseñarnos acerca de lo que significa perseverar —y triunfar— incluso en circunstancias especialmente difíciles. Si Lincoln perdió un gran número de elecciones y luego perdió a su hijo 11 meses después de volverse presidente y aun así logró levantarse como uno de los mejores presidentes de Estados Unidos, entonces tú puedes perder peso y tener la salud que mereces.

Puede parecer extraño que un doctor cuelgue un póster de la película *Rocky* en su consultorio, pero esto tiene una razón: Rocky representa el tipo de mentalidad y de corazón que creo que se necesita para triunfar en la vida y ser saludable. Tienes que ser un luchador. La vida te dará golpes. Pero no se trata de cuántas veces te derriben, lo que importa es cuántas veces te levantes. La enfermedad y el sobrepeso son dos de los obstáculos más difíciles que enfrentamos como individuos y como sociedad. Pero creo que podemos luchar contra la oleada de enfermedades crónicas que vemos en el país, así como podemos luchar contra nuestros obstáculos personales.

Para lograr esto, debemos ser perseverantes.

Así que, si rompes la dieta, regresa a cumplirla. Tu estilo de vida te aleja de tu rutina de ejercicios. Oblígate a ejercitarte. No te rindas. Sigue luchando. Como dice Rocky: "Así es como se gana".

Yo sé que puedes lograrlo.

¡Atrévete!

Apéndice

Complementos alimenticios comunes y su presunto mecanismo de acción, eficacia y efectos adversos

La siguiente tabla práctica incluye los nombres de los complementos, su presunto mecanismo de acción, los efectos adversos (si presenta alguno) y cualquier otra información conveniente.

Para las recomendaciones he aplicado un sistema de calificaciones que va de la A a la F. Estas calificaciones fueron adaptadas de la evidencia y los niveles de recomendación que utiliza la National Guideline Clearinghouse (guideline.gov), una fuente pública para guías de uso de calidad asegurada que hacen referencia a prácticas comprobadas. Aquí te presento lo que cada calificación significa.

A. Evidencia de metaanálisis de pruebas aleatorias controladas de al menos un estudio controlado sin aleatorización

B. Evidencia de al menos un estudio controlado no aleatorio o evidencia de por lo menos un estudio cuasi experimental de otro tipo

C. Evidencia de estudios descriptivos no experimentales, como estudios comparativos, de correlación o estudios de casos y controles

D. Evidencia de reportes u opiniones de un comité de expertos, o experiencias clínicas de autoridades respetadas, o ambos

E. No hay evidencia de que funcione o evidencia que pruebe que puede dañar tu salud

Complemento (Dosis recomendada)	Presunto mecanismo de acción (si se conoce)	Efectos adversos	Recomendación (A-F)
Calcio*	• Causa muerte de células adiposas • Incrementa la oxidación de grasas • Incrementa las pérdidas de grasa fecal	No se reporta ninguno	**Nivel A** cuando se toma cuando tienes niveles suficientes de Calcifediol en la sangre
Capsaicina	• Incrementa la oxidación de grasas • Incrementa la termogénesis	Muy picante	**Nivel B** • Alguna evidencia • De preferencia que provenga de alimentos
Caralluma fimbriata	• Suprime el apetito	No se reporta ninguno	**Nivel F** • No hay evidencia conocida • NO recomendado
Quitina/Quitosano	• Bloquea la absorción de grasas alimenticias • Reduce el apetito • Aumenta la sensación de saciedad • Reduce la ingesta de comida	Malestar gastrointestinal e hinchazón	**Nivel F** • Evidencia poco sólida • NO recomendado

Complemento (Dosis recomendada)	Presunto mecanismo de acción (si se conoce)	Efectos adversos	Recomendación (A-F)
Ácido clorogénico	• Bloquea la formación de células adiposas • Mejora la sensibilidad a la insulina • Es antiinflamatorio • Lipolítico; disuelve la grasa	Ninguno	**Nivel B** • Alguna evidencia
Picolinato de cromo	• Mejora la sensibilidad a la insulina • Incrementa la termogénesis • Aumenta la sensación de saciedad • Estabiliza el nivel de azúcar en la sangre	Acumulación en los riñones	**Nivel F** • Evidencia débil • NO recomendado
Cissus quadrangularis	• Bloquea la absorción de grasa alimentaria y de carbohidratos al inhibir las enzimas lipasa y amilasa • Reduce el estrés oxidativo	Se desconoce	**Nivel F** • Evidencia débil • NO recomendado

Complemento (Dosis recomendada)	Presunto mecanismo de acción (si se conoce)	Efectos adversos	Recomendación (A-F)
Citrus aurantium	• Agonista adrenérgico; estimula la respuesta al estrés • Reduce la motilidad gástrica y reduce la ingesta de comida	Hay inquietud por que pueda comportarse como Efedra, pero a la fecha no existen reportes	**Nivel F** • Evidencia débil • No recomendado
Coleus forskohlii	• Lipolítico; disuelve las células adiposas	No se reporta ninguno	**Nivel F** • No existe evidencia • No recomendado
Ácido linoleico conjugado	• Reduce la síntesis de grasas • Incrementa la oxidación de grasas	Sin efectos adversos conocidos	**Nivel D** • Poco certero • No recomendado
Galato epigalocatequina (EGCG: extracto de té verde)	• Incrementa los gastos energéticos • Incrementa la oxidación de grasas • Suprime la enzima que produce grasa	Sin efectos adversos conocidos por el té. Los extractos herbales pueden provocar hepatotoxicidad	**Nivel A/B** para el té **Nivel F** para el extracto como complemento • Alguna evidencia • Se recomienda como bebida (de 1 a 3 tazas de té al día)

Complemento (Dosis recomendada)	Presunto mecanismo de acción (si se conoce)	Efectos adversos	Recomendación (A-F)
			• NO recomendado el extracto herbal como complemento
Fenogreco	• Lipolítico; disuelve la grasa • Mejora la sensibilidad a las células de insulina o adipocitos • Mejora el nivel de lípidos en la sangre • Es un antioxidante • Mejora la tolerancia a la glucosa	Desconocidos	**Nivel B** • Alguna evidencia
Aceite de pescado	• Bloquea la adipogénesis • Incrementa el gasto energético • Mejora la sensibilidad a la insulina • Suprime el apetito • Incrementa la oxidación de grasas	Eructos Sabor y olor a pescado	**Nivel B** • Alguna evidencia

Complemento (Dosis recomendada)	Presunto mecanismo de acción (si se conoce)	Efectos adversos	Recomendación (A-F)
Garcinia cambogia	• Inhibe la novo lipogénesis; la producción de células adiposas nuevas • Reduce el apetito • Suprime la síntesis de ácidos grasos	Sin efectos adversos conocidos	**Nivel B** • Alguna evidencia
Ginseng	• Retrasa la absorción de grasa al inhibir la actividad de la Lipasa pancreática • Modula el metabolismo de carbohidratos	Se desconoce	**Nivel F** • No hay evidencia conocida • NO recomendado
Goma guar	• Bloquea la absorción de grasas alimenticias • Reduce el apetito • Aumenta la sensación de saciedad • Reduce la ingesta de comida	Malestar gastrointestinal e hinchazón	**Nivel F** • No existe evidencia • NO recomendado

Complemento (Dosis recomendada)	Presunto mecanismo de acción (si se conoce)	Efectos adversos	Recomendación (A-F)
Hoodia gordonii	• Es antiinflamatorio • Incrementa la producción de ATP y reduce la ingesta de comida • Inhibe la novo lipogénesis; la producción de células adiposas nuevas • Suprime el apetito	Se desconoce	**Nivel F** • No hay evidencia conocida • NO recomendado
Raíz de konjac	• Bloquea la absorción de grasas alimenticias • Reduce el apetito • Aumenta la sensación de saciedad • Reduce la ingesta de comida	Malestar gastrointestinal e hinchazón	**Nivel B** • Alguna evidencia
L-carnitina	• Incrementa la oxidación de grasas • Reduce la síntesis de grasas	Sin efectos adversos	**Nivel F** • No existe evidencia • NO recomendado

Complemento (Dosis recomendada)	Presunto mecanismo de acción (si se conoce)	Efectos adversos	Recomendación (A-F)
Melatonina	• Es un antioxidante • Regula leptina, ghrelina • Activa la grasa café • Regula el sueño • Mejora la sensibilidad a la insulina • Regula el estrés	Somnolencia	**Nivel B** • Alguna evidencia
Phaseolus vulgaris	• Inhibe la enzima digestiva, alfa amilasa e inhibe la absorción de almidón	Se desconoce	**Nivel B/C** • Alguna evidencia
Probióticos	• Son antiinflamatorios • Mejora la disbiosis • Regula el apetito • Mejora el SBI • Mejora el metabolismo energético • Mejora la sensibilidad a la insulina • Mejora la barrera intestinal • Incrementa la sensación de saciedad	Hinchazón, flatulencia	**Nivel A/B** • Buena evidencia; parece ser específica de la cepa

Complemento (Dosis recomendada)	Presunto mecanismo de acción (si se conoce)	Efectos adversos	Recomendación (A-F)
Psilio	• Bloquea la absorción de grasas alimenticias • Reduce el apetito • Aumenta la sensación de saciedad • Reduce la ingesta de comida	Malestar gastrointestinal e hinchazón	**Nivel B/C** • Alguna evidencia
Resveratrol	• Es antiinflamatorio • Incrementa la oxidación de ácidos grasos • Es un antioxidante • Inhibe la formación de lípidos en células adiposas • Mejora la sensibilidad a la insulina • Es un prebiótico	Ninguno	**Nivel F** • No existe evidencia • no recomendado
Vitamina D	• Desconocido	Piedras en los riñones si los niveles séricos son muy altos	**Nivel B** **Nivel A** cuando se toma con 600-1000 mg de calcio elemental a diario

* La dosis recomendada es de 600 a 1 000 mg diarios.

Agradecimientos

Como todo libro, éste tiene su propia historia y tuvo su propia aventura. Este libro abarca a todos aquellos dedicados a educar y a tener un impacto positivo en la salud y en la calidad de vida que mereces tú, lector. Quisiera reconocer a todos quienes me ayudaron y apoyaron durante la creación de este libro.

Hace dos años estaba al teléfono con Anne Egan, de Rodale Inc., discutiendo *The Inside Tract*. Al final de nuestra conversación —y mucho antes de que el tema de la salud del microbioma intestinal empezara a sonar en las noticias— consideré la idea de que una de las dietas de ese libro estaba ayudando a mis pacientes a perder peso y que merecía su propio libro. A diferencia de un gran número de editores, Anne siguió de cerca y tomó un papel de líder en transformar este concepto en un proyecto. Anne, muchas gracias por todo lo que has hecho. La editora de adquisiciones de Rodale, Nancy Fitzgerald, facilitó la propuesta. Nancy es un ángel enviado del cielo y tiene mi eterna gratitud por su dedicación, y por hacer de *La biblia de la salud intestinal* una realidad. Jennifer Levesque, de Rodale, entró en el juego en las etapas finales de desarrollo, muchas gracias por tu apoyo. Chris DeMarchis, Brent Gallenberger, Evan Klonsky y Emily Weber son joyas, completamente. Un enorme agradecimiento a Mary Ann Naples y a todo el equipo en Rodale por ser increíbles. También me gustaría agradecer a Carles Frank Morgan, de Baltimore, por sus consejos y su guía.

Quisiera expresar mi gratitud a los muchos expertos, cuyas contribuciones excepcionales hicieron posible este libro. En primer lugar, a Spencer Smith por su excelente apoyo en el desarrollo y en cuestión editorial. No puedo decirle elogios suficientes; simplemente es el mejor. También a Jennifer Iserloh, la Skinny Chef, por su creatividad y su energía al ayudarme a transformar conceptos en recetas y planes alimenticios para este libro.

Crear un libro requiere de largas horas de trabajo, y yo tuve la fortuna de tener a tanta gente con quien contar. Principalmente, me inspiré en la memoria de mis amados padres, y aún recibo muchos ánimos y apoyo por parte de mi familia: Patrick y Tatianna, Tim y Bárbara, Maureen y Gwenn y sus hijos. Muchas gracias a mi ahijada, Angela Girratano, cuya energía y espíritu iluminan mi vida, y a Brian Veith, aunque todo el tiempo publica propaganda en contra de los Knicks de Nueva York en Facebook. Muchas gracias a los monseñores Arthur Bastess y Arthur Valenzano, por su apoyo y guía espiritual, y al equipo de la iglesia de San Alfonso y de la Basílica de la Asunción en Baltimore, Maryland.

Tengo la gran fortuna de tener buenos amigos que estuvieron conmigo durante la odisea de más de dos años que implicó producir este libro: Conchita, Miriam, y la familia Keena, y el difunto Patrick Keena; el doctor Loren Marks, un nutriólogo vanguardista y experto de la medicina integral en Nueva York; el doctor Christopher Houlihan, su esposa Debbie, y su familia; la doctora Laura Matarese, una experta internacional en soporte nutricional y una coeditora en muchos libros conmigo, incluyendo *Integrative Weight Management*, y muchos otros amigos en Johns Hopkins. Un agradecimiento especial a los doctores Nina Victoria Gallagher, en Fixby Park, Huddersfield, West Yorkshire, Reino Unido; Oxana Ormonova, en Mount Shasta, California, y el señor Abdul Aziz Al Ghurair de Dubai, Emiratos Árabes Unidos, por su apoyo y su amistad.

Por supuesto, quiero agradecer a todos en Stone Mill Bakery, donde pasé muchos almuerzos y cenas nutriendo mi cuerpo y mi espíritu con la maravillosa comida y con todos los cómplices que encontré ahí; gracias a Alfie y Dana Himmelrich, Sarah Pigott, Cris Janoff, Devin Adams, Toby Willse, y todo el equipo que hace de mi experiencia culinaria, una de primera calidad.

Hay mucha gente que ha guiado mi carrera y despertado mi interés en la nutrición, en la salud digestiva integrativa, y el control de peso, y me gustaría agradecerles a ellos también.

Gracias a mis mentores, quienes han guiado mi carrera en estos años, en especial a los doctores Anthony Kalloo, Andrew Weil y Victoria Maizes, y a los nutriólogos cuyas colaboraciones han dado pie al desarrollo de mi carrera y a amistades, en especial a los doctores Carol Ireton-Jones, Mark DeLegge, Steve McClave, Kelly Tappenden, Jeanette Hasse y Amy Brown. Un agradecimiento especial a Kathie Swift, quien fue coautora conmigo en *The Inside Tract* y me introdujo al tema de los

FODMAP, y eso cambió el curso de mi vida. A los doctores Sue Shepherd y Peter Gibson, coautores del libro *The Complete Low-*FODMAP *Diet*, así como de muchos artículos de investigación fundamentales que han revolucionado nuestro acercamiento al papel de las terapias basadas en alimentos en la salud digestiva. Gracias a mi gran amigo, colega y mentor en el área de control de peso, doctor Larry Cheskin, director del centro de control de peso Johns Hopkins.

También me gustaría agradecer a mis colegas y amigos en el Instituto de Medicina Funcional, una increíble organización diseñada para promover la aplicación de la práctica de sistemas completos para prevenir y tratar enfermedades crónicas, haciendo énfasis en intervenciones en la nutrición y el estilo de vida. En especial, me gustaría agradecer al doctor Patrick Hanaway, cuyas clases inspiradoras del microbioma intestinal abrieron mi mente al loco, loquísimo mundo de los poderosos microbios. A Laurie Hofmann, a los doctores Liz Lipski, Mark Hyman, David Jones y Dan Lukaczer, y al equipo de apoyo Sherrie Torgerson, Sally Priest, Wendy Baker y muchísimos más. Quisiera agradecer a los líderes administrativos en nutrición de Johns Hopkins, quienes me han ayudado a través de los años, Sylvia McAdoo, Tiffani Hays y Susan Oh, por su colaboración desde hace tantos años en los que juntos logramos incrementar la conciencia sobre la nutrición en nuestra institución.

La falta de espacio no me permite nombrar a todos los que han apoyado mi práctica clínica en Johns Hopkins, pero entre ellos me gustaría agradecer a mi asistente médica, Julie Mcenna-Thorpe; a Erin O'Keefe y las enfermeras clínicas Kimberly Kidd-Watkins, Julie Dennis, y Rose Fusco; a los administradores Lisa Bach-Burdsall y Nathan Smith; a Eric Tomakin, Roseann Wagner, Jennifer Metevia, Helen McGrain, doctora Lis Ishii, Christian Hartman, Kim Gerred, a la directora administrativa Tiffany Boldin, y a la doctora Linda A. Lee. La doctora Lee es la directora clínica de la división de gastroenterología y hepatología del centro para medicina integrativa y salud digestiva Johns Hopkins. La doctora Lee es una valiente y enérgica campeona de la medicina integrativa. Al doctor Myron Weisfeldt, presidente de medicina en Johns Hokins, quien, junto con Tony Kalloo, me trajo a Hopkins a "reiniciar" mi carrera y me ha cuidado desde ese entonces; mi más sincero agradecimiento.

Finalmente, al doctor Paul Rothman, decano de la Facultad de Medicina; al doctor Ed Miler, decano emérito; al señor Ronald R. Peterson, presidente del hospital y sistema de salud Johns Hopkins y vicepresidente ejecutivo de Johns Hopkins Medicine; a la doctora Redonda Miller, Meg Garrett, Jeffrey Natterman, y la administración de Johns Hopkins Medicine; ¡muchas gracias! De verdad son lo mejor de lo mejor y la razón por la que Hopkins sigue siendo la institución médica más avanzada del mundo.

Finalmente, quisiera agradecer al gran Sylvester Stallone por hacer las películas de *Rocky*. Siguen siendo una gran inspiración para mí. Muchas noches veía fragmentos en YouTube mientras escribía este libro, para mantenerme motivado. Gracias, Syl. Me diste el ojo del tigre.

—Doctor Gerard E. Mullin
Baltimore, Maryland

Notas

Introducción

[1] chicagotribune.com/health/sns-rt-us-girls-fattagreuters-com2014newsml-kbn0de1xq-20140428,0,6368122.story.

[2] S. Kirk *et al.*, "Blame shame and lack of support—a multilevel study on obesity management", *Qualitative Health Research* 11 (2014): 790-800.

[3] Puedes consultar el Juramento Hipocrático en internet. Cuando un médico hace el juramento, por lo regular se omiten los primeros dos párrafos y empieza con: "En cuanto pueda y sepa, usaré las reglas dietéticas en provecho de los enfermos y apartaré de ellos todo daño e injusticia".

[4] K. M. Flegal, M. D. Carroll, B. K. Kit y C. L. Ogden, "Prevalence of obesity and trends in the distribution of body mass index among US adults, 1999-2010", *JAMA* 307 (2012): 491-497. doi:10.1001/jama.2012.39.

[5] J. Cawley y C. Meyerhoefer, "The medical care costs of obesity: an instrumental variables approach", *Journal of Health Economics* 31 (2012): 219-230.

[6] usda.gov/factbook/chapter2.pdf.

Capítulo 1

[1] T. Mann, A. J. Tomiyama, E. Westling, A. M. Lew, B. Samuels y J. Chatman, "Medicare's search for effective obesity treatments: diets are not the answer", *American Psychologist* 62 (2007): 220-233.

[2] M. M. Farias, A. M. Cuevas y F. Rodriguez, "Set-point theory and obesity", *Metabolic Syndrome and Related Disorders* 9 (2011): 85-89.

[3] W. F. Colmers, "If there is a weight set point, how is it set?", *Canadian Journal of Diabetes* 37 (supl. 2) (2013): S250.

[4] *Idem.*

[5] M. M. Farias, A. M. Cuevas y F. Rodriguez, "Set-point theory and obesity", *Metabolic Syndrome and Related Disorders* 9 (2011): 85-89.

[6] W. F. Colmers, "If there is a weight set point, how is it set?"m *Canadian Journal of Diabetes* 37 (supl. 2) (2013): S250.

[7] E. S. Ford y W. H. Dietz, "Trends in energy intake among adults in the United States: findings from NHANES", *American Journal of Clinical Nutrition* 97 (2013): 848-853.

[8] Dietz, citado en Reuters News. reuters.com/article/2013/03/06/us-despite-obesity-rise-idUSBRE92518620130306

[9] S. Conlan, H. H. Kong y J. A. Segre, "Species-level analysis of DNA sequence data from the NIH Human Microbiome Project", *PLoS One* 7 (2012): e47075.

[10] J. Peterson, S. Garges, M. Giovanni, P. McInnes, L. Wang, J. A. Schloss *et al.*, "The NIH Human Microbiome Project", *Genome Research* 19 (2009): 2317-2323.

[11] J. G. Leblanc, C. Milani, G. S de Giori, F. Sesma, D. van Sinderen y M. Ventura, "Bacteria as vitamin suppliers to their host: a gut microbiota perspective", *Current Opinion in Biotechnology* 24 (2013): 160-168.

[12] B. T. Layden, A. R. Angueira, M. Brodsky, V. Durai y W. L. Lowe, Jr., "Short chain fatty acids and their receptors: new metabolic targets", *Translational Research* 161 (2013): 131-140.

[13] I. I. Ivanov y K. Honda, "Intestinal commensal microbes as immune modulators", *Cell Host and Microbe* 12 (2012): 496-508.

[14] S. H. Rhee, C. Pothoulakis y E. A. Mayer, "Principles and clinical implications of the brain-gut-enteric microbiota axis", *Nature Reviews Gastroenterology & Hepatology* 6 (2009): 306-314.

[15] N. Larsen, F. K. Vogensen, F. W. van den Berg, D. S. Nielsen, A. S. Andreasen, B. K. Pedersen *et al.*, "Gut microbiota in human adults with type 2 diabetes differs from non-diabetic adults", *PLoS One* 5 (2010): e9085.

[16] L. B. Weinstock, S. E. Fern y S. P. Duntley, "Restless legs syndrome in patients with irritable bowel syndrome: response to small intestinal bacterial overgrowth therapy", *Digestive Diseases and Sciences* 535(5) (2008): 1252-1256.

[17] I. B. Jeffery, E. M. Quigley, L. Ohman, M. Simren y P. W. O'Toole, "The microbiota link to irritable bowel syndrome: an emerging story. *Gut Microbes* 3 (2012): 572-576.

[18] Z. Stratiki, C. Costalos, S. Sevastiadou, O. Kastanidou, M. Skouroliakou, A. Giakoumatou *et al.*, "The effect of a bifidobacter supplemented bovine milk on intestinal permeability of preterm infants", *Early Human Development* 83(9) (2007): 575-579.

[19] R. T. Patel, A. P. Shukla, S. M. Ahn, M. Moreira y F. Rubino, "Surgical control of obesity and diabetes: the role of intestinal vs. gastric mechanisms in the regulation of body weight and glucose homeostasis. *Obesity (Silver Spring)* 22(1) (2014): 159-169.

[20] J. Suez, T. Korem, D. Zeevi, G. Zilberman-Schapira, C. A. Thaiss, O. Maza *et al.*, "Artificial sweeteners induce glucose intolerance by altering the gut microbiota", *Nature* 514(2014): 181-186.

[21] nrdc.org/health/effects/mercury/guide.asp

[22] A. L. Hart y P. Hendy, "The microbiome in inflammatory bowel disease and its modulation as a therapeutic manoeuvre", *Proceedings of the Nutrition Society* (2014), 1-5.

[23] B. H. Ali, G. Blunden, M. O. Tanira y A. Nemmar, "Some phytochemical, pharmacological and toxicological properties of ginger (Zingiber officinale Roscoe): a review of recent research", *Food and Chemical Toxicology* 46(2) (2008): 409-420.

[24] M. R. Howitt y W. S. Garrett, "A complex microworld in the gut: gut microbiota and cardiovascular disease connectivity", *Nature Medicine* 18 (2012): 1188-1189.

[25] L. Niers, R. Martin, G. Rijkers, F. Sengers, H. Timmerman, N. van Uden *et al.*, "The effects of selected probiotic strains on the development of eczema (the PandA study)", *Allergy* 64 (2009): 1349-1358.

[26] M. M. del Giudice, S. Leonardi, G. Ciprandi, F. Galdo, A. Gubitosi, M. La Rosa *et al.*, "Probiotics in childhood: allergic illness and respiratory infections", *Journal of Clinical Gastroenterology* 46(supl.) (2012): S69-S72.

[27] K. A. Neufeld, N. Kang, J. Bienenstock y J. A. Foster, "Effects of intestinal microbiota on anxiety-like behavior", *Communicative and Integrative Biology* 4 (2011): 492-494.

[28] B. Koletzko, R. von Kries, R. Closa, J. Escribano, S. Scaglioni, M. Giovannini *et al.*, "Can infant feeding choices modulate later obesity risk?" *American Journal of Clinical Nutrition* 89 (2009): 1502S-1508S.

[29] H. Li, R. Ye, L. Pei, A. Ren, X. Zheng y J. Liu, "Caesarean delivery, caesarean delivery on maternal request and childhood overweight: a Chinese birth cohort study of 181,380 children", *Pediatric Obesity* 19 (2014): 10-16.

[30] S. Bengmark, "Nutrition of the critically ill—a 21st century perspective", *Nutrients* 5 (2013): 162-207. doi:10.3390/nu5010162.

[31] cnn.com/2007/HEALTH/diet.fitness/09/22/kd.gupta.column/

[32] E. Angelkais, F. Armougom, M. Million y D. Raoult, "The relationship between gut microbiota and weight gain in humans", *Future Microbiology* 7 (enero de 2012): 91-109. doi:10.2217/fmb.11.142.

[33] M. J. Blaser, *Missing Microbes*, Henry Holt & Co, Nueva York, 2014.

[34] M. Sharland, "The use of antibacterials in children: a report of the Specialist Advisory Committee on Antimicrobial Resistance (SACAR) Paediatric Subgroup", *Journal of Antimicrobial Chemotherapy* 60(supl. 1) (2007): i15-i26.

[35] L. C. Bailey, C. B. Forrest, P. Zhang, T. M. Richards, A. Livshits y P. A. DeRusso, "Association of antibiotics in infancy with early childhood obesity", *JAMA Pediatrics* 168(11) (2014): 1063-1069.

Capítulo 2

[1] P. J. Turnbaugh, F. Backhed, L. Fulton y J. I. Gordon, "Diet-induced obesity is linked to marked but reversible alterations in the mouse distal gut microbiome", *Cell Host and Microbe* 3 (2008): 213-223.

[2] O. Koren, J. K. Goodrich, T. C. Cullender, A. Spor, K. Laitinen, H. K. Bäckhed, A. Gonzalez, J. J. Werner, L. T. Angenent, R. Knight, F. Bäckhed, E. Isolauri, S. Salminen y R. E. Ley, "Host remodeling of the gut microbiome and metabolic changes during pregnancy", *Cell* 150(3) (3 de agosto de 2012): 470-480. doi: 10.1016/j.cell.2012.07.008.

[3] sciencemag.org/content/341/6150/1241214.

[4] jama.jamanetwork.com/article.aspx?articleid=1916296

[5] medicalnewstoday.com/articles/254864.php.

[6] A. Vrieze, F. Holleman, E. G. Zoetendal, W. M. de Vos, J. B. Hoekstra y M. Nieuwdorp, "The environment within: how gut microbiota may influence metabolism and body composition", *Diabetologia* 53 (2010): 606-613.

[7] W. El-Matary, R. Simpson y N. Ricketts-Burns, "Fecal microbiota transplantation: are we opening a can of worms?", *Gastroenterology* 143 (2012): e19; respuesta de los autores e-20.

[8] cbsnews.com/news/fda-struggles-to-regulate-fecal-transplants/.

[9] medicalnewstoday.com/articles/249584.php.

[10] M. B. Azad, T. Konya, H. Maughan, D. S. Guttman, C. J. Field, R. S. Chari *et al.*, "Gut microbiota of healthy Canadian infants: profiles by mode of delivery and infant diet at 4 months", *CMAJ* 185 (2013): 385-394.

[11] M. G. Dominguez-Bello, E. K. Costello, M. Contreras, M. Magris, G. Hidalgo, N. Fierer *et al.*, "Delivery mode shapes the acquisition and structure of the initial microbiota across multiple body habitats in newborns", *Proceedings of the National Academy of Sciences of the USA* 107 (2010): 11971-11975.

[12] S. Salminen, G. R. Gibson, A. L. McCartney y E. Isolauri, "Influence of mode of delivery on gut microbiota composition in seven year old children", *Gut* 53 (2004): 1388-1389.

[13] K. Negele, J. Heinrich, M. Borte, A. von Berg, B. Schaaf, I. Lehmann *et al.*, "Mode of delivery and development of atopic disease during the first 2 years of life", *Pediatric Allergy and Immunology* 15 (2004): 48-54.

[14] P. Bager, J. Simonsen, N. M. Nielsen y M. Frisch, "Cesarean section and offspring's risk of inflammatory bowel disease: a national cohort study", *Inflammatory Bowel Diseases* 18 (2012): 857-862.

[15] C. de Weerth, S. Fuentes, P. Puylaert y W. M. de Vos WM, "Intestinal microbiota of infants with colic: development and specific signatures", *Pediatrics* 131 (2013): e550-e558.

[16] B. Koletzko, R. von Kries, R. Closa, J. Escribano, S. Scaglioni, M. Giovannini *et al.*,"Can infant feeding choices modulate later obesity risk?", *American Journal of Clinical Nutrition* 89 (2009): 1502S-1508S.

[17] S. M. Taffel, P. J. Placek y T. Liss, "Trends in the United States cesarean section rate and reasons for the 1980-85 rise", *American Journal of Public Health* 77 (1987): 955-959.

[18] H. Li, R. Ye, L. Pei, A. Ren, X. Zheng y J. Liu, "Caesarean delivery, caesarean delivery on maternal request and childhood overweight: a Chinese birth cohort study of 181,380 children", *Pediatric Obesity* 9 (2014): 10-16.

[19] B. E. Hamilton, J. A. Martin y S. J. Ventura, "Births: preliminary data for 2010", *National Vital Statistics Reports* 60 (2011): 1-25. cdc.gov/nchs/data/nvsr/nvsr60/nvsr60_02.pdf.

[20] L. J. Akinbami, J. E. Moorman, C. Bailey, H. S. Zahran, M. King, C. A. Johnson *et al.*, "Trends in asthma prevalence, health care use, and mortality in the United States, 2001-2010", NCHS *Data Brief* (2012), 1-8.

[21] K. Radon, D. Windstetter, S. Solfrank, E. von Mutius, D. Nowak y H. P. Schwarz, "Chronic autoimmune disease and contact to animals (CAT) study group. Exposure to farming environments in early life and type 1 diabetes: a case-control study", *Diabetes* 54 (2005): 3212-3216.

[22] D. Miller, *Farmacology: What Innovative Family Farming Can Teach Us about Health and Healing*, Harper Collins Publishers, Nueva York, 2013.

[23] T. M. Ball, J. A. Castro-Rodriguez, K. A. Griffith, C. J. Holberg, F. D. Martinez y A. L. Wright, "Siblings, day-care attendance, and the risk of asthma and wheezing during childhood", *New England Journal of Medicine* 343 (2000): 538-543.

[24] M. Ege *et al.*, "Exposure to environmental microorganisms and childhood asthma", *New England Journal of Medicine* 364 (2011): 701-709.

[25] J. Reganold *et al.*, "Fruit and soil quality of organic and conventional strawberry agroecosystems", *PLoS One* 5 (2015): e12346.

[26] M. Koberl, H. Muller, E. M. Ramadan y G. Berg, "Desert farming benefits from microbial potential in arid soils and promotes diversity and plant health", *PLoS One* 6 (2011): e24452.

[27] A. Sheikh y D. P. Strachan, "The hygiene theory: fact or fiction?", *Current Opinion in Otolaryngology & Head and Neck Surgery* 12(2004): 232-236.

[28] I. Fung, J. P. Garrett, A. Shahane y M. Kwan, "Do bugs control our fate? The influence of the microbiome on autoimmunity", *Current Allergy and Asthma Reports* 12 (2012): 511-519.

[29] A. Hviid, H. Svanstrom y M. Frisch, "Antibiotic use and inflammatory bowel diseases in childhood", *Gut* 60 (2011): 49-54.

[30] D. P. Strachan, "Family size, infection and atopy: the first decade of the 'hygiene hypothesis'", *Thorax* 55 (supl. 1) (2000): S2-S10.

[31] news-medical.net/news/20121003/e28098Hygiene-hypothesise28099-updated-to-e28098Old-Friendse28099-hypothesis.aspx.

[32] M. Sharland, "SACAR Paediatric Subgroup. The use of antibacterials in children: a report of the Specialist Advisory Committee on Antimicrobial Resistance (SACAR) Paediatric Subgroup", *Journal of Antimicrobial Chemotherapy* 60 (supl. 1) (agosto de 2007): i15-i26.

[33] C. Jernberg, S. Lofmark, C. Edlund y J. K. Jansson, "Long-term ecological impacts of antibiotic administration on the human intestinal microbiota", ISME *Journal* 1 (2007): 56-66.

[34] L. Dethlefsen y D. A. Relman, "Incomplete recovery and individualized responses of the human distal gut microbiota to repeated antibiotic perturba-

tion", *Proceedings of the National Academy of Sciences of the* USA 108 (supl. 1) (2011): 4554-4561.

[35] T. H. Jukes y W. L Williams, "Nutritional effects of antibiotics", *Pharmacological Reviews* 5 (1953): 381-420.

[36] I. Cho, S. Yamanishi, L. Cox, B. A. Methe, J. Zavadil, K. Li *et al.*, "Antibiotics in early life alter the murine colonic microbiome and adiposity. *Nature* 488 (2012): 621-626.

[37] J. Henao-Mejia, E. Elinav, C. Jin, L. Hao, W. Z. Mehal, T. Strowig *et al.*, "Inflammasome-mediated dysbiosis regulates progression of NAFLD and obesity", *Nature* 482 (2012): 179-185.

[38] M. V. Machado y H. Cortez-Pinto, "Gut microbiota and nonalcoholic fatty liver disease", *Annals of Hepatology* 11 (2012): 440-449.

[39] A. J. Wigg, I. C. Roberts-Thomson, R. B. Dymock, P. J. McCarthy, R. H. Grose y A. G. Cummins, "The role of small intestinal bacterial overgrowth, intestinal permeability, endotoxaemia, and tumour necrosis factor alpha in the pathogenesis of non-alcoholic steatohepatitis", *Gut* 48 (2001): 206-211.

[40] S. N. Lichtman, J. Keku, J. H. Schwab y R. B. Sartor, "Hepatic injury associated with small bowel bacterial overgrowth in rats is prevented by metronidazole and tetracycline", *Gastroenterology* 100 (1991): 513-519.

[41] Y. Miyake y K. Yamamoto, "Role of gut microbiota in liver diseases", *Hepatology Research* 43 (2013): 139-146.

[42] P. D. Cani, S. Possemiers, T. Van de Wiele, Y. Guiot, A. Everard, O. Rottier *et al.*, "Changes in gut microbiota control inflammation in obese mice through a mechanism involving GLP-2-driven improvement of gut permeability", *Gut* 58 (2009): 1091-1103.

[43] S. Ding y P. K. Lund, "Role of intestinal inflammation as an early event in obesity and insulin resistance", *Current Opinion in Clinical Nutrition and Metabolic Care* 14 (2011): 328-333.

[44] S. J. Creely, P. G. McTernan, C. M. Kusminski, F. M. Fisher, N. F. da Silva, M. Khanolkar *et al.*, "Lipopolysaccharide activates an innate immune system response in human adipose tissue in obesity and type 2 diabetes", *American Journal of Physiology: Endocrinology and Metabolism* 292 (2007): E740-E747.

[45] R. Z. Yang, M. J. Lee, H. Hu, T. I. Pollin, A. S. Ryan, B. J. Nicklas *et al.*, "Acute-phase serum amyloid A: an inflammatory adipokine and potential link between obesity and its metabolic complications", *PLoS Medicine* 3 (2006): e287.

[46] O. S. Al-Attas, N. M. Al-Daghri, K. Al-Rubeaan, N. F. da Silva, S. L. Sabico, S. Kumar *et al.*, "Changes in endotoxin levels in T2DM subjects on antidiabetic therapies", *Cardiovascular Diabetology* 8 (2009): 20.

[47] P. D. Cani, A. M. Neyrinck, F. Fava, C. Knauf, R. G. Burcelin, K. M. Tuohy *et al.*, "Selective increases of bifidobacteria in gut microflora improve high-fat-diet-induced diabetes in mice through a mechanism associated with endotoxaemia", *Diabetologia* 50 (2007): 2374-2383.

[48] P. D. Cani, J. Amar, M. A. Iglesias, M. Poggi, C. Knauf, D. Bastelica *et al.*, "Metabolic endotoxemia initiates obesity and insulin resistance", *Diabetes* 56 (2007): 1761-1772.

[49] X. Ma, J. Hua y Z. Li, "Probiotics improve high fat diet-induced hepatic steatosis and insulin resistance by increasing hepatic NKT cells", *Journal of Hepatology* 49 (2008): 821-830.

[50] Z. Stratiki, C. Costalos, S. Sevastiadou, O. Kastanidou, M. Skouroliakou, A. Giankoumatou *et al.*, "The effect of a bifidobacter supplemented bovine milk on intestinal permeability of preterm infants", *Early Human Development* 83(9) (2007): 575-579.

[51] F. Okeke, B. C. Roland y G. E. Mullin, "The role of gut microbiome in pathogenesis and treatment of obesity", *Global Advances in Health and Medicine* 3 (2014): 44-57. doi:10.7453/gahmj.2014.018.

[52] R. E. Ley, P. J. Turnbaugh, S. Klein y J. I. Gordon, "Microbial ecology: human gut microbes associated with obesity", *Nature* 444 (2006): 1022-1023.

[53] *Idem.*

[54] P. J. Turnbaugh, M. Hamady, T. Yatsunenko, B. L. Cantarel, A. Duncan, R. E. Ley *et al.*, "A core gut microbiome in obese and lean twins", *Nature* 457 (2009): 480-484.

[55] R. T. Patel, A. P. Shukla, S. M. Ahn, M. Moreira y F. Rubino, "Surgical control of obesity and diabetes: the role of intestinal vs. gastric mechanisms in the regulation of body weight and glucose homeostasis", *Obesity (Silver Spring)* 22(1) (2014): 159-169.

[56] H. Zhang, J. K. DiBaise, A. Zuccolo, D. Kudrna, M. Braidotti, Y. Yu *et al.*, "Human gut microbiota in obesity and after gastric bypass", *Proceedings of the National Academy of Sciences of the USA* 106 (2009): 2365-2370.

[57] S. H. Duncan, G. E. Lobley, G. Holtrop, J. Ince, A. M. Johnstone, P. Louis *et al.*, "Human colonic microbiota associated with diet, obesity and weight loss", *International Journal of Obesity* 32 (2008): 1720-1724.

[58] ncbi.nlm.nih.gov/pubmed/23712978

[59] livescience.com/41954-gut-microbes-make-you-fat.html

[60] cell.com/abstract/S0092-8674(14)01241-0

[61] P. J. Turnbaugh, F. Backhed, L. Fulton, J. I. Gordon, "Diet-induced obesity is linked to marked but reversible alterations in the mouse distal gut microbiome", *Cell Host and Microbe* 3 (2008): 213-223.

[62] G. D. Wu, J. Chen, C. Hoffmann, K. Bittinger, Y. Y. Chen *et al.*, "Linking long-term dietary patterns with gut microbial enterotypes", *Science* 334 (2011): 105-108. doi:10.1126/science.1208344.

[63] britannica.com/EBchecked/topic/1368888/quorum-sensing.

[64] J. H. Hehemann *et al.*, "Bacteria of the human gut microbiome catabolize red seaweed glycans with carbohydrate-active enzyme updates from extrinsic microbes", *Proceedings of the National Academy of Sciences of the USA* 109 (2012): 19786-19791. doi: 10.1073/pnas.1211002109.

[65] J. H. Hehemann, G. Correc, T. Barbeyron, W. Helbert, M. Czjzek y G. Michel, "Transfer of carbohydrate-active enzymes from marine bacteria to Japanese gut microbiota", *Nature* 464 (2010): 908-912.

[66] sciencedaily.com/releases/2009/02/090205214418.htm.

[67] J. Xu y J. I. Gordon, "Honor thy symbionts", *Proceedings of the National Academy of Sciences of the* USA 100(18) (2003): 10452-10459.

[68] I. Semova, J. D. Carten, J. Stombaugh *et al.*, "Microbiota regulate intestinal absorption and metabolism of fatty acids in the zebrafish", *Cell Host and Microbe* 12 (2012): 277-288.

[69] F. Backhed, J. K. Manchester, C. F. Semenkovich y J. I. Gordon, "Mechanisms underlying the resistance to dietinduced obesity in germ-free mice", *Proceedings of the National Academy of Sciences of the* USA 104 (2007): 979-984.

[70] *Idem.*

[71] S. Mandard, F. Zandbergen, E. van Straten, W. Wahli, F. Kuipers, M. Muller *et al.*, "The fasting-induced adipose factor/angiopoietin-like protein 4 is physically associated with lipoproteins and governs plasma lipid levels and adiposity", *Journal of Biological Chemistry* 281 (2006): 934-944.

[72] E. M. Quigley, "Small intestinal bacterial overgrowth: what it is and what it is not", *Current Opinion in Gastroenterology* 30 (2014): 141-146.

[73] I. B. Jeffery, E. M. Quigley, L. Ohman, M. Simren y P. M. O'Toole, "The microbiota link to irritable bowel syndrome: an emerging story", *Gut Microbes* 3 (2012): 572-576.

[74] A. C. Ford, "Breath testing and antibiotics for possible bacterial overgrowth in irritable bowel syndrome", *Expert Review of Anti-Infective Therapy* 8 (2010): 855-857.

[75] M. Pimentel, A. Lembo, W. D. Chey, S. Zakko, Y. Ringel, J. Yu *et al.*, "Rifaximin therapy for patients with irritable bowel syndrome without constipation", *New England Journal of Medicine* 364 (2011): 22-32.

[76] U. P. Phatak y D. S. Pashankar, "Prevalence of functional gastrointestinal disorders in obese and overweight children", *International Journal of Obesity* 2 de mayo de 2014. doi:1038/ijo.2014.67. [Epub previo a versión impresa.]

[77] J. M. Sabate, P. Jouet, F. Harnois, C. Mechler, S. Msika, M. Grossin *et al.*, "High prevalence of small intestinal bacterial overgrowth in patients with morbid obesity: a contributor to severe hepatic steatosis", *Obesity Surgery* 18 (2008): 371-377.

[78] Y. Ilan, "Leaky gut and the liver: a role for bacterial translocation in nonalcoholic steatohepatitis", *World Journal of Gastroenterology* 18 (2012): 2609-2618.

[79] R. Mathur, M. Amichai, K. S. Chua, J. Mirocha y G. M. Barlow, "Pimental M. Methane and hydrogen positivity on breath test is associated with great body mass index and body fat", *Journal of Clinical Endocrinology and Metabolism* 98 (2013): E698–E702.

[80] webmd.com/diet/news/20130326/breath-test-might-predict-obesity-risk

[81] V. Chedid, S. Dhalla, J. O. Clarke, B. C. Roland, K. B. Dunbar, J. Koh *et al.*, "Herbal therapy is equivalent to rifaximin for the treatment of small intestinal bacterial overgrowth", *Global Advances in Health and Medicine* 3 (2014): 16-24.

[82] M. Gershon, *The Second Brain*, Harper Collins Publishers, Nueva York, 1999.

[83] N. Sudo, Y. Chida, Y, Aiba, J. Sonoda, N. Oyama, X. N. Yu *et al.*, "Postnatal microbial colonization programs the hypothalamic-pituitary-adrenal system for stress response in mice", *Journal of Physiology* 558(Pt1) (2004): 263-275.

[84] M. Messaoudi, N. Violle, J. F. Bisson, D. Desor, H. Javelot y C. Rougeot, "Beneficial psychological effects of a probiotic formulation (Lactobacillus helveticus R0052 and Bifidobacterium longum R0175) in healthy human volunteers", *Gut Microbes* 2 (2011): 256-261.

[85] M. Messaoudi, R. Lalonde, N. Violle, H. Javelot, D. Desor, A. Nejdi *et al.*, "Assessment of psychotropic-like properties of a probiotic formulation (Lactobacillus helveticus R0052 and Bifidobacterium longum R0175) in rats and human subjects", *British Journal of Nutrition* 105 (2011): 755-764.

[86] P. D. Cani, S. Possemiers, T. Van de Wiele, Y. Guiot, A. Everard, O. Rottier *et al.*, "Changes in gut microbiota control inflammation in obese mice through a mechanism involving GLP-2-driven improvement of gut permeability", *Gut* 58 (2009): 1091-1103.

[87] P. D.Cani, S. Hoste, Y. Guiot y N. M. Delzenne, "Dietary non-digestible carbohydrates promote L-cell differentiation in the proximal colon of rats", *British Journal of Nutrition* 98 (2007): 32-37.

[88] C. Reinhardt, C. S. Reigstad y F. Backhed, "Intestinal microbiota during infancy and its implications for obesity", *Journal of Pediatric Gastroenterology and Nutrition* 48 (2009): 249-256.

[89] J. J. Holst, "Glucagon and glucagon-like peptides 1 and 2", *Results and Problems in Cell Differentiation* 50 (2010): 121-135.

[90] J. A. Parnell y R. A. Reimer, "Weight loss during oligofructose supplementation is associated with decreased ghrelin and increased peptide YY in overweight and obese adults", *American Journal of Clinical Nutrition* 89 (2009): 1751-1759.

Capítulo 3

[1] D. Di Gioia, I. Aloisio, G. Mazzola y B. Biavati, "Bifidobacteria: their impact on gut microbiota composition and their applications as probiotics in infants", *Applied Microbiology and Biotechnology* 98 (2014): 563-577.

[2] Y. T. Tsai, P. C. Cheng y T. M. Pan, "Anti-obesity effects of gut microbiota are associated with lactic acid bacteria", *Applied Microbiology and Biotechnology* 98 (2014): 1-10.

[3] F. Francois, J. Roper, N. Joseph, Z. Pei, A. Chhada, J. R. Shak *et al.*, "The effect of H. pylori eradication on mealassociated changes in plasma ghrelin and leptin", *BMC Gastroenterology* 11 (2011): 37.

4 Y. Chacko y G. J. Holtmann, "Helicobacter pylori eradication and weight gain: has it opened a Pandora's box?", *Alimentary Pharmacology & Therapies* 34 (2011): 256.

5 A. M. Madrid, J. Poniachik, R. Quera y C. Defilippi, "Small intestinal clustered contractions and bacterial overgrowth: a frequent finding in obese patients", *Digestive Diseases and Sciences* 56 (2011): 155-160.

6 R. Clements, Q. H. Gonzalez, A. Foster *et al.*, "Gastrointestinal symptoms are more intense in morbidly obese patients and are improved with laparoscopic Roux-en-Y gastric bypass", *Obesity Surgery* 13 (2003): 610-614.

7 I. Shai, D. Schwarzfuchs, Y. Henkin *et al.*, "Weight loss with a low-carbohydrate, Mediterranean, or low-fat diet", *New England Journal of Medicine* 359 (2008): 229-241.

8 G. D. Foster, H. R. Wyatt, J. O. Hill *et al.*, "A randomized trial of a low-carbohydrate diet for obesity", *New England Journal of Medicine* 348 (2003): 2082-2090.

9 B. J. Brehm, R. J. Seeley, S. R. Daniels y D. A. D'Alessio, "A randomized trial comparing a very low carbohydrate diet and a calorie-restricted low fat diet on body weight and cardiovascular risk factors in healthy women", *Journal of Clinical Endocrinology and Metabolism* 88 (2003): 1617-1623.

10 C. D. Gardner, A. Kiazand, S. Alhassan *et al.*, "Comparison of the Atkins, Zone, Ornish, and LEARN diets for change in weight and related risk factors among overweight premenopausal women: the A TO Z Weight Loss Study: a randomized trial", *JAMA* 297 (2007): 969-977.

11 W. S. Yancy, Jr., M. K. Olsen, J. R. Guyton, R. P. Bakst y E. C. Westman, "A low-carbohydrate, ketogenic diet versus a low-fat diet to treat obesity and hyperlipidemia: a randomized, controlled trial", *Annals of Internal Medicine* 140 (2004): 769-777.

12 P. Seshadri, N. Iqbal, L. Stern *et al.*, "A randomized study comparing the effects of a low-carbohydrate diet and a conventional diet on lipoprotein subfractions and C-reactive protein levels in patients with severe obesity", *American Journal of Medicine* 117 (2004): 398-405.

13 E. Nistal, A. Caminero, S. Vivas *et al.*, "Differences in faecal bacteria populations and faecal bacteria metabolism in healthy adults and celiac disease patients", *Biochimie* 94 (2012): 1724-1729.

14 G. De Palma, I. Nadal, M. C. Collado e Y. Sanz, "Effects of a gluten-free diet on gut microbiota and immune function in healthy adult human subjects", *British Journal of Nutrition* 102 (2009): 1154-1160.

15 L. Stern, N. Iqbal, P. Seshadri *et al.*, "The effects of low-carbohydrate versus conventional weight loss diets in severely obese adults: one-year follow-up of a randomized trial", *Annals of Internal Medicine* 140 (2004): 778-785.

16 G. De Palma, I. Nadal, M. C. Collado e Y. Sanz, "Effects of a gluten-free diet on gut microbiota and immune function in healthy adult human subjects", *British Journal of Nutrition* 102 (2009): 1154-1160.

[17] E. Nistal, A. Caminero, A. R. Herran et al., "Differences of small intestinal bacteria populations in adults and children with/without celiac disease: effect of age, gluten diet, and disease", *Inflammatory Bowel Diseases* 18 (2012): 649-656.

[18] E. Nistal, A. Caminero, S. Vivas et al., "Differences in faecal bacteria populations and faecal bacteria metabolism in healthy adults and celiac disease patients", *Biochimie* 94 (2012): 1724-1729.

[19] G. De Palma, I. Nadal, M. C. Collado e Y. Sanz, "Effects of a gluten-free diet on gut microbiota and immune function in healthy adult human subjects", *British Journal of Nutrition* 102 (2009): 1154-1160.

[20] A. Santacruz, A. Marcos, J. Warnberg et al., "Interplay between weight loss and gut microbiota composition in overweight adolescents", *Obesity* 17 (2009) :1906-1915.

[21] M. Million, M. Maraninchi, M. Henry et al., "Obesity-associated gut microbiota is enriched in Lactobacillus reuteri and depleted in Bifidobacterium animalis and Methanobrevibacter smithii", *International Journal of Obesity* 36 (2012): 817-825.

[22] M. Kalliomaki, M. C. Collado, S. Salminen y E. Isolauri, "Early differences in fecal microbiota composition in children may predict overweight", *American Journal of Clinical Nutrition* 87 (2008): 534-538.

[23] A. Schwiertz, D. Taras, K. Schafer et al., "Microbiota and scfa in lean and overweight healthy subjects", *Obesity* 18 (2010): 190-195.

[24] M. C. Collado, E. Isolauri, K. Laitinen y S. Salminen, "Distinct composition of gut microbiota during pregnancy in overweight and normal-weight women", *American Journal of Clinical Nutrition* 88 (2008): 894-899.

[25] R. G. Heine, "Preventing atopy and allergic disease", *Nestlé Nutrition Institute Workshop Series* 78 (2014): 141-153.

[26] C. G. Owen, R. M. Martin, P. H. Whincup, G. D. Smith y D. G. Cook, "Effect of infant feeding on the risk of obesity across the life course: a quantitative review of published evidence", *Pediatrics* 115 (2005): 1367-1377.

[27] T. Harder, R. Bergmann, G. Kallischnigg y A. Plagemann, "Duration of breastfeeding and risk of overweight: a meta-analysis", *American Journal of Epidemiology* 162 (2005): 397-403.

Capítulo 4

[1] T. Haahtela, S.Holgate, R. Pawankar et al., "The biodiversity hypothesis and allergic disease: World Allergy Organization position statement", *World Allergy Organization Journal* 6 (2013): 3.

[2] B. Schnabl y D. A. Brenner, "Interactions between the intestinal microbiome and liver diseases", *Gastroenterology* 146 (2014): 1513-1524.

[3] S. Bengmark, "Nutrition of the critically ill—a 21st-century perspective", *Nutrients* 5 (2013): 162-207.

[4] G. L. Hold, "Western lifestyle: a 'master' manipulator of the intestinal microbiota?", *Gut* 63 (2014): 5-6.

[5] S. Bengmark, "Nutrition of the critically ill—a 21st-century perspective", *Nutrients* 5 (2013): 162-207.

[6] G. D. Wu, J. Chen, C. Hoffmann *et al.*, "Linking long-term dietary patterns with gut microbial enterotypes", *Science* 334 (2011): 105-108.

[7] S. Pendyala, J. M. Walker y P. R. Holt, "A high-fat diet is associated with endotoxemia that originates from the gut", *Gastroenterology* 142 (2012): 1100-1101 e2.

[8] R. Hansen, R. K. Russell, C. Reiff *et al.*, "Microbiota of de-novo pediatric IBD: increased Faecalibacterium prausnitzii and reduced bacterial diversity in Crohn's but not in ulcerative colitis", *American Journal of Gastroenterology* 107 (2012): 1913-1922.

[9] M. Martinez-Medina, J. Denizot, N. Dreux *et al.*, "Western diet induces dysbiosis with increased E. coli in CEABAC10 mice, alters host barrier function favouring AIEC colonization", *Gut* 63 (2014): 116-124.

[10] S. Devkota, Y. Wang, M. W. Musch *et al.*, "Dietary-fat-induced taurocholic acid promotes pathobiont expansion and colitis in Il10-/- mice", *Nature* 487 (2012): 104-108.

[11] S. Ghosh, E. Molcan, D. DeCoffe, C. Dai, D. L. Gibson, "Diets rich in n-6 PUFA induce intestinal microbial dysbiosis in aged mice", *British Journal of Nutrition* 110 (2013): 515-523.

[12] C. B. de La Serre, C. L. Ellis, J. Lee, A. L. Hartman, J. C. Rutledge y H. E. Raybould, "Propensity to high-fat diet-induced obesity in rats is associated with changes in the gut microbiota and gut inflammation", *American Journal of Physiology: Gastrointestinal and Liver Physiology* 299 (2010): G440-G448.

[13] S. Ghosh, E. Molcan, D. DeCoffe, C. Dai, D. L. Gibson, "Diets rich in n-6 PUFA induce intestinal microbial dysbiosis in aged mice", *British Journal of Nutrition* 110 (2013): 515-523.

[14] usda.gov/factbook/2001-2002factbook.pdf, cuadros 2-6, p. 20.

[15] usda.gov/factbook/chapter2.pdf, cuadros 2-6, p. 20.

[16] L. Cordain, S. B. Eaton, A. Sebastian *et al.*, "Origins and evolution of the Western diet: health implications for the 21st century", *American Journal of Clinical Nutrition* 81 (2005): 341-354.

[17] L. Cordain, "Implications for the role of diet in acne", *Seminars in Cutaneous Medicine and Surgery* 24 (2005): 84-91.

[18] Q. Yang, Z. Zhang, E. W. Gregg, W. D. Flanders, R. Merritt, F. B. Hu, "Added sugar intake and cardiovascular diseases mortality among US adults", *JAMA Internal Medicine* 17 (2014): 516-524.

[19] L. A. Schmidt, "New unsweetened truths about sugar", *JAMA Internal Medicine* 17 (2014): 525-526.

[20] usda.gov/factbook/chapter2.pdf, cuadros 2-6, p. 20.

[21] Q. Yang, Z. Zhang, E. W. Gregg, W. D. Flanders, R. Merritt, F. B. Hu, "Added sugar intake and cardiovascular diseases mortality among US adults", *JAMA Internal Medicine* 17 (2014): 516-524.

[22] R. K. Johnson, L. J. Appel, M. Brands *et al.*, "Dietary sugars intake and cardiovascular health: a scientific statement from the American Heart Association", *Circulation* 120 (2009): 1011-1120.

[23] Q. Yang, Z. Zhang, E. W. Gregg, W. D. Flanders, R. Merritt, F. B. Hu, "Added sugar intake and cardiovascular diseases mortality among US adults", *JAMA Internal Medicine* 17 (2014): 516-524.

[24] *Idem.*

[25] A. K. Green, P. F. Jacques, G. Rogers, C. S. Fox, J. B. Meigs y N. M. McKeown, "Sugar-sweetened beverages and prevalence of the metabolically abnormal phenotype in the Framingham Heart Study", *Obesity* 22 (2014): E157E163.

[26] P. J. Turnbaugh, V. K. Ridaura, J. J. Faith, F. E. Rey, R. Knight y J. I. Gordon, "The effect of diet on the human gut microbiome: a metagenomic analysis in humanized gnotobiotic mice", *Science Translational Medicine* 1 (2009): 6ra14.

[27] *Idem.*

[28] K. Kavanagh, A. T. Wylie, K. L. Tucker *et al.*, "Dietary fructose induces endotoxemia and hepatic injury in calorically controlled primates", *American Journal of Clinical Nutrition* 98 (2013): 349-357.

[29] K. Nomura, T. Yamanouchi, "The role of fructose-enriched diets in mechanisms of nonalcoholic fatty liver disease", *Journal of Nutritional Biochemistry* 23 (2012): 203-208.

[30] M. J. Riveros, A. Parada y P. Pettinelli ["Fructose consumption and its health implications; fructose malabsorption and nonalcoholic fatty liver disease"], *Nutrición Hospitalaria* 29 (2014): 491-499.

[31] usda.gov/factbook/2001-2002factbook.pdf, cuadros 2-6, p. 20.

[32] usda.gov/factbook/chapter2.pdf, cuadros 2-6, p. 20.

[33] K. Nomura, T. Yamanouchi, "The role of fructose-enriched diets in mechanisms of nonalcoholic fatty liver disease", *Journal of Nutritional Biochemistry* 23 (2012): 203-208.

[34] M. J. Riveros, A. Parada y Pettinelli P. ["Fructose consumption and its health implications; fructose malabsorption and nonalcoholic fatty liver disease"], *Nutrición Hospitalaria* 29 (2014): 491-499.

[35] D. R. Mager, I. R. Iniguez, S. Gilmour y J. Yap, "The effect of a low fructose and low glycemic index/load (FRAGILE) dietary intervention on indices of liver function, cardiometabolic risk factors, and body composition in children and adolescents with nonalcoholic fatty liver disease (NAFLD)", *JPEN: Journal of Parenteral and Enteral Nutrition* (23 de agosto de 2013). [Epub previo a impresión.]

[36] R. Kelishadi, M. Mansourian y M. Heidari-Beni, "Association of fructose consumption and components of metabolic syndrome in human studies: a systematic review and meta-analysis", *Nutrition* 30 (2014): 503-510.

[37] V. Ha, V. H. Jayalath, A. I. Cozma, A. Mirrahimi, R. J. de Souza y J. L. Sievenpiper, "Fructose-containing sugars, blood pressure, and cardiometabolic risk: a critical review", *Current Hypertension Reports* 15 (2013): 281-297.

[38] N. Martin-Calvo, M. A. Martinez-Gonzalez y M. Bes-Rastrollo *et al.*, "Sugar-sweetened carbonated beverage consumption and childhood/adolescent obesity: a case-control study", *Public Health Nutrition* 31 (enero de 2014): 1-9. [Epub previo a impresión.]

[39] J. Nickelson, J. C. Lawrence, J. M. Parton, A. P. Knowlden y R. J. McDermott, "What proportion of preschool-aged children consume sweetened beverages?", *Journal of School Health* 84 (2014): 185-194.

[40] K. Kavanagh, A. T. Wylie, K. L. Tucker *et al.*, "Dietary fructose induces endotoxemia and hepatic injury in calorically controlled primates", *American Journal of Clinical Nutrition* 98 (2013): 349-357.

[41] S. N. Bleich, J. A. Wolfson, S. Vine e Y. C. Wang, "Diet-beverage consumption and caloric intake among US adults, overall and by body weight", *American Journal of Public Health* 104 (2014): e72-e78.

[42] S. P. Fowler, K. Williams, R. G. Resendez, K. J. Hunt, H. P. Hazuda y M. P. Stern, "Fueling the obesity epidemic? Artificially sweetened beverage use and long-term weight gain", *Obesity* 16 (2008): 1894-1900.

[43] C. Sternini, "In search of a role for carbonation: is this a good or bad taste?", *Gastroenterology* 145 (2013): 500-503.

[44] F. Di Salle, E. Cantone, M. F. Savarese *et al.*, "Effect of carbonation on brain processing of sweet stimuli in humans", *Gastroenterology* 145 (2013): 537-539 e3.

[45] M. Soffritti, M. Padovani, E. Tibaldi, L. Falcioni, F. Manservisi, F. Belpoggi, "The carcinogenic effects of aspartame: The urgent need for regulatory re-evaluation", *American Journal of Industrial Medicine* 57 (2014): 383-397.

[46] J. Suez, T. Korem, D. Zeevi, G. Zilberman-Schapira, C. A. Thaiss, O. Mazo *et al.*, "Artificial sweeteners induce glucose intolerance by altering the gut microbiota", *Nature* (2014).

[47] G. D. Wu, J. Chen, C. Hoffmann *et al.*, "Linking long-term dietary patterns with gut microbial enterotypes", *Science* 334 (2011): 105-108.

[48] R. E. Steinert, F. Frey, A. Topfer, J. Drewe y C. Beglinger, "Effects of carbohydrate sugars and artificial sweeteners on appetite and the secretion of gastrointestinal satiety peptides", *British Journal of Nutrition* 105 (2011): 1320-1328.

[49] M. K. Piya, A. L. Harte y P. G. McTernan, "Metabolic endotoxaemia: is it more than just a gut feeling?", *Current Opinion in Lipidology* 24 (2013): 78-85.

[50] M. Van Engelen, S. Khodabandeh, T. Akhavan, J. Agarwal, B. Gladanac y N. Bellissimo, "Effect of sugars in solutions on subjective appetite and short-term food intake in 9- to 14-year-old normal weight boys", *European Journal of Clinical Nutrition* 66(7) (2014): 773-777.

[51] C. Garcia-Caceres y M. H. Tschop, "The emerging neurobiology of calorie addiction", *eLife* 3 (2014): e01928.

[52] D. C. Malkusz, T. Banakos, A. Mohamed *et al.*, "Dopamine signaling in the medial prefrontal cortex and amygdala is required for the acquisition of

fructose-conditioned flavor preferences in rats", *Behavioural Brain Research* 233 (2012): 500-507.

53 E. P. Halmos, C. T. Christophersen, A. R. Bird, S. J. Shepherd, P. R. Gibson y J. G.Muir, "Diets that differ in their FODMAP content alter the colonic luminal microenvironment", *Gut* 14 de julio de 2014. [Epub previo a impresión.]

54 A. Paoli, "Ketogenic diet for obesity: friend or foe?", *International Journal of Environmental Research and Public Health* 11 (2014): 2092-2107.

55 *Idem.*

56 A. Paoli, A. Rubini, J. S. Volek y K. A. Grimaldi, "Beyond weight loss: a review of the therapeutic uses of very-lowcarbohydrate (ketogenic) diets", *European Journal of Clinical Nutrition* 67 (2013): 789-796.

57 M. Veldhorst, A. Smeets, S. Soenen *et al.*, "Protein-induced satiety: effects and mechanisms of different proteins", *Physiology & Behavior* 94 (2008): 300-307.

58 M. S. Westerterp-Plantenga, A. Nieuwenhuizen, D. Tome, S. Soenen y K. R. Westerterp, "Dietary protein, weight loss, and weight maintenance", *Annual Review of Nutrition* 29 (2009): 21-41.

59 P. Sumithran, L. A. Prendergast, E. Delbridge *et al.*, "Ketosis and appetite-mediating nutrients and hormones after weight loss", *European Journal of Clinical Nutrition* 67 (2013): 759-764.

60 M. A. Veldhorst, M. S. Westerterp-Plantenga y K. R. Westerterp, "Gluconeogenesis and energy expenditure after a high-protein, carbohydrate-free diet", *American Journal of Clinical Nutrition* 90 (2009): 519-526.

61 E. J. Fine y R. D. Feinman, "Thermodynamics of weight loss diets", *Nutrition & Metabolism* 1 (2004): 15.

62 J. S. Volek, S. D. Phinney, C. E. Forsythe *et al.*, "Carbohydrate restriction has a more favorable impact on the metabolic syndrome than a low fat diet", *Lipids* 44 (2009): 297-309.

63 J. S. Volek, M. J. Sharman y C. E. Forsythe, "Modification of lipoproteins by very low-carbohydrate diets", *Journal of Nutrition* 135 (2005): 1339-1342.

64 F. Lefevre y N. Aronson, "Ketogenic diet for the treatment of refractory epilepsy in children: a systematic review of efficacy", *Pediatrics* 105 (2005): E46.

65 E. P. Vining, J. M. Freeman, K. Ballaban-Gil *et al.*, "A multicenter study of the efficacy of the ketogenic diet", *Archives of Neurology* 55 (1998): 1433-1437.

66 K. T. Thakur, J. C. Probasco, S. E. Hocker *et al.*, "Ketogenic diet for adults in super-refractory status epilepticus", *Neurology* 82 (2014): 665-670.

67 E. C. Woolf y A. C. Scheck, "The ketogenic diet for the treatment of malignant glioma", *Journal of Lipid Research* (6 de febrero de 2014). [Epub previo a impresión.]

68 J. Perez-Guisado, ["Ketogenic diets: additional benefits to the weight loss and unfounded secondary effects"], *Archivos Latinoamericanos de Nutrición* 58 (2008): 323-329.

[69] *Idem.*

[70] F. M. Sacks, G. A. Bray, V. J. Carey *et al.*, "Comparison of weight-loss diets with different compositions of fat, protein, and carbohydrates", *New England Journal of Medicine* 360 (2009): 859-873.

[71] P. W. Siri-Tarino, Q. Sun, F. B. Hu y R. M. Krauss, "Meta-analysis of prospective cohort studies evaluating the association of saturated fat with cardiovascular disease", *American Journal of Clinical Nutrition* 91 (2010): 535-546.

[72] B. Lands, "Consequences of essential fatty acids", *Nutrients* 4 (2012): 1338-1357.

[73] M. Cameron, J. J. Gagnier y S. Chrubasik, "Herbal therapy for treating rheumatoid arthritis", *Cochrane Database of Systematic Reviews* (2011), CD002948.

[74] L. Galland, "Diet and inflammation", *Nutrition in Clinical Practice* 25 (2010): 634-640.

[75] S. Palmer, "Fill in the fiber gaps—dietitians offer practical strategies to get clients to meet the daily requirements", *Today's Dietitian* 14 (2012): 40.

[76] B. C. Roland, M. M. Ciarleglio, J. O. Clarke *et al.*, "Low ileocecal valve pressure is significantly associated with small intestinal bacterial overgrowth (SIBO)", *Digestive Diseases and Sciences* 59 (2014): 1269-1277.

[77] S. Bonilla, D. Wang y M. Saps, "Obesity predicts persistence of pain in children with functional gastrointestinal disorders", *International Journal of Obesity* 35 (2011): 517-521.

[78] E. P. Halmos, V. A. Power, S. J. Shepherd, P. R. Gibson, J. G. Muir, "A diet low in FODMAPs reduces symptoms of irritable bowel syndrome", *Gastroenterology* 146 (2014): 67-75 e5.

[79] P. Jouet, B. Coffin y J. M. Sabate, "Small intestinal bacterial overgrowth in patients with morbid obesity", *Digestive Diseases and Sciences* 56 (2011): 615; respuesta de los autores 616.

[80] J. M. Sabate, P. Jouet, F. Harnois *et al.*, "High prevalence of small intestinal bacterial overgrowth in patients with morbid obesity: a contributor to severe hepatic steatosis", *Obesity Surgery* 18 (2008): 371-377.

[81] A. M. Madrid, "Small intestinal bacterial overgrowth in patients with morbid obesity: reply", *Digestive Diseases and Sciences* 56 (2011): 615-616.

[82] A. M. Madrid, J. Poniachik, R. Quera y C. Defilippi, "Small intestinal clustered contractions and bacterial overgrowth: a frequent finding in obese patients", *Digestive Diseases and Sciences* 56 (2011): 155-160.

[83] P. Jouet, B. Coffin y J. M. Sabate, "Small intestinal bacterial overgrowth in patients with morbid obesity", *Digestive Diseases and Sciences* 56 (2011): 615; respuesta de los autores 616.

[84] *Idem.*

[85] A. M. Madrid, "Small intestinal bacterial overgrowth in patients with morbid obesity: reply", *Digestive Diseases and Sciences* 56 (2011): 615-616.

[86] A. M. Madrid, J. Poniachik, R. Quera y C. Defilippi, "Small intestinal clustered contractions and bacterial overgrowth: a frequent finding in obese patients", *Digestive Diseases and Sciences* 56 (2011): 155-160.

[87] R. H. Clements, Q. H. Gonzalez, A. Foster *et al.*, "Gastrointestinal symptoms are more intense in morbidly obese patients and are improved with laparoscopic Roux-en-Y gastric bypass", *Obesity Surgery* 13 (2013): 610-614.

[88] A. Foster, H. L. Laws, Q. H. Gonzalez y R. H. Clements, "Gastrointestinal symptomatic outcome after laparoscopic Roux-en-Y gastric bypass", *Journal of Gastrointestinal Surgery* 7 (2003): 750-753.

[89] A. Foster, W. O. Richards, J. McDowell, H. L. Laws y R. H. Clements, "Gastrointestinal symptoms are more intense in morbidly obese patients", *Surgical Endoscopy* 17 (2003): 1766-1768.

[90] R. L. Levy, J. A. Linde, K. A. Feld, M. D. Crowell y R. W. Jeffery, "The association of gastrointestinal symptoms with weight, diet, and exercise in weight-loss program participants", *Clinical Gastroenterology and Hepatology* 3 (2005): 992-96.

[91] *Idem.*

[92] doctoroz.com/videos/botox-future-weight-loss

[93] M. Faria, E. J. Pavin, M. C. Parisi *et al.*, "Delayed small intestinal transit in patients with long-standing type 1 diabetes mellitus: investigation of the relationships with clinical features, gastric emptying, psychological distress, and nutritional parameters", *Diabetes Technology & Therapeutics* 15 (2013): 32-38.

[94] H. M. Staudacher, P. M. Irving, M. C. Lomer y K. Whelan, "Mechanisms and efficacy of dietary FODMAP restriction in IBS", *Nature Reviews Gastroenterology & Hepatology* 11 (2014): 256-266.

[95] E. P. Halmos, C. T. Christophersen, A. R. Bird, S. J. Shepherd, P. R. Gibson y J. G. Muir, "Diets that differ in their FODMAP content alter the colonic luminal microenvironment", *Gut* (14 de julio de 2014). [Epub previo a impresión.]

[96] M. Kirby y E. Danner, "Nutritional deficiencies in children on restricted diets", *Pediatric Clinics of North America* 56 (2009): 1085-1103.

[97] E. Nistal, A. Caminero, S. Vivas *et al.*, "Differences in faecal bacteria populations and faecal bacteria metabolism in healthy adults and celiac disease patients", *Biochimie* 94 (2012): 1724-1729.

[98] G. De Palma, I. Nadal, M. C. Collado e Y.Sanz, "Effects of a gluten-free diet on gut microbiota and immune function in healthy adult human subjects", *British Journal of Nutrition* 102 (2009): 1154-1160.

[99] W. Zhu, D. Cai, Y. Wang *et al.*, "Calcium plus vitamin D3 supplementation facilitated fat loss in overweight and obese college students with very-low calcium consumption: a randomized controlled trial", *Nutrition Journal* 12 (2013): 8.

[100] A. Tremblay y J. A. Gilbert, "Human obesity: is insufficient calcium/dairy intake part of the problem?", *Journal of the American College of Nutrition* 30 (2011): 449S-453S.

[101] X. Sun y M. B. Zemel, "Calcium and dairy products inhibit weight and fat regain during ad libitum consumption following energy restriction in Ap2-agouti transgenic mice", *Journal of Nutrition* 134 (2004): 3054-3060.

[102] D. Mozaffarian, T. Hao, E. B. Rimm, W. C. Willett y F. B. Hu, "Changes in diet and lifestyle and long-term weight gain in women and men", *New England Journal of Medicine* 364 (2011): 2392-2404.

[103] A. C. Ross, J. E. Manson, S. A. Abrams *et al.*, "The 2011 Dietary Reference Intakes for calcium and vitamin D: what dietetics practitioners need to know", *Journal of the American Dietetic Association* 111 (2011): 524-527.

[104] *Idem.*

[105] M. Veldhorst, A. Smeets, S. Soenen *et al.*, "Protein-induced satiety: effects and mechanisms of different proteins", *Physiology & Behavior* 94 (2008): 300-307.

[106] M. P. Lejeune, E. M. Kovacs y M. S. Westerterp-Plantenga, "Additional protein intake limits weight regain after weight loss in humans", *British Journal of Nutrition* 93 (2005): 281-289.

[107] M. S. Westerterp-Plantenga y M. P. Lejeune, "Protein intake and body-weight regulation", *Appetite* 45 (2005): 187-190.

[108] M. S. Westerterp-Plantenga, M. P. Lejeune, I. Nijs, M. van Ooijen y E. M. Kovacs, "High protein intake sustains weight maintenance after body weight loss in humans", *International Journal of Obesity and Related Metabolic Disorders* 28 (2004): 57-64.

[109] M. S. Westerterp-Plantenga, A. Nieuwenhuizen, D. Tome, S. Soenen y K. R. Westerterp, "Dietary protein, weight loss, and weight maintenance", *Annual Review of Nutrition* 29 (2009): 21-41.

[110] M. P. Lejeune, E. M. Kovacs y M. S. Westerterp-Plantenga, "Additional protein intake limits weight regain after weight loss in humans", *British Journal of Nutrition* 93 (2005): 281-289.

[111] M. S. Westerterp-Plantenga y M. P. Lejeune, "Protein intake and body-weight regulation", *Appetite* 45 (2005): 187-190.

[112] M. S. Westerterp-Plantenga, M. P. Lejeune, I. Nijs I, M. van Ooijen y E. M. Kovacs, "High protein intake sustains weight maintenance after body weight loss in humans", *International Journal of Obesity and Related Metabolic Disorders* 28 (2004): 57-64.

[113] J. Bowen, M. Noakes y P. M. Clifton, "Appetite regulatory hormone responses to various dietary proteins differ by body mass index status despite similar reductions in ad libitum energy intake", *Journal of Clinical Endocrinology and Metabolism* 91 (2006): 2913-2919.

[114] M. P. Lejeune, K. R. Westerterp, T. C. Adam, N. D. Luscombe-Marsh y M. S. Westerterp-Plantenga, "Ghrelin and glucagon-like peptide 1 concentra-

tions, 24-h satiety, and energy and substrate metabolism during a high-protein diet and measured in a respiration chamber", *American Journal of Clinical Nutrition* 83 (2006): 89-94.

[115] R. L. Batterham, H. Heffron, S. Kapoor *et al.*, "Critical role for peptide YY in protein-mediated satiation and body-weight regulation", *Cell Metabolism* 4 (2006): 223-233.

[116] J. Bowen, M. Noakes, C. Trenerry y P. M. Clifton, "Energy intake, ghrelin, and cholecystokinin after different carbohydrate and protein preloads in overweight men", *Journal of Clinical Endocrinology and Metabolism* 91 (2006): 1477-1483.

[117] A. J. Smeets, S. Soenen, N. D. Luscombe-Marsh, O. Ueland y M. S. Westerterp-Plantenga, "Energy expenditure, satiety, and plasma ghrelin, glucagon-like peptide 1, and peptide tyrosine-tyrosine concentrations following a single high-protein lunch", *Journal of Nutrition* 138 (2008): 698-702.

[118] S. H. Holt, J. C. Miller, P. Petocz y E. Farmakalidis, "A satiety index of common foods", *European Journal of Clinical Nutrition* 49 (1995): 675-690.

[119] A. M. Uhe, G. R. Collier y K. O'Dea, "A comparison of the effects of beef, chicken and fish protein on satiety and amino acid profiles in lean male subjects", *Journal of Nutrition* 122 (1992): 467-472.

[120] S. Pal y V. Ellis, "The acute effects of four protein meals on insulin, glucose, appetite and energy intake in lean men", *British Journal of Nutrition* 104 (2010): 1241-1248.

[121] C. J. Rebello, A. G. Liu, F. L. Greenway y N. V. Dhurandhar, "Dietary strategies to increase satiety", *Advances in Food and Nutrition Research* 69 (2013): 105-182.

[122] S. M. Douglas, L. C. Ortinau, H. A. Hoertel y H. J. Leidy, "Low, moderate, or high protein yogurt snacks on appetite control and subsequent eating in healthy women", *Appetite* 60 (2013): 117-122.

[123] M. Hession, C. Rolland, U. Kulkarni, A. Wise y J. Broom, "Systematic review of randomized controlled trials of low-carbohydrate vs. low-fat/low-calorie diets in the management of obesity and its comorbidities", *Obesity Reviews* 10 (2010): 36-50.

[124] D. Mozaffarian, T. Hao, E. B. Rimm, W. C. Willett y F. B. Hu, "Changes in diet and lifestyle and long-term weight gain in women and men", *New England Journal of Medicine* 364 (2011): 2392-2404.

[125] M. Rosell, P. Appleby, E. Spencer y T. Key, "Weight gain over 5 years in 21,966 meat-eating, fish-eating, vegetarian, and vegan men and women in EPIC-Oxford", *International Journal of Obesity* 30 (2006): 1389-1396.

[126] P. G. Cocate, A. J. Natali, A. D. Oliveira *et al.*, "Red but not white meat consumption is associated with metabolic syndrome, insulin resistance and lipid peroxidation in Brazilian middle-aged men", *European Journal of Preventive Cardiology* (8 de octubre de 2013). [Epub previo a impresión.]

[127] N. Babio, M. Sorli, M. Bullo *et al.*, "Association between red meat consumption and metabolic syndrome in a Mediterranean population at high cardio-

vascular risk: cross-sectional and 1-year follow-up assessment", *Nutrition, Metabolism, and Cardiovascular Diseases* 22 (2012): 200-207.

[128] A. Pan, Q. Sun, A. M. Bernstein, J. E. Manson, W. C. Willett y F. B. Hu, "Changes in red meat consumption and subsequent risk of type 2 diabetes mellitus: three cohorts of US men and women", JAMA *Internal Medicine* 173 (2013): 1328-1335.

[129] A. C. Vergnaud, T. Norat, D. Romaguera *et al.*, "Meat consumption and prospective weight change in participants of the EPIC-PANACEA study", *American Journal of Clinical Nutrition* 92 (2010): 398-407.

[130] I. Cho, S. Yamanishi, L. Cox *et al.*, "Antibiotics in early life alter the murine colonic microbiome and adiposity", *Nature* 488 (2012): 621-626.

[131] C. Jobin, ["Microbial dysbiosis, a new risk factor in colorectal cancer?"], *Médecine Sciences* 29 (2013): 582-585.

[132] cancerpreventionresearch.aacrjournals.org/content/7/11/1112.

[133] Z. Wang, E. Klipfell, B. J. Bennett *et al.*, "Gut flora metabolism of phosphatidylcholine promotes cardiovascular disease", *Nature* 472 (2011): 57-63.

[134] S. Davidson, "Flagging flora: heart disease link", *Nature* 477 (2011): 162.

[135] J. R. Ussher, G. D. Lopaschuk y A. Arduini, "Gut microbiota metabolism of L-carnitine and cardiovascular risk", *Atherosclerosis* 231 (2013): 456-461.

[136] M. E. Levine, J. A. Suarez, S. Brandhorst *et al.*, "Low protein intake is associated with a major reduction in IGF-1, cancer, and overall mortality in the 65 and younger but not older population", *Cell Metabolism* 19 (2014): 407-417.

[137] D. L. Thorpe, S. F. Knutsen, W. L. Beeson, S. Rajaram y G. E. Fraser, "Effects of meat consumption and vegetarian diet on risk of wrist fracture over 25 years in a cohort of peri- and postmenopausal women", *Public Health Nutrition* 11 (2008): 564-572.

[138] R. Nicoll y J. McLaren Howard, "The acid-ash hypothesis revisited: a reassessment of the impact of dietary acidity on bone", *Journal of Bone and Mineral Metabolism* (21 de febrero de 2014). [Epub previo a impresión.]

[139] J. Calvez, N. Poupin, C. Chesneau, C. Lassale y D. Tome, "Protein intake, calcium balance and health consequences", *European Journal of Clinical Nutrition* 66 (2012): 281-295.

[140] G. D. Wu, J. Chen, C. Hoffmann *et al.*, "Linking long-term dietary patterns with gut microbial enterotypes", *Science* 334 (2011): 105-108.

[141] L. A. David, C. F. Maurice, R. N. Carmody *et al.*, "Diet rapidly and reproducibly alters the human gut microbiome", *Nature* 505 (2014): 559-563.

[142] K. M. Tuohy, F. Fava y R. Viola, " 'The way to a man's heart is through his gut microbiota'—dietary pro- and prebiotics for the management of cardiovascular risk", *Proceedings of the Nutrition Society* (2014), 1-14.

[143] C. Razquin, J. A. Martinez, M. A. Martinez-Gonzalez, J. Fernandez-Crehuet, J. M. Santos y A. Marti, "A Mediterranean diet rich in virgin olive oil may reverse the effects of the -174G/C IL6 gene variant on 3-year body weight change", *Molecular Nutrition & Food Research* 54 (supl. 1) (2010): S75-S82.

[144] C. Razquin, J. A. Martinez, M. A. Martinez-Gonzalez, J. Salas-Salvado, R. Estruch y A. Marti, "A 3-year Mediterranean-style dietary intervention may modulate the association between adiponectin gene variants and body weight change", *European Journal of Nutrition* 49 (2010): 311-319.

[145] L. Lucas, A. Russell y R. Keast, "Molecular mechanisms of inflammation. Anti-inflammatory benefits of virgin olive oil and the phenolic compound oleocanthal", *Current Pharmaceutical Design* 17 (2011): 754-768.

[146] E. Wendland, A. Farmer, P. Glasziou y A. Neil, "Effect of alpha linolenic acid on cardiovascular risk markers: a systematic review", *Heart* 92 (2006): 166-169.

[147] L. Lin, H. Allemekinders, A. Dansby *et al.*, "Evidence of health benefits of canola oil", *Nutrition Reviews* 71 (2013): 370-385.

[148] H. C. Hung, K. J. Joshipura, R. Jiang *et al.*, "Fruit and vegetable intake and risk of major chronic disease", *Journal of the National Cancer Institute* 96 (2004): 1577-1584.

[149] R. Mattes, "Soup and satiety", *Physiology & Behavior* 83 (2005): 739-747.

[150] R. Muckelbauer, G. Sarganas, A. Gruneis y J. Muller-Nordhorn, "Association between water consumption and body weight outcomes: a systematic review", *American Journal of Clinical Nutrition* 98 (2013): 282-299.

[151] usda.gov/factbook/chapter2.pdf, cuadros 2-6, p. 20.

[152] S. J. Nielsen y B. M. Popkin, "Changes in beverage intake between 1977 and 2001", *American Journal of Preventive Medicine* 27 (2004): 205-210.

[153] G. E. Mullin, "Red wine, grapes, and better health—resveratrol", *Nutrition in Clinical Practice* 26 (2011): 722-723.

[154] A. A. Bertelli y D. K. Das, "Grapes, wines, resveratrol, and heart health", *Journal of Cardiovascular Pharmacology* 54 (2009): 468-476.

[155] I. Lekli, D. Ray y D. K. Das, "Longevity nutrients resveratrol, wines and grapes", *Genes & Nutrition* 5 (2010): 55-60.

[156] G. D. Wu, F. D. Bushmanc y J. D. Lewis, "Diet, the human gut microbiota, and IBD", *Anaerobe* 24 (2013): 117-120.

[157] coffeeconfidential.org/health/decaffeination/.

Capítulo 5

[1] J. S. Vander Wal, J. M. Marth, P. Khosla, K. L. Jen y N. V. Dhurandhar, "Short-term effect of eggs on satiety in overweight and obese subjects", *Journal of the American College of Nutrition* 24 (2005): 510-515.

[2] *Idem.*

[3] J. S. Vander Wal, A. Gupta, P. Khosla y N. V. Dhurandhar, "Egg breakfast enhances weight loss", *International Journal of Obesity* 32 (2008): 1545-1551.

[4] J. Ratliff, J. O. Leite, R. de Ogburn, M. J. Puglisi, J. VanHeest y M. L. Fernandez, "Consuming eggs for breakfast influences plasma glucose and ghrelin, while reducing energy intake during the next 24 hours in adult men", *Nutrition Research* 30 (2010): 96-103.

[5] E. Karra, K. Chandarana y B. L. Batterham, "The role of peptide YY in appetite regulation and obesity", *Journal of Physiology* 587 (2009): 19-25.

[6] R. Fallaize, L. Wilson, J. Gray, L. M: Morgan y B. A. Griffin, "Variation in the effects of three different breakfast meals on subjective satiety and subsequent intake of energy at lunch and evening meal", *European Journal of Nutrition* 52 (2013): 1353-1359.

[7] V. Vuksan, A. L. Jenkins, A. G. Dias *et al.*, "Reduction in postprandial glucose excursion and prolongation of satiety: possible explanation of the long-term effects of whole grain Salba (Salvia Hispanica L.)", *European Journal of Clinical Nutrition* 64 (2010): 436-438.

[8] A. G. Chicco, M. E. D'Alessandro, G. J. Hein, M. E. Oliva e Y. B. Lombardo, "Dietary chia seed (Salvia hispanica L.) rich in alpha-linolenic acid improves adiposity and normalises hypertriacylglycerolaemia and insulin resistance in dyslipaemic rats", *British Journal of Nutrition* 101 (2009): 41-50.

[9] V. Vuksan, A. L. Jenkins, A. G. Dias *et al.*, "Reduction in postprandial glucose excursion and prolongation of satiety: possible explanation of the long-term effects of whole grain Salba (Salvia Hispanica L.)", *European Journal of Clinical Nutrition* 64 (2010): 436-438.

[10] A. G. Chicco, M. E. D'Alessandro, G. J. Hein, M. E. Oliva e Y. B. Lombardo, "Dietary chia seed (Salvia hispanica L.) rich in alpha-linolenic acid improves adiposity and normalises hypertriacylglycerolaemia and insulin resistance in dyslipaemic rats", *British Journal of Nutrition* 101 (2009): 41-50.

[11] V. Vuksan, D. Whitham, J. L. Sievenpiper *et al.*, "Supplementation of conventional therapy with the novel grain Salba (Salvia hispanica L.) improves major and emerging cardiovascular risk factors in type 2 diabetes: results of a randomized controlled trial", *Diabetes Care* 30 (2007): 2804-2810.

[12] R. Ayerza, Jr., y W. Coates, "Effect of dietary alpha-linolenic fatty acid derived from chia when fed as ground seed, whole seed and oil on lipid content and fatty acid composition of rat plasma", *Annals of Nutrition & Metabolism* 51 (2007): 27-34.

[13] P. Ranasinghe, S. Pigera, G. A. Premakumara, P. Galappaththy, C. R. Constantine y P. Katulanda, "Medicinal properties of 'true' cinnamon (Cinnamomum zeylanicum): a systematic review", BMC *Complementary and Alternative Medicine* 13 (2013): 275.

[14] T. Bandara, I. Uluwaduge y E. R. Jansz, "Bioactivity of cinnamon with special emphasis on diabetes mellitus: a review", *International Journal of Food Sciences and Nutrition* 63 (2012): 380-386.

[15] G. E. Mullin, "Nutraceuticals for diabetes: what is the evidence?", *Nutrition in Clinical Practice* 26 (2011): 199-201.

[16] G. E. Mullin y J. O. Clarke, "Role of complementary and alternative medicine in managing gastrointestinal motility disorders", *Nutrition in Clinical Practice* 25 (2010): 85-87.

[17] J. Hlebowicz, "Postprandial blood glucose response in relation to gastric emptying and satiety in healthy subjects", *Appetite* 53 (2009): 249-252.

[18] J. Hlebowicz, G. Darwiche, O. Bjorgell y L. O. Almer, "Effect of cinnamon on postprandial blood glucose, gastric emptying, and satiety in healthy subjects", *American Journal of Clinical Nutrition* 85 (2007): 1552-1556.

[19] S. Mettler, I. Schwarz y P. C. Colombani, "Additive postprandial blood glucose-attenuating and satietyenhancing effect of cinnamon and acetic acid", *Nutrition Research* 29 (2009): 723-727.

[20] P. Ranasinghe, S. Pigera, G. A. Premakumara, P. Galappaththy, G. R. Constantine y P. Katulanda, "Medicinal properties of 'true' cinnamon (Cinnamomum zeylanicum): a systematic review", BMC *Complementary and Alternative Medicine* 13 (2013): 275.

[21] S. V. Joseph, I. Edirisinghe y B. M. Burton-Freeman, "Berries: anti-inflammatory effects in humans", *Journal of Agricultural and Food Chemistry* (17 de marzo de 2014). [Epub previo a impresión.]

[22] A. Rodriguez-Mateos, C. Heiss, G. Borges y A. Crozier, "Berry (poly)phenols and cardiovascular health", *Journal of Agricultural and Food Chemistry* (7 de octubre de 2013). [Epub previo a impresión.]

[23] R. L. Prior, S. E. Wilkes, T. R. Rogers, R. C. Khanal, X. Wu y L. R. Howard, "Purified blueberry anthocyanins and blueberry juice alter development of obesity in mice fed an obesogenic high-fat diet", *Journal of Agricultural and Food Chemistry* 58 (2010): 3970-3976.

[24] T. Vuong, A. Benhaddou-Andaloussi, A. Brault *et al.*, "Antiobesity and antidiabetic effects of biotransformed blueberry juice in KKA(y) mice", *International Journal of Obesity* 33 (2009): 1166-1173.

[25] S. Vendrame, A. Daugherty, A. S. Kristo, P. Riso y D. Klimis-Zacas, "Wild blueberry (Vaccinium angustifolium) consumption improves inflammatory status in the obese Zucker rat model of the metabolic syndrome", *Journal of Nutritional Biochemistry* 24 (2013): 1508-1512.

[26] G. D. Stoner, L. S. Wang, C. Seguin *et al.*, "Multiple berry types prevent N-nitrosomethylbenzylamine-induced esophageal cancer in rats", *Pharmaceutical Research* 27 (2010): 1138-1145.

[27] Y. Song, H. J. Park, S. N. Kang *et al.*, "Blueberry peel extracts inhibit adipogenesis in 3T3-L1 cells and reduce high-fat diet-induced obesity", *PloS One* 8 (2013): e69925.

[28] *Idem.*

[29] S. S. Moghe, S. Juma, V. Imrhan y P. Vijayagopal, "Effect of blueberry polyphenols on 3T3-F442A preadipocyte differentiation", *Journal of Medicinal Food* 15 (2012): 448452.

[30] R. C. Khanal, L. R. Howard, S. E. Wilkes, T. J. Rogers y R. L. Prior, "Effect of dietary blueberry pomace on selected metabolic factors associated with high fructose feeding in growing Sprague-Dawley rats", *Journal of Medicinal Food* 15 (2012): 802-810.

[31] D. E. Roopchand, P. Kuhn, L. E. Rojo, M. A. Lila e I. Raskin, "Blueberry polyphenol-enriched soybean flour reduces hyperglycemia, body weight

gain and serum cholesterol in mice", *Pharmacological Research* 68 (2013): 59-67.

[32] A. J. Stull, K. C. Cash, W. D. Johnson, C. M. Champagne y W. T. Cefalu, "Bioactives in blueberries improve insulin sensitivity in obese, insulin-resistant men and women", *Journal of Nutrition* 140 (2010): 1764-1768.

[33] M. Takikawa, S. Inoue, F. Horio y T. Tsuda, "Dietary anthocyanin-rich bilberry extract ameliorates hyperglycemia and insulin sensitivity via activation of AMP-activated protein kinase in diabetic mice", *Journal of Nutrition* 2010;140 (2010): 527-533.

[34] R. Puupponen-Pimia, L. Nohynek, S. Hartmann-Schmidlin *et al.*, "Berry phenolics selectively inhibit the growth of intestinal pathogens", *Journal of Applied Microbiology* 98 (2005): 991-1000.

[35] M. A. Rosillo, M. Sanchez-Hidalgo, A. Cardeno y C. A. de la Lastra, "Protective effect of ellagic acid, a natural polyphenolic compound, in a murine model of Crohn's disease", *Biochemical Pharmacology* 82 (2011): 737-745.

[36] R. Torronen, M. Kolehmainen, E. Sarkkinen, K. Poutanen, H. Mykkanen y L. Niskanen, "Berries reduce postprandial insulin responses to wheat and rye breads in healthy women", *Journal of Nutrition* 143 (2013): 430-436.

[37] J. M. Hodgson y K. D. Croft, "Tea flavonoids and cardiovascular health", *Molecular Aspects of Medicine* 31 (2010): 495-502.

[38] G. E. Mullin, "Comment on: black and green tea consumption and the risk of coronary artery disease: a metaanalysis", *Nutrition in Clinical Practice* 26(3) (2011): 356.

[39] S. C. Larsson, "Coffee, tea, and cocoa and risk of stroke", *Stroke* 45 (2014): 309-314.

[40] S. C. Larsson, J. Virtamo y A. Wolk, "Black tea consumption and risk of stroke in women and men", *Annals of Epidemiology* 23 (2013): 157-160.

[41] P. Bogdanski, J. Suliburska, M. Szulinska, M. Stepien, D. Pupek-Musialik y A. Jablecka, "Green tea extract reduces blood pressure, inflammatory biomarkers, and oxidative stress and improves parameters associated with insulin resistance in obese, hypertensive patients", *Nutrition Research* 32 (2012): 421-427.

[42] J. Suliburska, P. Bogdanski, M. Szulinska, M. Stepien, D. Pupek-Musialik y A. Jablecka, "Effects of green tea supplementation on elements, total antioxidants, lipids, and glucose values in the serum of obese patients", *Biological Trace Element Research* 149 (2012): 315-322.

[43] R. Hursel, "Westerterp-Plantenga MS. Catechin- and caffeine-rich teas for control of body weight in humans", *American Journal of Clinical Nutrition* 98 (2013): 1682S-1693S.

[44] R. Hursel, L. van der Zee y M. S. Westerterp-Plantenga, "Effects of a breakfast yoghurt, with additional total whey protein or caseinomacropeptide-depleted alpha-lactalbumin-enriched whey protein, on diet-induced thermogenesis and appetite suppression", *British Journal of Nutrition* 103 (2010): 775-780.

[45] R. Hursel, W. Viechtbauer y M. S. Westerterp-Plantenga, "The effects of green tea on weight loss and weight maintenance: a meta-analysis", *International Journal of Obesity* 33 (2009): 956-961.

[46] O. J. Phung, W. L. Baker, L. J. Matthews, M. Lanosa, A. Thorne y C. I. Coleman, "Effect of green tea catechins with or without caffeine on anthropometric measures: a systematic review and meta-analysis", *American Journal of Clinical Nutrition* 91 (2010): 73-81.

[47] U. Axling, C. Olsson, J. Xu *et al.*, "Green tea powder and Lactobacillus plantarum affect gut microbiota, lipid metabolism and inflammation in high-fat fed C57BL/6J mice", *Nutrition & Metabolism* 9 (2012): 105.

[48] A. B. Hodgson, R. K. Randell y A. E. Jeukendrup, "The effect of green tea extract on fat oxidation at rest and during exercise: evidence of efficacy and proposed mechanisms", *Advances in Nutrition* 4 (2013): 129-140.

[49] T. F. Hsu, A. Kusumoto, K. Abe *et al.*, "Polyphenol-enriched oolong tea increases fecal lipid excretion", *European Journal of Clinical Nutrition* 60 (2006): 1330-1336.

[50] L. Conterno, F. Fava, R. Viola y K. M. Tuohy, "Obesity and the gut microbiota: does up-regulating colonic fermentation protect against obesity and metabolic disease?", *Genes & Nutrition* 6 (2011): 241-260.

[51] J. Josic, A. T. Olsson, J. Wickeberg, S. Lindstedt y J. Hlebowicz, "Does green tea affect postprandial glucose, insulin and satiety in healthy subjects: a randomized controlled trial", *Nutrition Journal* 9 (2010): 63.

[52] B. H. Ali, G. Blunden, M. O. Tanira y A. Nemmar, "Some phytochemical, pharmacological and toxicological properties of ginger (Zingiber officinale Roscoe): a review of recent research", *Food and Chemical Toxicology* 46(2) (2008): 409-420.

[53] R. Haniadka, E. Saldanha, V. Sunita, P. L. Palatty, R. Fayad y M. S. Baliga, "A review of the gastroprotective effects of ginger (Zingiber officinale Roscoe)", *Food & Function* 4 (2013): 845-855.

[54] S. Shobana y K. A. Naidu, "Antioxidant activity of selected Indian spices", *Prostaglandins, Leukotrienes, and Essential Fatty Acids* 62 (2000): 107-110.

[55] R. Grzanna, L. Lindmark y C. G. Frondoza, "Ginger—an herbal medicinal product with broad anti-inflammatory actions", *Journal of Medicinal Food* 8 (2005): 125-132.

[56] S. Shobana y K. A. Naidu, "Antioxidant activity of selected Indian spices", *Prostaglandins, Leukotrienes, and Essential Fatty Acids* 62 (2000): 107-110.

[57] G. Ramadan y O. El-Menshawy, "Protective effects of ginger-turmeric rhizomes mixture on joint inflammation, atherogenesis, kidney dysfunction and other complications in a rat model of human rheumatoid arthritis", *International Journal of Rheumatic Diseases* 16 (2013): 219-229.

[58] T. P. Eldershaw, E. Q. Colquhoun, K. A. Dora, Z. C. Peng y M. G. Clark, "Pungent principles of ginger (Zingiber officinale) are thermogenic in the perfused rat hindlimb", *International Journal of Obesity and Related Metabolic Disorders* 16 (1992): 755-763.

[59] *Idem.*

[60] J. Sugita, T. Yoneshiro, T. Hatano *et al.*, "Grains of paradise (Aframomum melegueta) extract activates brown adipose tissue and increases whole-body energy expenditure in men", *British Journal of Nutrition* 110 (2013): 733-738.

[61] M. S. Mansour, Y. M. Ni, A. L. Roberts, M. Kelleman, A. Roychoudhury y M. P. St-Onge, "Ginger consumption enhances the thermic effect of food and promotes feelings of satiety without affecting metabolic and hormonal parameters in overweight men: a pilot study", *Metabolism: Clinical and Experimental* 61 (2012): 1347-1352.

[62] C. J. Henry y S. M. Piggott, "Effect of ginger on metabolic rate", *Human Nutrition Clinical Nutrition* 41 (1987): 89-92.

[63] M. Balliett y J. R. Burke, "Changes in anthropometric measurements, body composition, blood pressure, lipid profile, and testosterone in patients participating in a low-energy dietary intervention", *Journal of Chiropractic Medicine* 12 (2013): 3-14.

[64] R. H. Mahmoud y W. A. Elnour, "Comparative evaluation of the efficacy of ginger and orlistat on obesity management, pancreatic lipase and liver peroxisomal catalase enzyme in male albino rats", *European Review for Medical and Pharmacological Sciences* 17 (2013): 75-83.

[65] J. A. Paniagua, A. G. de la Sacristana, E. Sanchez *et al.*, A MUFA-rich diet improves posprandial glucose, lipid and GLP-1 responses in insulin-resistant subjects", *Journal of the American College of Nutrition* 26 (2007): 434-444.

[66] M. Wien, E. Haddad, K. Oda y J. Sabate, "A randomized 3 × 3 crossover study to evaluate the effect of Hass avocado intake on post-ingestive satiety, glucose and insulin levels, and subsequent energy intake in overweight adults", *Nutrition Journal* 12 (2013): 155.

[67] C. Nagata, K. Nakamura, K. Wada *et al.*, "Association of dietary fat, vegetables and antioxidant micronutrients with skin ageing in Japanese women", *British Journal of Nutrition* 103 (2010): 1493-1498.

[68] E. Cho, S. E. Hankinson, B. Rosner, W. C. Willett y G. A. Colditz, "Prospective study of lutein/zeaxanthin intake and risk of age-related macular degeneration", *American Journal of Clinical Nutrition* 87 (2008): 1837-1843.

[69] C. Berti, P. Riso, L. D. Monti y M. Porrini, "In vitro starch digestibility and in vivo glucose response of gluten-free foods and their gluten counterparts", *European Journal of Nutrition* 43 (2004): 198-204.

[70] A. M. Gomez-Caravaca, G. Iafelice, A. Lavini, C. Pulvento, M. F. Caboni y E. Marconi, "Phenolic compounds and saponins in quinoa samples (Chenopodium quinoa Willd.) grown under different saline and nonsaline irrigation regimens", *Journal of Agricultural and Food Chemistry* 60 (2012): 4620-4627.

[71] J. Ruales y B. M. Nair, "Nutritional quality of the protein in quinoa (Chenopodium quinoa, Willd) seeds", *Plant Foods for Human Nutrition* 42 (1992): 1-11.

[72] R. H. Raghavendra y K. A. Naidu, "Spice active principles as the inhibitors of human platelet aggregation and thromboxane biosynthesis", *Prostaglandins, Leukotrienes, and Essential Fatty Acids* 81 (2009): 73-78.

[73] M. R. Sayin, R. Karabag, S. M. Dogan, I. Akpinar y M. Aydin, "A case of acute myocardial infarction due to the use of cayenne pepper pills. *Wiener klinische Wochenschrift* 124 (2012): 285-287.

[74] *Idem.*

[75] O. Sogut, H. Kaya, M. T. Gokdemir e Y. Sezen, "Acute myocardial infarction and coronary vasospasm associated with the ingestion of cayenne pepper pills in a 25-year-old male", *International Journal of Emergency Medicine* 5 (2012): 5.

[76] J. F. Peppin y M. Pappagallo, "Capsaicinoids in the treatment of neuropathic pain: a review", *Therapeutic Advances in Neurological Disorders* 7 (2014): 22-32.

[77] J. Sawynok, "Topical analgesics for neuropathic pain: Preclinical exploration, clinical validation, future development", *European Journal of Pain* 18 (2014): 465-481.

[78] J. F. Peppin y M. Pappagallo, "Capsaicinoids in the treatment of neuropathic pain: a review", *Therapeutic Advances in Neurological Disorders* 7 (2014): 22-32.

[79] M. Cameron y S. Chrubasik, "Topical herbal therapies for treating osteoarthritis", *Cochrane Database of Systematic Reviews* 5 (2013): CD010538.

[80] C. H. Lin, W. C. Lu, C. W. Wang, Y. C. Chan y M. K. Chen, "Capsaicin induces cell cycle arrest and apoptosis in human KB cancer cells", BMC *Complementary and Alternative Medicine* 13 (2013): 46.

[81] S. Whiting, E. Derbyshire y B. K. Tiwari, "Capsaicinoids and capsinoids. A potential role for weight management? A systematic review of the evidence", *Appetite* 59 (2012): 341-348.

[82] E. M. Kovacs y D. J. Mela, "Metabolically active functional food ingredients for weight control", *Obesity Reviews* 7 (2006): 59-78

[83] J. Mercader, E. Wanecq, J. Chen y C. Carpene, "Isopropylnorsynephrine is a stronger lipolytic agent in human adipocytes than synephrine and other amines present in Citrus aurantium", *Journal of Physiology and Biochemistry* 67 (2011): 443-452.

[84] I. R. Davies, J. C. Brown y G. Livesey, "Energy values and energy balance in rats fed on supplements of guar gum or cellulose", *British Journal of Nutrition* 65 (1991): 415-433.

[85] M. Yoshioka, S. St-Pierre, V. Drapeau *et al.*, "Effects of red pepper on appetite and energy intake", *British Journal of Nutrition* 82 (1999): 115-123.

[86] S. Whiting, E. J. Derbyshire y B. Tiwari, "Could capsaicinoids help to support weight management? A systematic review and meta-analysis of energy intake data", *Appetite* 73 (2014): 183-138.

[87] P. T. Reidy, D. K. Walker, J. M. Dickinson *et al.*, "Protein blend ingestion following resistance exercise promotes human muscle protein synthesis", *Journal of Nutrition* 143 (2013): 410-416.

[88] J. Bowen, M. Noakes, C. Trenerry y P. M. Clifton, "Energy intake, ghrelin, and cholecystokinin after different carbohydrate and protein preloads in overweight men", *Journal of Clinical Endocrinology and Metabolism* 91 (2006): 1477-1483.

[89] C. D. Morrison, X. Xi, C. L. White, J. Ye y R. J. Martin, "Amino acids inhibit Agrp gene expression via an mTORdependent mechanism", *American Journal of Physiology Endocrinology and Metabolism* 293 (2007): E165-E171.

[90] A. Franceschelli, A. Cappello y G. Cappello, ["Retrospective study on the effects of a whey protein concentrate on body composition in 262 sarcopenic tube fed patients"], *Minerva Médica* 104 (2013): 103-112.

[91] R. H. Coker, S. Miller, S. Schutzler, N. Deutz y R. R. Wolfe, "Whey protein and essential amino acids promote the reduction of adipose tissue and increased muscle protein synthesis during caloric restriction-induced weight loss in elderly, obese individuals", *Nutrition Journal* 11 (2012): 105.

[92] W. Hall, D. J. Millward, S. J. Long y L. M. Morgan, "Casein and whey exert different effects on plasma amino acid profiles, gastrointestinal hormone secretion and appetite", *British Journal of Nutrition* 89 (2003): 239-248.

[93] M. A.Veldhorst, A. G. Nieuwenhuizen, A. Hochstenbach-Waelen *et al.*, "Effects of complete whey-protein breakfasts versus whey without GMP-breakfasts on energy intake and satiety", *Appetite* 52 (2009): 388-395.

[94] M. A.Veldhorst, A. G. Nieuwenhuizen, A. Hochstenbach-Waelen *et al.*, "A breakfast with alpha-lactalbumin, gelatin, or gelatin + TRP lowers energy intake at lunch compared with a breakfast with casein, soy, whey, or whey-GMP", *Clinical Nutrition* 28 (2009): 147-155.

[95] J. Bowen, M. Noakes y P. M. Clifton, "Appetite regulatory hormone responses to various dietary proteins differ by body mass index status despite similar reductions in ad libitum energy intake", *Journal of Clinical Endocrinology and Metabolism* 91 (2006): 2913-2919.

[96] D. Meister, J. Bode, A. Shand y S. Ghosh, "Anti-inflammatory effects of enteral diet components on Crohn's disease-affected tissues in vitro", *Digestive and Liver Disease* 34 (2002): 430-438.

[97] D. B. Polk, J. A. Hattner y J. A. Kerner, Jr., "Improved growth and disease activity after intermittent administration of a defined formula diet in children with Crohn's disease", *Journal of Parenteral and Enteral Nutrition* 16 (1992): 499-504.

[98] J. Benjamin, G. Makharia, V. Ahuja *et al.*, "Glutamine and whey protein improve intestinal permeability and morphology in patients with Crohn's disease: a randomized controlled trial", *Digestive Diseases and Sciences* 57 (2012): 1000-1012.

[99] E. Munukka, S. Pekkala, P. Wiklund *et al.*, "Gut-adipose tissue axis in hepatic fat accumulation in humans", *Journal of Hepatology* 61 (2014): 132-138.

[100] G. Trujillo-de Santiago, C. P. Saenz-Collins y C. Rojas-de Gante, "Elaboration of a probiotic oblea from whey fermented using Lactobacillus acidophilus or Bifidobacterium infantis", *Journal of Dairy Science* 95 (2012): 6897-6904.

Capítulo 6

[1] M. Million, E. Angelakis, M. Paul, F. Armougom, L. Leibovici y D. Raoult, "Comparative meta-analysis of the effect of Lactobacillus species on weight gain in humans and animals", *Microbial Pathogenesis* 53 (2012): 100-108.

[2] Y. Kadooka, M. Sato, K. Imaizumi *et al.*, "Regulation of abdominal adiposity by probiotics (Lactobacillus gasseri SBT2055) in adults with obese tendencies in a randomized controlled trial", *European Journal of Clinical Nutrition* 64 (2010): 636-643.

[3] L. Aronsson, Y. Huang, P. Parini *et al.*, "Decreased fat storage by Lactobacillus paracasei is associated with increased levels of angiopoietin-like 4 protein (ANGPTL4)", *PLoS One* (2010), 5.

[4] N. Takemura, T. Okubo y K. Sonoyama, "Lactobacillus plantarum strain No. 14 reduces adipocyte size in mice fed high-fat diet", *Experimental Biology and Medicine* 235 (2010): 849-856.

[5] Y. Kadooka, M. Sato, K. Imaizumi *et al.*, "Regulation of abdominal adiposity by probiotics (Lactobacillus gasseri SBT2055) in adults with obese tendencies in a randomized controlled trial", *European Journal of Clinical Nutrition* 64 (2010): 636-643.

[6] A. S. Andreasen, N. Larsen, T. Pedersen-Skovsgaard *et al.*, "Effects of Lactobacillus acidophilus NCFM on insulin sensitivity and the systemic inflammatory response in human subjects", *British Journal of Nutrition* 104 (2010): 1831-1838.

[7] G. E Mullin, "Integrative weight management", en A. Bendich (ed.), *Nutrition in Health*, Springer, Nueva York, 2014, pp. 71-106.

[8] H Y. Lee, J. H. Park, S. H. Seok *et al.*, "Human originated bacteria, Lactobacillus rhamnosus PL60, produce conjugated linoleic acid and show anti-obesity effects in diet-induced obese mice", *Biochimica et Biophysica Acta* 1761 (2006): 736-744.

[9] E. Naito, Y. Yoshida, K. Makino *et al.*, "Beneficial effect of oral administration of Lactobacillus casei strain Shirota on insulin resistance in diet-induced obesity mice", *Journal of Applied Microbiology* 110 (2011): 650-657.

[10] P. E. O'Brien, T. McPhail, T. B. Chaston y J. B. Dixon, "Systematic review of medium-term weight loss after bariatric operations", *Obesity Surgery* 16 (2006): 1032-1040.

[11] G. A. Woodard, B. Encarnacion, J. R. Downey *et al.*, "Probiotics improve outcomes after Roux-en-Y gastric bypass surgery: a prospective randomized trial", *Journal of Gastrointestinal Surgery* 13 (2009): 1198-1204.

[12] S. D. Sharifi, A. Dibamehr, H. Lotfollahian y B. Baurhoo, "Effects of flavomycin and probiotic supplementation to diets containing different sources

of fat on growth performance, intestinal morphology, apparent metaboliza-
ble energy, and fat digestibility in broiler chickens", *Poultry Science* 9
(2012)1: 918-927.

[13] P. D. Cani, E. Lecourt, E. M. Dewulf *et al.*, "Gut microbiota fermentation of
prebiotics increases satietogenic and incretin gut peptide production with
consequences for appetite sensation and glucose response after a meal",
American Journal of Clinical Nutrition 90 (2009): 1236-1243.

[14] J. A. Parnell y R. A. Reimer, "Weight loss during oligofructose supplementation is associated with decreased ghrelin and increased peptide yy in overweight and obese adults", *American Journal of Clinical Nutrition* 89 (2009):
1751-1759.

[15] G. Jakobsdottir, M. Nyman y F. Fak, "Designing future prebiotic fiber to
target the metabolic syndrome", *Nutrition* 30 (2013): 497-502.

[16] T. Arora, S. Singh y R. K. Sharma, "Probiotics: Interaction with gut microbiome and antiobesity potential", *Nutrition* 29 (2013): 591-596.

[17] C. L. Lawton, J. Walton, A. Hoyland *et al.*, "Short term (14 days) consumption of insoluble wheat bran fibre containing breakfast cereals improves
subjective digestive feelings, general wellbeing and bowel function in a dose
dependent manner", *Nutrients* 5 (2013): 1436-1455.

[18] N. M. Delzenne, A. M. Neyrinck y P. D. Cani, "Modulation of the gut microbiota by nutrients with prebiotic properties: consequences for host health in
the context of obesity and metabolic syndrome", *Microbial Cell Factories* 10
(supl. 1) (2011): S10.

[19] N. M. Delzenne, A. M. Neyrinck, F. Backhed y P. D. Cani, "Targeting gut
microbiota in obesity: effects of prebiotics and probiotics", *Nature Reviews
Endocrinology* 7 (2011): 639-646.

[20] P. D. Cani, M. Osto, L. Geurts y A. Everard, "Involvement of gut microbiota
in the development of low-grade inflammation and type 2 diabetes associated with obesity", *Gut Microbes* 3 (2012): 279-288.

[21] F. Fallucca, C. Porrata, S. Fallucca y M. Pianesi, "Influence of diet on gut
microbiota, inflammation and type 2 diabetes mellitus. First experience
with macrobiotic Ma-Pi 2 diet", *Diabetes/Metabolism Research and Reviews*
30 (supl. 1) (2014): 48-54.

[22] S. Xiao, N. Fei, X. Pang *et al.*, "A gut microbiota-targeted dietary intervention for amelioration of chronic inflammation underlying metabolic syndrome", *FEMS Microbiology Ecology* 87 (2014): 357-367.

[23] K. Ray, "Gut microbiota: microbial metabolites feed into the gut-brain-gut
circuit during host metabolism", *Nature Reviews Gastroenterology & Hepatology* 11 (2014): 76.

[24] O. C. Umu, M. Oostindjer, P. B. Pope *et al.*, "Potential applications of gut
microbiota to control human physiology", *Antonie van Leeuwenhoek* 104
(2013): 609-618.

[25] P. D. Cani, E. Joly, Y. Horsmans y N. M. Delzenne, "Oligofructose promotes

satiety in healthy humans: a pilot study", *European Journal of Clinical Nutrition* 60 (2006): 567-572.

[26] W. Davis, *Wheat Belly*, Rodale, Nueva York, 2011.

[27] D. Perlmutter, *Grain Brain*, Little, Brown and Co., Nueva York, 2013.

[28] A. Fasano, "Zonulin, regulation of tight junctions, and autoimmune diseases", *Annals of the New York Academy of Sciences* 1258 (2012): 25-33.

[29] wypr.publicbroadcasting.net/midday.html.

[30] J. R. Biesiekierski, S. L. Peters, E. D. Newnham, O. Rosella, J. G. Muir y P. R. Gibson, "No effects of gluten in patients with self-reported non-celiac gluten sensitivity after dietary reduction of fermentable, poorly absorbed, short-chain carbohydrates", *Gastroenterology* 145 (2013):320-328 e1-3.

[31] A. Carroccio, I. Brusca, P. Mansueto *et al.*, "A comparison between two different in vitro basophil activation tests for gluten- and cow's milk protein sensitivity in irritable bowel syndrome (IBS)-like patients", *Clinical Chemistry and Laboratory Medicine* (2012), 1-7.

[32] Y. Sanz, "Effects of a gluten-free diet on gut microbiota and immune function in healthy adult humans", *Gut Microbes* 1 (2010): 135-137.

[33] E. P. Halmos, C. T. Christophersen, A. R. Bird, S. J. Shepherd, P. R. Gibson y J. G. Muir, "Diets that differ in their FODMAP content alter the colonic luminal microenvironment", *Gut* 12 de julio de 2014. [Epub previo a impresión.]

[34] Y. Bao, J. Han, F. B. Hu *et al.*, "Association of nut consumption with total and cause-specific mortality", *New England Journal of Medicine* 369 (2013): 2001-2011.

[35] S. Gulati, A. Misra, R. M. Pandey, S. P. Bhatt y S. Saluja, "Effects of pistachio nuts on body composition, metabolic, inflammatory and oxidative stress parameters in Asian Indians with metabolic syndrome: a 24-wk, randomized control trial", *Nutrition* 30 (2014): 192-197.

[36] Z. Liu, X. Lin, G. Huang, W. Zhang, P. Rao y L. Ni, "Prebiotic effects of almonds and almond skins on intestinal microbiota in healthy adult humans", *Anaerobe* 26 (2014): 1-6.

[37] *Idem.*

[38] S. Y. Tan, J. Dhillon y R. D. Mattes, "A review of the effects of nuts on appetite, food intake, metabolism, and body weight", *American Journal of Clinical Nutrition* 100 (2014): 412S-422S.

[39] L. A. David, C. F. Maurice, R. N. Carmody *et al.*, "Diet rapidly and reproducibly alters the human gut microbiome", *Nature* 505 (2014): 559-563.

[40] K. Ray, "Gut microbiota: Adding weight to the microbiota's role in obesity— exposure to antibiotics early in life can lead to increased adiposity", *Nature Reviews Gastroenterology & Hepatology* 9 (2012): 615.

[41] J. S. Tolstrup, J. Halkjaer, B. L. Heitmann *et al.*, "Alcohol drinking frequency in relation to subsequent changes in waist circumference", *American Journal of Clinical Nutrition* 87 (2008): 957-963.

[42] I. J. Goldberg, L. Mosca, M. R. Piano y E. A. Fisher, "AHA Science Advisory. Wine and your heart: A science advisory for healthcare professionals from the Nutrition Committee, Council on Epidemiology and Prevention, and Council on Cardiovascular Nursing of the American Heart Association", *Stroke* 32 (2001): 591-594.

[43] S. G Wannamethee y A. G. Shaper, "Alcohol, body weight, and weight gain in middle-aged men", *American Journal of Clinical Nutrition* 77 (2003): 1312-1317.

[44] P. Fischer-Posovszky, V. Kukulus, D. Tews *et al.*, "Resveratrol regulates human adipocyte number and function in a Sirt1-dependent manner", *American Journal of Clinical Nutrition* 92 (2010): 5-15.

[45] S. Pal, M. Naissides y J. Mamo, "Polyphenolics and fat absorption", *International Journal of Obesity and Related Metabolic Disorders* 28 (2004): 324-326.

[46] E. A. Mutlu, P. M. Gillevet, H. Rangwala *et al.*, "Colonic microbiome is altered in alcoholism", *American Journal of Physiology: Gastrointestinal and Liver Physiology* 302 (2012): G966-G978.

[47] E. Mutlu, A. Keshavarzian, P. Engen, C. B. Forsyth, M. Sikaroodi y P. Gillevet, "Intestinal dysbiosis: a possible mechanism of alcohol-induced endotoxemia and alcoholic steatohepatitis in rats", *Alcoholism, Clinical and Experimental Research* 33 (2009): 1836-1846.

[48] M. Clemente-Postigo, M. I. Queipo-Ortuno, M. Boto-Ordonez *et al.*, "Effect of acute and chronic red wine consumption on lipopolysaccharide concentrations", *American Journal of Clinical Nutrition* 97 (2013): 1053-1061.

[49] U. Riserus y E. Ingelsson, "Alcohol intake, insulin resistance, and abdominal obesity in elderly men", *Obesity* 15 (2007): 1766-1773.

[50] A. S. Andreasen, N. Larsen, T. Pedersen-Skovsgaard *et al.*, "Effects of Lactobacillus acidophilus NCFM on insulin sensitivity and the systemic inflammatory response in human subjects", *British Journal of Nutrition* 2010;104 (2010): 1831-1838.

[51] N. M. Delzenne, A. M. Neyrinck, F. Backhed y P. D. Cani, "Targeting gut microbiota in obesity: effects of prebiotics and probiotics", *Nature Reviews Endocrinology* 7 (2011): 639-646.

[52] R. Nagpal, A. Kumar, M. Kumar, P. V. Behare, S. Jain y H. Yadav, "Probiotics, their health benefits and applications for developing healthier foods: a review", *FEMS Microbiology Letters* 334 (2012): 1-15.

[53] H. Yadav, H. H. Lee, J. Lloyd, P. Walter y S. G. Rane, "Beneficial metabolic effects of a probiotic via butyrate-induced GLP-1 hormone secretion", *Journal of Biological Chemistry* 288 (2013): 25088-25097.

[54] J. H. Kang, S. I. Yun, M. H. Park, J. H. Park, S. Y. Jeong y H. O. Park, "Anti-obesity effect of Lactobacillus gasseri BNR17 in high-sucrose diet-induced obese mice", *PLoS One* 8 (2013): e54617.

[55] H. M. Savignac, G. Corona, H. Mills *et al.*, "Prebiotic feeding elevates central brain derived neurotrophic factor, N-methyl-D-aspartate receptor subunits and D-serine", *Neurochemistry International* 63 (2013): 756-764.

[56] S. C. Chen, Y. H. Lin, H. P. Huang, W. L. Hsu, J. Y. Houng y C. K. Huang, "Effect of conjugated linoleic acid supplementation on weight loss and body fat composition in a Chinese population", *Nutrition* 28 (2012): 559-565.

[57] S. E. Katz, *The Art of Fermentation*, Chelsea Green Publishing, White River Junction, VT, 2012.

[58] naturalnews.com/045791_all_natural_yogurt_aspartame_yoplait.html.

[59] T. R. Dhiman, L. D. Satter, M. W. Pariza, M. P. Galli, K. Albright y M. X. Tolosa, "Conjugated linoleic acid (CLA) content of milk from cows offered diets rich in linoleic and linolenic acid", *Journal of Dairy Science* 83 (2000): 1016-1027.

[60] G. E. Mullin y S. M. Belkoff, "Survey of lactose maldigestion among raw milk drinkers", *Global Advances in Health and Medicine* (en prensa, agosto de 2014).

[61] cdc.gov/media/releases/2014/a1210-raw-milk.html.

[62] medpagetoday.com/MeetingCoverage/ICAAC/41531.

[63] fda.gov/Food/ResourcesForYou/consumers/ucm079516.htm

[64] M. Moss, *Salt Sugar Fat: How the Food Giants Hooked Us.*, Random House, Nueva York, 2013.

[65] F. Li, M. A. Hullar, Y. Schwarz y J. W. Lampe, "Human gut bacterial communities are altered by addition of cruciferous vegetables to a controlled fruit-and vegetable-free diet", *Journal of Nutrition* 139 (2009): 1685-1691.

Capítulo 7

[1] fatsecret.com/calories-nutrition/usda/oat-bran?portionid=40316&portionamount=0.250.

[2] L. Brown, B. Rosner, W. W. Willett y F. M. Sacks, "Cholesterol-lowering effects of dietary fiber: a meta-analysis", *American Journal of Clinical Nutrition* 69 (1999): 30-42.

[3] P. O. Kwiterovich, Jr., "The role of fiber in the treatment of hypercholesterolemia in children and adolescents", *Pediatrics* 96 (1995): 1005-1009.

[4] L. A. Bazzano, J. He, L. G. Ogden *et al.*, "Dietary fiber intake and reduced risk of coronary heart disease in US men and women: the National Health and Nutrition Examination Survey I Epidemiologic Follow-up Study", *Archives of Internal Medicine* 163 (2003): 1897-1904.

[5] J. W. Anderson, "Whole grains and coronary heart disease: the whole kernel of truth", *American Journal of Clinical Nutrition* 80 (2004): 1459-1460.

[6] R. M. van Dam, F. B. Hu, L. Rosenberg, S. Krishnan y J. R. Palmer, "Dietary calcium and magnesium, major food sources, and risk of type 2 diabetes in U.S. black women", *Diabetes Care* 29 (2006): 2238-2243.

[7] V. L. Tsikitis, J. E. Albina, J. S. Reichner, "Beta-glucan affects leukocyte navigation in a complex chemotactic gradient", *Surgery* 136 (2004): 384-389.

[8] R. Suzuki, T. Rylander-Rudqvist, W. Ye, S. Saji, H. Adlercreutz y A. Wolk, "Dietary fiber intake and risk of postmenopausal breast cancer defined by estrogen and progesterone receptor status—a prospective cohort study among Swedish women", *International Journal of Cancer* 122 (2008): 403-412.

[9] C. Tabak, A. H. Wijga, G. de Meer, N. A. Janssen, B. Brunekreef y H. A. Smit, "Diet and asthma in Dutch school children (ISAAC-2)", *Thorax* 61 (2006): 1048-1053.

[10] N. S. Al-Waili, K. Salom, G. Butler y A. A. Al Ghamdi, "Honey and microbial infections: a review supporting the use of honey for microbial control", *Journal of Medicinal Food* 14(2011): 1079-1096.

[11] N. H. Othman, "Honey and cancer: sustainable inverse relationship particularly for developing nations—a review", *Evidence-based Complementary and Alternative Medicine* 2012 (2012): 410406.

[12] S. Ansorge, D. Reinhold y U. Lendeckel, "Propolis and some of its constituents down-regulate DNA synthesis and inflammatory cytokine production but induce TGF-beta1 production of human immune cells", *Zeitschrift fur Naturforschung Section C: Biosciences* 58 (2003): 580-589.

[13] N. S. Al-Waili, "Identification of nitric oxide metabolites in various honeys: effects of intravenous honey on plasma and urinary nitric oxide metabolites concentrations", *Journal of Medicinal Food* 6 (2003): 359-364.

[14] D. Wong, T. Alandejani y A. R. Javer, "Evaluation of Manuka honey in the management of allergic fungal rhinosinusitis", *Journal of Otolaryngology, Head & Neck Surgery* 40 (2011): E19-E21.

[15] Z. H. Israili, "Antimicrobial properties of honey", *American Journal of Therapeutics* 21 (2013): 304-323.

[16] S. Kapoor, "Systemic benefits and potential uses of tualang honey in addition to its beneficial effects on postmenopausal bone structure", *Clinics* 67 (2012): 1345.

[17] M. Pecanac, Z. Janjic, A. Komarcevic, M. Pajic, D. Dobanovacki y S. S. Miskovic, "Burns treatment in ancient times", *Medicinski Pregled* 66 (2013): 263-267.

[18] J. Fashner, K. Ericson y S. Werner, "Treatment of the common cold in children and adults", *American Family Physician* 86 (2012): 153-159.

[19] O. O. Erejuwa, S. A. Sulaiman y M. S. Wahab, "Honey—a novel antidiabetic agent", *International Journal of Biological Sciences* 8 (2012): 913-934.

[20] S. O'Meara, D. Al-Kurdi, Y. Ologun, L. G. Ovington, M. Martyn-St James y R. Richardson, "Antibiotics and antiseptics for venous leg ulcers", *Cochrane Database of Systematic Reviews* 1 (2014): CD003557.

[21] B. Burlando y L. Cornara, "Honey in dermatology and skin care: a review", *Journal of Cosmetic Dermatology* 12 (2013): 306-313.

[22] J. Majtan, "Honey: An immunomodulator in wound healing", *Wound Repair and Regeneration* 22 (2014): 187-192.

23 M. Sabater-Molina, E. Larque, F. Torrella y S. Zamora, "Dietary fructooligosaccharides and potential benefits on health", *Journal of Physiology and Biochemistry* 65 (2009): 315-328.

24 M. Gautam, S. Saha, S. Bani *et al.*, "Immunomodulatory activity of Asparagus racemosus on systemic Th1/Th2 immunity: implications for immunoadjuvant potential", *Journal of Ethnopharmacology* 121 (2009): 241-247.

25 Y. Shao, C. K. Chin, C. T. Ho, W. Ma, S. A. Garrison y M. T. Huang, "Antitumor activity of the crude saponins obtained from asparagus", *Cancer Letters* 104 (1996): 31-36.

26 J. S. Negi, P. Singh, G. P. Joshi, M. S. Rawat y V. K. Bisht, "Chemical constituents of Asparagus", *Pharmacognosy Reviews* 4 (2010): 215-220.

27 M. C. Kumar y A. L. Udupa, K. Sammodavardhana, U. P. Rathnakar, U. Shvetha y G. P. Kodancha, "Acute toxicity and diuretic studies of the roots of Asparagus racemosus Willd in rats", *West Indian Medical Journal* 59 (2010): 3-6.

28 T. Sun, J. R. Powers y J. Tang, "Enzyme-catalyzed change of antioxidants content and antioxidant activity of asparagus juice", *Journal of Agricultural and Food Chemistry* 55 (2007): 56-60.

29 diabetes-guide.org/american-diabetes-association-diet.htm.

30 heart.org/HEARTORG/GettingHealthy/NutritionCenter/HealthyCooking/Bean-Benefits_UCM_430105_Article.jsp.

31 centralbean.com/beans-and-your-health/beans-and-cancer/.

32 A. Sarmento, L. Barros, A. Fernandes, A. M. Carvalho e I. C. Ferreira, "Valorisation of traditional foods: nutritional and bioactive properties of Cicer arietinum L. and Lathyrus sativus L. pulses", *Journal of the Science of Food and Agriculture* 18 de abril de 2014. [Epub previo a impresión.]

33 nutritiondata.self.com/facts/legumes-and-legume-products/4284/2.

34 G. Riccioni, V. Sblendorio, E. Gemello *et al.*, "Dietary fibers and cardiometabolic diseases", *International Journal of Molecular Sciences* 13 (2012): 1524-1540.

35 M. Hallikainen, J. Halonen, J. Konttinen *et al.*, "Diet and cardiovascular health in asymptomatic normo- and mildly-to-moderately hypercholesterolemic participants—baseline data from the BLOOD FLOW intervention study", *Nutrition & Metabolism* 10 (2013): 62.

36 Paper-behind-the-green-coffee-bean-diet-craze-retracted, washingtonpost.com/news/to-your-health/wp/2014/10/22/researchers-retract-bogus-dr-oz-touted-study-on-green-coffee-bean-weight-loss-pills/.

37 L. G. Espinosa-Alonso, A. Lygin, J. M. Widholm, M. E. Valverde y O. Paredes-Lopez, "Polyphenols in wild and weedy Mexican common beans (Phaseolus vulgaris L.)", *Journal of Agricultural and Food Chemistry* 54 (2006): 4436-4444.

38 C. Zhang, J. M. Monk, J. T. Lu *et al.*, "Cooked navy and black bean diets improve biomarkers of colon health and reduce inflammation during colitis", *British Journal of Nutrition* (2014), 1-15.

[39] H. G. Preuss, "Bean amylase inhibitor and other carbohydrate absorption blockers: effects on diabesity and general health", *Journal of the American College of Nutrition* 28 (2009): 266-276.

[40] S. Tonstad, N. Malik y E. Haddad, "A high-fibre bean-rich diet versus a low-carbohydrate diet for obesity", *Journal of Human Nutrition and Dietetics* 27 (supl. 2) (2014): 109-116.

[41] H. H. Hermsdorff, M. A. Zulet, I. Abete y J. A. Martinez, "A legume-based hypocaloric diet reduces proinflammatory status and improves metabolic features in overweight/obese subjects", *European Journal of Nutrition* 50 (2011): 61-69.

[42] S. Queiroz Kda, A. C. de Oliveira, E. Helbig, S. M. Reis y F. Carraro, "Soaking the common bean in a domestic preparation reduced the contents of raffinose-type oligosaccharides but did not interfere with nutritive value", *Journal of Nutritional Science and Vitaminology* 48 (2002): 283-289.

[43] J. V. Higdon, B. Delage, D. E. Williams y R. H. Dashwood, "Cruciferous vegetables and human cancer risk: epidemiologic evidence and mechanistic basis", *Pharmacological Research* 55 (2007): 224-236.

[44] T. S. Kahlon, M. C. Chiu y M. H. Chapman, "Steam cooking significantly improves in vitro bile acid binding of collard greens, kale, mustard greens, broccoli, green bell pepper, and cabbage", *Nutrition Research* 28 (2008): 351-357.

[45] N. R. Cook, L. J. Appel y P. K. Whelton, "Lower levels of sodium intake and reduced cardiovascular risk", *Circulation* 129 (2014): 981-989.

[46] P. K. Whelton y J. He. "Health effects of sodium and potassium in humans", *Current Opinion in Lipidology* 25 (2014): 75-79.

[47] consumer.healthday.com/public-health-information-30/centers-for-disease-control-news-120/cdc-saltguidelines-too-low-for-good-health-study-suggests-686408.html.

[48] H. Zhu, N. K. Pollock, I. Kotak *et al.*, WDietary sodium, adiposity, and inflammation in healthy adolescents", *Pediatrics* 133 (2014): e635-e642.

[49] M. Kleinewietfeld, A. Manzel, J. Titze *et al.*, "Sodium chloride drives autoimmune disease by the induction of pathogenic TH17 cells", *Nature* 496 (2013): 518-522.

[50] C. Wu, N. Yosef, T. Thalhamer *et al.*, "Induction of pathogenic TH17 cells by inducible salt-sensing kinase SGK1", *Nature* 496 (2013): 513-517.

[51] L. S. Rodrigues Telini, G. de Carvalho Beduschi, J. C. Caramori, J. H. Castro, L. C. Martin y P. Barretti, "Effect of dietary sodium restriction on body water, blood pressure, and inflammation in hemodialysis patients: a prospective randomized controlled study", *International Urology and Nephrology* 46 (2014): 91-97.

[52] Y. Kokubo, H. Iso, J. Ishihara *et al.*, "Association of dietary intake of soy, beans, and isoflavones with risk of cerebral and myocardial infarctions in Japanese populations: the Japan Public Health Center-based (JPHC) study cohort I", *Circulation* 116 (2007): 2553-2562.

[53] M. Lee, S. Chae, Y. Cha e Y. Park, "Supplementation of Korean fermented soy paste doenjang reduces visceral fat in overweight subjects with mutant uncoupling protein-1 allele", *Nutrition Research* 2012;32 (2012): 8-14.

[54] M. W. Tai y B. V. Sweet, "Nattokinase for prevention of thrombosis", *American Journal of Health-System Pharmacy* 63 (2006): 1121-1123.

[55] A. Jungbauer y S. Medjakovic, "Phytoestrogens and the metabolic syndrome", *Journal of Steroid Biochemistry and Molecular Biology* 139 (2013): 277-289.

[56] I. Torre-Villalvazo, A. R. Tovar, V. E. Ramos-Barragan, M. A. Cerbon-Cervantes y N. Torres, "Soy protein ameliorates metabolic abnormalities in liver and adipose tissue of rats fed a high fat diet. *Journal of Nutrition* 138 (2008): 462-468.

[57] J. M. Lukaszuk, P. Luebbers y B. A. Gordon, "Preliminary study: soy milk as effective as skim milk in promoting weight loss", *Journal of the American Dietetic Association* 107 (2007): 1811-1814.

[58] E. Fabian e I. Elmadfa, "Influence of daily consumption of probiotic and conventional yoghurt on the plasma lipid profile in young healthy women", *Annals of Nutrition & Metabolism* 50 (2006): 387-393.

[59] S. Cheng, A. Lyytikainen, H. Kroger *et al.*, "Effects of calcium, dairy product, and vitamin D supplementation on bone mass accrual and body composition in 10-12-y-old girls: a 2-y randomized trial", *American Journal of Clinical Nutrition* 82 (2005): 1115-1126; quiz 47-48.

[60] S. M. Donovan y R. Shamir, "Introduction to the Yogurt in Nutrition Initiative and the First Global Summit on the Health Effects of Yogurt", *American Journal of Clinical Nutrition* 99 (supl.) (2014): 1209S-1211S.

[61] K. Jones, "Probiotics: preventing antibiotic-associated diarrhea", *Journal for Specialists in Pediatric Nursing* 15 (2010): 160-162.

[62] D. Guyonnet, A. Woodcock, B. Stefani, C. Trevisan y C. Hall, "Fermented milk containing Bifidobacterium lactis DN-173010 improved self-reported digestive comfort amongst a general population of adults. A randomized, open-label, controlled, pilot study", *Journal of Digestive Diseases* 10 (2009): 61-70.

[63] E. Caglar, B. Kargul e I. Tanboga, "Bacteriotherapy and probiotics' role on oral health", *Oral Diseases* 11 (2005): 131-137.

[64] V. Pala, S. Sieri, F. Berrino *et al.*, "Yogurt consumption and risk of colorectal cancer in the Italian European prospective investigation into cancer and nutrition cohort", *International Journal of Cancer* 129 (2011): 2712-2719.

[65] biomedcentral.com/1741-7015/12/215.

[66] L. M. O'Connor, M. A. Lentjes, R. N. Luben, K. T. Khaw, N. J. Wareham y N. G. Forouhi, "Dietary dairy product intake and incident type 2 diabetes: a prospective study using dietary data from a 7-day food diary", *Diabetologia* 57 (2014): 909-917.

[67] C. J. Rebello, A. G. Liu, F. L. Greenway y N. V. Dhurandhar, "Dietary strategies to increase satiety", *Advances in Food and Nutrition Research* 69 (2013): 105-182.

[68] K. H. Chung, K. O. Shin, J. A. Yoon y K. S. Choi, "Study on the obesity and nutrition status of housewives in Seoul and Kyunggi area", *Nutrition Research and Practice* 5 (2011): 140-149.

[69] B. J. Chang, S. U. Park, Y. S. Jang *et al.*, "Effect of functional yogurt NY-YP901 in improving the trait of metabolic syndrome", *European Journal of Clinical Nutrition* 65 (2011): 1250-1255.

[70] K. Diepvens, S. Soenen, J. Steijns, M. Arnold y M. Westerterp-Plantenga, "Long-term effects of consumption of a novel fat emulsion in relation to body-weight management", *International Journal of Obesity* 31 (2007): 942-949.

[71] M. B. Zemel, J. Richards, S. Mathis, A. Milstead, L. Gebhardt y E. Silva, "Dairy augmentation of total and central fat loss in obese subjects", *International Journal of Obesity* 29 (2005): 391-397.

[72] M. A. Martinez-Gonzalez, C. Sayon-Orea, M. Ruiz-Canela, C. de la Fuente y A. Gea, "Bes-Rastrollo M. Yogurt consumption, weight change and risk of overweight/obesity: the SUN cohort study", *Nutrition, Metabolism, and Cardiovascular Diseases:* NMCD, noviembre de 2014, vol. 24, núm. 11: 1189-1196.

[73] M. Carlsson, Y. Gustafson, L. Haglin S. Eriksson, "The feasibility of serving liquid yoghurt supplemented with probiotic bacteria, Lactobacillus rhamnosus LB 21, and Lactococcus lactis L1A—a pilot study among old people with dementia in a residential care facility", *Journal of Nutrition, Health & Aging* 13 (2009): 813-819.

[74] C. Mason, L. Xiao, I. Imayama *et al.*, "Vitamin D3 supplementation during weight loss: a double-blind randomized controlled trial", *American Journal of Clinical Nutrition* 99 (2014): 1015-1025.

[75] G. H. Anderson, B. Luhovyy, T. Akhavan y S. Panahi, "Milk proteins in the regulation of body weight, satiety, food intake and glycemia", *Nestlé Nutrition Workshop Series Paediatric Programme* 67 (2011): 147-159.

[76] D. S. Ludwig y W. C. Willett, "Three daily servings of reduced-fat milk: an evidence-based recommendation?", JAMA *Pediatrics* 167 (2013): 788-789.

[77] M. A. Martinez-Gonzalez *et al.*, "Yogurt consumption, weight change and risk of overweight/obesity; J. C. Louie, V. M. Flood, D. J. Hector, A. M. Rangan y T. P. Gill, "Dairy consumption and overweight and obesity: a systematic review of prospective cohort studies", *Obesity Reviews: an official journal of the International Association for the Study of Obesity* 12 (2011): e582-e592.

[78] aboutyogurt.com/Live-Culture.

[79] E. Patterson, S. C. Larsson, A. Wolk y A. Akesson, "Association between dairy food consumption and risk of myocardial infarction in women differs by type of dairy food", *Journal of Nutrition* 143 (2013): 74-79.

[80] S. S. Soedamah-Muthu, E. L. Ding, W. K. Al-Delaimy *et al.*, "Milk and dairy consumption and incidence of cardiovascular diseases and all-cause mortality: dose-response meta-analysis of prospective cohort studies", *American Journal of Clinical Nutrition* 93 (2011): 158-171.

[81] G. W. Dalmeijer, E. TA. Struijk, Y. T. van der Schouw *et al.*, "Dairy intake and coronary heart disease or stroke—a population-based cohort study", *International Journal of Cardiology* 167 (2013): 925-929.

[82] aboutyogurt.com/Live-Culture.

[83] F. Lopitz-Otsoa, A. Rementeria, N. Elguezabal y J. Garaizar, "Kefir: a symbiotic yeasts-bacteria community with alleged healthy capabilities", *Revista Iberoamericana de Micología* 23 (2006): 67-74.

[84] L. Margulis, D. Sagan y L. Thomas, *Microcosmos: Four Billion Years of Microbial Evolution*, University of California Press, Berkeley, 1997.

[85] A. M. de Oliveira Leite, M. A. Miguel, R. S. Peixoto, A. S. Rosado, J. T. Silva y V. M. Paschoalin, "Microbiological, technological and therapeutic properties of kefir: a natural probiotic beverage", *Brazilian Journal of Microbiology* 44 (2013): 341-349.

[86] J. Kabeerdoss, R. S. Devi, R. R. Mary *et al.*, "Effect of yoghurt containing Bifidobacterium lactis Bb12(R) on faecal excretion of secretory immunoglobulin A and human beta-defensin 2 in healthy adult volunteers", *Nutrition Journal* 10 (2011): 138.

[87] A. Grishina, I. Kulikova, L. Alieva, A. Dodson, I. Rowland y J. Jin, "Antigenotoxic effect of kefir and ayran supernatants on fecal water-induced DNA damage in human colon cells", *Nutrition and Cancer* 63 (2011): 73-79.

[88] Y. P. Chen, T. Y. Lee, W. S. Hong, H. H. Hsieh y M. J. Chen, "Effects of Lactobacillus kefiranofaciens M1 isolated from kefir grains on enterohemorrhagic Escherichia coli infection using mouse and intestinal cell models", *Journal of Dairy Science* 96 (2013): 7467-7477.

[89] S. R. Hertzler y S. M. Clancy, "Kefir improves lactose digestion and tolerance in adults with lactose maldigestion", *Journal of the American Dietetic Association* 103 (2003): 582-587.

[90] T. Furuno y M. Nakanishi, "Kefiran suppresses antigen-induced mast cell activation", *Biological & Pharmaceutical Bulletin* 35 (2012): 178-183.

[91] J. R. Liu, S. Y. Wang, Y. Y. Lin y C.W. Lin, "Antitumor activity of milk kefir and soy milk kefir in tumor-bearing mice", *Nutrition and Cancer* 44 (2002): 183-187.

[92] Y. Ishida, F. Nakamura, H. Kanzato *et al.*, "Effect of milk fermented with Lactobacillus acidophilus strain L-92 on symptoms of Japanese cedar pollen allergy: a randomized placebo-controlled trial", *Bioscience, Biotechnology, and Biochemistry* 69 (2005): 1652-1660.

[93] J. W. Anderson y S. E. Gilliland, "Effect of fermented milk (yogurt) containing Lactobacillus acidophilus L1 on serum cholesterol in hypercholesterolemic humans", *Journal of the American College of Nutrition* 18 (1999): 43-50.

[94] Z. B. Guzel-Seydim, T. Kok-Tas, A. K. Greene y A. C. Seydim, "Review: functional properties of kefir", *Critical Reviews in Food Science and Nutrition* 51 (2011): 261-268.

[95] J. N. Ho, J. W. Choi, W. C. Lim, M. K. Kim, I. Y. Lee y H. Y. Cho, "Kefir inhibits 3T3-L1 adipocyte differentiation through down-regulation of adipogenic transcription factor expression", *Journal of the Science of Food and Agriculture* 93 (2012): 485-490.

[96] K. Y. Park, J. K. Jeong, Y. E. Lee y J. W. Daily, "3rd. Health benefits of kimchi (Korean fermented vegetables) as a probiotic food", *Journal of Medicinal Food* 17 (2014): 6-20.

[97] J. Y. Yoon, S. H. Kim, K. O. Jung y K. Y. Park, "Antiobesity effect of baekkimchi (whitish baechu kimchi) in rats fed high fat diet", *Journal of Food Science and Nutrition* 9 (2004): 259-264.

[98] S. H. Choi, B. S. Suh, E. Kozukue, N. Kozukue, C. E. Levin y M. Friedman, "Analysis of the contents of pungent compounds in fresh Korean red peppers and in pepper-containing foods", *Journal of Agricultural and Food Chemistry* 54 (2006): 9024-9031.

[99] S. J. Ahn, "The effect of kimchi powder supplement on the body weight reduction of obese adult women" [tesis para obtener el grado de maestro en ciencias], Pusan National University, Busan, Corea, 2007.

[100] E. K. Kim, S. Y. An, M. S. Lee *et al.*, "Fermented kimchi reduces body weight and improves metabolic parameters in overweight and obese patients", *Nutrition Research* 31 (2011): 436-443.

[101] M. J. C. Kwon, Y. S. Song e Y. O. Song, "Daily kimchi consumption and its hypolipidemic effect in middle-aged men", *Journal of the Korean Society of Food Science and Nutrition* 28 (1998): 1144-1150.

[102] K. Park, "The nutritional evaluation, and antimutagenic and anticancer effects of kimchi", *Journal of the Korean Society of Food Science and Nutrition* 24 (1995): 169-182.

[103] K. H. Kim y K. Y. Park, "Effects of kimchi extracts on production of nitric oxide by activated macrophages, transforming growth factor ß1 of tumor cells and interleukin-6 in splenocytes", *Journal of Food Science and Nutrition* 6 (2001): 126-132.

[104] S. T. Ngo y M. S. Li, "Curcumin binds to Abeta1-40 peptides and fibrils stronger than ibuprofen and naproxen", *Journal of Physical Chemistry B* 116 (2012): 10165-10175.

[105] G. N. Asher y K. Spelman, "Clinical utility of curcumin extract", *Alternative Therapies in Health and Medicine* 19 (2013): 20-22.

[106] E. Ginter Y V. Simko, "Plant polyphenols in prevention of heart disease", *Bratislavske Lekarske Listy* 113 (2012): 476-480.

[107] S. Bereswill, M. Munoz, A. Fischer *et al.*, "Anti-inflammatory effects of resveratrol, curcumin and simvastatin in acute small intestinal inflammation", *PLoS One* 5 (2010): e15099.

[108] A. Ejaz, D. Wu, P. Kwan y M. Meydani, "Curcumin inhibits adipogenesis in 3T3-L1 adipocytes and angiogenesis and obesity in C57/BL mice", *Journal of Nutrition* 139 (2009): 919-925.

[109] Y. Yu, S. K. Hu y H. Yan, ["The study of insulin resistance and leptin resistance on the model of simplicity obesity rats by curcumin"], *Zhonghua yu fang yi xue za zhi [Chinese Journal of Preventive Medicine]* 42 (2008): 818-822.

[110] S. P. Weisberg, R. Leibel y D. V. Tortoriello, "Dietary curcumin significantly improves obesity-associated inflammation and diabetes in mouse models of diabesity", *Endocrinology* 149 (2008): 3549-3558.

[111] H. Cao, "Adipocytokines in obesity and metabolic disease", *Journal of Endocrinology* 220 (2014): T47-T59.

[112] N. Ouchi, J. L. Parker, J. J. Lugus y K. Walsh, "Adipokines in inflammation and metabolic disease", *Nature Reviews Immunology* 11 (2011): 85-97.

[113] C. Y. Kim y K. H. Kim, "Curcumin prevents leptin-induced tight junction dysfunction in intestinal Caco-2 BBe cells", *Journal of Nutritional Biochemistry* 25 (2014): 26-35.

[114] H. Mangge, K. Summers, G. Almer *et al.*, "Antioxidant food supplements and obesity-related inflammation", *Current Medicinal Chemistry* 20 (2013): 2330-2337.

[115] E. M. Jang, M. S. Choi, U. J. Jung *et al.*, "Beneficial effects of curcumin on hyperlipidemia and insulin resistance in high-fat-fed hamsters", *Metabolism: Clinical and Experimental* 57 (2008): 1576-1583.

[116] Y. Tang y A. Chen, "Curcumin eliminates the effect of advanced glycation end-products (AGEs) on the divergent regulation of gene expression of receptors of AGEs by interrupting leptin signaling", *Laboratory Investigation* 94 (2014): 503-516.

[117] Y. K. Lee, W. S. Lee, J. T. Hwang, D. Y. Kwon, Y. T. Surh y O. J. Park, "Curcumin exerts antidifferentiation effect through AMPKalpha-PPAR-gamma in 3T3-L1 adipocytes and antiproliferatory effect through AMPKalpha-COX-2 in cancer cells", *Journal of Agricultural and Food Chemistry* 57 (2009): 305-310.

[118] Y. Dagon, Y. Avraham y E. M. Berry, "AMPK activation regulates apoptosis, adipogenesis, and lipolysis by eIF2alpha in adipocytes", *Biochemical and Biophysical Research Communications* 340 (2006): 43-47.

[119] E. A. Al-Suhaimi, N. A. Al-Riziza, R. A. Al-Essa, "Physiological and therapeutical roles of ginger and turmeric on endocrine functions", *American Journal of Chinese Medicine* 39 (2011): 215-231.

[120] E. M. Jang, M. S. Choi, U. J. Jung *et al.*, "Beneficial effects of curcumin on hyperlipidemia and insulin resistance in high-fat-fed hamsters", *Metabolism: Clinical and Experimental* 57 (2008): 1576-1583.

[121] S. K. Shin, T. Y. Ha, R. A. McGregor y M. S. Choi, "Long-term curcumin administration protects against atherosclerosis via hepatic regulation of li-

poprotein cholesterol metabolism", *Molecular Nutrition & Food Research* 55 (2011): 1829-1840.

[122] K. B. Soni y R. Kuttan, "Effect of oral curcumin administration on serum peroxides and cholesterol levels in human volunteers", *Indian Journal of Physiology and Pharmacology* 36 (1992): 273-275.

[123] *Idem.*

[124] K. M. Jaruszewski, G. L. Curran, S. K. Swaminathan *et al.*, "Multimodal nanoprobes to target cerebrovascular amyloid in Alzheimer's disease brain", *Biomaterials* 35 (2014): 1967-1976.

[125] vinegarworkswonders.com/history.asp.

[126] C. S. Johnston y C. A. Gaas, "Vinegar: medicinal uses and antiglycemic effect", *Medscape General Medicine* 8 (2006): 61.

[127] C. S. Johnston, C. M. Kim y A. J. Buller, "Vinegar improves insulin sensitivity to a high-carbohydrate meal in subjects with insulin resistance or type 2 diabetes", *Diabetes Care* 27 (2004): 281-282.

[128] D. L. Gambon, H. S. Brand y E. C. Veerman, ["Unhealthy weight loss. Erosion by apple cider vinegar"], *Nederlands Tijdschrift voor Tandheelkunde* 119 (2012): 589-591.

[129] L. T. Tong, Y. Katakura, S. Kawamura *et al.*, "Effects of Kurozu concentrated liquid on adipocyte size in rats", *Lipids in Health and Disease* 9 (2010): 134.

[130] T. Kondo, M. Kishi, T. Fushimi, S. Ugajin y T. Kaga, "Vinegar intake reduces body weight, body fat mass, and serum triglyceride levels in obese Japanese subjects", *Bioscience, Biotechnology, and Biochemistry* 73 (2009): 1837-1843.

[131] M. A. Mushref y S. Srinivasan, "Effect of high fat-diet and obesity on gastrointestinal motility", *Annals of Translational Medicine* 1 (2013): 14.

[132] J. H. Lee, H. D. Cho, J. H. Jeong *et al.*, "New vinegar produced by tomato suppresses adipocyte differentiation and fat accumulation in 3T3-L1 cells and obese rat model", *Food Chemistry* 141 (2013): 3241-3249.

[133] T. Kondo, M. Kishi, T. Fushimi y T. Kaga, "Acetic acid upregulates the expression of genes for fatty acid oxidation enzymes in liver to suppress body fat accumulation", *Journal of Agricultural and Food Chemistry* 57 (2009): 5982-5986.

Capítulo 8

[1] webmd.com/diet/grapefruit-diet.

[2] C. Ayyad y T. Andersen, "Long-term efficacy of dietary treatment of obesity: a systematic review of studies published between 1931 and 1999", *Obesity Reviews* 1 (2009): 113-119.

[3] J. W. Anderson, E. C. Konz, R. C. Frederich y C. L. Wood, "Long-term weight-loss maintenance: a meta-analysis of US studies", *American Journal of Clinical Nutrition* 74 (2001): 579-584.

[4] Y. T. Lagerros y S. Rossner, "Obesity management: what brings success?", *Therapeutic Advances in Gastroenterology* 6 (2013): 77-88.

[5] R. R. Wing, W. Lang, T. A. Wadden *et al.*, "Benefits of modest weight loss in improving cardiovascular risk factors in overweight and obese individuals with type 2 diabetes", *Diabetes Care* 34 (2011): 1481-1486.

[6] W. C. Willett, F. Sacks, A. Trichopoulou *et al.*, "Mediterranean diet pyramid: a cultural model for healthy eating", *American Journal of Clinical Nutrition* 61 (1995): 1402S-1406S.

[7] R. Estruch, E. Ros y M. A. Martinez-Gonzalez, "Mediterranean diet for primary prevention of cardiovascular disease", *New England Journal of Medicine* 369 (2013): 676-677.

[8] R. Estruch, E. Ros, J. Salas-Salvado *et al.*, "Primary prevention of cardiovascular disease with a Mediterranean diet", *New England Journal of Medicine* 368 (2013): 1279-1290.

[9] R. Estruch, M. A. Martinez-Gonzalez, D. Corella *et al.*, "Effects of a Mediterranean-style diet on cardiovascular risk factors: a randomized trial", *Annals of Internal Medicine* 145 (2006): 1-11.

[10] R. Estruch, E. Ros y M. A. Martinez-Gonzalez, "Mediterranean diet for primary prevention of cardiovascular disease", *New England Journal of Medicine* 369 (2013): 676-677.

[11] K. Rees, L. Hartley, N. Flowers *et al.*, " 'Mediterranean' dietary pattern for the primary prevention of cardiovascular disease", *Cochrane Database of Systematic Reviews* 8 (2013): CD009825.

[12] J. S. Perona, R. Cabello-Moruno y V. Ruiz-Gutierrez, "The role of virgin olive oil components in the modulation of endothelial function", *Journal of Nutritional Biochemistry* 17 (2006): 429-445.

[13] J. Salas-Salvado, M. Bullo, R. Estruch *et al.*, "Prevention of diabetes with Mediterranean diets: a subgroup analysis of a randomized trial", *Annals of Internal Medicine* 160 (2014): 1-10.

[14] C. J. Andersen y M. L. Fernandez, "Dietary strategies to reduce metabolic syndrome", *Reviews in Endocrine & Metabolic Disorders* 14 (2013): 241-254.

[15] C. Richard, M. M. Royer, P. Couture *et al.*, "Effect of the Mediterranean diet on plasma adipokine concentrations in men with metabolic syndrome", *Metabolism: Clinical and Experimental* 62 (2013): 1803-1810.

[16] C. Richard, P. Couture, S. Desroches y B. Lamarche, "Effect of the Mediterranean diet with and without weight loss on markers of inflammation in men with metabolic syndrome", *Obesity* 21 (2013): 51-57.

[17] E. Gotsis, P. Anagnostis, A. Mariolis, A. Vlachou, N. Katsiki y A. Karagiannis, "Health benefits of the Mediterranean diet: an update of research over the last 5 years", *Angiology* 27 de abril de 2014. [Epub previo a impresión.]

[18] A. N. Funtikova, A. A. Benitez-Arciniega, S. F. Gomez, M. Fito, R. Elosua y H. Schroder, "Mediterranean diet impact on changes in abdominal fat and 10-year incidence of abdominal obesity in a Spanish population", *British Journal of Nutrition* 111 (2014): 1481-1487.

[19] N. Steinle, S. Cirimotch, K. Ryan, C. Fraser, A. Shuldiner y E. Mongodin, "Increased gut microbiome diversity following a high fiber Mediterranean style diet", *FASEB Journal* 27 (2013): 1056.3.

[20] E. Gotsis, P. Anagnostis, A. Mariolis, A. Vlachou, N. Katsiki y A. Karagiannis, "Health benefits of the Mediterranean diet: an update of research over the last 5 years", *Angiology* 27 de apbil de 2014. [Epub previo a impresión.]

[21] P. Bourlioux, ["Current view on gut microbiota"], *Annales Pharmaceutiques Françaises* 72 (2014): 15-21.

[22] C. Olveira, G. Olveira, F. Espildora *et al.*, "Mediterranean diet is associated on symptoms of depression and anxiety in patients with bronchiectasis", *General Hospital Psychiatry* 36 (2014): 277-283.

[23] A. Sanchez-Villegas, M. A. Martinez-Gonzalez, R. Estruch *et al.*, "Mediterranean dietary pattern and depression: the PREDIMED randomized trial", *BMC Medicine* 11 (2013): 208.

[24] B. Caracciolo, W. Xu, S. Collins y L. Fratiglioni, "Cognitive decline, dietary factors and gut-brain interactions", *Mechanisms of Ageing and Development* 136-137 (2014): 59-69.

[25] A. Otaegui-Arrazola, P. Amiano, A. Elbusto, E. Urdaneta y P. Martinez-Lage, "Diet, cognition, and Alzheimer's disease: food for thought", *European Journal of Nutrition* 53 (2014): 1-23.

[26] J. Goulet, B. Lamarche, G. Nadeau y S. Lemieux, "Effect of a nutritional intervention promoting the Mediterranean food pattern on plasma lipids, lipoproteins and body weight in healthy French-Canadian women", *Atherosclerosis* 170 (2003): 115-124.

[27] J. Perez-Guisado, A. Munoz-Serrano y A. Alonso-Moraga, "Spanish ketogenic Mediterranean diet: a healthy cardiovascular diet for weight loss", *Nutrition Journal* 7 (2008): 30.

[28] A. Paoli, A. Bianco, K. A. Grimaldi, A. Lodi y G. Bosco, "Long term successful weight loss with a combination biphasic ketogenic Mediterranean diet and Mediterranean diet maintenance protocol", *Nutrients* 5 (2013): 5205-5217.

[29] N. Kanerva, B. M. Loo, J. G. Eriksson *et al.*, "Associations of the Baltic Sea diet with obesity-related markers of inflammation", *Annals of Medicine* 46 (2014): 90-96.

[30] E. Nova, G. C. Baccan, A. Veses, B. Zapatera y A. Marcos, "Potential health benefits of moderate alcohol consumption: current perspectives in research", *Proceedings of the Nutrition Society* 71 (2012): 307-315.

[31] N. Kanerva, N. E. Kaartinen, U. Schwab, M. Lahti-Koski y S. Mannisto, "Adherence to the Baltic Sea diet consumed in the Nordic countries is associated with lower abdominal obesity", *British Journal of Nutrition* 109 (2013): 520-528.

[32] *Idem.*

[33] *Idem.*

[34] J. Rehm y K. Shield, "Alcohol consumption", en B. W. Stewart y C. B. Wild (eds.), *World Cancer Report 2014*, International Agency for Research on Cancer, Lyon, Francia, 2014. worldcat.org/oclc/636655624/editions?editions View=true&referer=di.

[35] ncbi.nlm.nih.gov/pubmed/25505228.

[36] N. Kanerva, N. E. Kaartinen, U. Schwab, M. Lahti-Koski y S. Mannisto, "The Baltic Sea Diet Score: a tool for assessing healthy eating in Nordic countries", *Public Health Nutrition* (2013), 1-9.

[37] R. E. Ali y S. I. Rattan, "Curcumin's biphasic hormetic response on proteasome activity and heat-shock protein synthesis in human keratinocytes", *Annals of the New York Academy of Sciences* 1067 (2006): 394-399.

[38] C. D. Prickett, E. Lister, M. Collins *et al.*, "Alcohol: friend or foe? Alcoholic beverage hormesis for cataract and atherosclerosis is related to plasma antioxidant activity", *Nonlinearity in Biology, Toxicology, Medicine* 2 (2004): 353-370.

[39] G. E. Mullin, "Search for the optimal diet", *Nutrition in Clinical Practice* 25 (2010): 581-584.

[40] D. Mozaffarian, T. Hao, E. B. Rimm, W. C. Willett y F. B. Hu, "Changes in diet and lifestyle and long-term weight gain in women and men", *New England Journal of Medicine* 364 (2011): 2392-2404.

[41] *Idem.*

[42] oldwayspt.org/about-us/our-mission, #78494.

[43] O. Oyebode, V. Gordon-Dseagu, A. Walker y J. S. Mindell, "Fruit and vegetable consumption and all-cause, cancer and CVD mortality: analysis of Health Survey for England data", *Journal of Epidemiology and Community Health* 68 (2014): 856-862.

[44] J. Wise, "The health benefits of vegetables and fruit rise with consumption, finds study", *BMJ* 348 (2014): g2434.

[45] S. H. Holt, J. C. Miller, P. Petocz y E. Farmakalidis, "A satiety index of common foods", *European Journal of Clinical Nutrition* 49 (1995): 675-690.

[46] V. Langholf, *Medical Theories in Hippocrates: Early Texts and the "Epidemics"*, W. De Gruyter, Berlín / Nueva York, 1990.

[47] T. R. Sinclair y C. Sinclair, *Bread, Beer and the Seeds of Change: Agriculture's Imprint on World History*, CABI, Wallingford, Reino Unido, 2010.

[48] S. C. Larsson, E. Giovannucci y A. Wolk, "Folate and risk of breast cancer: a meta-analysis", *Journal of the National Cancer Institute* 99 (2007): 64-76.

[49] S. M. Zhang, S. E. Hankinson, D. J. Hunter, E. L. Giovannucci, G. A. Colditz y W. C. Willett, "Folate intake and risk of breast cancer characterized by hormone receptor status", *Cancer Epidemiology, Biomarkers & Prevention* 14 (2005): 2004-2008.

[50] N. Hamajima, K. Hirose, K. Tajima *et al.*, "Alcohol, tobacco and breast cancer—collaborative reanalysis of individual data from 53 epidemiological studies, including 58,515 women with breast cancer and 95,067 women without the disease", *British Journal of Cancer* 87 (2002): 1234-1245.

[51] R. G. Kuijer y J. A. Boyce, "Chocolate cake. Guilt or celebration? Associations with healthy eating attitudes, perceived behavioural control, intentions and weight-loss", *Appetite* 74 (2014): 48-54.

[52] G. E. Mullin y K. M. Swift, *The Inside Tract*, Rodale, Nueva York, 2011.

Capítulo 9

[1] umm.edu/health/medical/altmed/supplement/omega6-fatty-acids.

[2] R. Matsumoto, N. P. Tu, S. Haruta, M. Kawano e I. Takeuchi, "Polychlorinated biphenyl (PCB) concentrations and congener composition in masu salmon from Japan: a study of all 209 PCB congeners by high-resolution gas chromatography/high-resolution mass spectrometry (HRGC/HRMS)", *Marine Pollution Bulletin* 85 (2014): 549-557.

[3] D. Zacs, J. Rjabova y V. Bartkevics, "Occurrence of brominated persistent organic pollutants (PBDD/DFs, PXDD/DFs, and PBDEs) in Baltic wild salmon (Salmo salar) and correlation with PCDD/DFs and PCBs", *Environmental Science & Technology* 47 (2013): 9478-9486.

[4] D. Perlmutter, *Grain Brain*, Little, Brown and Co., Nueva York, 2013.

[5] Y. Y. Fan, Q. Ran, S. Toyokuni *et al.*, "Dietary fish oil promotes colonic apoptosis and mitochondrial proton leak in oxidatively stressed mice", *Cancer Prevention Research* 4 (2011): 1267-1274.

[6] A. Ramel, D. Parra, J. A. Martinez, M. Kiely e I. Thorsdottir, "Effects of seafood consumption and weight loss on fasting leptin and ghrelin concentrations in overweight and obese European young adults", *European Journal of Nutrition* 48 (2009): 107-114.

[7] A. Ramel, J. A. Martinez, M. Kiely, N. M. Bandarra e I. Thorsdottir, "Effects of weight loss and seafood consumption on inflammation parameters in young, overweight and obese European men and women during 8 weeks of energy restriction", *European Journal of Clinical Nutrition* 64 (2010): 987-993.

[8] I. Thorsdottir, B. Birgisdottir, M. Kiely, J. Martinez y N. Bandarra, "Fish consumption among young overweight European adults and compliance to varying seafood content in four weight loss intervention diets", *Public Health Nutrition* 12 (2009): 592-598.

[9] S. K. Poulsen, A. Due, A. B. Jordy *et al.*, "Health effect of the New Nordic Diet in adults with increased waist circumference: a 6-month randomized controlled trial", *American Journal of Clinical Nutrition* 99 (2014): 35-45.

[10] A. Ramel, M. T. Jonsdottir e I. Thorsdottir, "Consumption of cod and weight loss in young overweight and obese adults on an energy reduced diet for 8 weeks", *Nutrition, Metabolism, and Cardiovascular Diseases* 19 (2009): 690-696.

[11] *Idem.*

[12] nrdc.org/health/effects/mercury/guide.asp.

[13] *Idem.*

[14] seafoodwatch.org/cr/cr_seafoodwatch/content/media/MBA_SeafoodWatch_ NationalGuide.pdf; wholefoodsmarket.com/blog/what%E2%80%99s-so-gr eat-about-our-tilapia-we%E2%80%99ll-tell-you.

[15] R. M. Benjamin, "Dietary guidelines for Americans, 2010: the cornerstone of nutrition policy", *Public Health Reports* 126 (2011): 310-311.

[16] K. Z. Walker y K. O'Dea, "Is a low fat diet the optimal way to cut energy intake over the long term in overweight people?", *Nutrition, Metabolism, and Cardiovascular Diseases* 11 (2001): 244-248.

[17] A. Lasa, J. Miranda, M. Bullo *et al.*, "Comparative effect of two Mediterra-nean diets versus a low-fat diet on glycaemic control in individuals with type 2 diabetes", *European Journal of Clinical Nutrition* 68 (2014): 767-772.

[18] S. Frank, K. Linder, L. Fritsche *et al.*, "Olive oil aroma extract modulates cerebral blood flow in gustatory brain areas in humans", *American Journal of Clinical Nutrition* 98 (2013): 1360-1366.

[19] R. C. Alfenas y R. D. Mattes, "Effect of fat sources on satiety", *Obesity Re-search* 11 (2003): 183-187.

[20] A. Kozimor, H. Chang y J. A. Cooper, "Effects of dietary fatty acid composi-tion from a high fat meal on satiety", *Appetite* 69 (2013): 39-45.

[21] C. Virruso, G. Accardi, G. Colonna Romano, G. Candore, S. Vasto y C. Ca-ruso, "Nutraceutical properties of extra virgin olive oil: a natural remedy for age-related disease?", *Rejuvenation Research* 17 (2013): 217-220.

[22] S. Martin-Pelaez, M. I. Covas, M. Fito, A. Kusar e I. Pravst, "Health effects of olive oil polyphenols: recent advances and possibilities for the use of health claims", *Molecular Nutrition & Food Research* 57 (2013): 760-771.

[23] P- Reaven, S. Parthasarathy, B. J. Grasse *et al.*, "Feasibility of using an oleate-rich diet to reduce the susceptibility of low-density lipoprotein to oxidative modification in humans", *American Journal of Clinical Nutrition* 54 (1991): 701-706.

[24] R. P. Mensink y M. B. Katan, "Effect of monounsaturated fatty acids versus complex carbohydrates on highdensity lipoproteins in healthy men and wo-men", *Lancet* 1 (1987): 122-125.

[25] *Idem.*

[26] T. L. Ulbricht y D. A. Southgate, "Coronary heart disease: seven dietary factors", *Lancet* 338 (1991): 985-992.

[27] W. C. Willett, F. Sacks, A. Trichopoulou *et al.*, "Mediterranean diet pyramid: a cultural model for healthy eating", *American Journal of Clinical Nutrition* 61 (1995): 1402S-1406S.

[28] S. Bertoli, A. Spadafranca, M. Bes-Rastrollo *et al.*, "Adherence to the Medi-terranean diet is inversely related to binge eating disorder in patients see-king a weight loss program", *Clinical Nutrition* 14 de febrero de 2014. [Epub previo a impresión.]

[29] *Idem.*

[30] M. M. Flynn y S. E. Reinert, "Comparing an olive oil-enriched diet to a standard lower-fat diet for weight loss in breast cancer survivors: a pilot study", *Journal of Women's Health* 19 (2010): 1155-1161.

[31] C. Puel, A. Quintin, A. Agalias *et al.*, "Olive oil and its main phenolic micronutrient (oleuropein) prevent inflammation-induced bone loss in the ovariectomised rat", *British Journal of Nutrition* 92 (2004): 119-127.

[32] L. Condezo-Hoyos, I. P. Mohanty y G. D. Noratto, "Assessing non-digestible compounds in apple cultivars and their potential as modulators of obese faecal microbiota in vitro", *Food Chemistry* 161 (2014): 208-215.

[33] H. D. Sesso, J. M. Gaziano, S. Liu y J. E. Buring, "Flavonoid intake and the risk of cardiovascular disease in women", *American Journal of Clinical Nutrition* 77 (2003): 1400-1408.

[34] P. Knekt, R. Jarvinen, A. Reunanen y J. Maatela, "Flavonoid intake and coronary mortality in Finland: a cohort study. *BMJ* 312 (1996): 478-481.

[35] P. Knekt, S. Isotupa, H. Rissanen *et al.*, "Quercetin intake and the incidence of cerebrovascular disease", *European Journal of Clinical Nutrition* 54 (2000): 415-417.

[36] I. C. Arts, D. R. Jacobs, Jr., L. J. Harnack, M. Gross y A. R. Folsom, "Dietary catechins in relation to coronary heart disease death among postmenopausal women", *Epidemiology* 12 (2001): 668-675.

[37] M. G. Hertog, E. J. Feskens, P. C. Hollman, M. B. Katan y D. Kromhout, "Dietary antioxidant flavonoids and risk of coronary heart disease: the Zutphen Elderly Study", *Lancet* 342 (1993): 1007-1011.

[38] O. Aprikian, V. Duclos, S. Guyot *et al.*, "Apple pectin and a polyphenol-rich apple concentrate are more effective together than separately on cecal fermentations and plasma lipids in rats", *Journal of Nutrition* 133 (2003): 1860-1865.

[39] D. Feskanich, R. G. Ziegler, D. S. Michaud *et al.*, "Prospective study of fruit and vegetable consumption and risk of lung cancer among men and women", *Journal of the National Cancer Institute* 92 (2000): 1812-1823.

[40] L. Le Marchand, S. P. Murphy, J. H. Hankin, L. R. Wilkens y L. N. Kolonel, "Intake of flavonoids and lung cancer", *Journal of the National Cancer Institute* 92 (2000): 154-160.

[41] R. K. Woods, E. H. Walters, J. M. Raven *et al.*, "Food and nutrient intakes and asthma risk in young adults", *American Journal of Clinical Nutrition* 78 (2003): 414-421.

[42] B. K. Butland, A. M. Fehily y P. C. Elwood, "Diet, lung function, and lung function decline in a cohort of 2512 middle aged men", *Thorax* 55 (2000): 102-108.

[43] P. Knekt, J. Kumpulainen, R. Jarvinen, H. Rissanen, M. Heliovaura, A. Reunanen, T. Hakulinen y A. Aromaa, "Flavenoid intake and risk of chronic diseases", *American Journal of Clinical Nutrition* 76 (2002): 560-568.

[44] M. Conceicao de Oliveira, R. Sichieri y A. Sanchez Moura, "Weight loss associated with a daily intake of three apples or three pears among overweight women", *Nutrition* 19 (2003): 253-256.

[45] K. D. Cho, C. K. Han y B. H. Lee, "Loss of body weight and fat and improved lipid profiles in obese rats fed apple pomace or apple juice concentrate", *Journal of Medicinal Food* 16 (2013): 823-830.

[46] G. Ravn-Haren, L. O. Dragsted, T. Buch-Andersen *et al.*, "Intake of whole apples or clear apple juice has contrasting effects on plasma lipids in healthy volunteers", *European Journal of Nutrition* 52 (2013): 1875-1889.

[47] T. R. Licht, M. Hansen, A. Bergstrom *et al.*, "Effects of apples and specific apple components on the cecal environment of conventional rats: role of apple pectin", BMC *Microbiology* 10 (2010): 13.

[48] S. J. Crozier, A. G. Preston, J. W. Hurst *et al.*, "Cacao seeds are a 'super fruit': a comparative analysis of various fruit powders and products", *Chemistry Central Journal* 5 (2011): 5.

[49] O. H. Franco, L. Bonneux, C. de Laet, A. Peeters, E. W. Steyerberg y J. P. Mackenbach, "The Polymeal: a more natural, safer, and probably tastier (than the Polypill) strategy to reduce cardiovascular disease by more than 75%", BMJ 329 (2004): 1447-1450.

[50] H. Zeng, M. Locatelli, C. Bardelli *et al.*, "Anti-inflammatory properties of clovamide and Theobroma cacao phenolic extracts in human monocytes: evaluation of respiratory burst, cytokine release, NF-kappaB activation, and PPARgamma modulation", *Journal of Agricultural and Food Chemistry* 59 (2011): 5342-5350.

[51] Y. Wan, J. A. Vinson, T. D. Etherton, J. Proch, S. A. Lazarus y P. M. Kris-Etherton, "Effects of cocoa powder and dark chocolate on LDL oxidative susceptibility and prostaglandin concentrations in humans", *American Journal of Clinical Nutrition* 74 (2001): 596-602.

[52] Z. Faridi, V. Y. Njike, S. Dutta, A. Ali y D. L. Katz, "Acute dark chocolate and cocoa ingestion and endothelial function: a randomized controlled crossover trial", *American Journal of Clinical Nutrition* 88 (2008): 58-63.

[53] D. Grassi, S. Necozione, C. Lippi *et al.*, "Cocoa reduces blood pressure and insulin resistance and improves endothelium-dependent vasodilation in hypertensives", *Hypertension* 46 (2005): 398-405.

[54] *Idem.*

[55] P. F. Jacques, A. Cassidy, G. Rogers, J. J. Peterson, J. B. Meigs y J. T. Dwyer, "Higher dietary flavonol intake is associated with lower incidence of type 2 diabetes", *Journal of Nutrition* 143 (2013): 1474-1480.

[56] N. M. Wedick, A. Pan, A. Cassidy *et al.*, "Dietary flavonoid intakes and risk of type 2 diabetes in US men and women", *American Journal of Clinical Nutrition* 95 (2012): 925-933.

[57] X. Tzounis, A. Rodriguez-Mateos, J. Vulevic, G. R. Gibson, C. Kwik-Uribe y J. P. Spencer, "Prebiotic evaluation of cocoa-derived flavanols in healthy hu-

mans by using a randomized, controlled, double-blind, crossover intervention study", *American Journal of Clinical Nutrition* 93 (2011): 62-72.

[58] latimes.com/science/sciencenow/la-sci-sn-secret-to-dark-chocolates-health-benefits-20140318-story.html.

[59] M. Cuenca-Garcia, J. R. Ruiz, F. B. Ortega, M. J. Castillo, grupo de estudio Helena, "Association between chocolate consumption and fatness in European adolescents", *Nutrition* 30 (2014): 236-269.

[60] M. R. Dorenkott, L. E. Griffin, K. M. Goodrich *et al.*, "Oligomeric cocoa procyanidins possess enhanced bioactivity compared to monomeric and polymeric cocoa procyanidins for preventing the development of obesity, insulin resistance, and impaired glucose tolerance during high-fat feeding", *Journal of Agricultural and Food Chemistry* 62 (2014): 2216-2227.

[61] A. Asai, M. Terasaki y A. Nagao, "An epoxide-furanoid rearrangement of spinach neoxanthin occurs in the gastrointestinal tract of mice and in vitro: formation and cytostatic activity of neochrome stereoisomers", *Journal of Nutrition* 134 (2004): 2237-2243.

[62] *Idem.*

[63] M. A. Gates, S. S. Tworoger, J. L. Hecht, I. De Vivo, B. Rosner y S. E. Hankinson, "A prospective study of dietary flavonoid intake and incidence of epithelial ovarian cancer", *International Journal of Cancer* 121 (2007): 2225-2232.

[64] R. Edenharder, G. Keller, K. L. Platt, K. K. Unger, "Isolation and characterization of structurally novel antimutagenic flavonoids from spinach (Spinacia oleracea)", *Journal of Agricultural and Food Chemistry* 49 (2001): 2767-2773.

[65] V. a. Kirsh, U. Peters, S. T. Mayne *et al.*, "Prospective study of fruit and vegetable intake and risk of prostate cancer", *Journal of the National Cancer Institute* 99 (2007): 1200-1209.

[66] Y. Yang, E. D. Marczak, M. Yokoo, H. Usui y M. Yoshikawa, "Isolation and antihypertensive effect of angiotensin I-converting enzyme (ACE) inhibitory peptides from spinach Rubisco", *Journal of Agricultural and Food Chemistry* 51 (2003): 4897-4902.

[67] M. Lucarini, S. Lanzi, L. D'Evoli, A. Aguzzi y G. Lombardi-Boccia, "Intake of vitamin A and carotenoids from the Italian population—results of an Italian total diet study", *International Journal for Vitamin and Nutrition Research* 76 (2006): 103-109.

[68] O. Ozsoy-Sacan, O. Karabulut-Bulan, S. Bolkent, R. Yanardag e Y. Ozgey, "Effects of chard (Beta vulgaris L. Var cicla) on the liver of the diabetic rats: a morphological and biochemical study", *Bioscience, Biotechnology, and Biochemistry* 68 (2004): 1640-1648.

[69] Q. J. Wu, Y. Yang, J. Wang, L. H. Han, Y. B. Xiang, "Cruciferous vegetable consumption and gastric cancer risk: a meta-analysis of epidemiological studies", *Cancer Science* 104 (2013): 1067-1073.

[70] X. Liu y K. Lv, "Cruciferous vegetables intake is inversely associated with risk of breast cancer: a metaanalysis", *Breast* 22 (2013): 309-313.

[71] L. I. Wang, E. L. Giovannucci, D. Hunter, D. Neuberg, L. Su y D. C. Christiani, "Dietary intake of Cruciferous vegetables, Glutathione S-transferase (GST) polymorphisms and lung cancer risk in a Caucasian population", *Cancer Causes & Control* 15 (2004): 977-985.

[72] J. V. Higdon, B. Delage, D. E. Williams y R. H. Dashwood, "Cruciferous vegetables and human cancer risk: epidemiologic evidence and mechanistic basis", *Pharmacological Research* 55 (2007): 224-236.

[73] L. Tang, G. R. Zirpoli, K. Guru *et al.*, "Consumption of raw cruciferous vegetables is inversely associated with bladder cancer risk", *Cancer Epidemiology, Biomarkers & Prevention* 17 (2008): 938-944.

[74] J. V. Higdon, B. Delage, D. E. Williams y R. H. Dashwood, "Cruciferous vegetables and human cancer risk: epidemiologic evidence and mechanistic basis", *Pharmacological Research* 55 (2007): 224-236.

[75] M. K. Kim y J. H. Park, "Conference on 'Multidisciplinary approaches to nutritional problems'. Symposium on 'Nutrition and health'. Cruciferous vegetable intake and the risk of human cancer: epidemiological evidence", *Proceedings of the Nutrition Society* 68 (2009): 103-110.

[76] J. V. Higdon, B. Delage, D. E. Williams y R. H. Dashwood, "Cruciferous vegetables and human cancer risk: epidemiologic evidence and mechanistic basis", *Pharmacological Research* 55 (2007): 224-236.

[77] J. D. Clarke, R. H. Dashwood y E. Ho, "Multi-targeted prevention of cancer by sulforaphane", *Cancer Letters* 269 (2008): 291-304.

[78] T. S. Kahlon, M. C. Chiu y M. H. Chapman, "Steam cooking significantly improves in vitro bile acid binding of collard greens, kale, mustard greens, broccoli, green bell pepper, and cabbage", *Nutrition Research* 28 (2008): 351-357.

[79] C. Angeloni, E. Leoncini, M. Malaguti, S. Angelini, P. Hrelia y S. Hrelia, "Modulation of phase II enzymes by sulforaphane: implications for its cardioprotective potential", *Journal of Agricultural and Food Chemistry* 57 (2009): 5615-5622.

[80] M. C. Cornelis, A. El-Sohemy y H. Campos, "GSTT1 genotype modifies the association between cruciferous vegetable intake and the risk of myocardial infarction", *American Journal of Clinical Nutrition* 86 (2007): 752-758.

[81] S. Liu, M. Serdula, S. J. Janket *et al.*, "A prospective study of fruit and vegetable intake and the risk of type 2 diabetes in women", *Diabetes Care* 27 (2004): 2993-2996.

[82] V. Mulabagal, M. Ngouajio, A. Nair, Y. Zhang, A. L. Gottumukkala y M. G. Nair, "In vitro evaluation of red and green lettuce (Lactuca sativa) for functional food properties", *Food Chemistry* 118 (2010): 300-306.

[83] C. Becker, H. P. Klaering, M. Schreiner, L. W. Kroh y A. Krumbein, "Unlike quercetin glycosides, cyanidin glycoside in red leaf lettuce responds more

sensitively to increasing low radiation intensity before than after head formation has started", *Journal of Agricultural and Food Chemistry* 62 (2014): 6911-6917.

[84] V. Mulabagal, M. Ngouajio, A. Nair, Y. Zhang, A. L. Gottumukkala y M. G. Nair, "In vitro evaluation of red and green lettuce (Lactuca sativa) for functional food properties", *Food Chemistry* 118 (2010): 300-306.

[85] L. Azadbakht, F. Haghighatdoost, G. Karimi y A. Esmaillzadeh, "Effect of consuming salad and yogurt as preload on body weight management and cardiovascular risk factors: a randomized clinical trial", *International Journal of Food Sciences and Nutrition* 64 (2013): 392-399.

[86] B. J. Rolls, "Dietary strategies for weight management", *Nestlé Nutrition Institute Workshop Series* 73 (2012): 37-48.

[87] J. E. Flood y B. J. Rolls, "Soup preloads in a variety of forms reduce meal energy intake", *Appetite* 49 (2007): 626-634.

[88] J. Ma, J. E. Stevens, K. Cukier *et al.*, "Effects of a protein preload on gastric emptying, glycemia, and gut hormones after a carbohydrate meal in diet-controlled type 2 diabetes", *Diabetes Care* 32 (2009): 1600-1602.

[89] L. Marciani, N. Hall, S. E. Pritchard *et al.*, "Preventing gastric sieving by blending a solid/water meal enhances satiation in healthy humans", *Journal of Nutrition* 142 (2012): 1253-1258.

[90] B. J. Rolls, L. S. Roe, A. M. Beach y P. M. Kris-Etherton, "Provision of foods differing in energy density affects longterm weight loss", *Obesity Research* 13 (2005): 1052-1060.

[91] Y. Zhu J. H. Hollis, "Soup consumption is associated with a lower dietary energy density and a better diet quality in US adults", *British Journal of Nutrition* 111 (2014): 1474-1480.

[92] B. J. Rolls, L. S. Roe, A. M. Beach y P. M. Kris-Etherton, "Provision of foods differing in energy density affects longterm weight loss", *Obesity Research* 13 (2005): 1052-1060.

[93] Y. Zhu y J. H. Hollis, "Soup consumption is associated with a reduced risk of overweight and obesity but not metabolic syndrome in US adults: NHANES 2003-2006", *PLoS One* 8 (2013): e75630.

[94] Y. Zhu y J. H. Hollis, "Soup consumption is associated with a lower dietary energy density and a better diet quality in US adults", *British Journal of Nutrition* 111 (2014): 1474-1480.

[95] M. Kuroda, M. Ohta, T. Okufuji *et al.*, "Frequency of soup intake is inversely associated with body mass index, waist circumference, and waist-to-hip ratio, but not with other metabolic risk factors in Japanese men", *Journal of the American Dietetic Association* 111 (2011): 137-142.

[96] Y. Zhu y J. H. Hollis, "Frequency of soup intake and amount of dietary fiber intake are inversely associated with plasma leptin concentrations in Japanese adults", *Appetite* 54 (2010): 538-543.

[97] J. Perez-Jimenez, V. Neveu, F. Vos y A. Scalbert, "Identification of the 100 richest dietary sources of polyphenols: an application of the Phenol-

Explorer database", *European Journal of Clinical Nutrition* 64 (supl. 3) (2010): S112-S120.

[98] A. Woting, T. Clavel, G. Loh y M. Blaut, "Bacterial transformation of dietary lignans in gnotobiotic rats", *FEMS Microbiology Ecology* 72 (2010): 507-514.

[99] S. Ibrugger, M. Kristensen, M. S. Mikkelsen y A. Astrup, "Flaxseed dietary fiber supplements for suppression of appetite and food intake", *Appetite* 58 (2012): 490-495.

[100] M. I. Khan, F. M. Anjum, M. Sohaib y A. Sameen, "Tackling metabolic syndrome by functional foods", *Reviews in Endocrine & Metabolic Disorders* 14 (2013): 287-297.

[101] H. Adlercreutz, "Lignans and human health", *Critical Reviews in Clinical Laboratory Sciences* 44 (2007): 483-525.

[102] S. R. Sturgeon, J. L. Heersink, S. L. Volpe *et al.*, "Effect of dietary flaxseed on serum levels of estrogens and androgens in postmenopausal women", *Nutrition and Cancer* 60 (2008): 612-618.

[103] Y. Rhee y A. Brunt, "Flaxseed supplementation improved insulin resistance in obese glucose intolerant people: a randomized crossover design", *Nutrition Journal* 10 (2011): 44.

[104] S. Dodin, A. Lemay, H. Jacques, F. Legare, J. C. Forest y B. Masse, "The effects of flaxseed dietary supplement on lipid profile, bone mineral density, and symptoms in menopausal women: a randomized, double-blind, wheat germ placebo-controlled clinical trial", *Journal of Clinical Endocrinology and Metabolism* 90 (2005): 1390-1397.

[105] M. Kristensen, M. G. Jensen, J. Aarestrup *et al.*, "Flaxseed dietary fibers lower cholesterol and increase fecal fat excretion, but magnitude of effect depend on food type", *Nutrition & Metabolism* 9 (2012): 8.

[106] S. Fukumitsu, K. Aida, H. Shimizu y K. Toyoda, "Flaxseed lignan lowers blood cholesterol and decreases liver disease risk factors in moderately hypercholesterolemic men", *Nutrition Research* 30 (2010): 441-446.

[107] M. Baranowski, J. Enns, H. Blewett, U. Yakandawala, P. Zahradka y G. G. Taylor, "Dietary flaxseed oil reduces adipocyte size, adipose monocyte chemoattractant protein-1 levels and T-cell infiltration in obese, insulinresistant rats", *Cytokine* 59 (2012): 382-391.

[108] S. Fukumitsu, K. Aida, N. Ueno, S. Ozawa, Y. Takahashi y M. Kobori, "Flaxseed lignan attenuates high-fat dietinduced fat accumulation and induces adiponectin expression in mice", *British Journal of Nutrition* 100 (2008): 669-676.

[109] D. E. Cintra, E. R. Ropelle, J. C. Moraes *et al.*, "Unsaturated fatty acids revert diet-induced hypothalamic inflammation in obesity", *PLoS One* 7 (2012): e30571.

[110] A. S. Morisset, S. Lemieux, A. Veilleux, J. Bergeron, S. John Weisnagel y A. Tchernof, "Impact of a lignan-rich diet on adiposity and insulin sensitivity

in post-menopausal women", *British Journal of Nutrition* 102 (2009): 195-200.

[111] Y. Bao, J. Han, F. B. Hu *et al.*, "Association of nut consumption with total and cause-specific mortality", *New England Journal of Medicine* 369 (2013): 2001-2011.

[112] Y. Bao, B. A. Rosner y C. S. Fuchs, "Nut consumption and mortality", *New England Journal of Medicine* 370 (2014): 882.

[113] G. E. Fraser, J. Sabate, W. L. Beeson y T. M. Strahan, "A possible protective effect of nut consumption on risk of coronary heart disease. The Adventist Health Study", *Archives of Internal Medicine* 152 (1992): 1416-1424.

[114] J. Sabate, G. E. Fraser, K. Burke, S. F. Knutsen, H. Bennett y K. D. Lindsted, "Effects of walnuts on serum lipid levels and blood pressure in normal men", *New England Journal of Medicine* 328 (1993): 603-607.

[115] J. H. Kelly, Jr., y J. Sabate, "Nuts and coronary heart disease: an epidemiological perspective", *British Journal of Nutrition* 96 (supl. 2) (2006): S61-S67.

[116] C. M. Albert, J. M. Gaziano, W. C. Willett y J. E. Manson, "Nut consumption and decreased risk of sudden cardiac death in the Physicians' Health Study", *Archives of Internal Medicine* 162 (2002): 1382-1387.

[117] J. Sabate, K. Oda y E. Ros, "Nut consumption and blood lipid levels: a pooled analysis of 25 intervention trials", *Archives of Internal Medicine* 170 (2010): 821-827.

[118] D. K. Banel y F. B. Hu, "Effects of walnut consumption on blood lipids and other cardiovascular risk factors: a meta-analysis and systematic review", *American Journal of Clinical Nutrition* 90 (2009): 56-63.

[119] R. Jiang, D. R. Jacobs, Jr., E. Mayer-Davis *et al.*, "Nut and seed consumption and inflammatory markers in the multi-ethnic study of atherosclerosis", *American Journal of Epidemiology* 163 (2006): 222-231.

[120] C. S. Mantzoros, C. J. Williams, J. E. Manson, J. B. Meigs y F. B. Hu, "Adherence to the Mediterranean dietary pattern is positively associated with plasma adiponectin concentrations in diabetic women", *American Journal of Clinical Nutrition* 84 (2006): 328-335.

[121] J. Salas-Salvado, A. Garcia-Arellano, R. Estruch *et al.*, "Components of the Mediterranean-type food pattern and serum inflammatory markers among patients at high risk for cardiovascular disease", *European Journal of Clinical Nutrition* 62 (2008): 651-659.

[122] P. Lopez-Uriarte, M. Bullo, P. Casas-Agustench, N. Babio y J. Salas-Salvado, "Nuts and oxidation: a systematic review", *Nutrition Reviews* 67 (2009): 497-508.

[123] K. Jaceldo-Siegl, E. Haddad, K. Oda, G. E. Fraser y J. Sabate, "Tree nuts are inversely associated with metabolic syndrome and obesity: the Adventist health study-2", *PLoS One* 9 (2014): e85133.

[124] C. J. Rebello, A. G. Liu, F. L. Greenway y N. V. Dhurandhar, "Dietary strategies to increase satiety", *Advances in Food and Nutrition Research* 69 (2013): 105-182.

[125] S. Y. Tan R. D. Mattes, "Appetitive, dietary and health effects of almonds consumed with meals or as snacks: a randomized, controlled trial", *European Journal of Clinical Nutrition* 67 (2013): 1205-1214.

[126] B. A. Cassady, J. H. Hollis, A. D. Fulford, C. V. Considine y R. D. Mattes, "Mastication of almond: effects of lipid bioaccessibility, appetite, and hormone response", *American Journal of Clinical Nutrition* 89 (2009): 794-800.

[127] W. J. Pasman, J. Heimerikx, C. M. Rubingh *et al.*, "The effect of Korean pine nut oil on in vitro CCK release, on appetite sensations and on gut hormones in post-menopausal overweight women", *Lipids in Health and Disease* 7 (2008): 10.

[128] R. D. Mattes, "The energetics of nut consumption", *Asia Pacific Journal of Clinical Nutrition* 17 (supl. 1) (2008): 337-379.

[129] R. D. Mattes y M. L. Dreher, "Nuts and healthy body weight maintenance mechanisms", *Asia Pacific Journal of Clinical Nutrition* 19 (2010): 137-141.

[130] R. D. Mattes, P. M. Kris-Etherton y G. D. Foster, "Impact of peanuts and tree nuts on body weight and healthy weight loss in adults", *Journal of Nutrition* 138 (2008): 1741S-1745S.

[131] P. Casas-Agustench, P. Lopez-Uriarte, M. Bullo, E. Ros, J. J. Cabre-Vila y J. Salas-Salvado, "Effects of one serving of mixed nuts on serum lipids, insulin resistance and inflammatory markers in patients with the metabolic syndrome", *Nutrition, Metabolism, and Cardiovascular Diseases* 21 (2011): 126-135.

[132] D. Mozaffarian, T. Hao, E. B. Rimm, W. C. Willett y F. B. Hu, "Changes in diet and lifestyle and long-term weight gain in women and men", *New England Journal of Medicine* 364 (2011): 2392-2404.

[133] M. Bes-Rastrollo, J. Sabate, E. Gomez-Gracia, A. Alonso, J. A. Martinez y M. A. Martinez-Gonzalez, "Nut consumption and weight gain in a Mediterranean cohort: The SUN study. *Obesity* 15 (2007): 107-116.

[134] M. Bes-Rastrollo, N. M. Wedick, M. A. Martinez-Gonzalez, T. Y. Li, L. Sampson y F. B. Hu, "Prospective study of nut consumption, long-term weight change, and obesity risk in women", *American Journal of Clinical Nutrition* 89 (2009): 1913-1919.

[135] D. Mozaffarian, T. Hao, E. B. Rimm, W. C. Willett y F. B. Hu, "Changes in diet and lifestyle and long-term weight gain in women and men", *New England Journal of Medicine* 364 (2011): 2392-2404.

[136] M. L. Dreher, "Pistachio nuts: composition and potential health benefits", *Nutrition Reviews* 70 (2012): 234-240.

[137] *Idem.*

[138] K. Kennedy-Hagan, J. E. Painter, C. Honselman, A. Halvorson, K. Rhodes y K. Skwir, "The effect of pistachio shells as a visual cue in reducing caloric consumption", *Appetite* 57 (2011): 418-420.

[139] C. S. Honselman, J. E. Painter, K. J. Kennedy-Hagan *et al.*, "In-shell pistachio nuts reduce caloric intake compared to shelled nuts", *Appetite* 57 (2011): 414-417.

[140] Z. Li, R. Song, C. Nguyen *et al.*, "Pistachio nuts reduce triglycerides and body weight by comparison to refined carbohydrate snack in obese subjects on a 12-week weight loss program", *Journal of the American College of Nutrition* 29 (2010): 198-203.

[141] S. Y. Tan, J. Dhillon y R. D. Mattes, "A review of the effects of nuts on appetite, food intake, metabolism, and body weight", *American Journal of Clinical Nutrition* 100 (2014): 412S-422S.

[142] berkeleywellness.com/healthy-eating/food/article/decaf-healthy-choice.

[143] health.harvard.edu/fhg/updates/update0406c.shtml.

[144] M. Steffen, C. Kuhle, D. Hensrud, P. J. Erwin y M. H. Murad, "The effect of coffee consumption on blood pressure and the development of hypertension: a systematic review and meta-analysis", *Journal of Hypertension* 30 (2012): 2245-2254.

[145] N. D. Freedman, Y. Park, C. C. Abnet, A. R. Hollenbeck y R. Sinha, "Association of coffee drinking with total and cause-specific mortality", *New England Journal of Medicine* 366 (2012): 1891-1904.

[146] G. B. Keijzers, B. E. De Galan, C. J. Tack y P. Smits, "Caffeine can decrease insulin sensitivity in humans", *Diabetes Care* 25 (2002): 364-369.

[147] K. L. Johnston, M. N. Clifford y L. M. Morgan, "Coffee acutely modifies gastrointestinal hormone secretion and glucose tolerance in humans: glycemic effects of chlorogenic acid and caffeine", *American Journal of Clinical Nutrition* 78 (2003): 728-733.

[148] J. A. Greenberg, C. N. Boozer y A. Geliebter, "Coffee, diabetes, and weight control", *American Journal of Clinical Nutrition* 84 (2006): 682-693.

[149] M. Rodriguez-Moran y F. Guerrero-Romero, "Oral magnesium supplementation improves the metabolic profile of metabolically obese, normal-weight individuals: a randomized double-blind placebo-controlled trial", *Archives of Medical Research* 45 (2014): 388-393.

[150] M. Rodriguez-Moran y F. Guerrero-Romero, "Oral magnesium supplementation improves insulin sensitivity and metabolic control in type 2 diabetic subjects: a randomized double-blind controlled trial", *Diabetes Care* 26 (2003): 1147-1152.

[151] E. M. Kovacs, M. P. Lejeune, I. Nijs y M. S. Westerterp-Plantenga, "Effects of green tea on weight maintenance after body-weight loss", *British Journal of Nutrition* 91 (2004): 431-437.

[152] E. Lopez-Garcia, R. M. van Dam, S. Rajpathak, W. C. Willett, J. E. Manson y F. B. Hu, "Changes in caffeine intake and long-term weight change in men and women", *American Journal of Clinical Nutrition* 83 (2006): 674-680.

[153] M. P. St-Onge, T. Salinardi, K. Herron-Rubin y R. M. Black, "A weight-loss diet including coffee-derived mannooligosaccharides enhances adipose tissue loss in overweight men but not women", *Obesity* 20 (2012): 343-348.

[154] M. Lucas, F. Mirzaei, A. Pan *et al.*, "Coffee, caffeine, and risk of depression among women", *Archives of Internal Medicine* 171 (2011): 1571-1578.

[155] Y. Kokubo, H. Iso, I. Saito *et al.*, "The impact of green tea and coffee consumption on the reduced risk of stroke incidence in Japanese population: the Japan public health center-based study cohort", *Stroke* 44 (2013): 1369-1374.

[156] R. Sinha, A. J. Cross, C. R. Daniel *et al.*, "Caffeinated and decaffeinated coffee and tea intakes and risk of colorectal cancer in a large prospective study", *American Journal of Clinical Nutrition* 96 (2012): 374-381.

[157] M. de la Figuera von Wichmann, ["Coffee consumption and hepatobilliary system"], *Medicina Clínica* 131 (2008): 594-597.

[158] P. Derkinderen, K. M. Shannon y P. Brundin, "Gut feelings about smoking and coffee in Parkinson's disease", *Movement Disorders* 29 (2014): 976-979.

[159] N. D. Freedman, J. E. Everhart, K. L. Lindsay *et al.*, "Coffee intake is associated with lower rates of liver disease progression in chronic hepatitis C", *Hepatology* 50 (2009): 1360-1369.

[160] J. W. Molloy, C. J. Calcagno, C. D. Williams, F. J. Jones, D. M. Torres y S. A. Harrison, "Association of coffee and caffeine consumption with fatty liver disease, nonalcoholic steatohepatitis, and degree of hepatic fibrosis", *Hepatology* 55 (2012): 429-436.

[161] S. Saab, D. Mallam, G. A. Cox 2° y M. J. Tong, "Impact of coffee on liver diseases: a systematic review", *Liver International* 34 (2014): 495-504.

[162] C. B. Ambrosone y L. Tang, "Cruciferous vegetable intake and cancer prevention: role of nutrigenetics", *Cancer Prevention Research* 2 (2009): 298-300.

[163] V. A. Kirsh, U. Peters, S. T. Mayne *et al.*, "Prospective study of fruit and vegetable intake and risk of prostate cancer", *Journal of the National Cancer Institute* 99 (2007): 1200-1209.

[164] M. Traka, A. V. Gasper, A. Melchini *et al.*, "Broccoli consumption interacts with GSTM1 to perturb oncogenic signalling pathways in the prostate", *PLoS One* 3 (2008): e2568.

[165] A. Steinbrecher y J. Linseisen, "Dietary intake of individual glucosinolates in participants of the EPICHeidelberg cohort study", *Annals of Nutrition & Metabolism* 54 (2009): 87-96.

[166] Z. Bahadoran, P. Mirmiran y F. Azizi, "Potential efficacy of broccoli sprouts as a unique supplement for management of type 2 diabetes and its complications", *Journal of Medicinal Food* 16 (2013): 375-382.

[167] Y. Choi, S. J. Um y T. Park, "Indole-3-carbinol directly targets SIRT1 to inhibit adipocyte differentiation", *International Journal of Obesity* 37 (2013): 881-884.

[168] Z. Bahadoran, P. Mirmiran, F. Hosseinpanah, M. Hedayati, S. Hosseinpour-Niazi y F. Azizi, "Broccoli sprouts reduce oxidative stress in type 2 diabetes: a randomized double-blind clinical trial", *European Journal of Clinical Nutrition* 65 (2011): 972-977.

[169] Z. Bahadoran, M. Tohidi, P. Nazeri, M. Mehran, F. Azizi y P. Mirmiran, "Effect of broccoli sprouts on insulin resistance in type 2 diabetic patients: a randomized double-blind clinical trial", *International Journal of Food Sciences and Nutrition* 63 (2012): 767-771.

[170] pages.jh.edu/~jhumag/0408web/talalay.html.

[171] D. Lopez-Molina, M. D. Navarro-Martinez, F. Rojas Melgarejo, A. N. Hiner, S. Chazarra y J. N. Rodriguez-Lopez, "Molecular properties and prebiotic effect of inulin obtained from artichoke (Cynara scolymus L.)", *Phytochemistry* 66 (2005): 1476-1484.

[172] A. Costabile, S. Kolida, A. Klinder *et al.*, "A double-blind, placebo-controlled, cross-over study to establish the bifidogenic effect of a very-long-chain inulin extracted from globe artichoke (Cynara scolymus) in healthy human subjects", *British Journal of Nutrition* 104 (2010): 1007-1017.

[173] *Idem.*

[174] M. Rondanelli, A. Giacosa, A. Opizzi *et al.*, "Beneficial effects of artichoke leaf extract supplementation on increasing HDL-cholesterol in subjects with primary mild hypercholesterolaemia: a double-blind, randomized, placebo-controlled trial", *International Journal of Food Sciences and Nutrition* 64 (2013): 7-15.

[175] E. Barrat, Y. Zair, N. Ogier *et al.*, "A combined natural supplement lowers LDL cholesterol in subjects with moderate untreated hypercholesterolemia: a randomized placebo-controlled trial", *International Journal of Food Sciences and Nutrition* 64 (2013): 882-889.

[176] M. Rondanelli, A. Opizzi, M. Faliva *et al.*, "Metabolic management in overweight subjects with naive impaired fasting glycaemia by means of a highly standardized extract from Cynara scolymus: a double-blind, placebo-controlled, randomized clinical trial", *Phytotherapy Research* 28 (2014): 33-41.

[177] E. M. Kovacs, M. P. Lejeune, I. Nijs y M. S. Westerterp-Plantenga, "Effects of green tea on weight maintenance after body-weight loss", *British Journal of Nutrition* 91 (2004): 431-437.

Capítulo 10

[1] cbsnews.com/news/cdc-80-percent-of-american-adults-dont-get-recommended-exercise/.

[2] americashealthrankings.org/all/sedentary.

[3] sciencedaily.com/releases/2009/08/090810024825.htm.

[4] U. Mons, H. Hahmann y H. A. Brenner, "A reverse J-shaped association of leisure time physical activity with prognosis in patients with stable coronary heart disease: evidence from a large cohort with repeated measurements", *Heart* 100 (2014): 1043-1049.

[5] apa.org/news/press/releases/stress/2011/final-2011.pdf.

[6] R. C. Kessler, W. T. Chiu, O. Demler, K. R. Merikangas y E. E. Walters, "Prevalence, severity, and comorbidity of 12-month DSM-IV disorders in the

National Comorbidity Survey Replication", *Archives of General Psychiatry* 62 (2005): 617-627.

[7] R. C. Kessler, O. Demler, R. G. Frank *et al.*, "Prevalence and treatment of mental disorders, 1990 to 2003", *New England Journal of Medicine* 352 (2005): 2515-2523.

[8] apa.org/news/press/releases/stress/2012/generations.aspx.

[9] apa.org/news/press/releases/stress/2011/final-2011.pdf.

[10] N. M. Morton y J. R. Seckl, "11beta-hydroxysteroid dehydrogenase type 1 and obesity", *Frontiers of Hormone Research* 36 (2008): 146-164.

[11] P. H. Black, "The inflammatory consequences of psychologic stress: relationship to insulin resistance, obesity, atherosclerosis and diabetes mellitus, type II", *Medical Hypotheses* 67 (2006): 879-891.

[12] P. M. Peeke y G. P. Chrousos, "Hypercortisolism and obesity", *Annals of the New York Academy of Sciences* 771 (1995): 665-676.

[13] C. J. Huang, H. E. Webb, M. C. Zourdos y E. O. Acevedo, "Cardiovascular reactivity, stress, and physical activity", *Frontiers in Physiology* 4 (2013): 314.

[14] N. Redmond, J. Richman, C. M. Gamboa *et al.*, "Perceived stress is associated with incident coronary heart disease and all-cause mortality in low- but not high-income participants in the Reasons for Geographic and Racial Differences in Stroke study", *Journal of the American Heart Association* 2 (2013): e000447.

[15] S. L. Bacon, T. S. Campbell, A. Arsenault y K. L. Lavoie, "The impact of mood and anxiety disorders on incident hypertension at one year", *International Journal of Hypertension* 2014 (2014): 953094.

[16] J. A. Whitworth, P. M. Williamson, G. Mangos y J. J. Kelly, "Cardiovascular consequences of cortisol excess", *Vascular Health and Risk Management* 1 (2005): 291-299.

[17] T. Ventura, J. Santander, R. Torres y A. M. Contreras, "Neurobiologic basis of craving for carbohydrates", *Nutrition* 30 (2014): 252-256.

[18] M. T. Bailey, S. E. Dowd, J. D. Galley, A. R. Hufnagle, R. G. Allen y M. Lyte, "Exposure to a social stressor alters the structure of the intestinal microbiota: implications for stressor-induced immunomodulation", *Brain, Behavior, and Immunity* 25 (2011): 397-407.

[19] J. F. Cryan y T. G. Dinan, "Mind-altering microorganisms: the impact of the gut microbiota on brain and behavior", *Nature Reviews Neuroscience* 13 (2012): 701-712.

[20] R. M. Sapolsky, *Why Zebras Don't Get Ulcers*, 3ª ed., Holt Paperbacks, Nueva York, 2004.

[21] news.ca.uky.edu/article/uk-researcher-finds-stress-management-may-contribute-weight-loss.

[22] J. Mathieu, "What should you know about mindful and intuitive eating?", *Journal of the American Dietetic Association* 109 (2009): 1982-1987.

[23] J. T. Schaefer y A. B. Magnuson, "A review of interventions that promote eating by internal cues", *Journal of the Academy of Nutrition and Dietetics* 114 (2014): 734-760.

[24] L. I. Kidd, C. H. Graor y C. J. Murrock, "A mindful eating group intervention for obese women: a mixed methods feasibility study", *Archives of Psychiatric Nursing* 27 (2013): 211-218.

[25] J. Godsey, "The role of mindfulness based interventions in the treatment of obesity and eating disorders: an integrative review", *Complementary Therapies in Medicine* 21 (2013): 430-439.

[26] M. May, *Eat What You Love, Love What You Eat: How to Break Your Eat-Repent-Repeat Cycle: Am I Hungry?*, Greenleaf, Austin, TX, 2011.

[27] N. Breslau, "The epidemiology of trauma, PTSD, and other posttrauma disorders", *Trauma, Violence & Abuse* 10 (2009): 198-210.

[28] N. E. Lopez-Diazguerrero, V. Y. Gonzalez Puertos, R. J. Hernandez-Bautista, A. Alarcon-Aguilar, A. Luna-Lopez y M. Konigsberg Fainstein, ["Hormesis: What doesn't kill you makes you stronger"], *Gaceta Médica de México* 149 (2013): 438-447.

[29] A. V. Nunn, G. W. Guy, J. S. Brodie y J. D. Bell, "Inflammatory modulation of exercise salience: using hormesis to return to a healthy lifestyle", *Nutrition & Metabolism* 7 (2010): 87.

[30] apa.org/helpcenter/road-resilience.aspx#.

[31] S. M. Southwick, *Resilience: The Science of Mastering Life's Greatest Challenges*, Cambridge University Press, Nueva York, 2012.

[32] V. Hughes, "Stress: the roots of resilience", *Nature* 490 (2012): 165-167.

[33] M. D. Hingle, B. C. Wertheim, H. A. Tindle *et al.*, "Optimism and diet quality in the Women's Health Initiative", *Journal of the Academy of Nutrition and Dietetics* 114 (2014): 1036-1045.

[34] M. Sarkar y D. Fletcher, "Psychological resilience in sport performers: a review of stressors and protective factors", *Journal of Sports Sciences* 32 (2014): 1419-1434.

[35] A.S. Martin, B. Distelberg, B. W. Palmer y D. V. Jeste, "Development of a new multidimensional individual and interpersonal resilience measure for older adults", *Aging & Mental Health* (2014), 1-14.

[36] cptryon.org/prayer/special/serenity.html.

[37] T. Gard, M. Taquet, R. Dixit *et al.*, "Fluid intelligence and brain functional organization in aging yoga and meditation practitioners", *Frontiers in Aging Neuroscience* 6 (2014): 76.

[38] E. Childs y H. de Wit, "Regular exercise is associated with emotional resilience to acute stress in healthy adults", *Frontiers in Physiology* 5 (2014): 161.

[39] imdb.com/title/tt0479143/.

[40] samplage.com/movie-quotes/it-aint-about-how-hard-you-hit/.

[41] M. A. Dawson, J. J. Hamson-Utley, R. Hansen y M. Olpin, "Examining the effectiveness of psychological strategies on physiologic markers: evidence-

based suggestions for holistic care of the athlete", *Journal of Athletic Training* 49 (2014): 331-337.

[42] G. E. Prinsloo, W. E. Derman, M. I. Lambert y H. G. Laurie Rauch, "The effect of a single session of short duration biofeedback-induced deep breathing on measures of heart rate variability during laboratory-induced cognitive stress: a pilot study", *Applied Psychophysiology and Biofeedback* 38 (2013): 81-90.

[43] M. Shah, J. Copeland, L. Dart, B. Adams-Huet, A. James y D. Rhea, "Slower eating speed lowers energy intake in normal-weight but not overweight/obese subjects", *Journal of the Academy of Nutrition and Dietetics* 114 (2014): 393-402.

[44] okinawa-diet.com/okinawa_diet/hara_hachi_bu.html.

[45] nhlbi.nih.gov/guidelines/obesity/prctgd_c.pdf.

[46] P. M. Johnson y P. J. Kenny, "Dopamine D2 receptors in addiction-like reward dysfunction and compulsive eating in obese rats", *Nature Neuroscience* 13 (2010): 635-641.

[47] M. Mantzios y K. Giannou, "Group vs. single mindfulness meditation: exploring avoidance, impulsivity, and weight management in two separate mindfulness meditation settings", *Applied Psychology Health and Well-being* 6 (2014): 173-191.

[48] clinicaltrials.gov/ct2/show/NCT01619384?term=bowel&recr=Open&cntry 1=NA%3AUS&rank=69.

[49] M. Goyal, S. Singh, E. M. Sibinga *et al.*, "Meditation programs for psychological stress and well-being: a systematic review and meta-analysis", *JAMA Internal Medicine* 174 (2014): 357-368.

[50] J. Daubenmier, J. Kristeller, F. M. Hecht *et al.*, "Mindfulness intervention for stress eating to reduce cortisol and abdominal fat among overweight and obese women: an exploratory randomized controlled study", *Journal of Obesity* 2011 (2011): 651936.

[51] A. R. Kristal, A. J. Littman, D. Benitez y E. White, "Yoga practice is associated with attenuated weight gain in healthy, middle-aged men and women", *Alternative Therapies in Health and Medicine* 11 (2005): 28-33.

[52] A. Bernstein, J. Bar, J. P. Ehrman, M. Golubic y M. F. Roizen, "Yoga in the management of overweight and obesity", *American Journal of Lifestyle Medicine* 8 (2014): 33-41.

[53] S. Gurgevich, *The Self-Hypnosis Diet Book*, Sounds True, Boulder, CO, 2009.

[54] sleepandhypnosis.org/pdf/15_1_1.pdf.

[55] S. Yeo, K. S. Kim y S. Lim, "Randomised clinical trial of five ear acupuncture points for the treatment of overweight people", *Acupuncture in Medicine* 32 (2014): 132-138.

[56] Y. Sui, H. L. Zhao, V. C. Wong *et al.*, "A systematic review on use of Chinese medicine and acupuncture for treatment of obesity", *Obesity Reviews* 13 (2012): 409-430.

[57] A. Bernstein, J. Bar, J. P. Ehrman, M. Golubic y M. F. Roizen, "Yoga in the management of overweight and obesity", *American Journal of Lifestyle Medicine* 8 (2014): 33-41.

[58] J. Rioux, C. Thomson y A. Howerter, "A pilot feasibility study of whole-systems Ayurvedic medicine and yoga therapy for weight loss", *Global Advances in Health and Medicine* 3(1) (2014): 28-35.

[59] A. Bernstein, J. Bar, J. P. Ehrman, M. Golubic y M. F. Roizen, "Yoga in the management of overweight and obesity", *American Journal of Lifestyle Medicine* 8 (2014): 33-41.

[60] K. Sarvottam y T. K. Yadav, "Obesity-related inflammation and cardiovascular disease: efficacy of a yoga-based lifestyle intervention", *Indian Journal of Medical Research* 139(6) (2014): 822-834.

[61] *Idem.*

[62] Y. Sui, H. L. Zhao, V. C. Wong *et al.*, "A systematic review on use of Chinese medicine and acupuncture for treatment of obesity", *Obesity Reviews* 13 (2012): 409-430.

[63] M. T. Cabyoglu, N. Ergene y U. Tan, "The treatment of obesity by acupuncture", *The International Journal of Neuroscience* 116 (2006): 165-175.

[64] jstor.org/stable/30038995.

[65] J. H. Cho, S. Y. Jae, I. L. Choo y J. Choo, "Health-promoting behaviour among women with abdominal obesity: a conceptual link to social support and perceived stress", *Journal of Advanced Nursing* 70 (2014): 1381-1390.

[66] C. Robertson, D. Archibald, A. Avenell *et al.*, "Systematic reviews of and integrated report on the quantitative, qualitative and economic evidence base for the management of obesity in men", *Health Technology Assessment* 18 (2014): 1-424.

[67] J. T. Cacioppo y S. Cacioppo, "Social relationships and health: the toxic effects of perceived social isolation", *Social and Personality Psychology Compass* 8 (2014): 58-72.

[68] P. C. Konturek, T. Brzozowski y S. J. Konturek, "Gut clock: implication of circadian rhythms in the gastrointestinal tract", *Journal of Physiology and Pharmacology* 62 (2011): 139-150.

[69] X. Y. Fu, Z. Li, N. Zhang, H. T. Yu, S. R. Wang y J. R. Liu, "Effects of gastrointestinal motility on obesity", *Nutrition & Metabolism* 11 (2014): 3.

[70] sleepfoundation.org.

[71] S. M. Schmid, M. Hallschmid y B. Schultes, "The metabolic burden of sleep loss", *Lancet Diabetes & Endocrinology* 25 de marzo de 2014. [Epub previo a impresión.]

[72] S. M. Schmid, M. Hallschmid, K. Jauch-Chara, J. Born y B. Schultes, "A single night of sleep deprivation increases ghrelin levels and feelings of hunger in normal-weight healthy men", *Journal of Sleep Research* 17 (2008): 331-334.

[73] G. Copinschi, "Metabolic and endocrine effects of sleep deprivation", *Essential Psychopharmacology* 6 (2005): 341-347.

[74] C. M. Depner, E. R. Stothard y K. P. Wright, Jr., "Metabolic consequences of sleep and circadian disorders", *Current Diabetes Reports* 14 (2014): 507.

[75] J. E. Ferrie, M. J. Shipley, F. P. Cappuccio *et al.*, "A prospective study of change in sleep duration: associations with mortality in the Whitehall II cohort", *Sleep* 30 (2007): 1659-1666.

[76] D. Gilbert-Diamond, Z. Li, A. M. Adachi-Mejia, A. C. McClure y J. D. Sargent, "Association of a television in the bedroom with increased adiposity gain in a nationally representative sample of children and adolescents", *JAMA Pediatrics* 168 (2014): 427-434.

[77] E. M. Taveras, M. W. Gillman, M. M. Pena, S. Redline y S. L. Rifas-Shiman, "Chronic sleep curtailment and adiposity", *Pediatrics* 133 (2014): 1013-1022.

[78] A. Fisher, L. McDonald, C. H. van Jaarsveld *et al.*, "Sleep and energy intake in early childhood", *International Journal of Obesity* 38 (2014): 926-929.

[79] C. N. Hart, M. A. Carskadon, R. V. Considine *et al.*, "Changes in children's sleep duration on food intake, weight, and leptin", *Pediatrics* 132 (2013): e1473-e1480.

[80] A. V. Nedeltcheva, J. M. Kilkus, J. Imperial, D. A. Schoeller y P. D. Penev, "Insufficient sleep undermines dietary efforts to reduce adiposity", *Annals of Internal Medicine* 153 (2010): 435-441.

[81] S. Khosro, S. Alireza, A. Omid y S. Forough, "Night work and inflammatory markers", *Indian Journal of Occupational and Environmental Medicine* 15 (2011): 38-41.

[82] B. Malmberg, G. Kecklund, B. Karlson, R. Persson, P. Flisberg y P. Orbaek, "Sleep and recovery in physicians on night call: a longitudinal field study", *BMC Health Services Research* 10 (2010): 239.

[83] *Idem.*

[84] J. A. Palma, E. Urrestarazu y J. Iriarte, "Sleep loss as risk factor for neurologic disorders: a review", *Sleep Medicine* 14 (2013): 229-236.

[85] J. S. Ruggiero y N. S. Redeker, "Effects of napping on sleepiness and sleep-related performance deficits in nightshift workers: a systematic review", *Biological Research for Nursing*;16 (2014): 134-142.

[86] T. Ali, J. Choe, A. Awab, T. L. Wagener y W. C. Orr, "Sleep, immunity and inflammation in gastrointestinal disorders", *World Journal of Gastroenterology* 19 (2013): 9231-9239.

[87] J. Noguti, M. L. Andersen, C. Cirelli y D. A. Ribeiro, "Oxidative stress, cancer, and sleep deprivation: is there a logical link in this association?" *Sleep & Breathing* 17 (2013): 905-910.

[88] J. A. Palma, E. Urrestarazu y J. Iriarte, "Sleep loss as risk factor for neurologic disorders: a review", *Sleep Medicine* 14 (2013): 229-236.

[89] J. S. Ruggiero y N. S. Redeker, "Effects of napping on sleepiness and sleep-related performance deficits in nightshift workers: a systematic review", *Biological Research for Nursing* 16 (2014): 134-142.

[90] T. Ali, J. Choe, A. Awab, T. L. Wagener y W. C. Orr, "Sleep, immunity and inflammation in gastrointestinal disorders", *World Journal of Gastroenterology* 19 (2013): 9231-9239.

[91] J. Noguti, M. L. Andersen, C. Cirelli y D. A. Ribeiro, "Oxidative stress, cancer, and sleep deprivation: is there a logical link in this association?", *Sleep & Breathing* 17 (2013): 905-910.

[92] L. Palagini, R. M. Bruno, A. Gemignani, C. Baglioni, L. Ghiadoni y D. Riemann, "Sleep loss and hypertension: a systematic review", *Current Pharmaceutical Design* 19 (2013): 2409-2419.

[93] S. T. Wiebe, J. Cassoff y R. Gruber, "Sleep patterns and the risk for unipolar depression: a review", *Nature and Science of Sleep* 4 (2012): 63-71.

[94] J. Cassoff, S. T. Wiebe y R. Gruber, "Sleep patterns and the risk for ADHD: a review", *Nature and Science of Sleep* 4 (2012): 73-80.

[95] R. Wolk y V. K. Somers, "Sleep and the metabolic síndrome", *Experimental Physiology* 92 (2007): 67-78.

[96] W. R. Pigeon, M. Carr, C. Gorman y M. L. Perlis, "Effects of a tart cherry juice beverage on the sleep of older adults with insomnia: a pilot study", *Journal of Medicinal Food* 13 (2010): 579-583.

[97] J. J. Choi, S. Y. Eum, E. Rampersaud, S. Daunert, M. T. Abreu y M. Toborek, "Exercise attenuates PCB-induced changes in the mouse gut microbiome", *Environmental Health Perspectives* 121 (2013): 725-730.

[98] nytimes.com/health/guides/specialtopic/physical-activity/print.html.

[99] H. P. van der Ploeg, T. Chey, R. J. Korda, E. Banks y A. Bauman, "Sitting time and all-cause mortality risk in 222 497 Australian adults", *Archives of Internal Medicine* 172 (2012): 494-500.

[100] C. Y. Jeon, R. P. Lokken, F. B.Hu y R. M. van Dam, "Physical activity of moderate intensity and risk of type 2 diabetes: a systematic review", *Diabetes Care* 30 (2007): 744-752.

[101] Y. Oguma y T. Shinoda-Tagawa, "Physical activity decreases cardiovascular disease risk in women: review and meta-analysis", *American Journal of Preventive Medicine* 26 (2004): 407-418.

[102] E. W. Gregg, R. B. Gerzoff, C. J. Caspersen, D. F. Williamson y K. M. Narayan, "Relationship of walking to mortality among US adults with diabetes", *Archives of Internal Medicine* 163 (2003): 1440-1447.

[103] E. G. Trapp, D. J. Chisholm, J. Freund y S. H. Boutcher, "The effects of high-intensity intermittent exercise training on fat loss and fasting insulin levels of young women", *International Journal of Obesity* 32 (2008): 684-691.

[104] E. Teixeira-Lemos, S. Nunes, F. Teixeira y F. Reis, "Regular physical exercise training assists in preventing type 2 diabetes development: focus on its antioxidant and anti-inflammatory properties", *Cardiovascular Diabetology* 10 (2011): 12.

[105] L. DiPietro, J. Dziura, C. W. Yeckel y P. D. Neufer, "Exercise and improved insulin sensitivity in older women: evidence of the enduring benefits of

higher intensity training", *Journal of Applied Physiology* 2006;100 (2006): 142-149.

Capítulo 11

[1] K. Hamrick *et al.*, "How much time do Americans spend on food?", *Economic Information Bulletin* 86 (EIB-86), noviembre de 2011.

[2] D. Cutler, E. Glaeser y J. Shapiro, "Why have Americans become obese?", *Journal of Economic Perspectives* 17 (2003): 93-118.

La biblia de la salud intestinal de Dr. Gerard E. Mullin,
se terminó de imprimir en octubre de 2016
en los talleres de
Litográfica Ingramex, S.A. de C.V.
Centeno 162-1, Col. Granjas Esmeralda, C.P. 09810
Ciudad de México.